# 中国睡眠医学中心
## 标准化建设指南

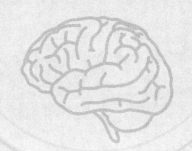

主　编　陆　林

副主编　（按姓氏拼音排序）
韩　芳　　黄志力　　江　帆
时　杰　　苏国辉　　孙洪强
唐向东　　仝小林　　叶京英
赵忠新

人民卫生出版社
·北　京·

**图书在版编目（CIP）数据**

中国睡眠医学中心标准化建设指南/陆林主编.—
北京：人民卫生出版社，2021.11（2023.7重印）
ISBN 978-7-117-32495-3

I.①中…　Ⅱ.①陆…　Ⅲ.①睡眠障碍–治疗–标准
化管理–中国–指南　Ⅳ.①R749.7-62

中国版本图书馆 CIP 数据核字（2021）第 234601 号

中国睡眠医学中心标准化建设指南
Zhongguo Shuimian Yixue Zhongxin Biaozhunhua Jianshe Zhinan

主　　编　陆　林
出版发行　人民卫生出版社(中继线 010-59780011)
地　　址　北京市朝阳区潘家园南里 19 号
邮　　编　100021
印　　刷　北京中科印刷有限公司
经　　销　新华书店
开　　本　787×1092　1/16　印张:31　插页:1
字　　数　658 千字
版　　次　2021 年 11 月第 1 版
印　　次　2023 年 7 月第 2 次印刷
标准书号　ISBN 978-7-117-32495-3
定　　价　200.00 元

E－mail　pmph@pmph.com
购书热线　010-59787592　010-59787584　010-65264830
打击盗版举报电话:010-59787491　E-mail:WQ@pmph.com
质量问题联系电话:010-59787234　E-mail:zhiliang@pmph.com

**编者名单** （按姓氏拼音排序）

陈　雄　武汉大学中南医院

陈文浩　北京大学第六医院

邓佳慧　北京大学第六医院

邓丽影　南昌大学第二附属医院

丁荣晶　北京大学人民医院

高　东　中国人民解放军陆军特色医学中心

高　和　中国人民解放军空军总医院

高雪梅　北京大学口腔医院

韩　芳　北京大学人民医院

何国华　香港中文大学

侯一平　兰州大学

胡大一　北京大学人民医院

胡志安　中国人民解放军陆军军医大学

黄志力　复旦大学

贾福军　广东省人民医院

江　帆　上海交通大学医学院附属上海儿童医学中心

李　艳　广东省中医院

李　阳　北京大学口腔医院

李　韵　汕头大学医学院

李庆云　上海交通大学医学院附属瑞金医院

卢晓峰　上海交通大学医学院附属第九人民医院

陆　林　北京大学第六医院

吕云辉　云南省第一人民医院

倪　鑫　首都医科大学附属北京儿童医院

欧　琼　广东省人民医院

师　乐　北京大学第六医院

时　杰　北京大学

苏国辉　暨南大学

宿长军　中国人民解放军空军军医大学第二附属医院

孙　伟　北京大学第六医院

孙洪强　北京大学第六医院

孙亚麒　河北医科大学第一医院

唐吉友　山东省千佛山医院

唐向东　四川大学华西医院

仝小林　中国中医科学院广安门医院

汪卫东　中国中医科学院广安门医院

3

王　蓓　山西医科大学第二医院
王　玮　中国医科大学附属第一医院
王　赞　吉林大学白求恩第一医院
王莞尔　北京大学国际医院
王广海　上海交通大学医学院附属上海儿童医学中心
王菡侨　河北医科大学第三医院
王雪芹　北京大学第六医院
王玉平　首都医科大学宣武医院
王育梅　河北医科大学第一医院
王长虹　新乡医学院第二附属医院
魏世超　福建省立医院
肖水芳　北京大学第一医院
谢宇平　甘肃省人民医院
许志飞　首都医科大学附属北京儿童医院
叶京英　北京清华长庚医院
殷善开　上海市第六人民医院
于　欢　复旦大学附属华山医院
于雯雯　上海交通大学医学院附属第九人民医院
詹淑琴　首都医科大学宣武医院
张　斌　南方医科大学南方医院
张继辉　广东省人民医院
赵忠新　中国人民解放军海军军医大学第二附属医院
周俊英　四川大学华西医院

秘书
胡宗科　浙江中医药大学
孟适秋　北京大学

人的一生大约有三分之一的时间在睡眠中度过，睡眠是人类不可或缺的基本生命活动之一。随着社会压力的增大和疾病谱的改变，睡眠障碍的发病率逐渐升高，严重影响了人民的身体健康和生活质量，还可能引发军事、工业、公共交通等诸多重大事故的发生，危害公共安全和社会安定。近年来，我国的睡眠医学发展势头强劲，已渐入正轨，然而睡眠医学学科建设仍然滞后，从事睡眠医学领域的专业化人才严重缺乏，并且缺少标准化的睡眠医学中心。睡眠医学中心作为兼具临床诊治、科学研究和教育培训功能的综合平台，在为睡眠障碍患者提供专业的诊断和治疗的同时，还能够为睡眠医学研究提供丰富的临床资源，为从业人员提供专业技能培训。目前，在我国已经有 2 000 多家医院建立了睡眠监测室，近几年各地纷纷成立睡眠医学中心，然而我国尚无睡眠医学中心建立的统一标准，各地睡眠医学中心建设的质量参差不齐。本书旨在弥补这一空白，为我国睡眠医学中心标准化建设提供重要参考。

本书分为上下两篇，共十九章。在中国睡眠医学中心标准化建设总体概况部分，详细介绍了睡眠医学中心场地建设、人员配备与工作制度、睡眠监测设备及操作规范、患者收治及其病程管理要求、睡眠障碍的药物治疗和心理治疗与行为干预原则、常用治疗设备及操作规范、多学科联合诊疗制度与流程、分级与双向转诊制度、紧急事件应急预案及处理流程、睡眠医学专业知识与技能培训等。在专科睡眠医学中心建设方面，涵盖了呼吸、耳鼻咽喉、口腔、精神、神经、心血管等疾病睡眠医学中心的发展与建设，并纳入了儿童睡眠医学中心和中医睡眠医学中心发展与建设的相关内容。

本书是集体智慧的结晶，各位编写人员均从事睡眠医学临床、科研与教学工作多年，他们结合我国睡眠医学的发展现状，充分调研国内外睡眠医学中心建设情况，查阅了大量文献和资料，认真听取了有关专家的意见和建议，坚持严谨科学的治学态度和精益求精的职业精神，故此书得以与大家见面。在此感谢所有为此书作出贡献的专家。

由于编写时间较紧，本书难免挂一漏万，欢迎读者批评指正。

陆林　于北京大学第六医院

2021 年 6 月 12 日

# 目录

# ▏下篇▏ 专科睡眠医学中心的建设

# 附录

# 导言

现代医学认为，睡眠是一种主动的生理过程，是重要的本能行为和高度保守的生命现象，占据了人生约三分之一的时间，与生物进化、物种繁衍和个体生存发展等密切相关。睡眠的生理功能包括促进体力和精力恢复、保护大脑、提高记忆力、增强机体抵抗力、调节情绪、促进儿童身体成长和脑功能发育、加快皮肤再生、预防皮肤衰老等，适当的睡眠是生长发育、精力恢复和记忆巩固的基础，也是提高生产力的保证。

随着现代社会生活方式的改变和社会节奏的加快，人们的睡眠节律明显改变，入睡时间延迟成为常态，夜间睡眠时间普遍减少；同时，紧张的工作和学习带来的精神压力以及焦虑情绪，使睡眠障碍成为影响人们身体健康和工作效率的重要问题。睡眠不足和醒后警觉度下降还会引发公共交通、军事操作、工业安全等多个社会环节的突发重大事故。

最常见的两种睡眠障碍类型为失眠障碍和睡眠呼吸障碍。根据世界卫生组织统计，全球睡眠障碍患病率达 27%，而中国睡眠研究会 2016 年公布的睡眠调查结果显示，中国成年人失眠发生率高达 38.2%，有超过 3 亿中国人有睡眠障碍。这个数据仍在逐年攀升中，尤其是在新型冠状病毒肺炎疫情下，我国 40% 的人群出现睡眠质量差的问题。全球约有 10 亿 30～69 岁的成年人患有阻塞性睡眠呼吸暂停，其中患病人数最多的是中国，可达 1.76 亿，其次是美国、巴西和印度。睡眠障碍还可诱发抑郁症、痴呆、肿瘤、心脑血管病等多种疾病，严重危害人类健康。

随着人们对睡眠和睡眠障碍的关注，睡眠医学作为一门新兴交叉学科逐渐形成并发展壮大。

睡眠是人类永恒的话题，从古至今，人们对睡眠和梦境的探索从未停止。西方世界对睡眠的记载可以追溯到古希腊时期，著名哲学家亚里士多德对睡眠和做梦等概念进行了阐述，认为睡眠是一种对环境相对无意识的生理死亡状态，并且反映了补充在觉醒时消耗的能量所需要的时间。人们对睡眠的好奇也体现在了文学作品中，现代文学作品里充斥着许多与梦和睡眠有关的文字，例如莎士比亚作品中的很多人物就有各种各样的睡眠障碍。在我国古代的中医中也有睡眠相关的理论，如《黄帝内经》中有"阳主昼，阴主夜。""昼日常行于阳，夜行于阴，故阳气尽则卧，阴气尽则寐。"清代医家李渔曾指出："养生之诀，当以睡眠居先。睡能还精，睡能养气，睡能健脾益胃，睡能坚骨强筋。"

早期科学思想认为，睡眠是一种被动过程。早在 1834 年苏格兰医生 Robert MacNish 在其出版的《睡眠哲学》一书中提出，睡眠是被动过程，而觉醒是主动过程，睡眠的发生是由于觉醒状态的停止。随着近代科学研究的发展，人们开始对睡眠进行越来越多的主动探索。1894 年，俄罗斯医生和生理学家 Marie de Manaceïne 首次报道了狗完全睡眠剥夺的实验。1896 年，美国艾奥瓦大学 George Patrick 和 Allen Gilbert 博士首次对人进行睡眠剥夺研究，从此开启了睡眠剥夺对心理、生理功能影响的研究。

但是直到近 100 年，随着人们对脑电活动的发现和研究，现代睡眠医学才逐渐建立起来。1929 年，德国生理学家和精神病学家 Hans Berger 第一次在人头皮上记录到脑电活动，从此诞生了脑电图（electroencephalogram，EEG），解决了当时睡眠研究缺乏客观标准的困境，为睡眠研究的发展奠定了基础。1937 年，美国哈佛大学 Alered Loomis、Newton Harvey 和 Garret Hobart 提出周期性睡眠模式的假说。1951 年，被誉为睡眠研究之父的美国芝加哥大学生理学教授 Nathaniel Kleitman 建立了世界上第一个睡眠实验室，在其研究生 Eugene Aserinsky 的协助下，Kleitman 教授运用眼电图（electrooculograms，EOG）研究了睡眠期间的眼球运动，于 1953 年发现了一种新的睡眠状态——快速眼动睡眠（rapid eye movement，REM），并将其与做梦联系起来。1957 年，他与另一个研究生 William Dement 描述了人类的睡眠周期，将睡眠分为非快速眼动睡眠（non-rapid eye movement，NREM）期和 REM 期，NREM 睡眠包括由浅入深的 3 个阶段，并与 REM 睡眠相互交替，整个睡眠周期在夜间反复进行。此后，1968 年美国芝加哥大学 Allan Rechtschaffen 和加州大学洛杉矶分校 Anthony Kales 对睡眠分期进行了标准化，成为第一个国际睡眠分期的标准并沿用至今。William Dement 等对睡眠电生理基础的发现以及对睡眠阶段的开创性划分，使睡眠研究成为一个真正的科学领域，大大激发了人们对研究睡眠本质、睡眠生理功能和睡眠障碍治疗的兴趣，因此睡眠研究成为当时的一个热点。

随着基础知识的积累以及患者需求的增加，20 世纪后半叶，睡眠障碍的临床研究开始兴起。1960 年，美国艾莫利大学 Gerald Vogel 等首次发现发作性睡病患者存在 REM 睡眠提前现象，证实了发作性睡病属于一种睡眠障碍。1963 年，法国 Herman Fischgold 在巴黎主持召开了睡眠研讨会，法国、意大利、德国等多国学者对睡眠相关癫痫、睡行症与睡惊症等睡眠疾病进行讨论，并于 1965 年出版了《夜间正常睡眠与病理性睡眠》一书。此外，睡眠相关呼吸疾病因其高发病率和危害性，受到人们的广泛重视，其研究成果和治疗手段在这一时期快速发展，极大地推进了睡眠医学学科的建立。1965 年，德国 Wolfgang Kuhlo 和法国 Henri Gastaut 两位神经病学家利用传感器记录技术，揭开了睡眠呼吸疾病的神秘面纱，将这种睡眠呼吸疾病正式命名为睡眠呼吸暂停综合征，随后在 1969 年 Wolfgang Kuhlo 等首次通过气管造瘘术，建立旁路通气以绕过上气道的阻塞来治疗睡眠呼吸暂停综合征患者，成功缓解其心血管并发症。

尽管早期美国和欧洲的一些国家建立了睡眠诊所，但大多数仅限于阻塞性睡眠呼吸暂停（obstructive sleep apnea，OSA）患者的诊断和管理。20 世纪 60 年代，William Dement 教授创建了世界上第一个睡眠疾病专病门诊，主要用于诊治和收集嗜睡症的患者，并在 20

世纪 70 年代初，成立了斯坦福大学睡眠医学中心，隶属于斯坦福大学医学院精神病学和行为医学系，成为世界上第一个专门诊治睡眠疾病的睡眠医学中心。在这里，William Dement 教授应用多导生理记录仪进行睡眠监测，为睡眠呼吸暂停的研究提供了许多知识和经验。1972 年，法国神经病学和精神病学专家 Christian Guilleminault 来到斯坦福大学，在睡眠记录的基础上增加了呼吸和心率传感器，完善了睡眠监测。1974 年，首先由美国斯坦福大学 Jerome Holland 医生将这种睡眠监测技术命名为多导睡眠图（polysomnography, PSG），并利用其诊断发作性睡病和睡眠呼吸暂停等睡眠障碍，从此，PSG 成为睡眠障碍诊断、睡眠监测和科学研究的常规方法。

1979 年，美国出版了规范睡眠医学临床分类的第一部专著《睡眠与觉醒障碍的诊断分类》，以指导相关疾病的诊断。1981 年，睡眠呼吸暂停的治疗取得突破，悬雍垂腭咽成形术（uvulopalatopharyngoplasty，UPPP）及经鼻持续气道正压通气（continuous positive airways pressure，CPAP）替代气管造瘘术，用于治疗睡眠呼吸暂停，CPAP 目前已成为治疗 OSA 的一线方法。1989 年，第一本睡眠医学教科书《睡眠医学理论与实践》（*Principles and Practice of Sleep Medicine*）正式出版。1990 年，美国睡眠医学会（American Academy of Sleep Medicine, AASM）制订了《国际睡眠障碍分类》（第 1 版）（*International Classification of Sleep Disorders-1*，ICSD-1），把睡眠障碍分为 4 个不同的类别（失眠，多眠，与精神、神经或其他医学状况有关的睡眠障碍，可能的睡眠障碍），成为睡眠障碍诊断和分类的主要参考书目。

21 世纪以来，随着计算机信息科学和神经生物学的发展，人们对生命本质的探索不断加深，全球兴起对人类大脑研究的热潮，各国纷纷推出"人类脑计划"，脑科学的基础和应用研究成为各国最前沿的科研领域和技术创新的比拼焦点。因此，作为与脑科学密切相关的研究领域，人们对睡眠的研究进入了一个崭新的阶段，睡眠医学也成为生命科学领域的研究热点。以美国为例，为了推进睡眠医学的发展，美国国立卫生院国家睡眠障碍研究中心于 1996 年、2003 年、2011 年相继发布国家睡眠障碍研究计划。2005 年，《睡眠医学理论与实践》（第 4 版）发行，汇集了世界各地 170 多位专家的最新研究成果，被誉为睡眠医学领域的"圣经"。2007 年是睡眠医学发展史上有重要意义的一年，美国内科医师考试委员会设立了睡眠医学专业考试，这标志着睡眠医学已成为临床医学领域的一个独立的专业，并且通过执业考试培养合格临床多导睡眠记录师。美国国家医学教育委员会将相关内容纳入医学生必修内容。此外，哈佛大学、宾夕法尼亚大学医学院等均设立了独立的睡眠医学科。同年美国睡眠医学会将睡眠分期修改为清醒期、浅睡眠期（$N_1$、$N_2$）、深睡眠期（$N_3$）和 REM 睡眠期。2013 年 *Nature* 杂志发表文章提出，为了研究睡眠的本质，亟需开展一个多学科共同参与的"人类睡眠计划"，以最行之有效的方式改善人们的健康状况，提高生命质量。

随着睡眠医学基础与临床研究的快速发展，以及睡眠监测和治疗新技术的问世，人们对睡眠障碍的认识不断完善，睡眠障碍国际分类也在相关专家的反复讨论及修改中不断更新，于2014年3月发布了《国际睡眠障碍分类》（第3版）（ICSD-3）。ICSD-3以便于临床操作为主要出发点，参考美国精神科协会于2013年发布的《精神疾病诊断与统计手册》（第5版）（*Diagnostic and Statistical Manual of Mental Disorders-V*，DSM-5）中睡眠觉醒障碍的分类内容，并与《国际疾病分类》第9、10版（*International Classification Diseases-9*、*Intionational Classification Diseases-10*，ICD-9、ICD-10）的命名和编码系统相衔接，对睡眠障碍的分类进行了一些调整，共同构成相互协调的国际疾病分类体系。在ICSD-2的基础上，ICSD-3对睡眠障碍分类诊断名称、诊断标准、实验室检查等方面进行了进一步明确，另外在保留前两版主要诊断分类的基础上，对失眠、发作性睡病和睡眠相关呼吸障碍的分类部分做出显著改变。在即将实施的ICD-11中，将"睡眠觉醒障碍"从"精神与行为障碍"中的"伴有生理紊乱及躯体因素的行为综合征"章节中单列出来，睡眠觉醒障碍作为一个独立的疾病分类与"精神、行为或神经发育障碍"及"神经系统疾病"并列。

在睡眠障碍的诊断与评估方法方面，目前主要分为客观和主观评价，客观评价方法主要有PSG和体动记录仪（actigraph）等，主观的诊断方法主要为睡眠相关的各种评估量表。发作性睡病、睡眠呼吸暂停、快速眼动睡眠期行为障碍等需进行客观的睡眠监测来诊断，失眠等多使用主观量表进行评估。PSG是一种电生理技术，通过记录不同部位的生物电或不同传感装置获得的生物电信号，经过放大转换输出为电信号，根据电信号图形的不同来辅助临床诊断。但由于设备和环境要求较高、检查和分析技术复杂、费用昂贵等特点，PSG无法大范围推广和使用。为解决上述难题，体动记录仪作为一种更简便、低价的监测方式应运而生。

体动记录仪首先应用于幼儿心理障碍的评估，可在无法进行PSG时，作为替代手段评估患者夜间总睡眠时间和睡眠模式。虽不能代替脑电图和PSG，但因其价格低廉和便利的优势，不仅可记录自然环境下的睡眠状态，还能够长时间记录日间和夜间的行为活动，成为随访研究和判断临床疗效的重要工具。美国斯坦福大学William Dement和Mary Carskadon于1975年首先提出日间多次小睡潜伏期测试（multiple sleep latency test，MSLT），主要用于评估日间过度嗜睡或警觉程度。对于发作性睡病患者，MSLT是一个重要的客观评价和诊断指标。睡眠量表尽管存在主观性的问题，但在临床和科研中仍是评估睡眠的主要手段，常用的睡眠量表包括Epworth嗜睡量表、Leeds睡眠评价量表、匹兹堡睡眠质量指数、清晨型-夜晚型量表、失眠严重程度指数量表、阿森斯失眠量表等。

在睡眠障碍的治疗方法上，目前主要包括药物治疗、物理治疗、手术治疗、认知行为治疗、中医治疗等多种方式，对于不同类型的睡眠障碍，根据其发病机制不同，采取不同的治疗方式。药物治疗的进展多集中在失眠方面，20世纪失眠的主要治疗药物是以艾司唑仑、佐匹克隆等为代表的苯二氮䓬类和非苯二氮䓬类药物。20世纪以来褪黑素受体激动剂受到广泛关注，因其调节睡眠觉醒周期的特殊性，主要用于治疗生理节律紊乱引起的睡眠障碍，尤其是雷美尔通、特斯美尔通、阿戈美拉汀等褪黑素受体激动剂因较好的疗效和安全性，在临床得到广泛应用。近年来，食欲素（orexin）受体作为治疗失眠的潜在靶点，逐渐受到重视。目前已有动物实验证明，小分子 orexin 受体拮抗剂，如 almorexant 和 suvorexant 可显著延长啮齿类动物和犬的睡眠时间，进一步研究也证实其可改善人类睡眠。2014 年美国食品药品管理局（FDA）批准 suvorexant（Belsomra）用于临床失眠治疗。此外，哌甲酯、莫达非尼等精神振奋药可用于发作性睡病治疗。2013 年柳叶刀神经病学报道选择性组胺 $H_3$ 受体激动剂 pitolisant 对发作性睡病有明确的治疗效果，疗效优于莫达非尼。

手术与物理治疗方式主要用于睡眠呼吸障碍患者，特别是对于 OSA 患者，由于其发病机制主要是上呼吸道狭窄或坍塌阻塞，因此通过外科手术或其他方式扩大气道、改善通气可有明确的治疗效果。OSA 的物理治疗主要是通过 CPAP，手术治疗方式包括口腔矫治器治疗、鼻腔手术治疗、咽部软组织手术治疗、口腔颌面外科手术治疗、减重和代谢手术治疗、鼻扩张器、Pillar 植入术、经口负压疗法等。此外，近年来经颅电刺激（cranial electric stimulation，CES）、重复经颅磁刺激（repetitive transcranial magnetic stimulation，rTMS）等物理治疗也被广泛应用于失眠患者。CES 通过头部微小电流（1～2mA）经颅神经刺激脑干、丘脑和皮质；rTMS 通过低频（1～5Hz）脉冲磁场直接超极化神经细胞，可产生感应电流作用于颅内神经元，以降低脑组织代谢，抑制大脑皮质的过度唤醒状态，虽然不是治疗失眠的常规方法，但可作为常规治疗失败的备选手段或综合治疗的辅助方法得以应用。认知行为治疗（cognitive behavioral therapy，CBT）、光疗、中医针灸等非药物治疗方式对失眠的治疗同样有重要作用，特别是 CBT，也是失眠的一线治疗方法。

截至 2018 年，美国睡眠障碍诊疗中心达 6 000 余家，医院有 400 余家。美国的睡眠中心大多为医院中独立的临床科室，配备 PSG 监测以及录音和录像监测等。大型医院的睡眠中心通常是由呼吸科、神经科、耳鼻喉、精神科、心理科、心内科和内分泌科的医生组成，除了少数睡眠专业医师外，其他医生仍是原科室人员，其他科室的住院医生必须到睡眠疾病诊疗中心轮转 3～6 个月，学习睡眠知识。此外，睡眠监测室也配备数名专业技术人员。截至 2016 年，德国通过资格认证并登记在册的睡眠中心共有 320 家，在德国睡眠研究会的网站上发布的德国睡眠中心网络版图上可以查询所有睡眠中心的名称、位置、联系方式、负责人及医生介绍等。

为推动睡眠医学的学科发展，自 20 世纪 60 年代以来，各国睡眠医学研究组织机构相继建立，组织架构和交流机制不断完善。1961 年睡眠精神生理研究协会（Association of the Psychophysiology Study of Sleep，APSS）成立并制定了睡眠分期的标准方法，是最早的世界性睡眠研究组织。1972 年，欧洲睡眠研究协会（European Sleep Research Society，ESRS）成立，致力于促进睡眠研究和睡眠医学发展。1975 年，美国成立了睡眠医学学会，致力于制定标准并促进睡眠医学保健、教育和研究领域的发展，且作为美国睡眠领域的领导者，拥有上万个认证会员，包括睡眠中心和医生、科学家及其他医疗保健专业人士等个人会员。1993 年，美国国立卫生院国家睡眠障碍研究中心成立。

在国际上，1987 年国际睡眠研究会联盟（World Federation of Sleep Research Societies，WFSRS）成立，原以基础睡眠研究为主，后为适应临床睡眠医学发展的需要，更名为国际睡眠研究及睡眠医学会联盟（World Federation of Sleep Research and Sleep Medicine Societies，WFSRSMS），目前成员包括亚洲睡眠研究会、美国睡眠科学院、澳大利亚睡眠协会、加拿大睡眠研究会、欧洲睡眠研究会、拉丁美洲睡眠研究会及美国睡眠研究会等。其中，亚洲睡眠研究会由中国、日本和印度的睡眠研究会共同于 1994 年 6 月在日本东京筹建成立，成员包括亚洲 14 个国家和地区，每隔 3 年举行一次"亚洲睡眠大会"，是亚洲睡眠医学领域的高水平及最具权威性的学术会议之一。亚洲睡眠研究会以促进睡眠医学发展为使命，包括推进睡眠医学知识更新和成果交流、加强睡眠健康教育和培训、促进睡眠健康和睡眠障碍的临床研究等。

我国的现代睡眠医学萌芽于 20 世纪 50 年代初，产生于 20 世纪 60 年代中期，以睡眠疗法研究为主，但自主研究较少，国外睡眠研究的翻译和借鉴对我国睡眠医学的发展具有重要的推动作用。20 世纪 80 年代，黄席珍教授在北京协和医院创立国内第一家睡眠呼吸障碍诊疗中心。1981 年，刘协和教授在四川医学院精神病学研究室创建了我国第一个精神科多导睡眠监测实验室。1994 年成立了中国科协领导下的国家一级学会——中国睡眠协会，由中国科学院上海生命科学院刘世熠教授担任第一届理事长，现有核心会员约 2 000 人。2000 年，中华医学会呼吸病学分会成立了睡眠学组，并于 2002 年制定了《阻塞性睡眠呼吸暂停低通气综合征治疗指南》。睡眠医学相关内容列入了医学本科生教材，睡眠医学知识与技能也已经列入卫生部制定的专科医师培养方案中。2009 年中华医学会呼吸病学分会睡眠呼吸学组编写出版了《睡眠呼吸病学》，并且与心血管科、内分泌科专家制定了《睡眠呼吸暂停与心血管疾病专家共识》《睡眠呼吸暂停与糖尿病专家共识》，大力推进我国睡眠呼吸病学的发展。

近年来，睡眠医学研究得到了国家的大力支持，在国家"十二五"支撑计划中，睡眠呼吸疾病就已列入支持范围。2014 年"睡眠脑功能及其机制研究"获得国家科技部"973 计划"项目支持，在推动我国睡眠医学发展中发挥了重要作用。国家自然科学基金委将睡眠与睡眠障碍作为神经系统和精神疾病下的二级代码，对睡眠医学领域的资助力度逐年加大，获批项目数量逐年增加。

2019 年 6 月，中国医师协会发布了《专科医师规范化培训专科目录（2019 年版）》，其中睡眠医学正式被纳入培训目录名单，"睡眠医学"在国内成为独立学科，与心血管等学科并列归属于内科。2019 年 7 月"健康中国行动（2019—2030 年）"正式启动，围绕疾病预防和健康促进两大核心，提出将开展 15 个重大专项行动，其中睡眠健康被纳入"心理健康促进行动"中。睡眠健康的目标包括：第一，降低失眠人群患病率至 15% 以下；第二，延长睡眠时间，提倡成人每日平均睡眠时间要达到 7～8 小时。2019 年 9 月，世界睡眠研究会正式接收中国睡眠研究会为成员组织，标志着中国睡眠研究会正式与国际接轨，并将继续领导中国睡眠医学事业走在世界前沿。2019年10月26日，中国睡眠研究会发起了"响应《健康中国行动》，建设健康睡眠事业"倡议书，呼吁人们关注睡眠健康，养成良好睡眠习惯。

经过30余年的发展，我国睡眠医学科建设初见成效，目前已有超过2000家医院和高校设立了睡眠监测室或睡眠研究实验室。然而大部分存在建设不规范、管理相对滞后及临床诊疗活动欠完善等问题，除少数医院设立了独立的睡眠医学科外，大多依托于呼吸、耳鼻喉、口腔、中医、儿科等相关专业，主要针对打鼾及睡眠呼吸暂停，未涉及其他睡眠疾病的诊疗，多数不具备监测与录像同步设备，只是简单的监测，监测报告的解读和书写也不规范，存在诸多问题。我国专业的睡眠医师也极度缺乏，更多是由呼吸科、神经科、精神科、心理科的医师担任，只有部分人员通过了世界睡眠技师协会的考核，国内尚缺乏专门的培训，亟待加强。

由此可见，睡眠医学中心的标准化建设和睡眠专业人才的培养是规范睡眠诊疗、加强睡眠医学学科建设的重要措施。

本书涵盖了中国睡眠医学中心标准化建设总体概况和专科睡眠医学中心的建设两部分，系统介绍了包括睡眠医学中心场地建设、人员配备与工作制度、睡眠监测设备及操作规范、患者收治及其病程管理要求、睡眠障碍的药物治疗原则、睡眠障碍的心理治疗与行为干预原则、常用治疗设备及操作规范、多学科联合会诊制度与流程、睡眠医学中心分级与双向转诊制度、睡眠医学专业知识与技能培训、呼吸疾病睡眠医学中心的发展与建设、耳鼻咽喉疾病睡眠医学中心的发展与建设、口腔疾病睡眠医学中心的发展与建设、精神疾病睡眠医学中心的发展与建设、神经疾病睡眠医学中心的发展与建设、心血管疾病睡眠医学中心的发展与建设、儿童睡眠医学中心的发展与建设、中医睡眠医学中心发展与建设等全方位内容。这些内容将为医院和业界同行进行睡眠医学中心建设提供指导，并促进我国睡眠障碍标准化诊疗和专业化人才培养。

在附录部分，我们介绍了睡眠研究室的标准化建设，包括人睡眠研究实验室建设，猫、大鼠、小鼠睡眠研究实验室建设，斑马鱼睡眠研究室建设和果蝇睡眠研究室建设，涉及内容全面，为建立睡眠研究室、促进睡眠医学研究提供有效信息。我们还在附录二中提供了睡眠医学科的36个常用量表，涉及婴儿、儿童、青少年、成人等不同人群的睡眠与睡眠障碍、行为、情绪、认知等不同方面的筛查评估量表，以便查阅和使用。

编写此书的人员有睡眠医学领域的权威专家，也有参与睡眠医学临床、科研与教学工作多年的青年医师和学者。成书过程中所面临的最大困难是国内相关资料的缺乏，为此编者查阅了大量文献，认真听取了有关专家学者的意见和建议，在参考国外睡眠医学中心建设情况的同时，充分考虑我国睡眠医学发展的实际情况和需求，体现了严谨科学的治学态度和敬业精神。

据编者了解，目前国内尚无睡眠医学中心标准化建设的指南和书籍，编者们的初衷是为我国睡眠医学中心标准化建设提供参考，以促进我国睡眠障碍标准化诊疗、专业化人才培养及基础与临床研究的开展，推动我国睡眠医学的发展。

感谢所有为此书作出努力和贡献的医生、研究员及其他人员，特别感谢编写秘书组，没有他们的努力就没有此书的面世，在此一并致谢。

（孟适秋　陆林）

# 中国睡眠医学中心
# 标准化建设总体概况

## 第一章　睡眠医学中心场地建设

近年来随着我国社会经济的不断发展及工作节奏的加快，睡眠障碍的发生率日益增加，对睡眠障碍诊疗的医疗服务需求增加，睡眠医学得到显著发展，与睡眠研究的相关实验室及睡眠医学中心逐步建立，现代睡眠医学中心的标准化环境设施与布局设计由此得到更为广泛的关注。融合人性化设计理念，倡导模块化的新型就医模式，将睡眠医学中心作为一个独立模块，患者在同模块中能完成"诊断 - 检查 - 检验 - 治疗"全套就医过程，不必再往返穿梭于各医疗功能空间。这种趋势导致医院空间组织构架朝着多中心化系统发展，由此科学、合理、高效的环境设施与布局设计在医院建筑中的需求与地位尤甚从前。

我国现有睡眠医学中心及临床睡眠检查室（睡眠监测室）的模式多种多样，大多是单病种或专科睡眠检查室，也有全病种睡眠检查室。大型医院的睡眠医学中心在环境设施与布局方面初具规模，但多数医院睡眠医学中心的环境设施与布局规范化设计仍然没有引起医院管理者及建筑设计师的足够重视，仅依据国外睡眠医学中心的相关标准进行设计，缺乏适应性与针对性。另外，通过建设信息化、智能化、专业化的睡眠医学中心，使睡眠医学中心的建设更加规范，形成综合解决方案，如远程会诊、电子数据传输、电子数据存储、临床数据的综合分析与数据挖掘等技术，完善我国的睡眠医学中心建设，加强具有自主产权的睡眠产品的研发工作。

### （一）睡眠医学中心

睡眠医学中心的建设不应只是提供"医疗救治"的场所，而应当"以病人为中心"，满足患者对于就医、康乐体验、学习睡眠医学常识、社会交流、获得信息并兼顾正常学习工作等多方面的需求，进而使他们在舒适的环境中达到治疗疾病的目的。规范的睡眠医学中心的建设对提高患者的治愈率、提升患者就医体验、拉近患者与医院的距离发挥重要作用。而承担科研、教学任务的医院，应当建设适合科研、教学的睡眠医学中心，因此环境设施与布局设计时，应当充分考虑其功能。为规范睡眠医学中心环境设施与布局的设计，睡眠医学中心要在符合安全、卫生、经济、适用、节能、环保等方面要求的基础上满足医疗服务、科研、教学等功能需要（图1-1，图1-2）。

**1. 空间布局系统化**　出于高效、便捷、安全方面的考虑，睡眠医学中心的建筑朝着规模适中、布局集中方向发展，由此形成系统有机的就医流水线，使睡眠医学中心人群的就医、工作以及物品运输流水线简明流畅不迂回。

**2. 空间构成多样化**　睡眠医学中心建筑布局有机化的同时，积极开辟若干节点，空间形态丰富灵活、空间构成清晰完整并具有较强场所感的公共空间，从而提升睡眠医学中心的整体形象，拉近睡眠医学中心与使用者间的距离。

**3. 空间环境宜人化**　睡眠医学中心可设置充满艺术文化气息的服务性空间，也可布置灯箱式心理窗和发光天棚彩画，以缓解患者的心理压力。标准化睡眠医学中心除采用标准化检查和治疗外，还重视非医疗介质对患者的辅助治疗作用。如创造优美自然的医疗环境、有益的知觉环境，进行良好的视线设计，倡导文明的就医模式，应用天然建筑材料等都对疾病的治疗起到不可小视的功效。

**4. 空间功能多元化**　睡眠医学中心功能呈现出多样化发展的趋势，由单纯的医疗向医疗、保健、预防、康复综合发展，更着重于实用性、配套性、连续性、多方位的综合医疗服务。因此，满足睡眠医学中心人群差异化需求的休闲空间越来越多地出现在睡眠医学中心中，如工娱活动室等。

**5. 空间实际功能与精神因素相结合**　精神因素与实用功能对睡眠医学中心空间布局的设计各有意义，前者处于意识形态层面，由于各人审美不同，无法统一设定标准，只能在过往经验中以大众主流审美为依据，后者则不然，它能切实为人提供便利服务。本指南认为，二者相辅相成，缺一不可，睡眠医学中心的空间布局不仅需要为患者提供满足各种功能需求的场所，并且进一步希望能将功能与艺术的完美结合，使其同时满足使用与观赏的双重标准。睡眠医学中心空间布局精神与实用因素结合的优化设计包含三方面内容。

**（1）精神因素实用化：**赋予空间中以艺术观赏为主要作用的装饰陈设、景观小品等实用价值。

**（2）实用功能艺术化：**将空间中以实用功能为主的设施设备、建构筑物等进行艺术化处理，使其与空间环境交融协调。

**（3）艺术性与实用性并重：**将睡眠医学中心的空间功能与视觉艺术有机地结合，共同营造观赏性与实用性并重的睡眠医学中心空间。

综上所述，我国睡眠医学中心的起步与建设较晚，各地睡眠医学中心的空间布局设置参差不齐，调研发现很多患者在睡眠检查室中感觉不适，影响了睡眠深度和睡眠时间，有的甚至难以入眠，中途离开，无法完成检查。而其中很多导致睡眠检查不能顺利进行的问题，如果在设计或建设初期就给予充分重视的话，是完全可以避免的。这些问题并不是出在资金或技术方面，而是缺乏经验，或缺乏意识。睡眠环境空间布局设置的优劣对减轻受检者睡眠不适感大有裨益，为了获得比较接近患者日常状态的病理数据，睡眠检查室应淡化医院病房氛围，监测室内部装修应尽可能营造家庭氛围，减少医用检查设施的暴露（如急救设备等尽可能安置在床头柜或壁橱内）。

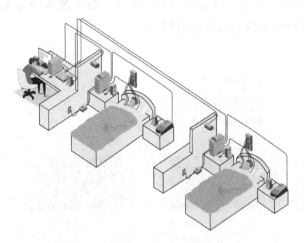

图 1-1　睡眠医学中心的空间布局

注：在安装之前最好先实际了解睡眠检查室的布局、大小、距离等详细情况，按照标准睡眠检查进行合理布局（网线口、电源）。

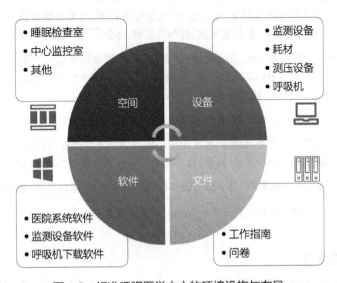

图 1-2　标准睡眠医学中心的环境设施与布局

睡眠医学中心是通过多导睡眠监测（polysomnography，PSG）进行睡眠障碍诊断和睡眠医学研究的重要医疗服务机构。睡眠医学中心由睡眠检查室和中心监控室两大核心部分构成，此外，睡眠医学中心还应设有急诊室、治疗观察室、临床晤谈区、工娱活动室、医师值班室、技师值班室、行政管理办公室和／或工作人员办公室、卫生间及洗浴设施、无障碍设施、储藏室、用餐区等配套设施（图1-3，表1-1）。睡眠检查室是一个用于睡眠监测的特定空间，应为私密、舒适、安全的单间，墙壁、地板及天棚需要隔音。睡眠检查室与急救室不能有任何障碍物阻碍紧急抢救通行。

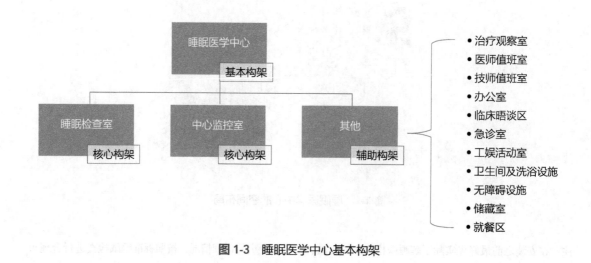

**图1-3　睡眠医学中心基本构架**

**表1-1　基本设施要求**

| 项目 | 设施要求 |
|---|---|
| 空间布局 | 一般应具有睡眠检测室、中心监控室；条件许可下，还可设置急诊室、治疗观察室、临床晤谈室、工娱活动室、医师值班室、技师值班室、办公室、储藏室、卫浴室、用餐区等 |
| 空间要求 | 睡眠检查室应为单间，私密舒适，墙壁、地板、天棚顶隔音每一个睡眠检查室不能少于12m²监测床不能小于标准的医疗床，监测床的三面必须有不少于24inch（60.96cm）的无障碍空间，中心监控室不能少于24m² |
| 实时监测 | 有视频监测和记录设施，并且必须是实时监测而不能是图像延迟记录 |
| 信息设施 | 设立局部电脑网络，保证睡眠医学中心网络信号正常传输；需要有专用电话线、网线，可直接与睡眠医学中心通话、通信，可支持下一步睡眠医学中心物联网的通信要求 |
| 资料信息 | 其他专业处方的资料，其中信息最少应包括科室位置、电话号码、建筑及楼层 |

注：1平方英尺（sq.ft）≈0.09平方米（m²）；1英寸（inch）=2.54厘米（cm）。

## （二）睡眠检查室

**睡眠检查室**是指受检患者接受睡眠监测的房间，需要明确"医治患者"而不是"医治疾病"的设计理念，注重人性化功能设计。睡眠检查室的最基本要求是"**干净安静，柔光恒**

**温**。患者在睡眠检查室接受监测，一方面，要注意患者的使用效果，保证一定的舒适度，避免噪声等干扰患者入睡；睡眠检查室宜远离危重病房和夜间紧急通道，以免夜间惊扰。另一方面，也要便于设备连接、布线，避免电磁干扰。

为保证受检者睡眠质量，睡眠检查室应该做到每位患者单独设置一间，同时方便患者接受多次睡眠潜伏期试验（multiple sleep latency test，MSLT）和清醒维持试验（maintenance of wakefulness test，MWT）等日间检查使用。该房间需要配备一张舒适的单人床，放在该房间的正中间；房间内安装专业的高清红外摄像头，确保监测过程中可以实时观察患者的睡眠情况；房间内如有窗户，应配备遮光窗帘；如果条件允许建议房间内加装隔音棉，确保房间足够安静；每一个睡眠检查室需要单独布置网络系统，用于与中心监控室时间进行数据传输。

**1. 睡眠检查室面积**　睡眠检查室面积以达到 3m×4m，即总面积在 $12m^2$ 以上为宜，大小适宜（参考美国标准 10ft×14ft，相当于 3m×4.3m）。

**2. 室内照明、光亮度**　参考现代大型综合医院门诊部平面设计，通过引入多层通高的采光中庭、采光井，有效增加直接采光面积，缓解非临外墙面的室内公共空间采光不足的问题，同时也有利于沿中庭或采光井周边功能房间的自然通风效果。我国建筑设计相关规范对医院各空间日照与采光有着较居住建筑等更为严格的规定，如《民用建筑设计通则》规定："医院、疗养院至少有半数以上的病房和疗养室，应能获得冬至日满窗日照不少于 2h""门诊、急诊和病房，应充分利用自然通风和天然采光"。《综合医院建筑设计规范》中对医院建筑主要用房的采光窗洞口面积与该用房地板面积之比的最小值有所规定，患者活动空间同其他医疗空间一样，有较高的采光需求，候诊室、病房、医护人员休息室的窗地比规定为 1∶7（表 1-2）。

**表 1-2　主要用房采光表**

| 名称 | 窗地比 |
| --- | --- |
| 诊查室、患者活动室、检验室、医生办公室 | 1∶6 |
| 候诊室、病房、配餐室、医护人员休息室 | 1∶7 |
| 更衣室、浴室、厕所 | 1∶8 |

资料来源：综合医院建筑设计规范（GB51039—2014）.（2014-12-02）[2021-06-20].http://www.mohurd.gov.cn/wjfb/201508/t20150830_224354.html。

睡眠医学中心建筑室内空间自然采光无法满足要求时，选用适宜照度的照明工具能改善光照条件，照度标准应严格按照建设部和质检总局联合发布的《建筑照明设计标准》。为不影响患者休息，我国病房的实测平均照度为：医疗空间、公共空间要满足医务人员工作、患者阅读等要求，照度为较为适宜。分层次照明为满足不同睡眠医学中心人群白天或夜间的需求，睡眠医学中心公共空间照明设计可采用分层次照明的方式，再采用不同的照明水平。

室内照明宜采用白炽灯泡，尽量避免使用荧光灯管，荧光灯管启动时的射频干扰可能会影响 PSG 设备正常工作。在没有安装双层隔音窗的情况下，较厚实的窗帘亦能起到一定的隔音保暖作用。光线较暗的环境较适宜睡眠，但有些人在完全黑暗的环境中容易产生不安全感，影响睡眠。故宜在床头增设亮度可调、灯罩方向可旋转的乳白色或磨砂白炽灯。

3. **声音**　要求检查室周围环境尽量避开闹市区，国家标准的睡眠环境噪声上限值为 55dB。白天不能超过 60dB，夜晚不能超过 30dB。不过保持 35～50dB 的"背景声"比完全寂静无声的效果好。在设计睡眠医学中心的过程中，要注意避免噪声的干扰，特别是需要设计具有隔离噪声的装置。

有条件的睡眠医学中心可以在墙角处安装小音箱，用比较小的音量播放催眠音乐；舒缓的钢琴曲、大提琴曲也能取得一定的催眠作用，也可以自制催眠音乐。用较慢的语速提示深呼吸、打呵欠、放松肌肉、腹式呼吸等内容，并配以舒缓的音乐即可，有的瑜伽配乐也能起到同样效果。

4. **窗户、窗帘**　选用带有隔音膜的双层玻璃，隔音效果较好；另外部分患者可能存在心理异常等问题，如果睡眠医学中心楼层较高，尽量安装防护栏。应用遮光性能强的窗帘，尽量用双层滑道，外面采用遮光帘布，内层选用颜色单一且较暗、花纹简单甚至无花纹、避免红色等鲜艳颜色的帘布，布质尽量厚重。

5. **空调和通风设备**　睡眠检查室应保持通风状态，保持室内空气流通，充足的新鲜空气有利于患者睡眠。空调或通风设备送气口的位置和方向应妥善设计，避免直吹患者。如果直接吹着患者，热敏式气流探测器有可能会受到影响，降低探测精度。

空调机组要易维护检修，应设置在检修通道与空间能保证机组检修、更新的机房或设备夹层内，不应直接安装在室内。采用集中空调系统的医疗用房的送风量不宜低于 6 次 /h。国外相关标准对医疗科室的换气次数均按 6 次 /h 计算（库房、餐厅、值班室等除外），不宜参照现行暖通空调设计规范对舒适性空调提出的 5 次 /h 要求。

集中空调系统和风机盘管机组的回风口必须设初始阻力小于 50Pa、微生物一次通过率不大于 10% 和颗粒物 1 次计重通过率不大于 5% 的过滤设备。医疗用房的集中空调系统的新风量每人不应低于 40m³/h，或新风量不应小于 2 次 /h。对人员多的场所，经过经济和技术比较，宜变新风量运行。

6. **温度**　睡眠检查室应配备室温调节设备，使夜间保持恒温。没有中央空调的医院亦可采用家用型冷暖空调，空调选择环流风。夏季以 24～26℃为宜，冬季以 21～24℃为宜。应在检查前 30min，提前打开空调。有些肥胖患者容易出汗，既影响睡眠质量又可能导致导联松脱并出现伪迹，可适当降低室温。

7. **陈设和色彩**　包括墙、天花板、床头柜、主照明灯、床头灯、灯罩、窗帘、床单、被褥、枕头、睡衣等的式样和颜色。避免全白或蓝白条的"医院色系"，也不要使用过于强烈的色彩。应尽量营造舒适而温馨的家庭环境，或至少是宾馆的氛围。避免检查仪器和急救设备暴露在外（可放在柜或床头柜内）。

8. **湿度**　相对湿度 50%～60% 比较适合睡眠。

9. **振动**　轻微的有节奏的振动可能有利于睡眠，但在医院环境不易实现。

10. **电场和磁场**　强大的电磁场不仅影响受检者的睡眠质量，而且会对仪器造成干扰，使记录的数据中出现伪迹，故睡眠检查室应远离无线通信发射站、X 线照相室或 CT 检查室（computed tomography，计算机断层扫描）、磁共振成像（magnetic resonance imaging，MRI）检查室。睡眠检查室内不要安装荧光灯管，以免射频干扰。进入睡眠检查室前，必须关闭移动电话。（曾经出现过因受检者打移动电话导致大电流通过耳后 A1 导联损坏 PSG 数据采集盒的事故）不要将与检测无关的电器带入睡眠检查室，如收音机、笔记本电脑等。

11. **寝具**　睡眠检查室的寝具要求包括床（大小、高矮）、床垫（软硬）、被褥（轻重）（软硬）、枕头（高矮、软硬）、睡衣（宽松、吸汗、透气、保暖）等。寝具是受检者直接接触的用品，夜间黑暗、安静的环境下触觉相对比较敏锐，应特别留意。寝具要求干净整洁，贴近家庭生活（避免纯白、纯蓝的医院常用色）。某些患者不能平躺入睡，需增配相应设施（靠垫或可调节角度的床板）。对有洁癖或特殊习惯的受检者（有的人非用自己的枕头才能睡觉）可以让其自带寝具。

枕头：高矮软硬适中，大小超过肩宽 20cm 即可，颜色可根据医院不同选择统一颜色或白色。美国的睡眠医学中心多数喜欢用软枕头，这符合美国人的睡眠习惯。我国的睡眠医学中心建议使用荞麦皮的枕头，这符合中国人的习惯。

床：床要软硬适中，尽量宽大（1.1～1.3m 宽为佳）。可避免因患者翻身造成床铺的移位、噪声；不得小于正常医疗床，床的三面有无障碍空间。在睡眠医学中心的用床方面，考虑超级肥胖人和残疾人需求，特设气垫床和具有可以自动扶手的床。由于检查对象多为老年或肥胖患者，床不宜太高（床垫上表面距地面 0.5m 左右为宜）。

被褥：根据季节的变化及时调整被褥的厚度，颜色尽量和枕头统一。

为增加病房的亲切感，也可鼓励患者携带自己的枕头、毛毯以及睡衣，这样可减轻患者的焦虑，帮助患者更容易入睡。另外，进行婴幼儿、病情较重和特殊患者的 PSG 检查时，需要家属陪护，应设有陪护人员的卧具。

12. **床头柜、衣柜**　床头柜：用于放置 PSG 设备主机。严禁将水瓶、水杯或手机、收音机等与 PSG 设备放在同一个床头柜上。为便于移动可在柜脚安装滚轮。为便于布线可按信号传输线位置在柜壁和抽屉背板上打孔。放置设备的抽屉应能够上锁，以防被盗或意外损坏。衣柜：大小适中，样式简单即可，颜色选择柔和的原木色或浅色，房间整体风格统一。

**13. 门和锁** 门宜采用隔音设计。检查室白天要上锁，监测前打开，钥匙及室内物品由专人负责保管。夜间监测时，应考虑急救和防盗两种意外情况。

### （三）中心监控室

**中心监控室**是指睡眠技师和医师通过电脑实时监测和调节患者睡眠及呼吸情况的工作间。中心监控室以适合睡眠技师和医师工作为宜。需配备中控屏幕总体观察每个监测室患者的实时状况，及时发现睡眠监测过程中可能出现的异常问题。考虑睡眠医学中心夜间需要值班及倒班的情况，应在中控室旁边设置睡眠技师休息室。放置睡眠监测所需要的专用电脑，同时房间内搭载专为睡眠监测配备的网络系统，该系统与每个病房之间进行千兆网络的连接，确保数据回传，以及视频监控。睡眠检查室和中心监控室最好分别设在附近的独立房间中，宜采用比较紧凑的规划模式：以中心监控室为圆心，睡眠检查室设在半径25m范围内。这种布局设计使各房间既不相互干扰，又方便通信线路布线（PSG数据传输线和召唤铃、电话等）和紧急情况的处理。

**1. 监控总屏** 用于显示所有睡眠检查室内患者的情况，便于值班人员尽早发现睡眠监测过程中可能出现的意外事件，及时处理。

**2. 电脑** 多导睡眠监测实时数据流量较大，要求电脑稳定性高。在线监测期间，不要运行其他软件，避免意外。为长时间监测考虑，建议使用液晶显示屏，并将亮度调低。应配备打印机，便于打印监测报告。

**3. 呼叫器** 呼叫器分为有线呼叫器和无线呼叫器两种，无线呼叫器使用最为广泛。按产品技术分，无线呼叫器可以分为调频技术和调幅技术。应配备能进行双向通话的呼叫器与睡眠检查室连通。安装位置应便于医师使用。

### （四）急诊室

睡眠医学中心的应急措施大体分为以下三部分：工作人员定期进行心肺复苏培训；定期检查急救设施，确保其良好的备用状态，保证所有工作人员能熟练使用；制定详细的火警、自然灾害以及犯罪对策及患者和工作人员疏散计划。这些对策和计划应该明确记录在睡眠实验室管理章程中，并且张贴于醒目处。

应备有符合相关国家标准的防火逃生设施，若接诊危重患者，则应考虑夜间突发病情的风险，检查室应配备必要的急救设备。若需转移患者，应考虑到睡眠呼吸障碍患者身材多肥胖，门和走廊等通道设计要加宽，床的宽度不宜超过门的宽度，并最好在床脚安装滚轮。PSG监测过程中，还需特别对出现的各种危机及时认识、判断和处理：血氧饱和度持续性降低；异常睡眠行为；包括心律失常、心力衰竭、血压升高、突然窒息、心跳呼吸骤停、脑卒中、癫痫发作、肺动脉高压等在内的突发事件。若患者出现紧急情况需要进行急救时，PSG 监测记录患者的生命体征，唤醒患者，心肺复苏，必要时行气管插管或气管切开术。

### （五）治疗观察室

治疗观察室可用来睡眠医学中心的医生对患者进行接受 MSLT 和 MWT 等日间检查或上气道微创手术治疗。

### （六）临床晤谈区

临床晤谈区主要用于睡眠医师 / 技师与患者进行评估和治疗晤谈，通常是患者接受诊疗的主要地方，多数患者紧张和对未知事件存在恐惧，因此临床晤谈区的家具设计要照顾到患者的心理感受，减轻患者对医院的恐惧感和厌烦心理，将医疗与休闲完美结合，建立安全至上、舒适就医的诊疗环境。

在营造温馨专业的临床晤谈环境时，装修材料和医用家具的作用是不可以忽视的。临床晤谈区外的候诊区也应使用宜人的材料，如钢材加软垫、木材、或比较柔和的装饰物等，切不可使用让患者感觉比较硬的、冷的、尖锐的材料。如石材，尽量少用，可能会使一些行动不便的患者在行走中摔倒，造成二次伤害。

### （七）工娱活动室

条件允许的睡眠医学中心也可建立工娱活动室，其可对患者提供温馨、舒适的休养环境，营造睡眠医学中心特有的理解、接纳、关爱的人文氛围，配备了多项综合康复设施。工娱活动室目前可能为患者提供的康复服务有工娱治疗、特殊工娱治疗及专项康复训练。

工娱治疗是一种通过工作、娱乐和体育活动促进疾病康复的治疗方法。目的是通过治疗改善患者与环境的接触，转移患者的病理体验，缓解患者紧张、焦虑、抑郁等情绪。同时可以丰富患者住院生活，使患者能安心住院，为病区安全管理提供保障。治疗方法及技术包括室内外各项娱乐活动：各种棋类、球类活动、图书报刊阅览、综合健身等简单活动、广播操、健身操等简单户外运动。

特殊工娱治疗是在工娱治疗内容基础上的细化和延伸。在康复人员的指导下，通过对患者住院需求进行评估，开展放松训练、体育竞赛、娱乐活动等团体项目，增强社会功能和恢复劳动技能，培养患者的兴趣爱好，增加集体观念及竞争意识。帮助患者转变其对病态体验的注意力，减轻精神症状，减缓患者精神衰退，提高其社会适应能力。治疗方法及技术包括放松疗法、兴趣小组音乐组（音乐、影视欣赏）、手工组、书法、绘画组等。拓展小组开展各种拓展游戏、各种比赛（球类、棋类）等。团体大型活动：每月生日会、重大节日联谊会、季节性运动会等。

工娱活动室针对住院患者开展专项康复训练，其中包括社会功能康复训练、日常生活动作训练（认知训练）和作业职业功能训练（表1-3）。

**表1-3　工娱活动室专项康复训练**

| 康复训练 | 主要训练项目 | 治疗目的 |
| --- | --- | --- |
| 社会功能康复训练项目 | 生活技能训练<br>服药技能训练<br>社交技能训练<br>学习行为能力训练<br>压力管理<br>情绪管理<br>书画治疗等 | 通过对患者进行各种社会康复训练，缓解精神症状，改善认知功能，提高患者社会功能，最终达到全面康复，回归社会，提高患者的生活质量的目的 |
| 日常生活动作训练（认知训练） | 认知功能训练<br>自理能力训练<br>体能训练<br>动作协调性及灵活性训练<br>舞蹈<br>瑜伽训练等 | 指导患者在个人卫生、整理内务、日常动作等协调性方面训练，改善患者的躯体功能，改善或维持患者基本的日常生活功能；帮助其改善认知老化，延缓大脑的衰退，减缓疾病的进展，改善患者认知缺陷等 |
| 作业职业功能训练 | 职业技巧训练<br>家居活动训练<br>工艺治疗<br>社交团体治疗<br>互助会团体治疗<br>音乐团体治疗等 | 为患者设计及制订与日常生活等社会功能相关的各种康复训练，帮助患者最大限度地提高独立生活和劳动技能，改善社会功能 |

工娱活动室可以成为科普教育场所，其配置包括中心介绍、人员介绍、注册登记、各种睡眠疾病基础科普宣传资料，以及持续气道正压通气（CPAP）基础知识教育和使用方法说明等。这种睡眠科普教育资料要体现中国睡眠文化的特质，更要使睡眠科普宣传资料充满自信和欢乐，减少恐怖和不良的心理暗示。

### （八）医师值班室

医师值班室内两张床单元，严禁堆放工作服及其他杂物，禁止穿工作服坐卧。被服及时清洗、晾晒、更换，保持冰箱的清洁，冰箱内的残余食品要及时丢弃。医师值班室要求及时更换垃圾袋、整理床单元、保持地面及卫生间内清洁无水渍、桌面物品摆放有序无残留食品。工作人员的个人物品除晾晒、清洗外一律不允许随意放置，避免占用公共空间。

### （九）技师值班室

考虑睡眠医学中心的医师与技师性别可能不同，增设技师值班室，与医师值班室的设置基本相同。原则上应设置在中心监控室附近，方便夜间随时对患者的睡眠状况进行监控，出现问题，及时处理。

## （十）办公室（示教室）

办公室是处理一种特定事务的地方或提供服务的地方，由办公设备、办公人员及其他辅助设备组成。现代化睡眠医学中心办公室的建设既要以临床为中心，满足交接班和病例讨论的需要，也要考虑承担科研、教学的医院，应当以建设适合科研、教学的睡眠医学中心为目标。

### 1. 设计目标

**（1）经济实用：** 一方面要满足实用要求、给办公人员的工作带来方便，另一方面要尽量降低费用、追求最佳的功能费用比。

**（2）美观大方：** 其能够充分满足人的生理和心理需要，创造出一个赏心悦目的良好工作环境。

**（3）独具品位：** 办公室是医院文化的物质载体，要努力体现医院医疗和精神文化。

### 2. 设计布局

**（1）单间办公室室内设计：** 在走道的一面或者两面布置房间，沿房间的周边设置服务设施。这些房间以自然采光为主，辅以人工照明。这种办公室优点是：室内环境安静、干扰小，同室人员易于建立较为密切的人际关系。

**（2）成组式办公室室内设计：** 适用于容纳 20 人以下工作人员的中等办公室。除服务用房为公共使用之外，成组式办公室具有相对独立的办公功能。通常办公室内部空间分隔为接待会客室、办公（高级管理人员的办公）会议室等空间。由于成组式办公室既充分利用了大楼的各项公共服务设施，又具有相对独立、分隔开的办公功能，因此，成组式办公室是企业、单位出租办公用房的上佳选择，借鉴高层出租楼的内部空间设计与布局，有很大比例都采用成组式办公形式。

**（3）开放式办公室室内设计布局：** 这是一种布置大进深空间的方法，也称大空间办公室或开敞式办公室。开放式布局有利于办公人员、办公组团之间的联系，可提高办公设施、设备的利用率，减少公共交通面积和结构面积，从而提高办公建筑的使用率。但是大空间办公室需处理好空调的隔声、吸声，对办公家具、隔断等设施设备进行优化设计，以克服开放式布局容易出现的室内嘈杂、混乱、相互干扰较大的缺点。

**（4）公寓式办公室室内设计：** 公寓式办公室的特点是：该类办公用房同时具有类似住宅、公寓的盥洗、就寝、用餐等使用功能比较多。

## （十一）卫浴室

卫浴室是为睡眠医学中心受检者提供便溺、洗浴、盥洗等日常卫生活动的空间。

注意事项：

（1）患者使用的卫生间隔间的平面尺寸，不应小于 1.10m×1.40m，门应朝外开，门闩应能里外开启。卫生间隔间内应设输液吊钩。

（2）患者使用的坐便器坐圈宜采用不易被污染、易消毒的类型，坐便器旁应装置安全抓杆。

（3）卫生间应设前室，并应设非手动开关的洗手设施。

（4）采用室外卫生间时，宜用连廊与门诊、病房楼相接。

（5）宜设置无性别、无障碍患者专用卫生间。

受检者最好于检查开始前 2～3h 用热水洗头、淋浴。这样不但可以清洁皮肤有利于导联接触，而且有利于促进睡眠。受检者，特别是老人和儿童，通常有夜间如厕的需求。如果厕所过远，受检者将会感到十分不便，而且增加了电极线脱落的风险，所以睡眠检查室应该配备室内的卫生间，具备沐浴和如厕的功能。

## （十二）无障碍设施

无障碍设施（accessibility facilities）是指为保障残疾人、老年人、孕妇、儿童等社会成员的通行安全和使用便利，在建设工程中配套建设的服务设施。包括无障碍通道（路）、电（楼）梯、平台、房间、洗手间（厕所）、席位、盲文标识和音响提示以及通信，在生活中更是有无障碍扶手，沐浴凳等与其相关生活的设施。

环境设施与布局方面，条件允许下，可修建方便乘轮椅残疾人和老年人从室外进入到室内的坡道，以及方便使用的无障碍设施（楼梯、电梯、电话、洗手间、扶手、轮椅位、客房等）。但总的来看，设计规范没有得到较好执行，残疾人的需求与发达国家和地区的情况相比，我国的无障碍设施建设还较为落后，有较大差距。

## （十三）储藏室

储藏室是很多大型睡眠医学中心都具备的一个储藏空间，储藏室一般情况下不需要像房屋装修一样进行复杂的设计装修，但是储藏室要进行一些空间设计，让储藏室可以储存更多的物品，储藏效果达到最好的状态，并且储藏室要做好防潮、防虫等措施，设计合理，方便存放物品，进出屋子等。

### 1. 设计目标

（1）室内面积测量无论储藏室的面积大小，应尽可能利用空间、完善设计规划。

（2）根据睡眠医学中心的杂物情况，把储藏室分隔若干个空间，轻巧、干燥的东西放在上面隔板上，不常用的东西放在里面，经常用的东西放在外面。储藏室的抽屉最好选用中密度板，这种板系用较为光滑干净、不易吸潮、不易染色的材料制作。

（3）增加储藏室和储藏柜的收纳能力。

（4）杂物储藏室还需考虑空气疏通，避免在潮湿季节，杂物发生虫蛀、发霉现象。可以把门设计成百叶格状，既保持空气通透，又节省空间。

**2. 设计布局**　一般来说，储藏室的面积比较小，储藏室一般用于储藏日用品、衣物、棉被、箱子、杂物等物品。储藏室面积小，方位朝向和通风部分比较差些。储藏室合理的面积为 1.5～2m²。储藏室中最重要的便是储藏柜的设置，储藏柜应充分依托房间的格局，尤其在一些凹角的地方或者不规则的角落，更应使用定制的储藏柜，弥补储藏室可能不规整的形状，使整个储藏室发挥最大的储藏物品的功能。为增加储藏室的储藏量，一般将房间中的储藏柜摆设成"U"形或"L"形，而且还可以根据储藏室面积的大小，将其设计成可进入式储藏室和不可进入式储藏室。这样便能充分利用储藏室的空间，达到最大的储藏效果。储藏室的物品是决定储藏室内分隔的关键，比较适合的方法是将同类型的物品摆放在一起，这样不仅方便整理，还很方便查找。

### （十四）用餐区

用餐区的设置是为满足大型睡眠医学中心受检者、家属、工作人员的就餐需要，在用餐区设计过程中，布局设置也非常重要，纵向座位的布局制定运用较广，增加温馨、舒适的环境，有利于提高睡眠医学中心医患的认可度。

综上所述，我国很多睡眠医学中心环境设施、布局设置及规范化方面存在很多问题，其优化策略涉及建筑空间、功能、造型、环境等各方面，本文以实地调研其使用现状作为切入口，针对其中的一些突出的问题加以探讨，再次提炼出以下优化要点：

（1）**对患者人群进行分类细化：**睡眠医学中心建筑里公共空间的设计，不管是大型集中的还是分散小型的空间，都应首先分析锁定服务对象，由此才能创造真正契合不同患者需求的人性化空间，而不是仅使公共空间有名无实的被空置或占用。

（2）**空间构成完整度：**我国睡眠医学中心公共空间形态较为单调，也未考虑与其他功能空间的衔接过渡。为增加空间的识别性与亲切感，满足患者变化的私密或交往程度需求，应充分考虑服务性空间的形态、效果、材质等，以增加其构成的完整度。积极创造丰富的层次、适宜停留的位置、合理的尺度是空间优化的关键。丰富而适宜的知觉环境、完善便捷的服务设施能使患者身心放松、精神愉悦，使患者从心理上处于积极状态，从而对疾病的治疗、康复起辅助作用。

（3）**功能设置系统完善：**应将公共空间理解为一个多元化的空间体系，它将多种功能整合在一定区域内，从而为身心不适、行动不便的患者及其相关人员提供最便捷的服务。如休息交往空间，应通过平面、剖面上的设计手法，将交通、休息、活动等功能进行分区以减少干扰，考虑患者需要的拐杖、轮椅及随身物品的寄放空间，婴幼儿安全圈椅等，并有序的将其整合在一个大空间内。

（4）**营造适宜的精神氛围：**这是在睡眠医学中心建筑公共空间功能设置、空间构成、知觉环境、设施设备等达到患者实际需求后，从精神角度提出的更高要求。富有艺术气息、文化底蕴及地域特色的公共空间集中体现了睡眠医学中心对整体服务高品质的积极追求。

（王育梅、孙亚麒执笔，黄志力审校）

## 第二章　人员配备与工作制度

### 一、人员配备

为提供高质量的睡眠诊疗服务，睡眠医学中心的人员配备至关重要。标准的睡眠医学中心，一般由管理人员、医务人员、技术人员、行政人员、后勤人员等组成。

三级医院的睡眠医学中心人员设置应包括：1 名主任、3 名及以上睡眠医师、2 名及以上睡眠技师、至少 1 名心理治疗师、独立的护理团队以及相应的行政后勤人员。

一级和二级医院的睡眠医学中心人员设置应包括：1 名主任、至少 1 名睡眠医师、至少 1 名睡眠技师及相应的行政后勤人员。

如果仅开设睡眠医学门诊，人员设置应包括：至少 2 名睡眠医师、至少 1 名睡眠技师。

1. **管理人员**　睡眠医学中心必须有一名机构主管或中心主任。机构主管或中心主任必须为睡眠医学专家，且必须满足以下要求。

（1）获得《中华人民共和国医师资格证书》。

（2）本科及以上学历。

（3）副高级及以上职称。

（4）系统完成了睡眠医学课程的学习。

**机构主管或中心主任具有以下职责：**

（1）审核所有医疗技术人员的从业资格。

（2）监督和管理所有专业技术人员的职业规范。

（3）确保所有员工遵守医疗道德准则以及伦理规范。

（4）必须对诊疗流程和质量进行直接、持续的监督，包括设备的正确操作和校准。

（5）对医疗服务价格及收费进行监督，确保医疗服务价格及收费符合国家医保和物价政策。

（6）每月至少花 8h 的时间履行上述职责。

机构主管或中心主任的继续教育：

机构主管或中心主任必须参加医学继续教育，每年至少获得 10 个 Ⅰ 类及 15 个 Ⅱ 类医学继续教育学分。

2. **医务人员**　睡眠医学中心的医务人员包括执业医师、执业护士、心理治疗师等，共同完成患者的评估、诊断和治疗工作。

**执业医师的资质：**

（1）获得《中华人民共和国医师资格证书》。

（2）大专及以上学历。

（3）完成医师执业注册。

（4）系统完成了睡眠医学课程的学习。

**执业护士的资质：**

（1）获得《中华人民共和国护士资格证书》。

（2）中专及以上学历。

（3）完成护士执业注册。

**心理治疗师的资质：**

（1）获得心理治疗师资格。

（2）掌握失眠的认知行为治疗等心理治疗技术。

（3）定期参加心理治疗督导。

**医务人员的继续教育：**

医务人员必须参加医学继续教育，每年至少获得 10 个Ⅰ类及 15 个Ⅱ类医学继续教育学分。

**3. 技术人员**　技术人员主要是指睡眠技师。睡眠技师应符合以下要求：

（1）大专及以上医学或护理相关学历。

（2）具备急救相关技能，掌握心肺复苏等相关操作。

（3）在具有睡眠相关技术培训资质的睡眠中心进修至少 3 个月。

（4）三级医院需至少有一名睡眠技师取得国际注册多导睡眠技师（RPSGT）认证，其他睡眠技师需通过国内行业协会制定的注册多导睡眠监测技师认证。

**睡眠技师职责：**

**（1）完成各类睡眠监测：** 按照标准的操作流程进行各类睡眠监测，如整夜多导睡眠监测、多次睡眠潜伏时间试验、清醒维持试验等，确保记录数据的完整性及准确性；按照美国睡眠医学会（AASM）数据分析标准，对睡眠分期以及临床事件（如呼吸事件、心脏事件、肢体运动事件、觉醒事件等）进行评判；根据所在睡眠中心的报告模板，生成准确的睡眠监测报告。

**（2）完成相关治疗及干预：** 根据医嘱及患者情况，独立进行人工压力滴定或自动压力滴定，并出具压力滴定报告，为患者后续 CPAP 治疗提供依据。

及时识别并处理 CPAP 治疗过程中出现的问题（如漏气等）。下载患者使用 CPAP 的数据，分析患者使用的有效性及依从性，协助睡眠医师进行患者教育。

**（3）负责设备管理及维护：** 负责睡眠医学中心相关设备的登记与管理，做好设备的日常维护和保养，及时申购相关耗材，对故障设备及时送修。

**（4）紧急事件处理：** 遵循所在睡眠中心制定的紧急事件应急预案，在出现医疗突发事件或环境相关的非医疗事件时，正确识别并快速处理，确保所有患者和工作人员的安全。

紧急事件包括心肺相关急症（如心搏骤停、室性心动过速、心房扑动或颤动等）、神经系统相关急症（如癫痫发作等）、精神相关急症（如自杀、躁狂发作等）、环境相关的非医疗突发事件（如火灾、地震、暴力威胁等）。

**4. 行政及后勤人员**　睡眠医学中心要有从事文秘工作的员工，主要是接听咨询电话、组织预约以及资料数据保存等工作。行政人员可以由睡眠医学中心单独聘任，也可以共用所在医疗机构聘任的行政人员。

睡眠医学中心所在医疗机构要有提供后勤保障服务的人员，主要负责医疗耗材采购、水电及设备维修、保洁、消毒、配餐、信息保障等工作。

## 二、医疗行为准则

睡眠医学中心应该是一个独立的实体，需制定运行管理相关规章制度及工作人员行为准则。

**1. 人员制度**　睡眠医学中心的工作人员都必须遵从医学道德准则，必须清楚患者隐私保护制度，对患者医疗健康信息严格保密。此外还包括睡眠中心各人员的职责和权利制度（包括主任、各级医师、技师、护士、卫生管理人员、设备及信息维护人员等；日常工作交接班制度、考勤休假轮班制度；岗前培训、继续教育认证及定期考核制度；睡眠专科医师及进修医师培养制度；研究生培养制度等）。睡眠医学中心每年都要对医务人员进行急救培训及考核，尤其需要培训对夜间急症的识别及处理。如：神经科急症，特别是癫痫发作；精神科急症，尤其是自杀风险；还有环境紧急事件如火灾、患者间矛盾等。

**2. 硬件管理制度**　包括睡眠中心各监测/治疗仪器设备（标准多导睡眠监测仪、便携式睡眠监测设备、$ETCO_2$检测设备、无创呼吸机、体动仪、电脑等）的申请、备案、使用、维护保养、消毒、送修制度；日常消耗用品的领用及记录制度等。

**3. 软件管理制度**　睡眠医学中心需要有对患者评估、诊疗、管理及随访的医疗记录。在睡眠监测前，需要对患者进行病史采集、体格检查以及睡眠相关问卷的评估筛查。对患者潜在的严重医疗情况可能导致的医疗急症，医务人员需仔细了解情况并高度重视。睡眠医学中心应专门登记或建立数据库来记录睡眠监测患者的信息，以便于睡眠资料的收集、分析和处理。包括纸质病案的记录、保存及登记制度；电子数据的采集、存储及共享制度；监测风险及安全评估制度；监测质量管理制度；医疗风险防范及应急预案；医院感染防控及上报制度；物件及人员消毒制度；疑难病例讨论制度；多学科会诊讨论制度；患者宣教及医患沟通制度；随访制度等。

**4. 其他制度**

（1）睡眠医学中心应保存患者睡眠监测原始数据（包括视频）至少5年或者更长时间。

（2）睡眠监测的技术标准与数据分析应遵循国际睡眠监测指南。

（3）睡眠障碍的诊治原则应遵循睡眠障碍国际分类及治疗指南。

（4）睡眠医学中心必须要有医疗急救装置及制定急救流程：必须要有急救箱及自动体外除颤仪。所有医务人员均能正确使用急救装置。制定急救流程，包括在急救情况发生时急救的步骤。对进行家庭睡眠监测或治疗的患者，医务人员指导患者呼叫急救中心处理紧急事件。睡眠医学中心每年至少有1次面向公众的健康教育项目，提高公众对睡眠障碍的认识，促进睡眠障碍的早期识别与治疗。

（孙伟执笔，孙洪强、陆林审校）

# 第三章 睡眠监测设备及操作规范

睡眠监测在睡眠疾病的诊断和治疗方面具有重要的地位。常用的监测设备主要有多导睡眠监测、便携式睡眠监测和体动记录仪等。本章主要介绍睡眠监测设备的种类、操作规范及设备维护、睡眠监测数据的判读等。

## 一、睡眠监测设备类型

监测睡眠生理事件的设备最初使用"Ⅰ级、Ⅱ级、Ⅲ级和Ⅳ级4个等级"进行分类，目前应用的与之对应的术语是"1型、2型、3型和4型"。1994年，美国睡眠医学学会[American Sleep Disorders Association（ASDA），即现在的 American Academy of Sleep Medicine（AASM）] 发表了用于睡眠呼吸紊乱检查的4个设备等级，各等级的标准如下：

Ⅰ级：监护式标准 PSG（standard polysomnography），PSG 作为参照定为Ⅰ型，即标准多导睡眠监测。要求记录指标至少包括脑电、眼电、下颌肌电、心电、呼吸气流、呼吸努力、动脉血氧饱和度，必须记录睡眠体位。检查过程需在睡眠实验室中进行，必须始终有经过训练的人员监视，以便必要时进行相应的处理。最好同时记录腿动情况，但这并不是必需的。

Ⅱ级：全指标便携式 PSG（comprehensive portable polysomnography），称为复合型多导睡眠监测仪，记录指标要求和标准 PSG 检查一样，只是可以心率记录代替心电图记录，可记录睡眠体位，不要求有经过训练人员始终监视。可以进行睡眠分期和睡眠呼吸暂停低通气指数（AHI）的确定。Ⅱ级便携式 PSG 与Ⅰ级 PSG 的根本区别在于在应用前者进行检查过程中没有技术员的持续监视；与Ⅲ级和Ⅳ级装置的最大区别在于前者可以进行睡眠分期和脑电觉醒的判定，从而可以计算出总睡眠时间（total sleep time，TST），在此基础上可以计算出睡眠呼吸暂停低通气指数、睡眠觉醒指数以及周期性肢体运动指数（如同时测定肢体运动），还可以获得各睡眠期呼吸和 / 或肢体运动事件的分布情况。应用该级便携式设备诊断 OSA 时，其敏感性和特异性均在 90% 以上，接近 100%。

Ⅲ级：改良便携式睡眠呼吸暂停检查（modified portable sleep-apnea tesing），被称为简化便携式睡眠呼吸暂停监测仪，最少4个导联，其中至少有2个导联监测呼吸，包括呼吸气流、呼吸努力、心率、心电图和血氧饱和度。最低记录指标要求包括通气指标（至少包括两导呼吸努力或呼吸努力 + 呼吸气流）、心电图或心率及动脉血氧饱和度。检查准备时需医务人员进行（如电极安置和仪器调试定标），但无人员始终监视。该级装置由于不能进行睡眠分期，无法区分检查过程中患者是否处于睡眠或清醒状态，故无法准确计算各种睡眠呼吸事件的参数（每小时睡眠中呼吸事件的次数）。如果患者在检查过程中处于清醒状态时间很长，则检查结果很可能低估其睡眠呼吸紊乱程度。同步记录患者的身体活动情况（如手腕佩戴体动记录仪）可能有一定帮助。另外，有文献还表明，使用该级便携式设备记录到的资料在进行呼吸事件分类（阻塞性、中枢性或混合性）时往往十分困难。应用该级便携式设备诊断 OSA 时，其敏感性为 78%～100%，特异性为 67%～100%。上述数据的差异与多种因素有关，包括不同装置记录的参数、病例数以及诊断标准均可能有差异。

Ⅳ级：连续单或双生物参数记录（continuous single or dual bioparameter recording）即生物指标持续记录为持续性单个或两个参数的监测仪，如血氧饱和度或呼吸气流。还有一部分监测仪达不到Ⅲ级的改良便携式睡眠呼吸暂停检查的标准、有 2～3 个导联者也被确定为Ⅳ级，仅持续记录 1 项或 2 项生理指标，且无人员监视。同Ⅲ级设备一样，该级所记录的结果也无法进行睡眠分期。该级设备可记录呼吸气流、呼吸努力、动脉血氧饱和度、心率、血压或体动等指标中的 1 项或者 2 项。其中报道最多的是动脉血氧饱和度监测在诊断 OSA 中的作用。总体印象为应用单独动脉血氧饱和度监测诊断 OSA 的特异性较高，但敏感性差，不宜用于临床。但结合检查前的临床评价，该检查在 OSA 患者的筛选方面（阳性患者进一步进行标准 PSG）可能有一定价值。

## （一）标准多导睡眠监测技术

PSG 是一种监测人体睡眠和觉醒时多种生理活动的技术，被广泛地应用于诊断睡眠障碍和警觉性的判断，可供了解人体睡眠各期和觉醒状态时多个器官系统的功能活动以及它们之间的相互关系，诊断发现一些与睡眠有关的疾病或病理生理异常，而这些异常在觉醒状态下可能不会出现。同时，PSG 是进行睡眠相关呼吸障碍和发作性睡病（联合 MSLT 检查）诊断、气道正压压力滴定、异态睡眠评估、评价勃起功能障碍、评价手术及口腔矫治器（OA）治疗效果（佩戴 OA 时进行 PSG）的标准试验。PSG 通常监测记录 7～8h。

**1. PSG 在睡眠相关呼吸障碍患者中的应用** PSG 是睡眠相关呼吸障碍（sleep related breathing disorders，SRBD）的标准诊断性方法。首次监测结果呈阴性时，但临床高度怀疑睡眠呼吸暂停的患者应重复 PSG。拟实施手术治疗或 OA（口腔矫治器）治疗的可疑 OSA 或鼾症患者，术前应行 PSG 确定是否患有 OSA，术后应再次行 PSG 以评估治疗效果。对于手术有效的患者（经 PSG 证实后），若睡眠呼吸暂停症状再发，应重复 PSG。应用 OA 治疗的 OSA 患者若症状再发也应重复 PSG。OSA 患者行 CPAP 治疗后体重减轻 >10%，应再次实施诊断性 PSG 以确定是否需继续 CPAP 治疗。此时，PSG 是基于患者总体临床状况和对继续减重的可能性进行评估。很多鼾症患者将发展成 OSA，故鼾症亦是 PSG 的应用指征。以下情况经临床评估疑诊睡眠相关呼吸障碍，应常规进行 PSG 监测。

**（1）慢性阻塞性肺疾病（COPD）：** COPD 患者清醒状态 $PaO_2 > 55mmHg$，但仍伴有肺动脉高压、右心衰竭或红细胞增多症等并发症，应进行 PSG 监测。通过脉搏血氧仪监测整晚 $SaO_2$，确定是否有夜间氧饱和度下降，锯齿状的血氧饱和度曲线提示睡眠呼吸暂停。

**（2）限制性通气障碍：** 神经、肌肉、肺间质疾病和胸廓畸形导致的限制性通气障碍，如果伴有慢性低通气、肺动脉高压、红细胞增多症、睡眠异常、晨起头痛或白天过度困倦疲劳等症状应进行 PSG 监测。

（3）**呼吸控制异常**：呼吸控制异常且清醒时 $PaCO_2 > 45mmHg$，或呼吸控制异常并发肺动脉高压、右心衰竭、红细胞增多症、晨起头痛、白天过度困倦、疲劳等症状应进行 PSG 监测。

（4）**伴有 OSA 的危险因素**：打鼾、肥胖且伴有晨起口干、头痛、白天过度困倦、疲劳等症状应进行 PSG 监测。还需注意一些主诉为失眠的 OSA 患者。

（5）**心血管功能异常**：睡眠相关呼吸障碍合并有高血压、夜间周期性心动过缓和心动过速、异常房室传导或室性异位节律应进行 PSG 监测。

（6）**糖尿病**：糖尿病患者血糖不易控制或胰岛素抵抗且伴有 OSA 的危险因素应进行 PSG 监测。

（7）**反流性食管炎**：反流性食管炎且伴有 OSA 的危险因素。

2. **多导睡眠监测图的构成**　早期的模拟式 PSG 是通过多导墨水笔记录在纸质的图表系统上，睡眠记录时常规的走纸速度是 10mm/s，即每一页 30cm 宽的纸就代表 30s。现在则是结合生物电信号放大 / 处理硬件，以计算机系统采集信号并经数字化处理后储存于计算机中。人们可以选择不同的时间窗来进行分析。如 30s 的时间窗可用来进行睡眠分期；60 ~ 240s 的时间窗则用来观察和对呼吸事件、周期性肢体运动事件进行判读。临床脑电图分析时，通常选择 10s 的窗页，以更加方便显示与辨认痫样放电。一个概括的趋势分析图通常提供了整夜各种监测指标的缩略图形，其中包括睡眠结构图、血氧饱和度曲线、心率曲线、CPAP 的压力水平、呼吸事件、觉醒事件和睡眠体位等。这样就可以对整个监测记录情况进行概述，通过点击概括图里的任何一个区域，可以得到与其对应的具体原始图形。

（1）**多导睡眠监测技术及原理**：走纸式（模拟信号）多导睡眠仪一般由脑电图仪、多导生理记录仪器、磁带记录仪以及示波器等组合而成。因此，走纸式多导睡眠仪的部件往往较为直观。目前睡眠检查室使用的多导睡眠仪为电脑化产品，将电极组合转换器、放大器以及 A-D 转换器均集中到体积很小的检查盒机体内。下面分别就多导睡眠仪中各主要部件进行讨论。在信号拾取部分，本章主要介绍脑电、眼电和颏肌肌电电极安置方法、原理和注意事项。

1）**放大器（amplifiers）**：PSG 中使用的放大器为差分放大器（differential amplifiers）。所谓差分放大器，是指放大器同时接收两个信号源，放大处理后输出的信号为两个信号源的差值。例如，分别为 + 7 和 + 7 的两个源信号经差分放大器处理后，输出信号为 0；而分别为 + 7 和 + 2 的两个源信号经差分放大器处理后，输出信号为 + 5。

①**放大器的种类**：放大器有多种分类方法，其中一种分类法是将其分为交流和直流放大器两种。

交流放大器（alternating current amplifiers，AC Amplifiers）：用于记录高频率生物信号，

如脑电、眼电、肌电和心电。交流放大器内装高频和低频滤波器；设定高频和低频两侧滤波器使得放大器能够选择性放大一定频率范围内的信号。

直流放大器（direct current amplifiers，DC Amplifiers）：用于记录低频率生物信号，如脉氧仪信号、pH 计信号、呼吸波形、体温变化、CPAP 压力变化和食管压变化。直流放大器内只装有高频滤波器，而没有低频滤波器（其时间常数无限大）。直流放大器从 0 到 100% 之间的任何增益范围内均能够产生线性输出。而交流放大器一般只使用于其增益范围的中段。

②**放大器的分辨率（CMRR）：**如上所述，差分放大器接受两个源信号，杂音信号因被电极组合中的一对电极同时拾取，故表现为相位相同的信号，即同相信号（common mode 或称 in-phase），而生物信号表现为相位相反的信号，即逆向信号（differential 或称 out-of phase）。放大器的作用，顾名思义就是将电极拾取的微弱的生物信号增幅放大，但同时放大器也将杂音信号增幅放大。理想的放大器应该能将需要记录的生物信号增幅放大，同时将放大杂音信号的程度减小到最小限度。能反映差分放大器优劣的性能参数之一便是放大器的分辨率（discrimination，又称为 common mode rejection ratio，CMRR）。CMRR 指放大器放大逆相信号放大率与其放大同相信号放大率之间的比率。假设某差分放大器使一个同相信号（杂音信号）产生 10mm 的波形所需的电压为 500mV，而使一个逆相信号同样产生 10mm 波形所需的电压为 $50\mu V$，则该放大器的分辨率为：CMRR =（$10mm/50\mu V$）/（$10mm/500\ 000\mu V$）= 10 000∶1。差分放大器的分辨率（CMRR）至少应在 1 000∶1 以上。在电极安置一节中会提到各电极与皮肤接触处的阻抗应控制在 5 000Ω 以下。根据差分放大器的这一特性，还可以看出，不仅要尽可能减小电极阻抗，还要注意配对的两个电极阻抗之间的差不可太大。因为当配对两电极阻抗相近时，从两电极处拾取的杂音信号通过差分放大器后会互相抵消；而当两处阻抗差别较大时，通过阻抗较大的电极拾取的杂音信号将远大于来自阻抗小的电极的杂音信号，结果必定有部分杂音不能被完全抵消而被增幅放大，造成干扰。

③**放大器滤波器（amplifier filters）：**PSG 检查中我们希望记录的生物电信号，如脑电、眼电和肌电均有一定的频率特性。滤波器的主要功能是帮助放大器将放大的信号限定在期望的频率范围内（高、低频滤波器）以及消除特定频率的噪声（50Hz 陷波滤波器）。下面介绍这几种滤波器的特性。

**高频滤波**（high frequency filters，HFF；或称为**低通滤波** low pass filters，LPF）：用于减弱不需要的高频信号，例如混入脑电信号的肌电波。

**低频滤波**（low frequency filters，LFF；或称为**高通滤波** high pass filters，HPF）：用于减弱不需要的低频信号，如混入脑电和眼电信号的呼吸波或因出汗而造成的伪迹。

放大器上高（低）频滤波值设定为某赫兹数时，该赫兹的生物电信号将被减弱 20% ~ 30%（振幅降低到原高度的 70% ~ 80%，个别仪器可减弱达 50%）。频率高于高频滤波设定值的信号将被进一步减弱，信号频率越高，被减弱的程度越大；反之，频率低于高频滤波设定值的信号被减弱的程度小于 20%～30%，信号频率越低，被减弱的程度越小。对于低频滤波来说频率低于低频滤波设定的信号将被进一步减弱，信号频率越低，被减弱的程度越大；反之，频率高于低频滤波设定的信号被减弱程度小于 20%～30%，且频率越高，被减弱的程度越小。

**50Hz 陷波滤波器（notch filter）**：用于消除 48～52Hz 之间的交流干扰。放大器滤波的重要功能是减弱或消除伪迹。PSG 记录过程出现伪迹的原因很多，纠正伪迹首先应该寻找导致伪迹的原因，从根本上纠正之。例如，脑电导联上出现因出汗而导致的低频伪迹时，应该首先考虑降低室内温度，而不应该直接采用降低低频滤波方式来解决，尤其应该慎用的是 50Hz 滤波。心电、脑电和眼电导联原则上不应该使用 50Hz 滤波。首先是因为使用该滤波可能导致记录波形显著变形，使得脑电导联出现类似癫痫的波形，心电图上出现类似室颤的波形。其次，正常情况下，差分放大器所具有的自动消除同相信号的功能可以基本消除 50Hz 干扰。导致出现 50Hz 交流干扰的常见原因包括电极阻抗过大、来自环境的电子干扰（如在检查室使用微波炉）、电极接触不良及接地不良等。改变低频滤波也会导致记录波形的变化。增大低频滤波值将滤掉波形中低频成分，使波形变得狭、尖；反之减小低频滤波值将使波形变得宽、钝。

**④时间常数（time constant）**：时间常数为放大器的另一重要参数，通常应用于模拟制式记录仪。时间常数分为衰减性时间常数（fall time constant）和递增性时间常数（rise time constant）两种。如果不特殊指明的话，时间常数一般指衰减性时间常数。递增性时间常数指定标方波从零位上升到最大振幅的 63% 高度所需要的时间（秒数）；衰减性时间常数指定标方波从顶点下降至最大振幅的 37% 高度所需要的时间（秒数）。

时间常数（衰减性时间常数）数值越大，波形衰减速度越慢，因此波形越宽、钝；反之，时间常数数值越小，波形衰减速度越快，波形越狭、尖。由此可直观地看出，时间常数与低频滤波对波形的影响相反。有些记录仪（模拟制式）用时间常数代替低频滤波设定。低频滤波（LFF）与时间常数（TC）之间的关系可由以下公式表达：

$$LFF = 1/(\pi \cdot TC) \qquad\qquad （公式 4-1）$$

**2）灵敏度与增益**：PSG 中灵敏度（sensitivity）、增益（gain）或放大倍数（amplification）调整的功能是相同的，即增大或缩小输出信号的放大倍数。灵敏度指输入信号电压（μV）与输出到记录笔偏转的垂直距离（mm）的比值，用于调节记录波幅的高低，用 μV/mm 表示。灵敏度的计算公式为：S（灵敏度）＝ V（电压）/D（记录笔位移的距离）。成人脑电背景活动波幅较低，一般用 7μV/mm 或 10μV/mm；儿童波幅较高，可选用 10μV/mm 或 20μV/mm。在儿童慢波睡眠期、阵发性放电或异常慢波背景时，波幅可能高达数百微伏，可适当降低灵敏度。

增益（gain）通常应用于模拟制式记录仪，表示放大器输入信号电压和输出信号电压之比，最终表现为灵敏度。在不改变实际记录电压的情况下，可以通过改变增益来放大或缩小记录信号，从而得到理想波形。

**（2）PSG 的监测内容：** 常规整夜 PSG 持续同步记录脑电图（EEG）、眼电图（EOG）、肌电图（EMG）、心电图（ECG）和呼吸活动（包括血氧饱和度和呼吸模式）以及其他生理和躯体活动信号（如腿动、鼾声和体位等）。通过整晚的监测结果，判读患者的觉醒、睡眠分期、呼吸事件、血氧降低事件、心脏事件、肢体运动、心肺功能以及体动。EEG、EOG 和 EMG 可用来判读睡眠分期和觉醒事件；口、鼻气流和呼吸努力用来判读睡眠相关呼吸障碍；脉氧仪能在这方面提供呼吸事件相关氧减数据，同时有助于鉴别与呼吸暂停和低通气事件不相关的低氧血症；对于正在进行 CPAP 滴定的 OSA 患者，气流通道可以提供气流信号，为消除睡眠呼吸事件需持续调整压力滴定参数；肢体肌电导联通常放置于下肢（一般是胫前肌），有助于判读腿动事件。特殊的导联组合会用到额外的肢体肌电导联（如指伸肌、咬肌、颈椎旁肌）。虽然鼾声是可选报告参数（AASM 判读手册 2.6 版），心电和鼾声导联通常是标准 PSG 的一部分。视频和音频记录是评估睡眠中异常运动和行为（如磨牙、夜间呻吟及其他异态睡眠）所必需的。视频 - 音频 PSG（或视频 PSG）是目前睡眠医学中心评估睡眠障碍的推荐技术。还有一些特殊的技术，不是大部分睡眠医学中心的常规监测手段，如食管压测定可判断上气道阻力综合征（upper airway resistance syndrome，UARS）。

多导睡眠仪（PSG）中采用电极拾取的生物电信号包括脑电、眼电、下颏等处的肌电以及心电信号。电极安置是 PSG 记录的第一步，也是极为关键的一步。生物电信号极为微弱，良好的电极安置是拾取到清晰生物电信号的重要保障。目前使用的电极类型很多，记录脑电一般采用中心带小孔的镀金杯状电极；记录眼电和肌电可用镀金杯状电极或银 - 氯化银电极。杯状电极安置后较为稳定，不易移动而产生伪迹。银 - 氯化银电极传导性较为稳定，但氯化银层较易脱落，需注意定期检查。

电极安置前首先应该检查电极导线内是否存在断线（如可采用阻抗计）。确定电极安置位置后，应首先用酒精或者丙酮棉球仔细清洗掉相应部位皮肤的油脂和角化层，但应注意患者是否对酒精过敏。另外，幼儿和糖尿病患者皮肤较薄，擦洗时应轻柔。生物体内的电流为离子的移动，而金属（电极）内电流为电子移动，因此在皮肤与电极之间必须涂上导电膏。导电膏的关键成分为很容易解离成离子状态的电解质（如氯化钠），其中的正负离子在皮肤与电极之间形成导电层。电极安置后还应做适当的固定。脑电电极可用涂有少许导电膏的小块纱布覆盖固定。必要时可使用火棉胶（collodion）固定脑电电极，检查结束时采用丙酮棉球反复擦洗可溶解火棉胶，取下电极。需注意的是火棉胶和丙酮均高度易燃，使用时应避明火，注意房间通风。眼电及肌电电极可采用双面胶布固定。在接入电极插板前，将电极线绕成适当大小的减压环固定，可以防止电极被拉脱。电极安置结束后，必须检查各电极的阻抗。要求阻抗在 5 000Ω 以下，肢体肌电电极阻抗可接受在 10 000Ω 以下。杯状电极中导电膏涂抹不均匀、检查过程中患者汗液融入导电膏中或者电极被牵拉而处于半脱离状态时，均可能导致出现记录伪迹，如 50Hz 及跳跃伪迹。

**1）脑电图：** EEG 记录采用小型镀金或镀银杯状电极，涂上导电膏放置于头部皮肤表面探测脑皮质电压变化。电极通过导线和电极插板连接，电极插板再与计算机数据采集系统相连。

在睡眠中进行脑电监测的目的是区分清醒和睡眠分期。AASM 推荐了至少 3 个脑电导联，即 F4-M1、C4-M1、O2-M1，分别代表右额、右中央、右枕电极，它们的参考电极为对侧乳突；为避免推荐电极发生故障影响，相应地会在左侧大脑安放参考对侧乳突的备用电极（F3-M2、C3-M2、O1-M2）。尽管以上脑电导联监测清醒期后头部优势节律（枕部导联最明显），以及主要的睡眠结构（顶尖波、睡眠梭形波、K 复合波、睡眠慢波，在额部和中央导联最明显）在理论上已经足够，但如果仅限于这些导联，则仍有很大的限制。如果仅记录一侧大脑半球，可能导致睡眠判读的准确性受限，例如该侧大脑半球受损（如脑卒中或肿瘤）、缺失或对侧大脑半球也存在重要的病变情况。缺少部分的导联可能导致常出现于这一区域的痫样放电丢失。AASM 也推荐了可替代的中线导联（Fz-Cz，Cz-Oz，C4-M1）；然而，除了和推荐的标准导联存在同样的问题外，这些替代电极的另外一个局限性就是中线结构的电活动，如睡眠梭形波、K 复合波、慢波将会被减弱或轻易丢失。这将影响判读老年患者 N3 期睡眠。对于怀疑有夜间癫痫的患者，推荐包含矢状位和双侧颞叶皮质的全导电极。对于睡眠判读师或睡眠技师来说，熟悉异常的 EEG 波形是重要的，因为它们可能出现在 PSG 监测中。

脑电电极按国际 10～20 电极安置系统放置，以确保信号采集标准。该系统是指各相邻电极之间的距离均为前后/左右全长或头围周长的一半的 10% 或 20%。有几点值得注意：①电极位置由前一个英文字母后一个数字或 "z" 组成；前英文字母代表不同脑区，z 代表在前后中线，奇数代表脑左侧，偶数代表脑右侧，数字越大距离中线越远。②有四个地标位置：鼻根点、枕骨隆突、左和右耳前点。③部分位置需纵横变换测量的交点确定，如Cz、C3、C4、F3、F4 等。

电极组合是指根据临床需要选择不同的记录导联组合。例如，常规 PSG 检查中脑电记录有 F3-M2、F4-M1、C3-M2、C4-M1、O1-M2 和 O2-M1。这当中，F3/F4、C3/C4、O1/O2及 M1/M2 互为备用电极，即当一个电极有信号问题时可改用另一个，必要时或情况许可时才修复问题电极。如果怀疑患者有夜间癫痫发作的可能，为捕捉癫痫发作时的脑电活动，PSG 导联组合要做相应变化（增加更多脑电导联），脑电记录的电极组合也需做相应变化（在标准 PSG 记录时的参照电极基础上增加双极电极记录）。

电极组合分为双极电极组合和参照电极组合两类。所谓参照电极组合是指在一对电极中，一个为拾取生物信号的记录电极，而另一个为参照电极（即无关电极），如脑电电极组合 C3-M2 中，C3 为记录电极，安置于颅中央区，用于拾取脑生物电信号；而 M2 为参照电极，安置于脑电活动难以波及的耳后乳突处，理论上为零电位。但实际上，参照电极电位不可能为零，耳后电极会拾取颞区及中央区的脑电活动。如采用头部以外的参照电极，则拾取心电活动的可能性显著增大。参照电极拾取一定程度生物电活动的现象被称为污染（contamination）。在其他条件被严格控制后，电极组合记录到的生物电信号的大小和方向取决于记录电极（G1）和参照电极（G2）之间的电位差。因为脑生物电活动十分微弱，从而要求双极电极组合中的两个电极安置时尽可能相隔远一些，所以 C3-M2 的组合优于 C3-M1 的组合。前者使用了对侧参照电极，而后者使用的是同侧参照电极。但应注意的一点是，随着记录电极和参照电极之间距离的增大，拾取杂音信号（被污染）的概率也增大。将左右两个耳后参照电极相连有助于消除记录中的心电干扰，但有时可能导致脑电记录变形。

与参照电极组合不同的是，双极电极组合中的两个电极均为记录电极，因此均安置于可以拾取相应生物电信号的位置。双极电极组合记录的是两个电极之间生物电活动的差值，主要用于疾病的定位（如癫痫发生部位）。另外，PSG 记录中的肌电导联亦为双极电极组合。

生物信号被电极拾取后首先传送到电极插板。电极插板上采用国际标准 10～20 电极安置系统的方法标明各电极的来源。将各电极插入电极插板插孔时应仔细核对，避免插错位置。从电极插板出来，信号被汇总传送到记录盒。因此电极插板是整个信号流程中的重要转折点。检查过程如患者需要起床活动（如去卫生间），可以将电极插板与后面的光缆分开，以便于患者活动，之后插回恢复记录。另外重要的一点是，如果检查中患者发生意外，在抢救过程需要进行电除颤时，除颤前一定要将患者与 PSG 断开（如上述），否则将导致 PSG 损坏。

**2）眼动图：**眼动图（EOG）对于精确睡眠分期是至关重要的。人们默认眼球是双极的，角膜为相对正极，视网膜为相对负极。任何眼球的运动均可改变极相，正是由于极性的变化引起了两个电极间可能的电压差，从而可以记录 EOG。因此，在这 2 个导联中，共轭眼球运动会产生一个异相偏转，其中 EEG 的慢波活动可能会干扰同一时相的眼电极。EOG 的灵敏度和滤波设置与 EEG 类似。推荐导联是 E1-M2 及 E2-M2。

眼动是睡眠某一分期的特征，且它是判读睡眠分期所必需的。在成人 PSG 里通常关注的眼动有四类：眨眼、阅读眼动、缓慢眼动、快速眼动；在婴儿还会关注扫视眼动。可参考睡眠期判读章节里个别眼动的详细描述。稍为特别的是慢眼动，服用选择性 5- 羟色胺再摄取抑制剂（selective serotonin reuptake inhibitors，SSRIs）（如氟西汀或帕罗西汀），以及去甲肾上腺素再摄取抑制剂（serotonin-norepinephrine reuptake inhibitors，SNRIs）（如度洛西汀）的抑郁症患者，可能在 $N_2$、$N_3$ 或 R 期出现少见的快慢眼动混合的眼球运动形式（睡眠技师称之为"氟西汀眼"），其使睡眠分期判读变得困难，同时使多次睡眠潜伏时间试验判读变得更加困难。

**3）肌电图：**肌电图（EMG）能协助提供确定睡眠分期的重要生理特征，同时帮助诊断和鉴别一系列的异态睡眠。至少，PSG 应该包括记录颏肌和下颌肌的肌电活动，以及双侧腿部胫前肌的肌电活动。下颌肌电记录至少需要三个电极，以便在某一电极出现问题的情况下，在记录期间可以选用其他电极，从而不干扰患者。肌电图的高频和低频滤波设置不同于脑电图和眼动图。对于颏肌和下颌肌的肌电活动，调整灵敏度设置以达到静息清醒状态时肌电波幅有 1~2mm，一般至少为 20μV/mm。

在 PSG 中，EMG 代表的是收缩期肌肉去极化而发生的细胞内变化的体表记录。PSG 肌电图不像在神经生理实验室针对可疑神经肌肉病患者所开展的针刺肌电图。形态学特点以及放电模式不是 PSG 肌电图记录的重点。然而，EMG 能提供肌肉紧张的所有的重要信息。随着睡眠开始及持续，在 NREM 睡眠时 EMG 肌张力逐渐降低至某一点，当进入 REM 期睡眠，EMG 肌张力降至最低，甚至消失。在时相性 REM 睡眠可见到短暂下颌肌电活动（也可见到腿部肌电活动）。

记录下肢肌电电极的安放位置为胫前肌，两电极相距 2.0~3.0cm。这些导联的目的就是记录在睡眠周期性肢体运动（periodic limb movements in sleep，PLMS）患者的腿动情况。不宁腿综合征（restless legs syndrome，RLS）患者中 PLMS 发生率高达 80%，PLMS 也常见于没有日间主诉的正常人，尤其是年龄大于 65 岁者。PLMS 可见于有多种睡眠障碍，如快眼动睡眠行为障碍（sleep behavior disorder，RBD）、发作性睡病，两者的 R 期在睡眠中出现较多，以及服用 SSRIs 和 SNRIs 类抗抑郁药的患者。出于这种考虑，详细的睡眠病史记录对于确定 PLMS 的重要性是必需的。在许多病例中，PLMS 作为 OSA 的一部分，它的出现与呼吸事件相关。它们被称为呼吸相关运动事件，CPAP 治疗可能有效。若 PSG 不能同步分析呼吸及肌电，则即使患者或床伴主诉踢腿或类似的躯体运动，两者的关系仍无法明确。

将许多有睡眠异常运动或异常行为病史的患者需要扩展的 EMG 导联组合称为多肌电导联组合，包括脑神经支配的肌肉（如胸锁乳突肌、咬肌以及颌肌），上肢肌（如肱二头肌、肱三头肌、指伸肌、指浅屈肌），下肢肌（如股四头肌、腓肠肌），以及中轴肌（如脊旁肌、腹直肌、肋间肌）。这些对可疑 RBD 患者尤为重要，因为如果没有足够量的肌肉采样，则可能丢失 REM 睡眠失弛缓现象。尽管诊断 RBD 的标准导联组合尚无确切规定，Frauscher 等指出用 3s 间隔同步记录、定量分析颌肌和指浅屈肌对 RBD 有 100% 的特异性，特别是电活动超过 3s 一帧的 31.9% 的时候。不同神经分布区的肌电图体现了 RBD 的异质性，正如上下肢，因而需要多肌肉肌电图。对可疑 RLS 的患者，多肌电导联组合记录也是有用的，因为 PLMS 也可能出现在上肢或者罕见地出现在中轴肌或脑神经支配的肌肉上。

增加的 EMG 通道可帮助分析罕见的睡眠运动，特别是肌阵挛，协助评估其产生和演变。肌肉肌张力障碍样暴发是指 500~1 000ms 或者更长时间的 EMG 活动。短暂时相性肌阵挛或肌电活动是 REM 睡眠的特征性表现，在许多睡眠障碍患者的 NREM 睡眠也可以看到过度片段化的肌阵挛活动。短暂肌阵挛暴发持续时间通常为 < 150ms，而短暂肌电活动持续时

间通常 < 250ms。对于震颤的患者，EMG 可以记录到成对的收缩肌 - 拮抗肌节律性活动。

包含肋间肌和膈肌的肌电导联对记录呼吸肌活动是有帮助的。将电极片放置在腋前线，将参考电极片放置在腋下线，同时也能记录到部分膈肌的肌电活动。通过放置在脐左侧或右侧，或者前肋缘的电极，可记录膈肌活动，但是可能受夹杂的肋间肌电活动干扰，而且这些非侵入性检查技术对量化评估膈肌肌电是不可靠的。准确的膈肌活动一般由食管内的电极记录。肋间肌电和膈肌肌电有助于鉴别中枢性和阻塞性呼吸暂停，尤其在呼吸通道记录不可靠的情况下；若某一事件在这些导联中表现为吸气相关的反复肌电活动暴发，则表明这个事件是阻塞性的，而没有肌电活动暴发则暗示有中枢性事件。AASM 推荐，如肋间肌电或膈肌肌电活动暴发信号在正常吸气时清晰可辨，这些信号可作为测量呼吸运动辅助判读呼吸暂停、低通气或 RERA 事件。

**4）心电图：** PSG 一般包括一个单通道心电图（ECG），推荐采用心电图单一改良 II 导联和安置躯干电极描记。经典 II 导联电极安置为右上肢和左下肢，进行 PSG 时一般安置在躯干，将两个电极分别放置在侧心尖及胸骨右缘第二肋间位置上。现时并无心电电极最高阻抗值要求。ECG 记录能发现患者的心率、心律失常，以及许多 OSA 患者中常见的其他形式的心律失常。PSG 报告会提及夜间监测到的心率、心律失常情况。单通道记录的 ECG 是受限的，因此一旦发现异常，应随后进行 12 导联 ECG。

**5）二氧化碳测定：** 根据《AASM 睡眠及其相关事件判读手册》，在儿童可疑 OSA 患者中推荐进行此项监测，而在成年人可疑 OSA 患者中为选择性参数。

①经皮二氧化碳分压（transcutaneous $PCO_2$，$TCPCO_2$）：在 70 年代就应用于临床，最常用于新生儿。$TCPCO_2$ 是无创性连续监测 $PaCO_2$ 的一种方法，其利用极化原理，经皮 $CO_2$ 传感器是以氯化银为阳极，以一根微细铂丝为阴极的 pH 玻璃电极，表面覆盖层能透过 $CO_2$ 的聚丙烯薄膜。精确测量时需尽量扩张真皮浅层的血管组织，将其加热至 43℃。皮肤加热后，毛细血管内 $CO_2$ 透过皮肤扩散进入膜内，导致膜和电极板间电解液的 pH 发生变化，从而获得 $PCO_2$ 值。

②二氧化碳浓度测定仪测定呼气末呼出的二氧化碳水平（end-tidal $PCO_2$，$ETPCO_2$）：其非常接近肺泡内 $CO_2$ 含量。二氧化碳浓度测定仪能探测气流以及局部肺泡内 $CO_2$ 分压，这对 OSA、睡眠低氧以及肺部疾病的评估有帮助。探测口鼻呼气 $CO_2$ 的红外分析仪能定量监测气流。这是探测肺泡换气不足的最佳非侵入性检查手段。

③动脉血二氧化碳分压（$PaCO_2$）监测：是二氧化碳浓度测定仪的替代方案之一。为与清醒时 $PaCO_2$ 对比，在睡眠医学中心检查后的当日清晨对患者进行动脉血气分析。这是一项侵入性的检查。根据《AASM 睡眠及其相关事件判读手册》，成年人睡眠中的 $PaCO_2$ 比清醒静息仰卧位时高 10mmHg（1mmHg = 0.133kPa）或以上时，提示可能存在睡眠相关通气不足。尽管伴随高碳酸血症后会频繁出现夜间睡眠低氧血症，但仍然不能用夜间血氧饱和度监测来诊断此病。在气流全面降低情况下会发生该情况，进而出现通气不足，如原发性

肺病病理改变 [ 慢性阻塞性肺疾病（COPD）、间质性肺病 ]，或者神经肌肉疾病（如肌萎缩侧索硬化或肌营养不良）。

**6）氧饱和度：** PSG 常规通过非侵入性的脉氧仪来监测睡眠中动脉血氧饱和度（$SaO_2$），是整夜 PSG 记录低氧事件的标准方法。采用分光光电技术检测 $SaO_2$，探头包括一个双波长发送器和一个接收器，分别放置在一段搏动性动脉血管床的两侧，探头通常放置在指端或耳垂处。通常所说的血氧饱和度就是指采用这种方法测得的动脉血氧饱和度（$SpO_2$），氧合血红蛋白饱和度，即氧化血红蛋白百分比，而不是动脉血氧分压。血氧饱和度降低的最低点通常出现在呼吸暂停（或低通气）终止后 6 ~ 8s 或更长时间，这种延迟现象是由于血液循环所需的时间以及仪器读取数据所需的延迟时间造成的。

PSG 报告会体现患者 $SaO_2$ 低于 90% 的时间（CT90），其对于判读患者夜间低氧的原因是重要的。一方面，尽管这些事件的积累可能导致患者 10% 以上的睡眠时间处于 $SaO_2$ 低于 90% 的状态（呼吸事件相关低氧血症），但 OSA 患者在呼吸事件终止时可能出现呼吸时相相关的反复降至基线水平的 $SaO_2$ 下降。另一方面，原发性肺病、神经肌肉疾病引起的肺泡低通气患者的 $SaO_2$ 基线水平较低，尤其在 REM 睡眠仰卧位时更低。患者处于 $SaO_2$ 低于 90% 状态的时间超过总睡眠时间的 30%，或者超过 5min，最低的 $SaO_2$ 会小于 85%，而这种情况又不能被低通气或呼吸暂停所解释，那么它就符合睡眠低氧血症的诊断标准。这组患者需要进行肺部或神经评估来确定夜间低氧血症。然而，患者有可能存在呼吸事件叠加所致的睡眠低氧血症，尽管这种情况不常见。另外一种常被观察到的情况就是具有明显持续 $SaO_2$ 降低的严重 OSA 患者，会在数值上符合睡眠低氧血症的诊断标准，这是因为它不能在呼吸暂停事件之间长时间地维持基线 $SaO_2$，通常只有仔细地回放 PSG，才能发现此情况。

**7）体位监测：** 体位用三维加速仪检测，放置于前正中线胸骨近剑突处。可指示左侧位、右侧位、仰卧位、俯卧位和直立等体位。体位检测结合睡眠呼吸事件可观察不同体位与睡眠呼吸暂停的关系。体位是监测的一个必备参数，因为许多患者的睡眠呼吸障碍仅见于仰卧位或在仰卧位时会更加严重。为了确定 CPAP 滴定中的最佳压力，需努力获得仰卧位睡眠，尤其是仰卧位的 REM 睡眠。记录体位最可靠的技术就是夜班技师的实时分析，判读时也一样。然而，对于没有技师值守的便携式家庭设备，体位由使用直流电导联的且放置在躯体的传感器监测。

**8）鼾声：** 尽管鼾声能通过放置在颈部的微小麦克风来监测，但目前没有可接受的参数量化等级系统。实际上技师在记录时标记，判读师在判读时回放录像，能对鼾声程度提供一个更好的评估。描述鼾声与体位的关系也是非常重要的，尤其是对于只存在鼾症的患者。

## （二）便携式睡眠监测

便携式睡眠监测（portable monitoring，PM）设备是相对于固定和复杂的标准多导睡眠仪设备而言。便携式睡眠监测仪在很多情况下，是指我们常说的初筛睡眠监测仪，正是因为这些仪器配置简化，便于携带所以才称之为便携式睡眠监测仪。便携式睡眠监测仪主要在任何适合患者睡眠的实验室以外的地方应用，如患者的家中、办公室或旅店等进行睡眠监测，故亦称睡眠中心外监测（out of center sleep testing，OCST）。因以监测 SRBD 为主，AASM 称之为家庭睡眠呼吸监测（home sleep apnea testing，HSAT）。

PSG 是进行睡眠疾病（包括睡眠呼吸紊乱）诊断以及治疗评价的金标准，但是标准PSG 存在设备有限、检查环境要求高，检查和分析技术复杂，人力消耗大，费用相对昂贵的特点。由于这些问题，促使我们寻求一种可替代的评估患者睡眠障碍的方案。近年来，便携式睡眠监测仪诊断睡眠呼吸暂停的临床研究和应用在睡眠医学领域逐渐增加。需要注意的是，便携式睡眠呼吸诊断装置在应用于临床以前，应该首先进行与标准多导睡眠仪的对照研究。以标准多导睡眠仪作为金标准，观察某一便携式装置在诊断睡眠呼吸紊乱方面的特异性、敏感性、阳性预测值（positive predictive value，PPV）、阴性预测值（negative predictive value，NPV）以及准确性。

**1. 便携式睡眠呼吸诊断装置的优缺点评价**

**（1）便携式睡眠呼吸诊断装置的优点**

1）易接近性：使用便携式装置可满足在患者家中，在其他不具备睡眠呼吸检查条件的医院、疗养院或者老人院中进行检查；对无法移动的患者，还可以在重症监护病房、急诊室等处进行检查，提高了诊断的速度。

2）节省费用：采用便携式装置可减少技术员的整夜值班监视，甚至可能减少睡眠技师电极安置和对仪器调试定标的工作，加之记录指标较少等因素，从理论上讲应该可以降低检查费用。

3）易接受性：一些患者可能对在睡眠医学中心这样陌生的环境中连着电极、导线、探头等进行整夜PSG存在顾虑、不适、不安的情绪；或者对睡眠检查室的床具等存在不适应；或者对被整夜监视感到不自在。对这类患者来说，应用便携式装置在自己家中进行检查可能更易于接受，保证患者睡眠的质量。

**（2）便携式睡眠呼吸诊断装置的缺点**

1）结果的可靠性：不同等级便携式装置的共同点为检查过程中没有技术员的持续监视，因此均可能存在的一个问题是数据丢失。原因可能为仪器故障、电极脱离、电源问题、患者或其家属的误操作等，使一些患者的监测和诊断不能被重复。据统计家庭监测失败的比例为 20%，而实验室监测的失败率低于 5%。

2）诊断的局限性：Ⅱ级便携式装置从理论上讲，可以得到近似标准 PSG 结果。但因为没有技术员的整夜值班监视，出现伪迹时得不到及时纠正，可能会影响一些睡眠疾病的诊断。Ⅳ级装置仅限于 OSA 的诊断，对于其他睡眠疾病则无诊断价值。即使就阻塞性睡眠呼吸暂停的诊断来说，便携式装置仍然存在一定程度的假阳性率和假阴性率。

3）安全性：应用便携式装置在患者家中进行检查可能存在一系列安全问题，包括患者方面（如心肺功能、夜间发生呼吸事件时可能出现严重心律失常等）和仪器方面（如用电安全和消毒灭菌问题）。

2. 应用指征

**（1）无医务人员值班的便携式设备的使用仅限于以下情况**

1）患者有临床症状提示存在中、重度的 OSA（响亮的鼾声、被发现存在呼吸暂停、夜间睡眠期出现噎呛、日间思睡、高血压以及中重度肥胖），同时无其他共病。

2）因病情无法在睡眠检查室进行检查的患者。

3）经过标准 PSG 检查确定诊断并已经开始治疗（非 PAP）后，可应用便携式设备进行随访，评估治疗效果。

**（2）不宜使用的情况**

1）不常规应用于评价 OSA。

2）不应用于单个症状的评价，如日间思睡（不伴有打鼾及呼吸暂停）或打鼾（不伴有日间思睡和呼吸暂停），或者仅因为便携式装置检查较方便。

3）不应用于病情不稳定的患者（这类患者在检查中可能需要医疗看护）。

4）不应用于"高危"（肥胖、高龄）但无症状患者的筛选。

5）不应用于症状轻微的患者。

6）不应用于患者家庭 CPAP 压力滴定。

3. 便携式睡眠呼吸诊断设备　AASM 推荐使用以下 2 类设备：

**（1）使用呼吸气流和 / 或呼吸努力：** 使用鼻压力传感器（有或无口鼻温度传感器）监测气流曲线，呼吸努力使用单或双 RIP 绑带，脉氧监测通道提供 $SpO_2$ 并导出心率，同时还记录体位。另外可记录体动图，以区别清醒或伪迹时间。该设备能提供 Xflow 信号，是胸、腹 RIP 绑带导出不同信号进行合计以评估总气流，可作为气流信号备份。

**（2）外周动脉张力测量（peripheral arterial tonometry, PAT）：** 测量外周动脉张力，记录交感神经活性变化来探测呼吸事件。这种设备佩戴在手腕上，有 2 个探头：PAT 探头和脉氧仪探头，分别佩戴在不同手指上。PAT 信号是测量手指的血容量；交感神经活性增强刺激手指血管的 α 受体，引起血管收缩，流经手指的血流量减少，指端血容量下降，PAT 信号减弱。由于呼吸事件结束时交感神经活性增强，出现 PAT 信号减弱，$SpO_2$ 降低后逐渐回升，心率加快，可以通过这些改变来确定呼吸事件。非呼吸事件相关觉醒不会出现 $SpO_2$ 降低。这些装置有一个内置体动仪；因各种睡眠期交感神经活性不同，PAT 信号和体动仪信号结合可以用来判断清醒、REM 和非 REM 睡眠，更准确估计指数时间。更新型的设备还增加了体位和鼾声传感器。但此类设备不能用于服用 α 受体阻滞药（如特拉唑嗪，terazosin）和心房颤动的患者。

## （三）体动记录仪

**1. 体动记录仪原理**　该技术的基本原理是基于睡眠时极少有肢体活动，而在清醒状态下活动增多。目前多款产品具有防水功能，只有腕表大小，轻便，易于被受试者接受，能够保证在持续数天或数周内每天 24h 不间断监测，并可绘制出每日的睡眠 - 清醒周期图，用于诊断和评估多种临床睡眠障碍以及治疗结果。有的能够记录核心体温，使对居家环境下昼夜节律的临床和实验性研究成为可能。多数体动记录仪都有时间按键，受试者在经历某个事件时，如关灯、起床，可以按下按键。结合睡眠日志，数据经过数字化处理后，电脑将自动对清醒和睡眠进行评分并统计汇总。记录到的参数有：TST、睡眠时间百分比、总清醒时间、清醒时间百分比、清醒次数、清醒间隔时间和 SL 等，亦能提供每天的睡眠 - 清醒分布模式。多项研究表明，健康受试者中，体动记录仪和 PSG 测量的 TST 有良好的一致性，灵敏度达到 90%。

**2. 应用指征**

（1）帮助确定正常健康成人和可疑的某些睡眠障碍患者的睡眠模式。

（2）协助评估患者疑似昼夜节律障碍，如睡眠时相提前综合征、睡眠时相延迟综合征、倒班相关睡眠障碍，时差和非 24h 昼夜节律相关睡眠障碍，并帮助评估其治疗效果。

（3）对不能进行 PSG 监测的 OSA 患者，可用体动记录仪评估睡眠时间。结合监测呼吸事件，使用体动记录仪比使用卧床时间可能更加提高评估 OSA 严重程度的精确度。

（4）失眠患者，包括抑郁焦虑障碍伴有的失眠，体动记录仪可描述昼夜节律模式或睡眠障碍的模式，并评估其治疗效果。

（5）确定嗜睡患者的昼夜模式以及评估平均每日的睡眠时间。

（6）特殊人群和特殊环境的使用。用于描述和监测正常婴儿和儿童、生活在社区或老年疗养院老年人睡眠昼夜节律模式和记录治疗效果，尤其是用于联合其他的方法（如睡眠日记和 / 或照顾者观察评估治疗效果）。

**3. 方法技巧**　体动记录仪一般佩戴在非利侧手的手腕上。在婴儿的研究中，放置在婴儿的下肢。多数体动记录仪都配有类似塑料手表带的腕带，对此类材料过敏者，可选择毛巾面料和尼龙搭扣的腕带。现在也有体动记录仪是和腕带一体的设备，更方便佩戴。如果受试者清醒时安静地躺在床上不活动，将被错误的判定为睡眠期，导致错误地评估睡眠时间，因此佩戴体动记录仪必须配合记录睡眠日记，将每天上床睡眠的时间以及任何特殊活动或设备摘除（如洗澡和游泳）的时间记录下来，结合睡眠日记对监测结果进行编辑和分析，以增加监测结果的准确性。如果使用带光感记录的设备，应特别注意防止感光区被患者的衣袖遮蔽。可以将体动记录仪套在衣袖之外或将衣袖卷起以保证感光区的暴露。

**4. 局限性与优点**　与 PSG 监测相比，体动记录仪对于健康受试者的结果可靠，但不能测量睡眠阶段。基于它最适合于评估总睡眠时间，随着睡眠紊乱的加深，体动记录仪的准确性开始降低。可能高估睡眠期而低估清醒期，特别是在日间监测中更为突出。但也有其自身的优点：费用低廉，可以在自然环境下记录睡眠状态，能够记录日间和夜间的行为活动，并且能够进行长时间记录；对于无法适应睡眠实验室环境的受试者，如失眠患者、儿童和老年人等，他们在睡眠实验室环境或传统 PSG 复杂导联连接下可能难以入睡，因此对这类群体的研究特别有价值；受试者的睡眠和清醒时间更接近平时习惯，能更准确地评估自然睡眠持续时间；是随访研究和判断临床疗效的重要工具。

## 二、睡眠监测操作规范

### （一）PSG

PSG 是进行睡眠医学研究和睡眠疾病诊断的常用技术，可以持续同步记录、分析睡眠中多项电生理和生理活动。PSG 包括两类监测，第一类是通过连接到体表的电极探测躯体内部电信号，第二类是通过外部传感器测量生理活动和功能。PSG 中体表的脑电、眼电、颏肌电、腿部肌电电极以及外部传感器的正确安置是确保信息采集的第一步，也是极为关键的一步，因为人体生物信号极为微弱，良好的电极安置是获取到清晰生物信号的重要保障。PSG 具体操作规范和流程如下：

**1. 临床资料收集和分析**

（1）明确患者的主诉；是否有感染症状或其他特殊注意事项；是否正在服用和 / 或近期内停用的药物；病史和体格检查资料。

（2）患者在监测前提前到睡眠中心，安静休息半小时后测量生命体征，包括血压、心率、体温等。

**2. 启动电脑、安置电极和校正检查设备**

（1）启动检查所用电脑，输入患者资料；准备好安置电极和其他生物信号所需的各项工具和材料（软尺、记号笔、纱布、棉签、导电膏、磨砂膏、胶布、剪刀、电极片和夹子等）。

（2）安置电极前需向患者解释检查的必要性、注意事项和监测流程。

（3）确定脑电电极位置（脑电电极安置位置采用的是国际 10 ~ 20 电极安置系统）。

①用软尺测量鼻根和枕骨隆突之间的距离，假设该距离为 A = 48cm。

②保持软尺不动，沿中心线从鼻根向上测量 10%A，即 4.8cm 处，在该处做一水平标记线，中心线与水平标记线的交点为 FPz。FPz 再向上测量 20%A，即 14.4cm 处，该点为 Fz。

③同样的，沿中心线从枕骨隆突向上测量 10%A，即 4.8cm 处，在该处做一水平标记线，中心线与水平标记线的交点为 Oz。

④沿中心线找到鼻根和枕骨隆突的中点，即 24cm 处，沿该点做一左右走向的标记线，这是确定 Cz 的第一条标记线。

⑤让患者做张合运动，找到两侧下颌关节在张合运动时的凹陷处，为左右耳前点，用

软尺沿确定 Cz 的第一条左右走向的标记线从头顶通过测量左右耳前点的距离，假设该距离为 B = 40cm。沿这条线找到两点之间的中点，即 20cm 处，沿该点做一前后走向的标记线，该标记线与上一步所做的左右走向标记线的交点即为 Cz。

⑥分别从左右耳前点向上测量 10%B，即 4cm 处，这两点分别为 T3 和 T4。

⑦找到从 T3 到 Cz 之间的中点位置，沿该点做前后走向的标记线，这是确定 C3 的第一条标记线，采用同样的方法在右侧做确定 C4 的第一条标记线（T4 和 Cz 之间的中点位置）。

⑧将软尺沿 FPz、T3、Oz、T4 至 FPz 测量头围周长，假设该周长为 C = 60cm。

⑨从 FPz 分别向两侧测量 5%C，即 3cm 处，并分别沿两点做垂直标记线，这两条垂直标记线与 T3、T4 沿水平方向连线的交点分别为 Fp1 和 Fp2。在脑后从 Oz 分别向两侧测量 5%C，按照同样的方法确定 O1 和 O2 两点。Fp1 和 Fp2 分别再向两侧测量 10%C，即 6cm 处，该两点分别为 F7 和 F8。

⑩将软尺通过 C3 的第一条前后走向的标记线连接 Fp1 和 O1 两点，找到两点的中点位置并做左右走向的标记线，两条标记线的交点即为 C3。按照同样的方法确定 C4。

⑪用软尺测量 FP1 和 C3 的距离，找到中点做左右走向的标记线，测量 Fz 和 F7 的距离，找到中点做前后走向的标记线，两条标记线的交点为 F3。按照同样的方法确定 F4（FP2 和 C4 中点标记线以及 Fz 和 F8 中点标记线的交点）。

⑫通常脑电电极左侧使用 F3、C3 和 O1，右侧使用 F4、C4 和 O2。除此之外，在额部安置一个电极作为地线电极，在两侧乳突处各安置一个电极作为参考电极（M1 和 M2）。

4）安置脑电电极：确定脑电电极的位置后，为了保证良好的信号传导，使用磨砂膏去除安置位置处及周围的油脂和死皮，然后用纱布将多余的磨砂膏擦掉。将导电膏充满导电线的金杯，一般来说导电膏超过金杯边缘 3mm 为宜。将安置位置周围的头发拨开，将金杯安置在适当的位置并适当按压以保证牢固性，用纱布涂抹少量导电膏覆盖在金杯上。按照上面的方法，依次安置脑电电极。

5）确定眼电电极位置并安置电极：左侧眼电电极（E1）的位置为左眼外眦向外向下各 1cm，右侧眼电电极（E2）的位置为右眼外眦向外向上各 1cm。测量的时候让患者保持闭眼，以确保两侧的位置一致。安置眼电电极的方法和脑电电极一致。

6）确定颏肌电电极位置并安置电极：颏肌电电极为 3 个，1 个电极的位置为下颌骨中线下缘向上 1cm（ChinZ），1 个电极的位置为下颌骨中线下缘向下 2cm 并向右旁开 2cm（Chin2），1 个电极的位置为下颌骨中线下缘向下 2cm 并向左旁开 2cm（Chin1）。安置颏肌电电极的方法和脑电电极一致。

7）安置口鼻温度传感器：口鼻温度传感器包括两部分，安置在鼻部的包括两个部分，分别放置在两个鼻腔边缘；安置在嘴部的在唇部边缘。温度传感器不能接触到皮肤，否则会影响信号的采集。

8）安置压力传感器：相连压力传感器的呼吸用导管安置在鼻腔里。

9）安置心电电极：推荐采用心电图单一改良 Ⅱ 导联和安置躯干电极描记；两个电极分别放置在左侧心尖及胸骨右缘第二肋间。

10）安置胸腹呼吸电感体描仪（respiratory inductance plethysmography，RIP）绑带：胸部 RIP 带应安置在腋窝下，邻近乳头平面；腹部 RIP 带应安置在髂骨平面上。

11）确定左、右腿部电极位置并安置电极：腿部体表电极沿长轴对称安置于胫骨前肌中段，电极间距 2~3cm 或胫骨前肌 1/3 长度的较短者。安置方法同颏肌电电极。

12）安置脉氧传感器：将脉氧传感器安置在患者适中的手指上，并用胶布固定以防脱落。注意光波发送器应置在清洁的指甲上方。

13）安置鼾声传感器：患者取坐位，发"啊"的声音，在颈部震动最明显的部位安置鼾声传感器。

14）定标（校准）：进行 PSG 监测前必须进行定标，包括机器定标（machine calibration）和生物定标（biological calibration）。机器定标是为了将记录仪所有导联的高、低频滤波以及灵敏度设置完全一致；目前机器定标可通过软件实现，机器定标的时间 30~60s。生物定标的目的是记录患者生理指标的基础值，在生物定标开始前，嘱患者取平卧位，处于安静、闭目、放松的状态。生物定标的具体步骤如下：①患者安静、闭目、放松 30s，观察是否出现 α 节律（以枕部导联最明显）；②患者睁开眼睛 30s，观察 α 节律是否消失，出现 θ 背景伴有眨眼和眼动；③患者保持头不动，眼睛向左、向右看 5 次，然后向上、向下看 5 次，观察眼电上是否出现共轭眼球运动；④患者保持头不动，快速眨眼 5 次，观察眼电上是否出现眨眼信号；⑤患者用力咬牙 5 次，观察脑电及颏肌电上是否出现咬牙 EMG 信号改变；⑥患者发声 5 次，观察鼾声通道相应变化；⑦患者正常呼吸，技术员标示呼 / 吸波；⑧患者屏气 10s，观察热敏和压力气流是否变成直线；⑨患者闭上嘴用鼻呼吸 10s，观察鼻气流的信号；⑩患者捏住鼻用嘴呼吸 10s，观察口气流的信号；⑪患者深呼吸后缓慢呼气 10s，观察呼吸通道相关信号；⑫患者分别向上翘左脚和右脚及脚趾各 5 次，观察左右下肢是否有相应肌电活动。

3. 监测过程中需观察并记录的指标和情况　在睡眠监测过程中，睡眠技师应整夜值守，观察患者的睡眠脑电、心率、血氧饱和度、呼吸事件、体位变化、腿部运动等情况，对于监测过程中出现的特殊事件，应及时记录。如果在监测过程中出现了危及患者生命的紧急情况，如严重的心律失常、持续的血氧饱和度下降、跌倒、受伤、夜间癫痫等，应该及时报告医师，必要时中止监测，及时处理情况。

4. 监测结束时应完成的步骤

（1）唤醒患者，记录开灯时间。

（2）进行测试后生物及机器定标。

（3）填写晨起问卷，询问患者主观睡眠情况（包括入睡时间、入睡后清醒次数和时间、睡眠质量和睡眠时间等。

（4）拆除电极。

（5）清洗、整理电极。

**5. 注意事项**

（1）测试时间尽量配合患者日常睡眠时间。

（2）确保患者不是在 REM 睡眠时被唤醒。

（3）电极安置前首先应检查电极导线内是否存在断线。

（4）为确保脑电电极在监测过程中不易脱落，电极导线可在靠近金杯的地方做一个小环，以达到减震的目的。

（5）所有脑电电极导线的安放均应向后，以保证所有的脑电电极线均能在患者的颈部汇成一股而便于固定。

在进行 PSG 监测信号采集前，需要设置所有信号的采样频率。奈奎斯特定理指出，采样频率必须超过样本频率的 2 倍以免记录的信号失真，《AASM 判读手册》列出了推荐的采样频率（表 3-1）。

表 3-1　推荐的采样频率

| 项目 | 采样频率 | |
| --- | --- | --- |
| | 理想频率 /Hz | 最小频率 /Hz |
| 脑电 | 500 | 200 |
| 眼电 | 500 | 200 |
| 颏肌电 | 500 | 200 |
| 心电 | 500 | 200 |
| 气流 | 100 | 25 |
| 血氧饱和度 / 经皮 $PCO_2$ | 25 | 10 |
| 鼻压力 / 呼气末 $PCO_2$/PAP 设备气流 | 100 | 25 |
| 食管压 | 100 | 25 |
| 体位 | 1 | 1 |
| 鼾声 | 500 | 200 |
| 胸、腹运动 | 100 | 25 |

除了设置采样频率以外，在分析睡眠数据的时候还需设置滤波，因为任何监测的信号都会受到一些不需要的信号干扰。滤波的设置包括了高频滤波、低频滤波和陷波滤波。高频滤波（低通滤波）用于减弱不需要的高频信号，如混入脑电信号的肌电波；低频滤波（高通滤波）用于减弱不需要的低频信号，如混入脑电信号的呼吸波；陷波滤波（工频滤波）用于减弱电源性干扰，需要时才应用。《AASM 判读手册》列出了推荐的滤波设定参考值（表 3-2）。

表 3-2　推荐的滤波设定参考值

| 项目 | 滤波 | |
|---|---|---|
| | 低频滤波 /Hz | 高频滤波 /Hz |
| 脑电 | 0.3 | 35 |
| 眼电 | 0.3 | 35 |
| 肌电 | 10 | 100 |
| 心电 | 0.3 | 70 |
| 口、鼻温度气流 / 胸、腹运动 | 0.1 | 15 |
| 鼻压力气流 | ≤ 0.03 或 DC | 100 |
| PAP 设备气流 | DC | DC |
| 鼾声 | 10 | 100 |

## （二）便携式监测

便携式监测（portable monitoring，PM 或 out of center sleep testing，OCST 或 home sleep apnea testing，HSAT），是目前除了 PSG 外常用的睡眠监测技术。1994 年美国睡眠医学会（ASDA）根据监测所需导联的数量和是否需要值守发表了用于睡眠呼吸检测设备的分级，将睡眠监测分为了 4 级：Ⅰ级也就是值守 PSG，应该至少包括 7 个参数（EEG、EOG、颏 EMG、ECG、气流、呼吸努力和血氧饱和度），同时需要睡眠技师值守；Ⅱ级也至少应该包括 7 个参数，但是睡眠技师值守不是必需的；Ⅲ级至少包括 4 个参数，其中至少 2 个为呼吸运动和气流，还可以包括心率或 ECG、血氧饱和度，不需要睡眠技师值守；Ⅳ级至少包括监测血氧饱和度、气流或胸部运动中的一项，不需要睡眠技师值守。

尽管便携式监测不需要在睡眠检测室中进行，但是需要专业的睡眠技师进行便携式监测设备的安装。AASM 在 2007 年发表的便携式监测的临床指南，具体推荐内容如下：

1. 仅在有详细睡眠评估的情况下采用 PM 诊断 OSA。

2. 对于高度怀疑中到重度的 OSA 患者，可使用 PM 替代 PSG 诊断。

3. 对于合并其他疾病的 OSA 患者不宜使用 PM 诊断。

4. 对于合并其他睡眠疾病的 OSA 患者不宜使用 PM 诊断。

5. 对于不能移动或患有严重疾病的 OSA 患者，如果不能进行睡眠中心 PSG 监测，可使用 PM 诊断。

6. PM 可用于监测 OSA 患者对非 CPAP 治疗的反应。

对 PM 监测仪器，必须能够导出原始数据，睡眠技师能够根据原始数据按 AASM 判读手册的 HSAT 判读标准进行手动或者自动分析。

### （三）多次睡眠潜伏时间试验

多次睡眠潜伏时间试验（multiple sleep latency test，MSLT）为临床和科研上最常使用的客观评估日间嗜睡程度的标准方法。美国睡眠医学会制定的 MSLT 临床指南，具体内容如下：

1. 标准的 MSLT 包括 5 次小睡，每次小睡间隔时间为 2h。第一次小睡开始的时间一般在 PSG 监测后 1.5～3h。在临床上，进行 4 次小睡也是可以接受的，但对于主诉嗜睡及考虑可能是发作性睡病的患者，必须进行 5 次小睡测试 [ 除非在前 4 次小睡出现 2 次 REM 起始的睡眠（sleep onset REM period, SOREMP），又或出现一次同时前夜 PSG 存在 SOREMP]。

2. MSLT 必须在 PSG 后进行，并且患者的夜间睡眠时间应该充足；如果患者夜间睡眠时间小于 6h，MSLT 的结果用于诊断发作性睡病是不可靠的。在一整夜的监测中包括了诊断和治疗（一般针对重度 OSA 患者）后不宜进行 MSLT 监测。

3. MSLT 前应该记录 1 周的睡眠日志，用于评估患者睡眠觉醒规律。

4. 由于 MSLT 为白天检查，因此控制检查室的条件尤为重要。检查室在检查的时候应保持黑暗和安静，房间的温度应该让患者感到舒适。

5. 在 MSLT 前 2 周停止使用兴奋剂、兴奋类药物以及抑制 REM 睡眠的药物。为避免药物（如抗高血压药物、胰岛素等）中兴奋或镇静成分对 MSLT 的影响，检查前睡眠技师应该根据医师指示详细地规划患者的用药情况。了解患者用药情况应该在 MSLT 开始前进行，主要是为确保的嗜睡症状不是由于药物所致。在每次小睡前 30min 应禁止吸烟；检测当天禁止进行剧烈活动，并且在每次小睡前 15min 停止会导致患者兴奋的活动；避免摄入任何含有咖啡因的饮料，避免暴露在强光下。发生任何特别情况都应在报告中备注。推荐至少在检测开始前 1h 吃早餐，在第二次小睡后吃轻便午餐。

6. 进行 MSLT 检测的睡眠技师应非常熟悉操作流程和注意事项。

7. MSLT 检查中常规用于记录的组合包括中央区（C3-M2，C4-M1）和枕区（O1-M2，O2-M1）的脑电，左右眼电（E1-M2, E2-M2），下颌肌电（EMG）以及心电（ECG）。

8. 每次小睡开始前，应询问患者是否需要上厕所或者需要其他帮助。在每次小睡开始前需要进行生物定标，标准指令如下：①安静躺下睁开眼睛 30s；②闭上眼睛 30s；③头不动，眼睛向左、向右看 5 次，再向上、向下看 5 次；④缓慢眨眼 5 次；⑤用力咬牙 5 次。

9. 每次小睡前应该使用以下指导语：请安静躺下，保持一个舒适的姿势，闭上你的眼睛并尝试入睡。在说完指导语后就关灯，检查开始。在每次小睡间期，为避免入睡，患者应该离开床。中心监控室的检测人员在患者睡眠间期应该时刻观察患者的状况。

10. MSLT 中睡眠起始的定义是从关灯到任何一帧睡眠期出现的时间，"一帧睡眠期"指的在 30s 中出现了超过 15s 的累积睡眠。如果在小睡中没有出现睡眠期，那么这次小睡的潜伏期为 20min，该潜伏期将会纳入平均睡眠潜伏期的计算。为了评估是否出现 REM 睡眠，在第一帧出现睡眠期后再记录 15min，无论这 15min 患者是睡是醒，15min 后均停止检查。REM 潜伏时间的定义是从第一帧睡眠期到第一帧 R 期的时间，不管中间是否出现睡眠或者清醒期。

11. MSLT 报告中应该包括每次小睡开始和结束的时间、睡眠潜伏时间和有没有 SOREMP，平均睡眠潜伏时间（所有小睡潜伏时间的平均值），和 SOREMP 的总次数。

### （四）维持清醒试验

维持清醒试验（maintenance of wakefulness test，MWT）也是评价日间嗜睡的方法。MWT 与 MSLT 最大的区别就是对受试者的指示不同，MSLT 是让患者自然入睡，不要抗拒睡眠，而 MWT 是让患者抗拒睡眠，尽量保持清醒，检测的是患者抵抗睡眠的能力。美国睡眠医学会制定了实施 MWT 的临床指南，具体内容如下。

1. 推荐进行 4 次、每次持续最多 40min 的 MWT。MWT 的每次检测间隔时间为 2h，第一次检测开始的时间通常是在患者起床后 1.5 ~ 3h，一般第一次检测开始的时间为上午 9 点或者 10 点。

2. 由临床医生根据患者情况决定 MWT 前是否需要进行 PSG 监测。（一般不需要）

3. MWT 前是否需要记录睡眠日记还没有一致的结论，临床医生可以根据实际情况决定。

4. 检测的房间应该最大限度地与外界灯光隔离。房间的光源应该放在患者头部的后面以保证光源刚好不在患者的视野范围内，光照强度保持在 0.10 ~ 0.13lux（可以使用 7.5 瓦的夜灯，放置在离地 30cm，患者头部向外平行移动 1m 的地方）。房间的温度应该让患者感到舒适，患者坐在床上，背部和头部靠在支撑物上以保持舒适。

5. 医生应该决定患者是否能够在 MWT 开始前和正在进行时使用烟草、咖啡因或其他药物。了解患者的用药情况应该在 MWT 开始前进行，为确保患者嗜睡 / 清醒不是药物或者其他物质所致的。发生任何特别情况都应在报告中备注。推荐至少在检查开始前 1h 吃早餐，在第二次小睡后吃轻便午餐。

6. 进行 MWT 检测的睡眠技师应该非常熟悉操作流程和注意事项。

7. MWT 检测中常规用于记录的组合包括中央区（C4-M2，C3-M1）和枕区（O1-M2，O2-M1）的脑电电极，左右眼电（E1-M2, E2-M2），颏肌电（EMG）以及心电（ECG）。

8. 在每次检测开始前，应询问患者是否需要上厕所或者需要其他帮助。在每次检测开始前需要进行生物定标，定标方法同 MSLT 定标的描述。

9. 每次检查前应该使用以下指导语：请一直坐着并尽可能保持清醒；保持眼睛向前看，不要直接看光源；不允许采取其他方法保持清醒，如拍脸或唱歌。

10. 睡眠起始定义为在一帧 30s 中出现了超过 15s 的累计睡眠时间。

11. 检查结束包括以下两个情况：①如果没有出现睡眠的话，持续 40min 后结束；②如果出现明确的睡眠（明确的睡眠定义为持续出现 3 帧 1 期睡眠或出现任何一帧除 1 期以外的睡眠）则试验中止。

12. MWT 报告里应该包括每次试验开始和结束的时间、有否入睡、睡眠潜伏时间及曾出现的睡眠期，和平均睡眠潜伏时间。

### （五）体动记录仪

体动记录仪是一种便携设备，常佩戴于手腕，用于无间断记录一段时间内患者的活动情况，以睡眠 - 清醒周期图表示活动情况，可以通过记录的数据估算总睡眠时间、清醒时间和睡眠模式。

AASM 在 2018 年颁布的临床指南对体动记录仪的使用范围进行了推荐，具体如下：

1. 推荐使用体动记录仪评估成人失眠障碍患者的睡眠情况。

2. 推荐使用体动记录仪评估儿童睡眠障碍。

3. 推荐使用体动记录仪评估成人生物节律紊乱。

4. 推荐使用体动记录仪评估儿童生物节律紊乱。

5. 推荐使用体动记录仪评估成人可疑睡眠相关呼吸障碍患者在进行家庭便携式监测时的 TST。

6. 推荐使用体动记录仪记录成人和儿童可疑中枢性嗜睡患者在进行 MSLT 监测前的 TST。

7. 推荐使用体动记录仪评估可疑睡眠不足综合征患者的 TST。

8. 不推荐使用体动记录仪替代肌电用于诊断成人和儿童周期性肢体运动障碍。

体动记录仪的具体操作规范如下：

1. 收集患者临床及体格检查资料，明确患者是否符合使用体动记录仪的指征。

2. 将设备连接在电脑上，设置姓名、性别、出生日期等基本信息。

3. 告知患者将体动记录仪佩戴在手腕上，除了洗澡以外不要摘除体动记录仪，在佩戴体动记录仪的同时记录睡眠日记。

4. 在规定的时间将体动记录仪及睡眠日记归还，睡眠技师将数据导出并分析。

### （六）二氧化碳分压

二氧化碳（carbon dioxide，$CO_2$）是最重要的参与调节呼吸的因子之一，$CO_2$ 分压（$PCO_2$）的监测有助于评估是否存在通气不足（hypoventilation）。$PCO_2$ 可通过动脉血气分析（$PaCO_2$）、呼气末二氧化碳分压（$ETPCO_2$）和经皮二氧化碳分压（$TCPCO_2$）3 种形式反映。$PaCO_2$ 为有创监测，不能实时反映整晚睡眠中 $PCO_2$ 的变化。AASM 判读手册中，认为 $TCPCO_2$ 或 $ETPCO_2$ 与 $PaCO_2$ 有良好的相关性，$TCPCO_2$ 和 $ETPCO_2$ 可替代 $PaCO_2$。

1. **呼气末二氧化碳分压监测**　呼气末二氧化碳分压监测通常采用红外线吸收光谱技术，其原理是 $CO_2$ 分子吸收波长为 4.26μm 的红外光，因此红外光通过气体时，一部分光

被 $CO_2$ 吸收，红外光吸收率与 $CO_2$ 浓度相关。根据取样方式不同，目前 $ETPCO_2$ 分为主流模块和侧流模块，主流取样直接将传感器置于气道内，而侧流取样通过采样泵传输到传感器。目前常用侧流取样，即插即用，通过鼻导管从鼻孔采集呼出气进行测量。呼气 $CO_2$ 曲线分为 4 相：开始呼气时，传感器最先探测解剖无效腔的气体，因此 $CO_2$ 为 0（1 相）；然后呼出气体由解剖无效腔向肺泡气过渡，$CO_2$ 迅速升高，波形表现为急剧上升（2 相）；后续为肺泡气，曲线形成肺泡气平台（3 相），在呼气末时即 3 相末，$CO_2$ 达到最高，定为 $ETPCO_2$；最终达峰后随即转入吸气期，$CO_2$ 迅速下降至基线（4 期），直至下一次呼气开始。

此技术优点是迅速、简便、可持续监测呼出气 $CO_2$，缺点是存在明显心肺疾病时 $ETPCO_2$ 不准确。当患者张口呼吸、鼻塞、呼吸暂停或鼻导管牵拉脱落时，测流采样无法采集鼻腔呼出气，$ETPCO_2$ 监测不准确，因此不推荐用于此类患者。

**2. 经皮二氧化碳分压监测**　经皮二氧化碳分压监测是一种无创连续监测 $CO_2$ 的方法，其原理是加热皮肤，使皮下毛细血管血流增加，增加动脉血液与毛细血管气体交换，从毛细血管弥散至皮肤的 $CO_2$ 增多、增快，进而 $CO_2$ 被皮肤电极所监测。

具体监测步骤如下：

**（1）准备物品和定标：**准备包括电极固定环、酒精、棉签、胶布等物品，严格按照使用说明，使用标准气体进行机器定标。当定标完成后，机器显示"准备"方可使用。

**（2）安置电极：**推荐电极固定部位在上胸部肋间隙或者耳垂，避开明显血管处。固定前，先用酒精清洁皮肤，待干燥后，滴导电液，再运用固定环固定电极。可用额外的胶带固定电极，以减少移动或脱落的风险。

**（3）记录：**固定电极后 10min 左右，数值稳定后即为 $TCPCO_2$。

注意事项：首先此监测需加热皮肤，存在皮肤灼伤的潜在风险，温度 42～43℃风险较小；此外，睡眠中连续监测（> 4h）可能存在数据漂移的风险，通常次日清晨醒后与夜间清醒 $TCPCO_2$ 差值 ≤ 7mmHg 时漂移可能性小。也有研究认为 8h 连续经皮监测并无局部副作用，$TCPCO_2$ 信号无明显漂移。

### （七）经皮氧分压监测

经皮氧分压（$TCPO_2$）监测类似 $TCPCO_2$ 监测方法，是一种无创监测动脉氧分压（$PaO_2$）的方法。此方法的前提是氧气被输送至皮肤，局部氧气消耗，以及存在皮肤扩散膜，在新生儿中最常用。操作方法同经皮 $CO_2$，因 $O_2$ 弥散能力较 $CO_2$ 差，电极温度需设置为 43℃。当血流状态未知时，$TCPO_2$ 可能发生误判；当血流和 $PaO_2$ 充足时，$TCPO_2$ 可反映 $PaO_2$；当血流受限时，$TCPO_2$ 随血流而变化。

### （八）食管压监测

食管压监测（Pes）是监测呼吸努力，反映呼吸中枢驱动的"金标准"。通过监测呼吸相关的食管压变化，反映胸膜腔压力的变化。其优点是即使胸腹呼吸运动微弱，食管压监测也可准确探测微弱的呼吸努力，可准确区分不同类型的呼吸暂停低通气事件，了解气道生理及病理生理功能，也是探测呼吸努力相关性觉醒最准确的方法。食管压监测能较准确地反映呼吸努力，信号稳定且干扰较小，是监测呼吸努力的"金标准"，但因该技术需要特殊设备和专门技能，也相对有创性，仅少数睡眠中心列为常规检查。

食管压监测原理如下：呼吸肌肉的收缩和扩张引起胸廓的扩张和回缩，继而产生胸膜腔压力的变化。食管介于肺和胸壁之间，在呼吸过程中食管压可随胸膜腔内压而变化。食管压监测的主要设备是食管压力管，食管压力导管通常包含 3～5 个直径在 2mm 左右的超微压力传感器，导管远端由多对（1～5）金属线圈组成的电极组成，不但可监测食管压力也可监测膈肌肌电。

**食管压监测流程：**

1. 检查准备仪器和所需物品，告知被检查者食管测压的流程及注意事项。保持鼻孔通畅，可用药物收缩鼻部血管，减少炎症所致的充血和水肿。

**2. 鼻部局部麻醉。**

**3. 食管电极及其定位** 先测量囊管从鼻尖到达食管中下 1/3 的距离并标记。压力管插入鼻腔，嘱患者放松做吞咽动作，管子通过吞咽进食管至标定位置；通过囊管法测定食管压，向囊管内注入并保留 0.8mL 气体，导管固定在鼻翼。将囊管与压力感受器、生物放大器连接，以大气压作为参考，测定食管压。

### （九）食管 pH 监测

食管 pH 监测主要用于胃食管反流（gastroesophageal reflux，GER）的诊断和治疗随访。GER 是不明原因夜间觉醒的潜在因素之一，同时，OSA 与 GER 共病率较高，经 CPAP 治疗后，GER 的严重程度也可减轻。食管 pH 监测可以提供动态的食管 pH 数据，根据检查目的，可分为便携式监测和与 PSG 同步的监测。前者用于 GER 的一般诊断和疗效观察，后者用于观察 GER 与觉醒及呼吸事件（睡眠呼吸暂停和 / 或低通气）的关系。目前常用的监测方法包括：动态 24h 食管 pH 监测、无线 pH 监测系统以及多通道腔内阻抗 pH 监测。

**1. 动态 24h pH 监测** 监测步骤如下：经鼻插入带有玻璃或锑尖的 pH 电极，并将 pH 探头放置于经压力表定位的食管系括约肌近端上方 5cm 处，完成置管后将信号输出仪置于被检者腰部。被检者监测 24h 后，返回监测室拔除电极，将数据导入系统后分析得出参数。

**2. 无线 pH 监测系统** 此监测系统关键部分是整合信号传递系统和 pH 监测功能的射频 pH 胶囊。监测前首先通过内镜将此胶囊放在齿状线上 6cm，通过无线遥测技术，pH 胶囊将数据信号发送至接收器。患者监测期间无须携带导管，具有良好的安全性、耐受性和有效性。当患者不能耐受传统经鼻放置 pH 电极时，此法是选择之一。

3. **多通道腔内阻抗 pH**　多通道腔内阻抗 pH（multichannel intraluminal impedance-pH，M Ⅱ -pH）是一种研究食管动力学和反流物内容（酸性和非酸性）的新技术。此技术可鉴别液体和 / 或气体反流，评估近端食管反流事件，判断反流物的分布和清除。

在监测时，告知被检者记录反酸情况频率和严重程度，记录开始和结束就餐时间、睡眠和觉醒时间、用药时间以及出现临床症状的时间。正常情况下，食管 pH 值为 5.5 ~ 6.5，当食管 pH < 4 时定义为反流。监测分析指标包括：反流次数、反流平均持续时间、反流最长持续时间以及食管黏膜酸暴露时间（acid contact time，ACT）百分比，其中关键参数是ACT 百分比，即食管暴露于 pH < 4 的时间百分比。在 24h 监测中，正常情况下，ACT 在4% ~ 6% 之间，当 ACT 达到或超过 8% 时，提示有临床意义。若反流主要发生在睡眠期，睡眠期 ACT 达到 4% ~ 6% 时具有临床意义。

### （十）睡眠相关阴茎勃起功能检测

睡眠相关勃起（sleep related erection，SRE），又称为夜间阴茎勃起（nocturnal penile tumescence，NPT）是一种非意识、自然发生的阴茎勃起现象，特异性的出现在快眼动（rapid eye movement，REM）睡眠中。NPT 监测可客观评价阴茎勃起能力，有助于评价勃起功能障碍（erectile dysfunction，ED）。通常使用应力计监测，分别放置在阴茎基底部与龟头后面的冠状沟。应力计由一根充填水银、两端插有导线的硅胶管构成，硅胶管两端封接在一起形成水银环，水银环上存在一个微弱的电流。当阴茎勃起时，应力计变细变长，水银环电阻增加，从而反映阴茎周径的变化，阴茎周径的改变可提示当阴茎勃起的动力学变化。NPT 监测除记录阴茎周径外，还需测量硬度，测量硬度需要唤醒被检者，通常在阴茎出现最大周径（MCI）时测量硬度。NPT 监测在同步监测睡眠前提下开展，其监测程序通常分为以下步骤：病史询问和体格检查；向被检者解释监测过程；选择尺寸合适的应力计；定标和固定位置，PSG 同步监测阴茎勃起功能活动。具体步骤如下：

1. **病史询问及体格检查**　NPT 监测前需详细了解被检者的年龄、身高、体重等一般信息，勃起相关病史问题。勃起相关问题包括：既往的诊治情况、最强一次勃起的情况、勃起维持时间、勃起时有无疼痛或弯曲、性欲是否改变、有无射精、是否有固定性伴侣、最后一次成功性交时间、勃起问题是否与特定性伴侣有关（有助于诊断心理性疾病）。其次，还需询问心血管、内分泌、神经精神等共病，因为这些共病可能导致 SRE 异常，其中重点关注高血压和抑郁症，一方面高血压和抑郁症可导致勃起功能障碍，另一方面抗高血压药物（如 β 受体阻滞剂和利尿剂）和抗抑郁药可导致勃起功能障碍。触诊阴茎可判断是否合并其他疾病。

2. **介绍监测项目**　首先向被检者解释 SRE 是正常的自然现象，出现在特定 REM 睡眠期，通常每晚会出现数次，所以 NPT 监测需与 PSG 同步，排除假阳性结果。其次简要介绍监测原理和监测步骤，重点阐述在监测过程会叫醒被检者，进行硬度测量；并告知检测时需将勃起的阴茎照相存档，取得同意并签署知情同意书。最后解答疑问。

**3. 监测准备**　首先选择尺寸合适应力计，通常应力计的周径比阴茎软垂时的周径少0.5cm，注意基底部和尖端应力计的尺寸可能不一致。选择与应力计匹配的定标筒，完成定标。准备测量硬度的测力计、照相机和摄像机。

**4. 安置应力计**　将基底应力计放置在阴茎基底部，尖端应力计放在龟头后面的冠状沟。

**5. 监测**　开始记录并调整基线，记录显示的周径值应与定标值非常接近。监测过程中注意识别伪差，通常由于应力计损坏或脱离引起。阴茎周径检查自然进行，观察阴茎第一次勃起过程，了解 MCI 大小及勃起时间，当第 2 次及以后观察到更大的 MCI 时，进行硬度测量。通常每次仅有短暂几分钟判断是否达到 MCI，依赖于技术员经验，并准备好检查工具。硬度测量时，用示指和拇指固定阴茎基底部，将测力计置于阴茎尖端，与纵轴方向平行，逐渐增加作用力直至阴茎体部弯曲或阴茎不出现弯曲时当压力增大到 1 000g 时结束检查。完成测量硬度后，肉眼观察阴茎是否存在解剖异常等，并照相存档。

**6. 试验后定标**　当出现异常周径改变时，试验后定标可说明应力计功能正常。

通常需进行 2 次 NPT 监测，进而判断硬度和维持勃起的能力。NPT 主要监测 NPT 频率、幅度及持续事件及与睡眠参数的相关性。这些指标需要对整夜 NPT 事件进行标记，每次阴茎勃起的全过程可以用 4 个关键点表示：$T_{up}$，$T_{max}$，$T_{down}$ 和 $T_{zero}$。$T_{up}$ 指阴茎肿胀开始，定义为阴茎周径增加超过基础值 2mm 持续 2min 作为开始点，此指标也表示与 $T_{max}$ 的间隔时间。$T_{max}$ 指肿胀最大，即阴茎周径达到 MCI 75% 的时间点，也指 $T_{max}$ 到 $T_{down}$ 所持续时间。$T_{down}$ 指阴茎肿胀开始消退的时间点，也指 $T_{down}$ 到 $T_{zero}$ 的时间。$T_{zero}$ 指阴茎周径回缩到较基础值大 2mm 的点。

评价每次勃起的指标包括达峰时间、勃起持续时间、回缩时间、勃起硬度以及勃起过程中的搏动。达峰时间：正常 REM 睡眠相关阴茎勃起曲线的上升值，即 $T_{up}$ 稳定陡直，从 $T_{up}$ 到 $T_{max}$ 的时间，正常情况下约为 10min。勃起持续时间：勃起达到 MCI 后，维持时间一般应与相应的 REM 睡眠持续时间接近。回缩时间指从 $T_{down}$ 和 $T_{zero}$ 的时间，一般需 10～20min；通常情况下 REM 睡眠结束前勃起的阴茎开始回缩。勃起硬度，正常男性阴茎硬度应可承受 750～1 200g，低于 500g 提示可能存在功能障碍。阴茎勃起过程中的搏动，一般见于 $T_{up}$ 段和 $T_{max}$ 开始段，搏动缺如提示可能存在记录伪迹或神经性功能障碍。

通过对每次勃起的标记和记录得到以下指标：

①阴茎勃起次数（tumescence episodes，TE）整夜睡眠阴茎勃起次数，该数值与 REM 睡眠出现次数接近，当多次勃起重叠于同一 REM 睡眠片段且每次勃起间隔超过 1min 时，应当分别记录勃起次数。

②总勃起时间（total tumescence time，TTT）为每次勃起后从 $T_{up}$ 到 $T_{zero}$ 的时间总和。

通常与 REM 睡眠时间总和大致相等，约为 125 ± 50min。

③总勃起时间占睡眠时间的百分比（percentage total tumescence time，TTT%）是指总勃起时间占总睡眠时间的百分比。

④ Tmax 波峰切迹（fluctuations，FLUC）指在 Tmax 波峰上出现切迹，最低点回落到 MCI 的 75% 以下，但未达到基线水平。

# 三、睡眠监测数据判读和报告

## （一）PSG 数据判读规则

1. **人工判读**　人工判图时，严格根据最新版《美国睡眠医学会睡眠及其相关事件判读手册：规则、术语和技术规范》进行判读。

**睡眠分期规则**

**第一部分：成人规则**

**A. 睡眠分期判读总则**

1）下列术语用于成人睡眠分期（推荐）：

a. W 期（清醒期）

b. $N_1$ 期（非快速眼球运动 1 期）

c. $N_2$ 期（非快速眼球运动 2 期）

d. $N_3$ 期（非快速眼球运动 3 期）

e. R 期（快速眼球运动期）

2）用下列规定逐帧判读：

a. 睡眠监测开始后，按每 30s 为一帧依次判读睡眠分期。

b. 逐帧标定睡眠期。

c. 如果 2 个或多个睡眠期并存于同一记录帧，睡眠期所占比例最大就判读为相应睡眠期。

d. 当某一记录帧存在 3 个或更多满足不同睡眠分期标准（W、$N_1$、$N_2$、$N_3$、R 期）片段时：

i. 如果此记录帧的大部分满足 $N_1$、$N_2$、$N_3$ 或 R 期标准判读为睡眠。

ii. 这一记录帧内睡眠片段中占比例最大的睡眠期就认定为相应睡眠期。

3）按照下列 EEG 频率定义判读：

a. 慢波活动：频率 0.5 ~ 2.0Hz 额区导联记录波形正负峰 - 峰值最小波幅为 75μV。

b. δ 波：0 ~ 3.99Hz。

c. θ 波：4 ~ 7.99Hz。

d. α 波：8 ~ 13Hz。

e. β 波：> 13Hz。

### B. W 期判读

1）按照下列定义判读：

α 节律 [ 成人或年龄较大儿童后部优势节律（posterior dominant rhythm，PDR）]：闭眼状态，在枕区记录到的 8～13Hz 连续正弦脑电波，睁眼时波幅减弱。

眨眼（eye blinks）：清醒期睁眼或闭眼时记录到的 0.5～2.0Hz 共轭垂直眼动波。

阅读眼动（reading eye movements）：阅读时记录到的连续共轭眼动波，初始为慢相眼动，随后为方向相反的快相眼动。

快速眼球运动（rapid eye movements, REMs）：EOG 导联记录到的共轭、不规则、波峰锐利的眼动波，初始偏转达峰时间通常 < 500ms，快速眼球运动是 R 期睡眠的特征，也见于清醒状态睁眼扫视周围环境时。

缓慢眼球运动（slow eye movements, SEM）：共轭、相对规律的正弦眼动波，初始偏转达峰时间通常 > 500ms。缓慢眼球运动可见于闭眼清醒期和 $N_1$ 期。

2）当记录帧显示 a 或 b 或二者共存，并且占该帧 50% 以上，判读为 W 期。

a. 枕区（闭眼产生 α 节律者）可记录到 α 节律（后部优势节律）。

b. 与 W 期一致的其他发现：

i. 眨眼（0.5～2.0Hz）。

ii. 快速眼球运动伴正常或增高的下颏肌电。

iii. 阅读眼动。

说明：

① W 期颏肌电波幅可变，一般高于睡眠期水平。

② 患者与记录设备脱离期间应判读为 W 期，此期间如果出现短暂的睡眠，对于总体睡眠期判读的影响可以忽略。

### C. $N_1$ 期判读

1）按照下列定义判读：

缓慢眼球运动（SEM）：共轭、相对规律的正弦眼动，初始达峰时间通常 > 500ms；缓慢眼球运动可见于闭眼的清醒状态和 $N_1$ 期。

低波幅混合频率（LAMF）EEG 活动：主要为 4～7Hz 低波幅脑电活动。

顶尖波（V 波）：波形陡峭，持续时 < 0.5s（在波的基底部测量），中央区导联波幅最大，与背景脑电明显不同。最常见于由清醒向 $N_1$ 期转换期间，也可见于 $N_1$ 或 $N_2$ 期。通常在出生后 4～6 个月时开始出现。

睡眠起始：除 W 期外，所记录到的第一个任何睡眠期帧的始点（在绝大多数个体的第一帧为 $N_1$ 期）。

2）有 α 节律者，如 α 节律减弱并被低波幅混合频率波取代，且后者占一帧的 50% 以上，判读为 $N_1$ 期。

3）无 α 节律者，最初呈现下列现象之一时，开始判读为 N$_1$ 期：

a. 较 W 期背景脑电频率减慢 ≥ 1Hz 的 4 ~ 7Hz 脑电波。

b. 顶尖波。

c. 缓慢眼球运动。

4）在没有其他睡眠期证据的情况下，如果这一帧的大部分满足 N$_1$ 期标准（EEG 显示 LAMF 活动），判读为 N$_1$ 期。显示 LAMF 的 EEG 活动的随后帧继续判读为 N$_1$ 期，直到出现其他睡眠分期的证据（通常为 W 期、N$_2$ 期或 R 期）。

5）当 N$_2$ 期出现觉醒时，如果 EEG 为 LAMF，无 1 或多个 K 复合波和 / 或睡眠梭形波，其随后帧判读为 N$_1$ 期，直到出现其他睡眠期的证据。

6）当 R 期出现觉醒，随后出现 LAMF，无后部优势节律但伴有缓慢眼球运动，含有缓慢眼球运动的帧判读为 N$_1$ 期，即使下颌肌电活动仍低（在 R 期水平）。随后帧继续判读 N$_1$ 期，直到出现其他睡眠期证据，通常是 N$_2$ 期或 R 期。

说明：N$_1$ 期颏肌电波幅可变，一般低于 W 期水平。

**D. N$_2$ 期判读**

1）按照下列定义判读：

K 复合波（K complex）：一个清晰可辨的陡峭负向波之后随即伴发一个正向波，突显在背景 EEG 中，持续时间 ≥ 0.5s，通常在额区脑电导联记录的波幅最大。判读觉醒相关性 K 复合波，觉醒必须与 K 复合波同时出现或觉醒发生的始点与 K 复合波止点间不能大于 1s。

睡眠梭形波（sleep spindle）：11 ~ 16Hz（最常见 12 ~ 14Hz）连续出现的明显可辨的波形，持续时间 ≥ 0.5s，通常在中央区导联记录的波幅最大。

2）如果判读帧的前半帧或前一帧的后半帧存在如下 1 或 2 项特征，判读为 N$_2$ 期起始（不符合 N$_3$ 期判读标准）：

a. 1 或多个非觉醒相关性 K 复合波。

b. 1 或多个睡眠梭形波。

备注：符合这些特征的 N$_2$ 期，被称为明确 N$_2$ 期。

3）一帧中大部分满足 N$_2$ 期标准，判读为 N$_2$ 期。如果在相同帧或随后帧存在 1 次觉醒，觉醒之前所记录的一段记录判读为 N$_2$ 期。

4）继续判读不含 K 复合波或睡眠梭形波的 LAMF 脑电活动的数帧为 N$_2$ 期，如果此前数帧存在下列任一项并且没有觉醒：

a. 非觉醒相关性 K 复合波。

b. 睡眠梭形波。

5）N$_3$ 期记录帧随后不符合 N$_3$ 期标准的数帧，如果没有觉醒并且又不满足 W 期和 R 期标准，判读为 N$_2$ 期。

6）出现下列事件之一，判读为一段 N2 期结束：

a. 转为 W 期。

b. 一次觉醒伴随低波幅混合频率 EEG（转换为 N1，直到出现非觉醒相关性 K 复合波或睡眠梭形波）。前提是这一帧不符合 R 期标准。

c. 一次大体动伴随缓慢眼球运动和 LAMF，并且没有非觉醒相关性 K 复合波或睡眠梭形波，大体动帧后的记录帧判读为 N1 期；如果没有缓慢眼球运动，则大体动帧后的记录帧判读为 N2 期；含有大体动的记录帧采用后述标准 G 进行判读。

d. 转为 N3 期。

e. 转为 R 期。

说明：N2 期颏肌电波幅可变，一般颇低，或至 R 期水平。

### E. N3 期判读

1）按照下列定义判读：

慢波活动（slow wave activity）：频率为 0.5 ~ 2Hz，在额区测量的正负峰 - 峰间的波幅 > 75μV，以对侧耳部或乳突部电极为参考（F4-M1，F3-M2）。

2）不考虑年龄因素，当慢波活动占一帧的 20% 以上时判读为 N3 期。

说明：

①N3 期颏肌电波幅可变，一般颇低，或至 R 期水平。

②波幅 > 75μV 的 K 复合波被视为慢波活动，适用于 N3 期判读。

### F. R 期判读

1）按照下列定义判读：

快速眼球运动（REMs）：EOG 导联记录到的共轭，不规则，波峰锐利的眼动波，初始偏转达峰时间通常 < 500ms。快速眼球运动是 R 期睡眠的特征，也可见于清醒状态睁眼扫视周围环境时。

低张力颏肌电：基线肌电张力低于其他任何睡眠期，通常为整个记录期间的最低值。

锯齿波（sawtooth waves）：成串尖锐成三角状的脑电波形，类似锯齿状，频率 2 ~ 6Hz，最大波幅见于颅中央区，通常出现在阵发快速眼球运动之前，但并不总是如此。

短暂肌电活动（transient muscle activity, TMA）：短暂不规律阵发的 EMG 活动，持续时间一般 < 0.25s，重叠在低张力肌电之上。这种肌电活动可在颏肌电或胫骨前肌电导联记录到，也见于 EEG 或 EOG 导联，后者代表脑神经支配的肌肉电活动（面部和头皮肌肉）。这种活动在快速眼球运动时最明显。

2）记录帧呈现下列所有现象时判读为 R 期睡眠（明确 R 期）：

a. 低波幅混合频率 EEG 活动，无 K 复合波或睡眠梭形波。

b. 记录帧的大部分呈现低张力下颏 EMG，同时有 REMs。

c. 快速眼球运动可出现在记录帧的任何部位。

3）明确 R 期之前和之后无快速眼球运动的睡眠帧，如果满足下列所有条件，判读为 R 期：

a. 低波幅混合频率 EEG 活动，无 K 复合波或睡眠梭形波。

b. 颏肌电张力仍低（在 R 期水平）。

c. 中间无觉醒。

d. 觉醒后或 W 期后无缓慢眼球运动。

4）如果一帧的大部分符合 R 期标准，判读为 R 期。R 期规则优先于 $N_2$ 期规则。

5）明确 R 期随后的睡眠片段，无快速眼球运动，如果满足下列全部标准继续判读为 R 期：

a. EEG 为低波幅混合频率波，并无 K 复合波和睡眠梭形波。

b. 这一帧大部分为低颏肌电张力（R 期水平）。

c. 中间无觉醒。

6）发生下列一项或一项以上时判读为 R 期终止：

a. 转换为 W 期或 $N_3$ 期。

b. 一帧中大部分颏 EMG 高于 R 期水平，并且符合 $N_1$ 期标准。

c. 觉醒后出现低波幅混合频率 EEG 和缓慢眼球运动（判读该帧为 $N_1$ 期，如果无缓慢眼球运动并且颏 EMG 仍然低，则继续判读为 R 期）。

d. 大体动后出现缓慢眼球运动和低波幅混合频率 EEG，无非觉醒相关性 K 复合波或睡眠梭形波（大体动随后帧判读为 $N_1$ 期，如果无缓慢眼球运动并且颏 EMG 仍然低，继续判读为 R 期）。

e. 一个或多个非觉醒相关性 K 复合波或睡眠梭形波，呈现在无快速眼球运动记录帧的前半帧，即使颏 EMG 仍然低也判读为 $N_2$ 期。

7）低颏肌电活动、REMs、睡眠梭形波和 / 或 K 复合波并存记录帧判读规则：

a. 两个 K 复合波之间，两个睡眠梭形波之间，或者一个 K 复合波与一个睡眠梭形波之间，如果无 REMs 判读为 $N_2$ 期。

b. 记录帧含有 REMs，无 K 复合波或睡眠梭形波，颏 EMG 在 R 期水平，判读为 R 期。

c. 如果一帧的大部分符合 $N_2$ 期判读规则，则判读为 $N_2$ 期；如果一帧的大部分符合 R 期判读标准，则判读为 R 期。

说明：有些人在 R 期有较多 α 波，但频率比清醒期的 α 波慢 1～2Hz。

### G. 大体动判读

1）按照下列定义判读：

大体动（major body movement）：身体运动和肌肉干扰占某一记录帧 EEG 的一半以上，导致该帧难以判读睡眠分期。

2）如果此记录帧部分含有 α 节律（即使 < 15s），判读为 W 期。

3）如果不存在可辨的 α 节律，但大体动帧之前或随后记录帧为 W 期，则该帧也判读为 W 期。

4）其他情况下，此帧睡眠分期判读与其随后一帧相同。

**第二部分：儿童规则**

**A. 儿童睡眠分期规则适用年龄**

儿童睡眠分期规则适用于出生后 2 个月及其以上儿童的睡眠和清醒期判读，没有明确的年龄上限，请参考儿童专家组文献综述。

**B. 技术规范**

对于儿童技术规范参照成人规则。需考虑的是，成人 EEG、EOG 和颏 EMG 电极适用于儿童和婴儿，但由于儿童和婴儿头型较小，所以颏 EMG 电极间距离通常需从 2cm 减小到 1cm，EOG 电极距眼睛的距离通常需从 1cm 减小到 0.5cm。

**C. 睡眠分期判读总则**

1）下列术语用于 2 月及其以上儿童睡眠分期判读：

a. W 期（清醒期）。

b. $N_1$ 期（非快速眼球运动 1 期）。

c. $N_2$ 期（非快速眼球运动 2 期）。

d. $N_3$ 期（非快速眼球运动 3 期）。

e. N 期（非快速眼球运动期）。

f. R 期（快速眼球运动期）。

2）出生后 2 个月的婴儿并非所有睡眠脑电波形都发育得好，因此下列情况可能适用：

a. 睡眠梭形波通常出现在出生后 6 周 ~ 3 月龄，正常婴儿出生后 2 ~ 3 个月都存在。在这一年龄段，梭形波在大脑半球间的发育是不同步的，但在 1 岁以后基本同步。

b. K 复合波通常在出生后 3 ~ 6 个月出现。

c. 额区 0.5 ~ 2Hz 典型波幅 100 ~ 400μV 的 EEG 活动可在 2 月龄时首次出现，通常出现在生后 4 ~ 5 月龄。慢波活动判读标准同成人（波幅 > 75μV，0.5 ~ 2.0Hz）。

d. 绝大部分出生后 5 ~ 6 月龄婴儿，偶尔见于出生后 4 月龄婴儿，NREM 睡眠可判读为 $N_1$、$N_2$ 或 $N_3$ 期。

e. 对出生后小于 6 月龄婴儿，非 EEG 参数对鉴别 NREM 睡眠和 REM 睡眠非常有帮助；这些参数在 REM 睡眠包括：呼吸不规则，颏肌电强度减弱，短暂肌电活动（肌肉颤搐）和快速眼球运动；在 NREM 睡眠包括：呼吸规则，无眼球运动，以及颏 EMG 活动。

3）如果全部 NREM 睡眠记录帧无可识别的睡眠梭形波、K 复合波或 0.5 ~ 2.0Hz 的高波幅慢波活动，判读所有记录帧为 N 期（NREM）。

4）如果某些 NREM 睡眠记录帧含有睡眠梭形波或 K 复合波，判读这些帧为 $N_2$ 期。其余 NREM 睡眠记录帧，如果慢波活动小于记录帧的 20%，判读为 N 期。

5）如果某些 NREM 睡眠记录帧慢波活动大于 20%，判读这些帧为 $N_3$ 期。其余记录帧，如果无 K 复合波或睡眠梭形波，判读为 N 期。

6）如果 NREM 发育完全，即一些记录帧含有睡眠梭形波或 K 复合波，另外一些帧含有大量的慢波活动，此时也可像年龄较大儿童或成人一样，将这些婴儿的 NREM 睡眠判读为 $N_1$、$N_2$ 或 $N_3$ 期。

### D. W 期判读

1）按照下列定义判读：

眨眼：清醒期睁眼或闭眼时出现的 0.5 ~ 2.0Hz 共轭垂直眼动波。

阅读眼动：儿童阅读或扫视周围环境时，记录到成串共轭眼动，特征是初始为慢相眼动，随后为方向相反的快相眼动。

快速眼球运动（REMs）：EOG 导联记录到的共轭、不规则、波峰锐利的眼动波，初始偏转达峰时间通常 < 500ms；快速眼球运动为 R 期睡眠的特征，也见于清醒状态睁眼扫视周围环境时。

后部优势节律（PDR）：清醒放松状态闭目时，在枕区记录到的反应性优势 EEG 节律，婴儿或幼儿时期较慢，睁眼或注意力集中时减弱。最早见于出生后 3 ~ 4 月龄时，频率为 3.5 ~ 4.5Hz；5 ~ 6 月龄时频率为 5 ~ 6Hz；3 岁时频率为 7.5 ~ 9.5Hz；波幅通常 > 50μV。在年龄较大儿童和成人，后部优势节律常被称为 α 节律。

2）下列 1 项或 2 项占记录帧 50% 以上时判读为 W 期：

a. 枕区与年龄相适应的后部优势节律（闭眼产生 α 节律者）。

b. 与 W 期相一致的其他发现：

i. 频率为 0.5 ~ 2.0Hz 的眨眼。

ii. 快速眼球运动伴正常或增高的额 EMG 活动。

iii. 阅读眼动。

备注：婴儿自发性闭眼暗示开始思睡。

### E. $N_1$ 期判读

1）按照下列定义判读：

缓慢眼球运动（SEM）：共轭、相对规律的正弦眼动波，初始偏转达峰时间通常 > 500ms。缓慢眼球运动可见于清醒闭眼状态和 $N_1$ 期。

低波幅混合频率脑电（LAMF）活动：主要为 4 ~ 7Hz 低波幅脑电活动。

顶尖波（V 波）：波形陡峭，持续时间 < 0.5s（在波形的基底部测量），中央区明显，突显于背景脑电活动之中。通常见于由清醒向 $N_1$ 期转换时，但是也可以出现在 $N_1$ 或 $N_2$ 期。这些波形通常最早出现在出生后 4 ~ 6 月龄。

睡眠起始（sleep onset）：除 W 期外，所记录到的第一个任何睡眠期帧的始点（在绝大多数个体的第一帧睡眠为 $N_1$ 期）。

睡前超同步（hypnagogic hypersynchrony，HH）：阵发性或弥漫性出现的高波幅正弦波，75～350μV，频率3～4.5Hz，突然开始，广泛分布，通常在中央区、额区或额中央区最大。这些波形可出现在思睡期、$N_1$期和$N_2$期。见于30%的3月龄婴儿，95%的6～8月龄正常儿童，4～5岁后少见，12岁后罕见。

2）产生后部优势节律者，如果后部优势节律减弱或被低波幅混合频率波取代且大于帧的50%，判读为$N_1$期。

3）不产生后部优势节律者，开始出现下列任一现象时，即判读为$N_1$期：

a. 较W期背景频率减慢≥1～2Hz的4～7Hz脑电活动。

b. 缓慢眼球运动。

c. 顶尖波。

d. 睡前超同步。

e. 弥散或枕区占优势，高波幅节律性3～5Hz脑电活动。

**F. $N_2$期判读**

同成人睡眠分期规则。

**说明**

1）睡眠梭形波通常最早见于出生后4～6周龄婴儿，为短暂发生的低波幅12～14Hz类正弦波（less-sinusoidal），顶区（vertex（Cz）region）最明显，8～9周龄时波形成熟并见于所有正常婴儿。

2）80%＜13岁儿童，睡眠梭形波有2个独立的头皮定位区和频率范围：10.0～12.75Hz位于额区（frontal region）；12.5～14.75Hz在中央区（central region）或顶中央区（centroparietal region）最明显。

3）K复合波通常出现在出生后5～6月龄期，额前区（pre-frontal region）和额区（frontal region）最明显，与成人相同。

**G. $N_3$期判读**

同成人睡眠分期规则。

**说明**

儿童慢波活动通常为高波幅（100～400μV），0.5～2.0Hz的脑电活动，头皮额区（frontal scalp regions）推荐导联波幅最大，最初出现于出生后2月龄，出生后3～4.5月龄更常见。

**H. R期判读**

同成人睡眠分期规则。

**说明**

婴儿或儿童R期持续的低波幅混合频率EEG活动与成人相似，尽管优势频率随年龄而增加：出生后7周约为3Hz；5个月时为4～5Hz，伴有突发锯齿波；9个月时为4～6Hz；1～5岁可见连续或突发顿挫的5～7Hz θ活动出现于背景脑电；5～10岁时与成人低波幅混合频率波相似。

### 第三部分：婴儿规则

#### A. 婴儿睡眠分期规适用年龄

婴儿睡眠分期规则适用于出生后 0 ~ 2 个月内（受精龄 37 ~ 48 周）婴儿的睡眠和清醒期判读。

#### 说明

1）受精龄（conceptional age，CA）：是出生时胎龄（gestational age，GA）加上产后周数。胎龄是指母亲末次月经第一天到生产时的完整周数。如果使用辅助生殖技术，CA 按胎龄加 2 周计算。实际年龄（chronological age），即产后或法定年龄，是从出生开始时计算的年龄（可用天、月、年表示）。

2）婴儿出生时分类如下：早产儿（孕期 < 37 周）；足月儿（孕期 37 ~ 42 周）；过期产儿（孕期 42 周后出生）。新生儿是指出生后 28d 内的孩子，婴儿是指年龄 1 ~ 12 个月的孩子。

3）了解婴儿 CA 是诠释 EEG 或 PSG 是否正常以及发育是否成熟的关键。因为婴儿无论在宫内还是出生后，其大脑和 EEG 持续发展及成熟的速度是相似的。

4）早产儿（CA < 37 周）睡眠分期判读参考婴儿和儿童专家组文献综述。

#### B. 技术规范

1）除下述技术规范，还需参考成人技术和数据规范。

2）记录睡眠可按照成人 EEG、EOG 和颏 EMG 电极导联连接，因为婴儿头颅尺寸小，颏 EMG 电极距离通常需要由 2cm 减小到 1cm，EOG 电极距离通常需要从 1cm 减小到 0.5cm。

3）婴儿的睡眠梭形波通常为 12 ~ 14Hz 的低电压波。由于 2 岁前儿童睡眠梭形波通常不同步，可能在中线中央区（C3-Cz 与 C4-Cz）和中央区 C3-M2 与 C4-M1 更显著，因此应考虑同时安放推荐电极、备份电极和 Cz（如电极组合：F4-M1，C4-M1，O2-M1，F3-M2，C3-M2，O1-M2，C4-Cz，C3-Cz）。

4）由于行为模式很有助于睡眠分期，同步音频和视频记录是非常必要的。

#### C. 睡眠分期判读总则

1）下列术语用于出生 0 ~ 2 个月（CA37 ~ 48 周）婴儿睡眠分期判读：

a. W 期（清醒期）。

b. N 期（NREM）。

c. R 期（REM）。

d. T 期（转换期，transitional）。

2）使用以下规则判读：

a. 睡眠监测开始后，顺次按每 30s 记录帧进行睡眠分期的判读。

b. 逐帧标定睡眠期。

c. 如果 2 个或多个睡眠期并存于同一记录帧，占比例最大的判为相应睡眠期。

d. 如果 2 个或更多 PSG 特征呈现在同一记录帧，难以判根据以下定义读为 R 期或 N 期，则判读此帧为 T 期。

e. 第一帧睡眠判读为睡眠起始。

3）判读 CA38～48 周婴儿睡眠和清醒期，需基于表 3-3 定义的行为观察、呼吸是否规律以及 EEG、EOG 与额 EMG 的形式。

4）基于表 3-3 定义的行为特征判读睡眠。

5）基于表 3-3 定义的呼吸特征判读睡眠。

6）根据以下定义和表 3-3 定义的 EEG 特征判读睡眠。

低电压不规则波（low voltage irregular，LVI）：以 θ 活动为主的连续低波幅混合频率波，伴 δ 波。

高电压慢波（high voltage slow，HVS）：主要为连续、同步和对称的 1～3Hz 高波幅 δ 活动。

混合波（Mixed，M）：由高电压慢波和低电压混合节律波构成，两者的出现基本没有周期性，波幅比 HVS 低。

交替波（Trace alternant，TA）：两侧同步、对称、突发的高电压（50～150μV）1～3Hz δ 活动，持续 5～6s（范围 3～8s）与低电压（25～50μV）4～7Hz θ 活动（持续范围 4～12s）交替出现，循环至少 3 次。

7）根据以下定义和表 3-3 定义的 EOG 特征判读睡眠期。

眨眼：清醒期睁眼或闭眼导致的 0.5～2.0Hz 共轭、垂直眼动波。

扫视眼球运动（scanning eye movements）：婴儿扫视周围环境或追随物体时出现，由慢相眼动和随后出现的反向快相眼动组成的系列共轭眼球运动。

快速眼球运动（REMs）：EOG 导联记录到共轭、不规则、波峰锐利的眼动波，初始达峰时间 < 500ms。快速眼球运动是 R 期睡眠的特征，也见于睁眼扫视周围环境时。

8）根据以下定义和表 3-3 定义的额 EMG 形式判读睡眠。

低张力额肌电：基线额肌张力低于其他任何睡眠期，通常为整个记录期间的最低值。

短暂肌电活动（TMA）：短暂不规律突发的 EMG 活动，持续时间一般 < 0.25s，重叠在低肌电张力之上。这种肌电活动可在额 EMG 或胫骨前肌 EMG 导联记录到，也见于 EEG 或 EOG 导联，后者代表脑神经支配的肌肉（面部或头部肌肉）电活动。这种活动在快速眼球运动时最明显。

表 3-3　各睡眠期特征总结

| 分期 | 行为 | 呼吸 | EEG | EOG | 颏 EMG |
|---|---|---|---|---|---|
| W | 睁眼, 哭闹, 摄食 | 不规律 | LVI 或 M | REMs, 眨眼, 扫视运动 | 存在; 运动伪迹 |
| N | 运动较清醒期减少(闭眼, 周期性吸吮, 偶尔惊跳) | 规律 | TA, HVS, 睡眠梭行波或 M | 闭眼无眼动 | 存在, 可能较 W 期低 |
| R | 闭眼, 面部或肢体细小活动, 吸吮, 扮鬼脸 | 不规律, 或有中枢性呼吸暂停 | LVI 或 M(HVS 极少) | REMs, 或闭眼无眼动 | 低, 可见 TMA |

注: EEG. 脑电图; EOG. 眼电图; EMG. 肌电图; LVI. 低电压不规则波; REMs. 快速眼球运动; TA. 交替波; HVS. 高电压慢波; TMA. 短暂肌电活动。

#### D. W 期判读

无论 a, b 还是 c 占一帧的大部分, 判读为 W 期:

a. 睁大眼睛。

b. 发出声音（呜咽、哭泣等）或主动进食。

c. 出现以下所有现象:

i. 间断睁眼。

ii. 快速眼球运动或眼球扫视运动。

iii. 持续颏 EMG 张力伴肌肉活动突发。

iv. 呼吸不规律。

v. EEG 形式: LVI 或 M。

#### 说明

1）通过行为观察判断清醒期最可靠, 因很多清醒期独有的 EEG 特征在出生后 2 个月才能见到。

2）清醒期的特征性背景 EEG 是连续、对称、不规则的低至中波幅混合频率波, 包括: ①不规则的 θ 和 δ 波（达 100μV）, 在 O1、O2 波幅最高; ②散发的不规律 α 和 β 活动（达 30μV）; ③节律性 θ 活动（达 50μV）, 通常在 C3、Cz、C4 波幅最高; ④源自身体活动和眼球运动的伪迹。

3）可能经常叠加运动伪迹。

#### E. N 期判读（NREM）

存在以下包括规律呼吸在内的 4 条或以上规则, 并占一帧的大部分则判读为 N 期:

a. 闭目且无眼球活动。

b. 存在颏 EMG 张力。

c. 呼吸规律（可能出现叹息样呼吸后呼吸停顿）。

d. 存在交替波（TA）, 高电压慢波（HVS）或睡眠梭形波。

e. 较 W 期活动减少。

**说明**

1）N 期颏肌电是多变的，通常较 W 期低，较 R 期高。因此，颏肌电活动是判读 N 期的证据。然而，如果一帧同时出现包括规律呼吸在内的至少 4 个 N 期规则，即使颏肌电仍低，也判读为 N 期。

2）睡眠期间呼吸是否规律，是区别 N 期和 R 期睡眠最可靠的 PSG 特征。

**F. R 期判读规则**

1）存在以下包括不规律呼吸和快速眼球运动在内的 4 条或以上标准，判读为 R 期睡眠（明确 R 期）：

a. 低颏 EMG（占一帧的大部分）。

b. 闭眼，伴至少一次快速眼球运动（与低颏肌电张力同时出现）。

c. 呼吸不规律。

d. 扮鬼脸、吸吮、短暂抽搐或短暂头部活动。

e. EEG 为持续形式且无睡眠梭形波。

2）无快速眼球运动但与明确 R 期相邻或紧随的睡眠片段，如果满足以下全部条件继续判读为 R 期：

a. EEG 呈低或中波幅混合频率活动，无交替波或睡眠梭形波。

b. 低颏肌电张力并占一帧的大部分。

c. 无觉醒（觉醒规则与儿童和成人规则相同）。

**说明**

1）在婴儿期，第一帧睡眠通常是 R 期。考虑到判定睡眠起始的困难性，见到明确 R 期睡眠帧才开始判读为睡眠起始。

2）婴儿常见 R 期睡眠帧肌张力失弛缓（持续或短暂颏肌电活动）。R 期突发性肌电活动通常与运动有关，两次运动之间的颏肌电活动通常较低。

3）持续的 EEG 形式包括 LVI、HVS 和 M。

**G. T 期判读**

1）如果仅有一个 PSG 特征与相应睡眠期不符，仍然判读此帧为相应的 N 期、R 期或 W 期。

2）如果同时存在 3 个 NREM 和 2 个 REM 特征或 2 个 NREM 和 3 个 REM 特征，判读此帧为 T 期睡眠。

**说明**

1）因为婴儿脑电特征的不一致性（包括一个以上睡眠期的生理标志），T 期或不确定睡眠期很常见。

2）此睡眠期最常见于从清醒向 R 期睡眠转化时、唤醒之前和睡眠起始阶段，因此术语

T 期比不确定睡眠更常用。

### 2. 觉醒判读

在 $N_1$、$N_2$、$N_3$ 或 R 期睡眠如果突发 EEG 频率转换，包括 α、θ 和 / 或大于 16Hz 频率（但不是睡眠梭形波）持续时间 ≥ 3s，并且此前至少有 10s 的稳定睡眠，则判读为觉醒。R 期判读觉醒需要同时存在持续至少 1s 的颏 EMG 增高。

**说明：**

1）觉醒需要根据额、中央和枕区导联记录到的信息综合判读。

2）通过观察呼吸事件和 / 或附加的 EEG 导联等额外信息有助于觉醒判读。不过不能仅凭这些额外信息判读觉醒，也不能凭此修订觉醒的判读规则。

3）如果满足觉醒的全部判读标准，发生在"关灯"和"开灯"记录期间的清醒帧，应该判读为觉醒，并纳入觉醒指数统计。

4）判读觉醒需要之前存在至少 10s 稳定睡眠，可能起始在前一帧，包括此前判读为 W 期的记录帧。

5）如果一次觉醒后立刻转换为 W 期仍可判读为觉醒，即同时判读为觉醒和 W 期。

### 3. 心脏规则

#### A. 技术规范

推荐采用心电图单一改良 Ⅱ 导联和放置躯干电极描记（图 3-1）。

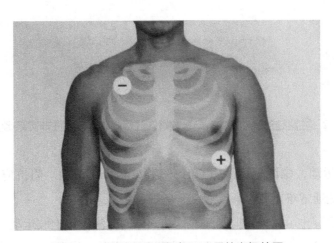

图 3-1　心电图记录期间躯干 Ⅱ 导的电极放置

#### B. 心脏事件判读

如果导联信号质量能确保准确判读，有意义的心律失常如心脏传导阻滞，应予以报告。如果认为有临床意义，异位心律应报告。判读规则如下：

1）成人睡眠期间窦性心律，心率持续大于 90 次 /min，判读为窦性心动过速。儿童窦性心律的频率随着年龄而变化，幼儿的心率较成人快。儿童典型的窦性心律参见心脏专家组文献综述；持续窦性心动过速或心动过缓是指心跳节律稳定持续大于 30s 的心率，以便与呼吸事件或觉醒相关的转换期反应相鉴别。

2）6 岁至成人睡眠期间窦性心律，心率持续小于 40 次 /min，判读为心动过缓。

3）6 岁至成人心跳停顿大于 3s，判读为心脏停搏。

4）至少连续 3 次心跳，QRS 波持续时间大于或等于 120ms，心率大于 100 次 /min，判读为宽复合波心动过速。

5）至少连续 3 次心跳，QRS 波持续时间小于 120ms，心率大于 100 次 /min，判读为窄复合波心动过速。

6）心室节律绝对不整，正常 P 波被大小、形态、持续时间不等的快速颤动波所取代，判读为心房纤颤。

**4. 运动规则**

**A. 技术规范**

1）监测腿部运动（LMs），体表电极应沿长轴对称放置于胫骨前肌中段，电极间距 2 ~ 3cm 或胫骨前肌 1/3 长度的较短者（见图 3-2）。为了呈现腿部运动，应监测双下肢，强烈推荐分置通道。尽管两腿电极合并成单一通道能够满足一些临床需要，但是这可能减少监测到的腿部运动次数。

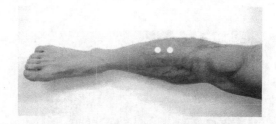

图 3-2 监测腿部运动，体表电极放置在胫骨前肌上。插图非实际比例。

2）监测腿部运动，应该避免采用 50Hz 陷波（notch）滤波。阻抗应该小于 10KΩ，小于 5KΩ 更好，但是通常难以获得。

3）如临床需要，也可以采用监测腿部运动同样的方法监测上肢运动。

4）监测磨牙，除了在成人睡眠分期规则陈述的颏肌电放置电极外，也可根据临床需要添加咬肌肌电电极，如果需要放置两个电极，两个电极应该间距 2 ~ 3cm。放置单个咬肌电极时，可将一个颏肌电电极作为参考电极。

5）监测 REM 睡眠的短暂上肢肌肉活动，可采用以下任意一种肌电记录：

a. 指浅屈肌。

b. 指伸肌。

6）诊断 REM 睡眠行为障碍（REM sleep behavior disorder，RBD），必须采用同步视

频、音频 PSG 监测 REM 睡眠期间的复杂运动行为和发声。诊断 RBD 除 REM 睡眠肌张力失弛缓的 PSG 证据外，还基于 RBD 发作的病史或特征性梦境扮演的临床病史。

7）监测节律性运动障碍（rhythmic movement disorder，RMD）时，应该采用双极体表电极，记录所累及较大肌群的肌电活动，表面电极应该间距 2 ~ 3cm。

8）诊断 RMD，除满足 PSG 标准外，有必要采用同步视频 PSG 精确显示运动障碍的特征。

**B. 睡眠周期性肢体运动（periodic limb movements in sleep，PLMS）判读**

1）有意义的腿动（LM）事件定义如下：

a. LM 事件的持续最短时间为 0.5s。

b. LM 事件的持续最长时间为 10s。

c. LM 事件 EMG 波幅较静息状态 EMG 波幅（放松稳定状态时正负偏转应 ≤ 10μV）增加最小 8μV 以上（至少持续 0.5s）。

d. LM 事件起始点定义为 EMG 波幅较静息状态增加 8μV 处。

e. LM 事件结束点定义为 EMG 波幅与静息状态 EMG 比较不超 2μV 且持续时间至少 0.5s 的起始处。

2）周期性腿动序列（PLM series）定义如下：

a. LM 事件至少连贯出现 4 次才能定义为一组 PLM 序列。

b. LM 事件之间的周期长度（连续 LM 事件起始点之间时长）包括 PLM 事件在内为 5 ~ 90s。

c. 左右两腿的腿动，起始点间相隔小于 5s，计为单次腿动事件。测量这组中的腿动事件（LMs）与下 1 个 LM 事件之间的周期长度，应该从第 1 个 LM 事件起点到下 1 个 LM 事件的起点。

3）如果 1 次觉醒和一组周期性腿动序列（PLMs）中的 1 次 LM 事件同时、重叠或者一个事件的结束与另一个事件的开始之间 < 0.5s，不管哪一事件在先，应当认为彼此相关。10s 内有 2 个伴觉醒的 PLM 事件，起始点间隔 ≥ 5s，首个事件前存在 10s 的睡眠，2 个 PLM 事件都可判读，但只可判读首个觉醒事件（与 PLM 相关）。

4）发生在呼吸暂停、低通气、RERA 或者睡眠呼吸紊乱事件的前后 0.5s 之内的 LM 事件，都不应该被判读为 LM 事件。

5）系列腿动事件期间，存在 < 90s 的清醒期，此时不妨碍将清醒之前和清醒之后发生的 LMs 作为某次 PLM 系列的一部分判读。

**C. 交替下肢肌肉活动（alternating leg muscle activation，ALMA）判读**

**ALMA 定义如下：**

a. 无相关性、交替性突发的腿部肌肉活动，最少连续出现 4 次才能判读为 ALMA。

b. ALMA 时，EMG 交替突发的最低频率为 0.5Hz。

c. ALMA 时，EMG 交替突发的最高频率为 3.0Hz。

**说明**：ALMA 在两腿之间交替出现，持续时间通常为 100 ~ 500ms。

**D. 睡前足震颤（hypnagogic foot tremor，HFT）判读**

**睡前足震颤定义如下：**

a. 成串 EMG 突发，最少连续突发 4 次。

b. HFT 时，EMG 突发的最低频率 0.3Hz。

c. HFT 时，EMG 突发的最高频率为 4.0Hz。

**说明**：HFT 持续时间通常为 250 ~ 1 000ms。

**E. 多发片段性肌阵挛（excessive fragmentary myoclonus，EFM）判读**

**EFM 定义如下：**

a. 通常片段肌阵挛 EMG 突发持续时间最长为 150ms（存在可见的活动时可 > 150ms）。

b. 必须记录到至少 20min 的伴有 EFM 的 NREM 睡眠。

c. 每分钟至少应记录到 5 次 EMG 电位。

**F. 夜间磨牙（bruxism）判读**

**夜间磨牙定义如下：**

a. 夜间磨牙可为短暂（时相性）或持续性（紧张性）颏 EMG 活动增强，其波幅最低应为背景 EMG 的 2 倍。

b. 短暂的颏或咬肌 EMG 活动增高持续 0.25 ~ 2s，并且至少规律的出现 3 次。

c. 颏或咬肌 EMG 活动持续增高 > 2s，判读为夜间磨牙。

d. 每判读 1 次新发夜间磨牙，其前必须存在一段至少 3s 稳定的背景颏 EMG。

e. 采用音频装置与 PSG 结合，在除外癫痫的情况下，整夜 PSG 监测记录到至少 2 次牙齿锉磨声，能可靠地判读为夜间磨牙。

**G. REM 睡眠肌张力弛缓消失（REM without atonia，RWA）判读**

根据 AASM 建议，判读 RWA 是可选参数

1）基于以下定义判读 RWA：

a. 多发性 REM 睡眠持续肌电活动（紧张性活动）

i. 一帧 REM 睡眠记录中，至少 50% 以上时间颏肌电波幅高于 REM 睡眠期肌张力弛缓波幅水平的 2 倍（或 REM 睡眠期无肌张力弛缓时，高于 NREM 睡眠期最小波幅水平的 2 倍）。

ii. 总持续时间内可出现多个高肌电波幅片段，但每个片段必须大于 5s。

b. 多发性 REM 睡眠阵发短暂肌电活动（时相性活动）

i. REM 睡眠帧分成 10 个 3s 小帧。

ii. 至少 5 个小帧（50%）含突发短暂肌电活动，包括颏或肢体肌电。

iii. 持续时间 0.1 ~ 5.0s。

iv. 波幅高于 REM 睡眠期肌张力弛缓波幅水平的 2 倍（或 REM 睡眠期无肌张力弛缓时，高于 NREM 睡眠期最小波幅水平的 2 倍）。

c. 任何颏肌电活动

i. 一帧 REM 睡眠记录中，颏肌电波幅高于 REM 睡眠期肌张力弛缓波幅水平的 2 倍（或 REM 睡眠期无肌张力弛缓时，高于 NREM 睡眠期最小波幅水平的 2 倍）。

ii. 不考虑肌电活动持续时间（包括 5～15s 的突发）。

2）下列任何 1 项呈现时判读 RWA

a. REM 睡眠发生多发性持续颏肌电活动。

b. REM 睡眠发生多发性阵发短暂颏或肢体肌电活动。

c. 至少 50%（5 个小帧）的 3s REM 睡眠小帧符合任何颏肌电活动标准，或肢体肌电符合阵发短暂肌电活动标准。

3）RWA 指数：整夜总 REM 睡眠帧数中符合 RWA 标准的 REM 睡眠帧数量（%）

**说明**

1. 持续肌电活动和阵发短暂肌电活动定义基于活动波幅而不是基于形态。虽然短暂肌电活动通常间歇性突发，满足标准但波幅相对恒定的短暂肌电活动也可判读。

2. 在确定一睡眠帧是否具有 RWA 时，PLM 系列内的 LM 不应计算在内。

3. 有持续肌电活动的 RWA 睡眠帧可能并不满足判读 R 期标准，但如满足其他 R 期标准，或相邻帧都是 R 期时，仍可判读为 R 期。

### H. 节律性运动障碍（rhythmic movement disorder，RMD）PSG 特征判读

**节律性运动障碍的 PSG 特征定义如下：**

a. 判读节律性运动的最低频率为 0.5Hz。

b. 判读节律性运动的最高频率为 2.0Hz。

c. 构成节律运动群所需独立运动次数最少 4 次。

d. 一次突发节律性活动 EMG 最小波幅应为背景活动的 2 倍。

### 5. 呼吸规则

**第一部分：成人规则**

**A. 技术规范**

1）诊断研究中，识别呼吸暂停，采用口鼻温度气流传感器监测气流。

2）诊断研究中，当口鼻温度气流传感器失常或信号不可信时，采用下列之一识别呼吸暂停（替代呼吸暂停传感器）：

a. 鼻压力传感器（有或无平方根转换）。

b. 呼吸感应体积描记传感器总和（RIPsum，校准或未校准）。

c. 呼吸感应体积描记传感器气流（RIPflow，校准或未校准）。

d. 聚偏氟乙烯传感器总和（PVDFsum）。

3）诊断研究中，识别低通气，采用鼻压力传感器（有或无信号平方根转换）监测气流。

4）诊断研究中，当鼻压力传感器失常或信号不可信时，采用下列之一识别低通气（替代低通气传感器）：

a. 口鼻温度气流。

b. RIPsum（校准或未校准）。

c. RIPflow（校准或未校准）。

d. 胸腹 RIP 绑带（校准或未校准）。

e. PVDFsum。

5）气道正压（PAP）治疗滴定期间，采用 PAP 设备气流信号识别呼吸暂停和低通气。

6）监测呼吸努力，采用下列方法之一：

a. 食管压测量法。

b. 胸腹 RIP 绑带（校准或未校准）。

c. 胸腹 PVDF 绑带。

7）监测血氧饱和度，采用脉氧仪，在心率 80 次 /min 时，可接受最大平均信号时间 ≤ 3s。

8）监测鼾声，采用声音传感器（如麦克风），压电传感器或鼻压力传感器。

9）诊断研究中，探测通气不足，采用动脉血二氧化碳分压（$PCO_2$）、经皮 $PCO_2$ 或呼气末 $PCO_2$。

10）PAP 治疗滴定期间，探测通气不足，采用动脉血 $PCO_2$ 或经皮 $PCO_2$。

**B. 呼吸事件持续时间的测量**

1）判读 1 次呼吸暂停或低通气，测量事件所持续的时间，是从呼吸波幅明显下降的最低点到波幅接近基线呼吸的始点这一段时间。

2）判读呼吸暂停事件持续时间，应该用口鼻温度气流传感器信号（诊断研究）或 PAP 设备气流信号（PAP 滴定研究）。判读低通气事件持续时间，应该采用鼻压力信号诊断研究或 PAP 设备气流信号（PAP 滴定研究）。当诊断研究传感器失灵或不准确时，可用替代传感器。

3）基线呼吸波幅确定困难（即呼吸幅度变异较大）时，可根据呼吸气流幅度明显稳定增加，或在已经出现血氧饱和度降低且事件相关的血氧饱和度回升至少 2% 的基础上，判读事件终止。

**C. 呼吸暂停判读**

1）满足下列所有标准时判读为呼吸暂停：

a. 口鼻温度传感器（诊断研究）或 PAP 设备气流（滴定研究）或替代呼吸暂停传感器（诊断研究）信号曲线峰值较事件前基线值下降 ≥ 90%。

b. 气流下降 ≥ 90% 的信号持续时间 ≥ 10s。

2）如果满足呼吸暂停标准，并且在整个气流缺失期间存在持续或逐渐增加的吸气努力，判读为阻塞性呼吸暂停。

3）如果满足呼吸暂停标准，并且在整个气流缺失期间不存在吸气努力，判读为中枢性呼吸暂停。

4）如果满足呼吸暂停标准，并且在整个气流缺失期间的初始不存在吸气努力，但在事件的后期出现吸气努力，判读为混合性呼吸暂停。

**说明**

①判读呼吸暂停事件不需要血氧饱和度降低的标准。

②如果 1 次呼吸事件部分符合低通气标准，另 1 部分符合暂停标准，整个事件判读为呼吸暂停。

③如果呼吸暂停或低通气事件起始或终止在某一睡眠帧，判读为相应的呼吸事件并纳入 AHI 统计。如事件完全在某一清醒帧，就不应判读为呼吸事件或纳入 AHI 统计。

④没有关于混合性呼吸暂停事件中阻塞性和中枢性成分特定持续时间的推荐。

**D. 低通气判读**

判读低通气是中枢性还是阻塞性事件，在睡眠监测报告参数中为选择项目。

1）A. 满足下列全部标准判读为低通气【推荐】：

a. 采用鼻压力传感器（诊断研究），PAP 设备气流（滴定研究）或替代低通气传感器（诊断研究）记录的呼吸气流信号峰值较基线下降 ≥ 30%。

b. 气流下降 ≥ 30% 的持续时间 ≥ 10s。

c. 血氧饱和度较事件前基线值下降 ≥ 3% 或事件伴随觉醒。

B. 满足下列全部标准判读为低通气【可接受】：

a. 采用鼻压力传感器（诊断研究），PAP 设备气流（滴定研究）或替代低通气传感器（诊断研究）记录的呼吸气流信号峰值较基线下降 ≥ 30%。

b. 气流下降 ≥ 30% 的持续时间 ≥ 10s。

c. 血氧饱和度较事件前基线值下降 ≥ 4%。

2）如果选择判读阻塞性低通气，满足下列之一时判读为阻塞性低通气：

a. 事件期间伴有鼾声。

b. 与基线呼吸相比，鼻压力或 PAP 设备气流信号出现吸气平台波。

c. 事件期间存在相关的胸腹矛盾运动，但在事件前不存在。

3）如果选择判读中枢性低通气，排除下列全部情况判读为中枢性低通气：

a. 事件期间伴有鼾声。

b. 与基线呼吸相比，鼻压力或 PAP 设备气流信号出现吸气平台波。

c. 事件期间存在相关的胸腹矛盾运动，但在事件前不存在。

### E. 呼吸努力相关觉醒判读

如果选择判读呼吸努力相关觉醒（RERA），当呼吸事件持续 ≥ 10s，不符合呼吸暂停或低通气判读标准，同时伴随呼吸努力增强，或鼻压力（诊断研究）或 PAP 设备气流（滴定研究）波形的吸气相扁平，导致患者从睡眠中觉醒，判读为呼吸努力相关觉醒。

### F. 通气不足判读

如果选择判读通气不足，当出现下列之一时，判读为通气不足：

a. 动脉血（或替代监测方法）$PCO_2$ 升高且数值 > 55mmHg，持续 ≥ 10min。

b. 睡眠期间动脉血（或替代监测方法）$PCO_2$ 较清醒静息仰卧位增高 ≥ 10mmHg，并且数值 > 50mmHg，持续 ≥ 10min。

注：压力单位由 mmHg 换算为 kPa，采用以下换算系数：1mmHg = 0.133kPa。

### G. 陈 - 施呼吸判读

同时满足下列 2 项标准判读为陈 - 施呼吸：

a. 连续发生的中枢性呼吸暂停和 / 或中枢性低通气事件 ≥ 3 次，事件之间被渐升与渐降的呼吸波分隔，周期时间 ≥ 40s。

b. ≥ 2h 睡眠监测期间，每小时睡眠相关中枢性呼吸暂停或中枢性低通气事件 ≥ 5 次，同时伴渐升和渐降的呼吸变化形式。

### H. 判读呼吸事件的特殊情况：PAP 滴定期间使用备份速率时对呼吸事件进行判读。

由 PAP 设备触发呼吸时，如满足下列所有标准，判读中枢性呼吸事件：

a. PAP 设备气流信号下降至呼吸暂停水平。

b. 事件期间发生设备触发的压力脉冲波（压力支持）。

c. 缺乏自发性（患者触发）的呼吸努力证据。

**说明：** 需确定 PSG 设备是否能显示 PAP 设备触发的压力脉冲波。

## 第二部分：儿童规则

### A. 儿童呼吸规则适用年龄

婴儿和儿童睡眠呼吸事件标准适用于年龄 < 18 岁者，但睡眠专家意见可能选用成人标准判读 ≥ 13 岁儿童的呼吸事件。

### B. 技术规范

1）诊断研究中，识别呼吸暂停，采用口鼻温度气流传感器监测气流。

2）诊断研究中，当口鼻温度气流传感器失常或信号不可信时，采用下列之一识别呼吸暂停（替代呼吸暂停传感器）：

a. 鼻压力传感器（有或无平方根转换）

b. 呼吸感应体积描记传感器总和（RIPsum，校准或未校准）

c. 呼吸感应体积描记传感器气流（RIPflow，校准或未校准）

d. 呼气末 $PCO_2$【可接受】

e. PVDFsum【可接受】

3）诊断研究中，识别低通气采用鼻压力传感器（有或无信号平方根转换）监测气流。

4）诊断研究中，当鼻压力传感器失常或信号不可信时，采用下列之一识别低通气替代低通气传感器）：

a. 口鼻温度气流

b. RIPsum（校准或未校准）

c. RIPflow（校准或未校准）

d. 胸腹 RIP 绑带（校准或未校准）

e. PVDFsum【可接受】

5）气道正压（PAP）治疗滴定期间，采用 PAP 设备气流信号识别呼吸暂停和低通气。

6）监测呼吸努力，采用下列方法之一：

a. 食管压测量法推荐

b. 胸腹 RIP 绑带（校准或未校准）

c. 胸腹 PVDF 绑带【可接受】

7）监测血氧饱和度，采用脉氧仪，在心率 80 次 /min 时，可接受最大平均信号时间应 ≤ 3s。

8）监测鼾声，使用声音传感器（如麦克风）、压电传感器或鼻压力传感器。

9）诊断研究中，探测肺泡低通气，使用动脉血 $PCO_2$、经皮 $PCO_2$ 或呼气末 $PCO_2$。

10）PAP 治疗滴定期间，探测肺泡低通气，使用动脉 $PCO_2$ 或经皮 $PCO_2$。

**C. 呼吸事件持续时间的测量**

同成人呼吸事件的测量。

**D. 呼吸暂停判读**

1）满足下列所有标准时判读为呼吸暂停：

a. 口鼻温度传感器（诊断研究），或 PAP 设备气流（滴定研究），或替代呼吸暂停传感器监测（诊断研究）信号曲线峰值较事件前基线值下降 ≥ 90%。

b. 传感器信号下降 ≥ 90% 的持续时间符合阻塞性、混合性或中枢性呼吸暂停持续时间的最低标准。

c. 事件满足阻塞性、混合性或中枢性呼吸暂停的呼吸努力的标准。

2）如果满足呼吸暂停标准，并且持续至少 2 个基线呼吸周期时间，同时整个呼吸气流缺失期间存在相关的呼吸努力，判读为阻塞性呼吸暂停。

3）如果满足呼吸暂停标准，同时整个事件期间没有相关的吸气努力，并且存在下列之一项，判读为中枢性呼吸暂停：

a. 事件持续 ≥ 20s。

b. 事件持续时间至少为基线呼吸的 2 个呼吸周期，同时伴相关性觉醒或 ≥ 3% 氧饱和度降低。

c. 事件持续时间至少为基线呼吸的 2 个呼吸周期，并且呼吸事件相关心率减低至 < 50 次 /min 持续至少 5s，或心率减低至 < 60 次 /min 持续时间 15s（仅用于 1 岁以内婴儿）。

4）如果满足呼吸暂停标准，并持续至少 2 个基线呼吸周期时间，同时整个呼吸气流缺失期间一部分不存在相关的呼吸努力而另一部分存在相关的呼吸努力，不论哪一部分在先，均判读为混合性呼吸暂停。

**说明：**

①判读呼吸暂停事件不需要血氧饱和度降低的标准。

②如果 1 次呼吸事件部分符合低通气标准，另 1 部分符合暂停标准，整个事件判读为呼吸。

③如果呼吸暂停或低通气事件起始或终止在某一睡眠帧，判读为相应的呼吸事件并纳入 AHI 统计。如事件完全在某一清醒帧，就不应判读为呼吸事件或纳入 AHI 统计。

④没有关于混合性呼吸暂停事件中阻塞性和中枢性成分特定持续时间的推荐。

⑤尽管不需要报告，但描述任何气道保护性操作（例如持续的张口 / 嘴巴呼吸，颈部过度伸展和避免仰卧位睡眠）非常有价值，因为这些可以作为儿童 OSA 的补充证据。

**E. 低通气判读**

1）如果满足下列全部标准判读为低通气：

a. 采用鼻压力传感器监测（诊所研究），PAP 设备气流（滴定研究），或替代低通气传感器监测（诊断研究）呼吸气流信号峰值较基线下降 ≥ 30%。

b. 气流下降 ≥ 30% 的信号下降持续时间 ≥ 2 个呼吸周期。

c. 血氧饱和度较事件前基线值下降 ≥ 3%，或事件伴觉醒。

2）如果选择判读阻塞型低通气，满足下列之一时判读为阻塞型低通气：

a. 事件期间伴有鼾声。

b. 与基线呼吸相比，鼻压力或 PAP 设备气流信号出现吸气平台波。

c. 事件期间存在相关的胸腹矛盾运动，但是在事件前不存在。

3）如果选择判读中枢性低通气，不满足以下任一标准时判读为中枢性低通气：

a. 事件期间伴有鼾声。

b. 与基线呼吸相比，鼻压力或 PAP 设备气流信号出现吸气平台波。

c. 事件期间存在相关的胸腹矛盾运动，但是在事件前不存在。

**F. 呼吸努力相关觉醒判读**

选择判读呼吸努力相关觉醒，如果呼吸事件持续 ≥ 2 个呼吸周期（或 2 个基线呼吸周期时间），不符合呼吸暂停或低通气判读标准，并且导致从睡眠中觉醒，将其判读为 RERA。呼吸事件存在下列一项或多项特征：

a. 呼吸努力增强。

b. 鼻压力（诊断研究）或 PAP 设备气流（滴定研究）波形吸气相部分扁平。

c. 鼾声。

d. 呼气末 $PCO_2$ 较呼吸事件前基线升高。

### G. 判读通气不足

如果选择判读睡眠通气不足，当动脉血（或替代监测方法）$PCO_2 > 50mmHg$，且持续时间 > 25% 总睡眠时间时，可判读为通气不足。

**说明**：在儿童诊断研究中推荐监测通气不足。

### H. 周期性呼吸判读

如果中枢呼吸暂停（无呼吸气流及吸气努力）事件持续 > 3s，事件数 ≥ 3 次，被 ≤ 20s 的正常呼吸所分隔，判读为周期性呼吸。

**说明**：这些中枢性呼吸暂停应判读为独立的呼吸事件。

### I. 判读呼吸事件的特殊情况：PAP 滴定期间使用备份速率时对呼吸事件进行判读。

由 PAP 设备触发呼吸时，如满足下列所有标准，判读中枢性呼吸事件：

a. PAP 设备气流信号下降至呼吸暂停水平。

b. 事件期间发生设备触发的压力脉冲波（压力支持）。

c. 缺乏自发性（患者触发）的呼吸努力证据。

**说明**：需确定 PSG 设备是否能显示 PAP 设备触发的压力脉冲波。

## （二）便携式睡眠监测数据判读规则

根据最新 2020 年 2.6 版 AASM 睡眠及其相关事件判读手册 HSAT 规则判读。

### 第一部分：使用呼吸气流和 / 或呼吸努力

推荐参数必须报告。部分参数为可选择项目，如监测就应报告。

### A. 一般参数

1. 设备类型

2. 气流传感器类型

3. 呼吸努力传感器类型（单个或双个）

4. 血氧饱和度

5. 心率（ECG 或源自血氧监测仪）

6. 体位【选择】

7. 睡眠 / 清醒时间或监测时间（monitoring time，MT）（说明监测方法）【选择】

8. 鼾声（声学、压电传感器或源自鼻压力传感器信号）【选择】

### B. 报告记录数据（未记录睡眠参数）

1. 记录开始时间（h：min）

2. 记录结束时间（h：min）

3. 总记录时间（total recording time，TRT，min，包括清醒和伪迹所占时间）

4. 监测时间（monitoring time，MT，min，用于计算呼吸事件指数）

5. 心率（平均值、最高值、最低值）

6. 呼吸事件（respiratory event，RE）次数

a. 呼吸暂停次数

b. 低通气次数

c. 阻塞性、中枢性和混合性呼吸暂停次数【选择】

7. 呼吸事件指数（respiratory event index,，REI，呼吸暂停＋低通气总次数 ×60/MT[min]）

8. 仰卧位和非仰卧位的 REI【选择】

9. 中枢性呼吸暂停指数（central apnea index，CAI，CA 总次数 ×60/MT[min]）【选择】

10. 血氧饱和度监测（以下三个参数之一）

a. ≥ 3% 或≥ 4% 血氧饱和度降低指数（oxygen desaturation index，ODI，≥ 3% 或≥ 4% 血氧饱和度降低次数 ×60/MT[min]）（指明测量血氧饱和度下降是≥ 3% 或≥ 4%）

b. 动脉血氧饱和度，均值、最大值和最小值

c. 动脉血氧饱和度≤ 88%（或其他阈值）的时间

11. 鼾声（如果记录）【选择】

**说明**

1. MT ＝总记录时间减去伪迹时间和经体动仪、体位传感器、呼吸形式或患者睡眠日志确定的患者清醒时间。应描述确定 MT 的方法。因理赔需要，可能需要在报告上注明用 MT 替代 TRT。

2. 因理赔需要，可能需要在报告上注明用 REI 替代 AHI。

3. 报告所有 3 个血氧饱和度监测参数会为临床医师带来重要信息。

4. ODI 报告的氧降应当与判读低通气事件的氧降标准相同。

**C. 报告记录数据【有记录睡眠参数，包括 EEG，EOG 和颏 EMG】**

1. 记录开始时间（h：min）

2. 记录结束时间（h：min）

3. 总记录时间（total recording time，TRT，min，包括清醒和伪迹所占时间）

4. 总睡眠时间（total sleep time，TST，min）

5. 心率（平均值、最高值、最低值）

6. 呼吸事件（respiratory event，RE）次数

a. 呼吸暂停次数

b. 低通气次数

c. 阻塞性、中枢性和混合性呼吸暂停次数【选择】

7. 睡眠呼吸暂停低通气指数（apnea hypopnea index，AHI，呼吸暂停＋低通气总次数

×60/TST[min]）

8. 仰卧位和非仰卧位的 AHI【选择】

9. 中枢性呼吸暂停指数（central apnea index，CAI，CA 总次数 ×60/TST[min]）【选择】

10. 血氧饱和度监测（以下三个参数之一）

a. ≥ 3% 或 ≥ 4% 血氧饱和度降低指数（oxygen desaturation index，ODI，≥ 3% 或 ≥ 4% 血氧饱和度降低次数 ×60/TST[min]）（指明测量血氧饱和度下降是 ≥ 3% 或 ≥ 4%）

b. 动脉血氧饱和度，均值、最大值和最小值

c. 动脉血氧饱和度 ≤ 88%（或其他阈值）的时间

11. 鼾声【选择】

**说明**

1. 报告所有 3 个血氧饱和度监测参数会为临床医师带来重要信息。

2. ODI 报告的氧降应当与判读低通气事件的氧降标准相同。

**D. 概述**

1. 监测日期 / 报告日期

2. 监测技术的适宜性（按睡眠中心政策和程序定义）

a. 因技术问题需重复监测的说明

b. 监测的局限性

3. 解读 REI（基于 MT）或 AHI（如记录睡眠）

4. 鼾声【选择】

5. 解读

a. 监测是否支持 OSA 的诊断

b. 诊断严重程度的陈述（如果适用）

c. 如果监测不支持诊断，推荐进行睡眠中心 PSG 监测（如果有临床指征）

6. 解读医师打印姓名并亲笔签名（验证已审核原始数据）

7. 符合《AASM 临床指南》和《实践参数》推荐的处理建议

8. 监测相关的详细监管记录（如适用）【选择】

**E. 技术和数字规格：HSAT 设备记录特征**

1. 美国 FDA 认证的设备

2. 各部件独有的标识符

3. 必须达到 CPT（当前程序术语）编码 95800，95801 或 95806 最低标准

4. 能够记录血氧饱和度

5. 能够监测心率

6. 回放、人工判读或编辑自动分析结果时能显示原始数据

7. 能够基于监测时间（MT）计算呼吸事件指数（REI），替代 PSG 监测时的呼吸暂停

低通气指数（AHI）

8. 能查明设备相关的详细监管记录【选择】

**说明**

1. CPT 95800：睡眠监测，非值守，同步记录；心率，血氧饱和度，呼吸事件分析（通过气流或 PAT），和睡眠时间。CPT 95801：睡眠监测，非值守，同步记录；心率，血氧饱和度，呼吸事件分析。CPT 95806：睡眠监测，非值守，同步记录；心率，血氧饱和度，呼吸气流和努力（如胸腹运动）。

2. 可详尽回放显示原始数据，并具有编辑事件的功能。

**F. 呼吸事件判读规则：技术规范**

1. HSAT 诊断研究中，采用呼吸气流识别呼吸事件，至少使用以下一种传感器：

a. 口鼻温度气流传感器

b. 鼻压力传感器（有或无平方根转换）

c. 替代传感器包括：RIPsum 或 RIPflow【推荐】；PVDFsum【可接受】

2. 监测呼吸努力，采用下列技术之一：

a. 双胸腹 RIP 绑带

b. 单胸腹 RIP 绑带【可接受】

c. 单或双胸腹 PVDF 绑带【可接受】

d. 单或双压电胸腹绑带【可接受】

e. 单或双充气绑带【可接受】

3. 使用脉氧仪监测血氧饱和度

4. 监测鼾声，采用声音传感器（如麦克风），压电传感器或鼻压力传感器【选择】

**说明**

1. 最好能同时采用口鼻温度传感器（或替代传感器）和鼻压力传感器记录气流。

2. 温度传感器包括热敏、电热偶或 PVDF 气流传感器。如不同步使用鼻压力传感器监测，有些温度传感器可能会减低探测低通气的敏感度。

3. 如果使用鼻压力传感器信号而未同步采用口鼻温度传感器信号，可能将有些低通气判读为呼吸暂停。

4. 无平方根转换的鼻压力传感器信号与采用平方根转换的信号比较，判读低通气指数偏高。这种差异对大多数患者无临床意义。

5. RIPsum 是胸腹 RIP 传感器（绑带）信号合计，用于估算潮气量。RIPflow 是 RIPsum 的时间导数，用于估算气流。PVDFsum 是胸腹 PVDF 传感器（绑带）信号合计。

6. 只有 CPT 95806 的设备要求监测呼吸努力。如果监测呼吸努力，最好使用胸腹双监测绑带，单条呼吸监测绑带也能接受。

7. 氧饱和度记录仪要求与实验室内 PSG 血氧饱和度监测的要求一致。

**G. 呼吸事件判读规则：判读呼吸暂停**

1. 满足以下 2 项标准时判读为呼吸暂停：

a. 推荐或替代气流传感器监测信号峰值较基线值下降≥ 90%

b. ≥ 90% 的信号下降时间≥ 10s

2. 如果满足呼吸暂停判读标准，并且在整个气流缺失期间存在持续或逐渐增加的呼吸努力，判读为阻塞性呼吸暂停。

3. 如果满足呼吸暂停判读标准，并且在整个气流缺失期间不存在吸气努力，判读为中枢性呼吸暂停。

4. 如果满足呼吸暂停判读标准，并且在整个气流缺失期间起始部分不存在吸气努力，后面部分存在吸气努力，判读为混合性呼吸暂停。

**说明**

1. 判读呼吸暂停不需要最低血氧饱和度降低标准。

2. 如果一次呼吸事件一部分满足呼吸暂停标准，另一部分满足低通气标准，整个事件应判读为呼吸暂停。

3. 没有足够证据支持混合性呼吸暂停事件中阻塞性或中枢性成分的特定持续时间。因此，没有关于混合性呼吸暂停事件各成分特定时间的推荐。

4. 某些设备无法对呼吸暂停事件进行分型。

**H. 呼吸事件判读规则：判读低通气**

1a. 如果未记录睡眠，判读低通气必须满足以下所有标准：【推荐】

i. 推荐或替代气流传感器监测信号峰值较基线时下降≥ 30%

ii. ≥ 30% 的信号下降持续时间≥ 10s

iii. 血氧饱和度较基线值下降≥ 3%

1b. 如果未记录睡眠，判读低通气必须满足以下所有标准：【可接受】

i. 推荐或替代气流传感器监测信号峰值较基线时下降≥ 30%

ii. ≥ 30% 的信号下降持续时间≥ 10s

iii. 血氧饱和度较基线值下降≥ 4%

2a. 如果记录睡眠，判读低通气必须满足以下所有标准：【推荐】

i. 推荐或替代气流传感器监测信号峰值较基线时下降≥ 30%

ii. ≥ 30% 的信号下降持续时间≥ 10s

iii. 血氧饱和度较基线值下降≥ 3% 或伴随微觉醒

2b. 如果记录睡眠，判读低通气必须满足以下所有标准：【可接受】

i. 推荐或替代气流传感器监测信号峰值较基线时下降≥ 30%

ii. ≥ 30% 的信号下降持续时间≥ 10s

iii. 血氧饱和度较基线值下降≥ 4%

**说明**

1. 需在报告上详细注明判读低通气事件所使用的标准。

2. 只有在记录睡眠时，才能基于微觉醒判读低通气事件。

## 第二部分：使用外周动脉张力（PAT）

推荐参数必须报告。部分参数为可选择项目，如监测就应报告。

### A. 一般参数

1. 设备类型

2. 估计睡眠 / 清醒时间和 REM 时间（源自体动记录仪）

3. PAT 的气流 / 呼吸努力替代信号

4. 血氧饱和度

5. 心率（ECG 或源自血氧监测仪）

6. 鼾声（如有记录）【选择】

7. 体位（如有记录）【选择】

### B. 报告记录数据

1. 记录开始时间（h：min）

2. 记录结束时间（h：min）

3. 记录持续时间（h：min）；总记录时间（TRT，min）

4. 估计睡眠时间（MT，min）

a. 估计 REM 睡眠、深睡眠与浅睡眠的百分比【选择】

5. 心率（平均值、最高值、最低值）

6. 睡眠相关呼吸事件指数（REI；以外周动脉张力 AHI【pAHI】作为替代）

7. ≥ 4% 血氧饱和度下降指数（ODI，≥ 4% 血氧饱和度下降次数 × 60/MT[min]）

### C. 概述

1. 监测日期 / 报告日期

2. 监测技术的适宜性（按睡眠中心政策和程序定义）

a. 因技术问题需重复监测的说明

b. 监测的局限性

3. 估计睡眠时间的解释

4. 鼾声【选择】

5. 解读

a. 监测结果是否支持 OSA 的诊断

b. 诊断严重程度的陈述（如果适用）

c. 如果监测不支持诊断，推荐进行睡眠中心 PSG 监测（如果有临床指征）

6. 解读医师打印姓名并亲笔签名（验证已审核原始数据）

7. 符合《AASM 临床指南》和《实践参数》推荐的处理建议

8. 监管监测流程的详细信息（如适用）【选择】

### D. 技术和数字规格：HSAT 设备记录特征

1. 美国 FDA 认证的设备

2. 各部件独有的标识符

3. 必须达到 CPT 编码 95800 或 95801 最低标准

4. 能够记录血氧饱和度

5. 能够监测心率

6. 回放、人工判读或编辑自动分析结果时能显示原始数据

7. 能够计算呼吸事件指数（REI，是呼吸暂停低通气指数【AHI】的替代品，类似 PSG 监测时的 AHI）

8. 能查明设备相关的详细监管记录【选择】

**说明**

1. CPT 95800：睡眠监测，非值守，同步记录；心率，血氧饱和度，呼吸事件分析（通过气流或 PAT），和睡眠时间。CPT 95801：睡眠监测，非值守，同步记录；心率，血氧饱和度，呼吸事件分析。

2. 可详尽回放显示原始数据，并具有编辑事件的功能。

3. 替代 AHI 是基于体动仪估算出的睡眠时间计算，而不是基于 EEG 检测的 TST 计算。

### E. 呼吸事件判读规则：技术规范

1. HSAT 诊断研究中，基于 PAT 来识别呼吸事件，采用 PAT、血氧饱和度下降以及血氧仪导出的心率变化【可接受】

2. 使用脉氧仪监测血氧饱和度【推荐】

**说明**

设备使用的算法必须满足 AASM 现行的认证标准

## （三）计算机辅助判读

PSG 诊断设备主要功能：可监测脑电、心电、肌电、眼电、口鼻气流（热敏式和压力式可同时监测）、血氧饱和度、胸式呼吸、腹式呼吸、鼾声、体位、肢体运动、灯光、PTT、压力滴定以及可扩展通道，包括呼气末 $CO_2$、经皮 $CO_2$、食管压及 pH、NPT、模拟驾驶系统等的监测。该设备具有系统软件功能，完全满足 AASM 标准，含婴幼儿、儿童、成人三种分析子系统。充分利用高速计算机网络技术，使数据采集终端得到的各项生理参数能及时准确地传送到网络中任何一台计算机终端，同时，每个计算机终端可控制网络中任何一个数据采集终端并获取数据、波形和视频，进行数据管理，采集数据、分析数据、远程控制，并可以自动生成报告。具备睡眠期及睡眠结构、呼吸事件（各类型呼吸暂停 - 低通

气事件、RERA、陈 - 施呼吸、氧饱和度下降事件）、鼾声、LM/PLM、微觉醒、心率 / 心律异常、磨牙、矛盾呼吸、PTT、PH（选配设备）、ETCO$_2$（选配设备）等自动分析功能。全部记录由 PSG 仪器自动分析后再经人工逐项改正核实。

### （四）判读人员一致性培训

多导睡眠监测（polysomnography，PSG）是目前最常用的睡眠监测手段，是国际公认的诊断睡眠呼吸暂停及大部分其他睡眠疾患的金标准。不同国家、不同医疗机构的发展状况不同，一个睡眠实验室的工作方式将受到其所在国家、所在医疗机构的发展水平的限制，但有关睡眠实验室的建设和各种检查存在诸多国际标准，缺乏统一的标准。或者更确切地说，很多睡眠实验室医师和技师尚不熟悉有关 PSG 技术临床适应证范围、规范操作流程、多导睡眠图分析的方法及相应理论基础、统一诊断术语和报告形式。为了进行有效的交流，判读人员应遵循一致的标准。

AASM 制定发表了一系列有关多导睡眠仪检查的指南和标准。《美国睡眠医学会睡眠及其相关事件判读手册 规则、术语和技术规范》2007 版的出版是一个具有划时代意义的事件，使睡眠监测技术和判读标准化，提高了不同睡眠中心间诊断和治疗睡眠障碍的一致性与可靠性。同时由于睡眠监测技术的进展以及数字信息技术和各种设备的爆炸式出现，AASM 致力于运用循证医学证据审视、更新 AASM 睡眠及其相关事件判读手册，通过系统文献搜索进行所有证据的搜集、积累，临床专家对规则草案提供指导和反馈，睡眠技师和其他睡眠中心的工作人员提供的专业意见以及与患者交流后的意见，进行在线发布，必要时定期更新。

完善的睡眠专科医师培训制度、资格审查认定制度以及睡眠实验室资格审查认定制度为确保多导睡眠仪检查质量和分析质量的基础。AASM 要求所有学会认定的睡眠实验室必须有美国睡眠医学会认定的睡眠医学专家（Diplomat of the American Board of Sleep Medicine，D. ABSM）负责多导睡眠图分析以及临床诊断治疗的质量控制。美国多导睡眠仪技师协会（Association of Polysomnographic Technologists，APT）成立于 1978 年，于 2006 年改称为 American Association of Sleep Technologists（AAST）。1979 年成立了注册多导睡眠仪技师委员会（Board of Registered PolysomnographicTechnologists，BRPT），负责制定多导睡眠仪技师注册考试标准和具体组织安排多导睡眠仪技师的注册考试。通过考试后就成为美国注册多导睡眠仪技师（registered polysomnographic technologist，RPSGT），是目前反映 PSG 技术最高水平的认证。不同形式的培训制度，促进了判读人员对 PSG 技术临床适应证范围、规范操作流程、统一诊断术语和报告形式等得出一致性结论。

### （五）检测报告发布与存档

如前所述，睡眠监测主要包括 PSG 与 HSAT 两部分，而 PSG 数据最全面并包含绝大部分 HAST 数据。本节内容集中描述 PSG 相关报告。

与其他临床检查资料相比，PSG 资料具有记录参数多和记录时间长的特点，因此受到诸多因素干扰的概率也较大。睡眠疾病种类繁多，临床表现与 PSG 表现复杂，人们对许多睡眠疾病的 PSG 特征的认识仍处在不断加深的阶段。PSG 资料分析来说，要求每份 PSG 经技师判读分析后，还均须经睡眠医学专家审阅。临床经验有限的技师对一份 OSA 患者的 PSG 的分析可能仅能发现睡眠紊乱、睡眠呼吸事件以及可能存在的心率、心律失常事件，而经验丰富的技师以及睡眠医学专家则可能发现除明显睡眠呼吸暂停和低通气事件外，尚存在大量上气道阻力增大导致的脑电醒觉反应事件（RERA），从而发现患者的病情可能被低估。在评价是否合并存在其他睡眠疾病以及药物对睡眠的影响时，尤其需要有睡眠医学专家参与分析。总之，PSG 资料绝不可以仅由技师分析，而负责诊疗的医师不应丝毫不接触原始记录而仅根据技师的报告来进行临床诊疗。本章在介绍 PSG 常规报告内容的基础上，着重讨论 PSG 结果分析中需要注意的一些问题。

### 1. 多导睡眠图报告项目

**（1）**不同睡眠实验室的睡眠监测报告格式可能存在很多不同之处，尤其是当使用不同的检查系统时，但其中一些基本内容和一些核心内容应该是共同的。一般说来，睡眠监测报告分为两大部分：第一部分为简易一览表式报告，在这部分报告中应汇总临床诊疗所需要的最基本的信息。第二部分为各种睡眠事件参数的详细分析报告，包括各种表格、直方图和趋势图以及各种说明。本节首先就这两部分报告进行讨论。

**一份完整的报告中应包括以下几部分内容**

1）该次检查的一般信息：包括检查日期、电极安置技师名、值班技师名、PSG 分析技师名、经治医师名以及检查目的（如诊断 OSA 或 CPAP 治疗随访等）。

2）患者的一般信息：包括患者姓名、性别、病案号、睡眠检测编号、身高、体重、体重指数（BMI）、血压、颈围以及基础疾病名等。

3）一般参数：包括 EEG、EOG、EMG、呼吸气流、呼吸努力、血氧饱和度、体位。

4）睡眠判读参数：包括关灯时间、开灯时间、总睡眠时间（TST）、总记录时间（TRT；从关灯到开灯的时间）、睡眠潜伏时间（SL；从关灯至第 1 帧任何睡眠期的时间）、R 期睡眠潜伏期（睡眠起始至第 1 帧 R 期的时间）、入睡后清醒时间（WASO；包括所有清醒活动时间，也包括离床活动时间）。睡眠效率百分比（TST/TRT×100）、各期时间、各期睡眠时间占总睡眠时间的百分比（各睡眠期时间 /TST×100）。

5）觉醒事件：包括觉醒次数、觉醒指数（Arl；觉醒次数 ×60/TST）、与其他事件相关性资料。

6）心脏事件：包括睡眠期间平均心率、睡眠期间最高心率、记录期间最高心率、心动过缓（如果观察到；报告最低心率）、心脏停搏（如果观察到；报告最长停搏时间）、睡眠期间窦性心动过速（如果观察到；报告最高心率）、窄复合波心动过速（如果观察到；报告最高心率）、宽复合波心动过速（如果观察到；报告最高心率）、心房纤颤（如果观察到；报告平均心率）、其他心律失常（如果观察到；列出心律失常的类型）。

7）运动事件：包括睡眠期周期性肢体运动次数（PLMS）、睡眠期伴觉醒的周期性肢体运动次数、睡眠期周期性肢体运动指数（PLMSI；PLMS 次数 ×60/TST）、伴觉醒的 PLMS 指数（PLMSArl；伴觉醒的 PLMS 次数 ×60/TST）。

8）呼吸事件（氧疗可能导致呼吸事件被低估，医师解读报告时应予以考虑）：包括阻塞性呼吸暂停次数、混合性呼吸暂停次数、中枢性呼吸暂停次数、低通气次数、阻塞性低通气次数【可选】、中枢性低通气次数【可选】、呼吸暂停 + 低通气次数、呼吸暂停指数 [AI；（阻塞性呼吸暂停次数 + 中枢性呼吸暂停次数 + 混合性呼吸暂停次数）×60/TST]、低通气指数 [HI；低通气次数 ×60/TST]、睡眠呼吸暂停低通气指数 [AHI；（呼吸暂停次数 + 低通气次数）×60/TST]、阻塞性呼吸暂停低通气指数 [OAHI；（阻塞性呼吸暂停次数 + 混合性呼吸暂停次数 + 阻塞性低通气次数）×60/TST]、中枢性呼吸暂停低通气指数 [CAHI；（中枢性呼吸停次数 + 中枢性低通气次数）×60/TST]、呼吸努力相关觉醒次数（RERAs）、呼吸努力相关觉醒指数（RERA 指数；RERA 次数 ×60/TST）、呼吸紊乱指数 [RDI；（呼吸暂停次数 + 低通气次数 + RERA 次数）×60/TST]、血氧饱和度下降 ≥ 3% 或 ≥ 4% 的次数（应在 PSG 报告中说明判读低通气事件的标准）、血氧饱和度下降 ≥ 3% 或 ≥ 4% 指数（应在 PSG 报告中说明判读低通气事件的标准（采用 1A 或 1B））、血氧饱和度下降 ≥ 3% 或 ≥ 4% 指数（ODI；血氧饱和度下降 ≥ 3% 或 ≥ 4% 次数 ×60/TST）、平均动脉血氧饱和度、睡眠期间最低血氧饱和度（血氧饱和度下降低于特定阈值的时间占总睡眠时间的百分比，经研究者慎重考虑后可以报告）、诊断研究和 / 或滴定研究期间通气不足的出现（如睡眠期间经采集动脉血或使用替代方法监测 $PaCO_2$，在 PSG 报告中必须报告是否存在通气不足）、成人陈 - 施呼吸（只要存在中枢性呼吸暂停和 / 或中枢性低通气，PSG 报告中就需要报告是否存在陈 - 施呼吸）、陈 - 施呼吸持续时间（绝对值或占 TST 百分比）或陈 - 施呼吸事件次数、儿童周期性呼吸、鼾声等。

9）值班技师和分析技师评语：包括夜间观察到的任何患者 EEG、ECG 等异常活动、检查环境和检查设备状况的变化、PSG 质量（如是否可见到良好的仪器和生物校正、是否存在明显记录伪迹等）、一些特殊 PSG 趋势、行为观察等。

**（2）睡眠事件参数的详细分析报告**

数字化检查系统一般均提供这部分报告内容，其中对 PSG 评价最有参考价值的是各种趋势图，如整夜睡眠结构变化趋势、血氧饱和度变化趋势、心率变化趋势以及各种事件之间的时间相关性、睡眠期相关性和体位相关性等。

2. PSG 结果评价

**（1）睡眠参数：**严重 OSA 患者经有效治疗前一般睡眠均存在严重紊乱，治疗后会有不同程度的改善。对一份 PSG 中反映出来的睡眠状况的评价应包括以下几个方面：

1）睡眠效率：正常年轻成年人的睡眠效率应在95%左右。中老年患者睡眠效率会有不同程度的下降，但如果没有明显睡眠事件出现，睡眠效率低于80%的话，可能与睡眠环境的改变或其他精神因素有关，出现假阴性结果的可能性较大，应考虑重新安排时间复查。

2）各期睡眠占总睡眠时间的百分比：同样，目前只存在正常年轻成年人的正常值范围，但同一患者治疗前后可做自身对照。

3）R期睡眠潜伏时间：正常为90～120min。如果在入睡后20min内出现REM睡眠，则为入睡期REM睡眠（SOREMP），这在新生儿当然是正常现象，在成人患者则可能与以下因素有关：

①检查前患者睡眠严重欠缺（睡眠剥夺），如由工作或娱乐等原因所致。

②患者存在长期睡眠紊乱，如存在严重OSA。

③入睡时间显著后移，如凌晨4～5点刚刚入睡。

④患者一直长期服用一些对REM睡眠有抑制作用的药物（如抗抑郁症药物），检查前突然停药导致REM睡眠反弹。

⑤严重OSA患者初次接受CPAP治疗时。

⑥发作性睡病患者。

⑦还有一种情况是，重症OSA患者在等待检查期间可能已经入睡，然后被技师唤醒，待安置电极、做生理定标等一系列操作完成后，患者可能立即入睡并很快进入REM睡眠。因此，应嘱患者在检查开始前的等待时间内离开检查床。

正常睡眠不仅表现在各期睡眠有相对固定的百分比，同时还表现出一定的节律性。因此，评价睡眠质量的另一重要方面为整夜睡眠的流程，这可以从整夜睡眠的趋势直方图中看出。如果将整夜睡眠分成3个等份的话，第1个等份中慢波睡眠占优势，第3个等份中以REM睡眠为主。REM睡眠以大约2h一次的节律出现，而且持续逐渐延长。这些睡眠节律性的生理意义尚未完全阐明。有些患者各期睡眠占总睡眠时间的百分比可能并无显著异常，但睡眠节律紊乱，如入睡期的睡眠不稳定期延长，导致慢波睡眠后移；REM睡眠虽然从百分比上看接近20%，但存在显著的片段化。

图3-3为整夜睡眠示意直方图，其中5次REM睡眠中有3次呈现不同程度的片段化。第1、2及第5次REM睡眠中的分段（REM segments）分别为2次、3次和3次，分段越多，说明片段化程度越重。有些OSA患者的睡眠呼吸事件可能集中出现于REM睡眠中，导致REM睡眠质量显著下降。这些患者也可能出现明显白天嗜睡症状。图3-3中还介绍了REM睡眠的另一参数，REM睡眠周期（REM cycle）的计算方法，即第1个REM睡眠周期为从入睡到第1次REM睡眠结束之间的时间。以后各REM睡眠周期时间均为前一次REM睡眠结束到下一次REM睡眠结束之间的时间。REM密度（REM density）指出现REM睡眠中快速眼球运动的时间（时相性REM睡眠）占总REM时间的百分比。有些类型的REM睡

眠反弹可表现为 REM 密度的增大。新生儿期 REM 睡眠不仅占总睡眠时间百分比大（＞50%），而且 REM 睡眠中的时相性活动（快速眼球运动和肢体运动）频繁，随着发育过程的进展，这些时相性活动逐渐减少。智力发育迟缓的患儿有时可表现为 REM 睡眠时相性活动异常增多。

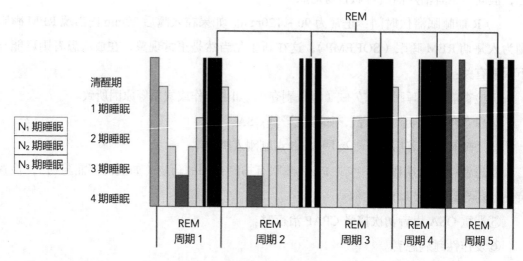

图 3-3　整夜睡眠示意直方图

REM. 快速眼动睡眠。

（2）**睡眠呼吸参数**：对睡眠呼吸紊乱事件按照睡眠期（REM 睡眠期和 NREM 睡眠期）以及不同的睡眠体位来进行分类观察非常重要。有些患者整夜睡眠期间的 AHI 可能并不高，但 REM 睡眠期内呼吸紊乱事件频繁。有作者报道这种主要见于 REM 睡眠的呼吸紊乱同样可以导致白天明显嗜睡症状，睡眠体位也可能对呼吸紊乱产生显著影响。根据其睡眠呼吸事件与睡眠体位之间的关系，OSA 患者可分为体位依赖性（positional）和非体位依赖性（non-positional）两类。体位性 OSA 的标准为：①平卧位时的睡眠呼吸暂停低通气指数（AHI）为侧卧位时 AHI 的 2 倍或 2 倍以上。②侧卧位时 AHI ＜ 15/h；侧卧位睡眠时间 ≥ 1h。临床观察表明，非体位性 OSA 患者一般体重指数较大、病情较重。而体位性 OSA 患者仅通过睡眠体位训练（采取一些措施，如使用背枕或睡衣背部缝制一个口袋，其中放入一个网球）便可减轻睡眠呼吸紊乱。当然，应当指出的是，尚无应用睡眠体位训练治疗对 OSA 生命预后效果的报道，故该方法仅能作为一种辅助治疗手段。与成人 OSA 患者相反，OSA 患儿平卧位睡眠时上气道较稳定，因而呼吸事件较少。

根据 PSG 中的鼾声、鼻压力传感器气流、胸腹呼吸运动状态以及脑电觉醒可判定上气道阻力增高。现时数字化 PSG 系统在睡眠呼吸事件评分项目中，都有呼吸努力相关觉醒（RERA）一项。虽然 AASM 建议可选择性是否判读 RERA，临床睡眠实验室应该常规进行

RERA 判定（即使不常规进行食管压测定），并将其并入 AHI 中（即为 RDI）。

从整夜睡眠趋势直方图中还可以观察到以下信息：①各种睡眠事件，包括呼吸事件、肢体运动事件以及血氧饱和度降低等与 REM 睡眠是否存在一定关系。如慢性阻塞性肺疾病患者即使无显著睡眠呼吸暂停和低通气，进入 REM 睡眠后也可能表现为持续性血氧饱和度降低；有些患者进入 REM 睡眠后肢体运动事件减少或消失；而另一些患者则无此特点。②重症 OSA 患者不同类型的睡眠呼吸事件的出现可能表现出一定的时间特征，如入睡期以中枢性睡眠呼吸暂停为主，中间大部分时间内以阻塞性呼吸暂停为主，而起床前 1h 左右时间内，混合性和中枢性呼吸暂停增多。

**（3）睡眠期间的心血管事件：**常规 PSG 检查时一般只能观察到患者的心率变化以及有无心律失常。值班技师出于保证患者安全的目的，主要注意有无危及生命的心律失常出现。PSG 分析时还应注意到心律失常的有无、出现频度、类型、与睡眠期及其他睡眠事件的关系以及对治疗的反应，并记录在技师评语中，便于诊疗医师决定是否需要进行动态心电图检查等进一步检查治疗措施。

**（4）睡眠期周期性肢体运动（PLMS）事件：**AASM 发表的指南中肢体运动事件的周期性判定规则为 4 或 4 个以上的单次肢体运动事件连续出现，相邻两个单次肢体运动事件之间的间隔时间为 5~90s，每个睡眠实验室都应实际使用这判读规则。评价 PLMS 事件时，还应该注意周期性肢体运动与睡眠期、睡眠体位、其他睡眠事件以及各种治疗措施之间的关系。有些患者初次使用 CPAP 治疗时，可能仅仅由于平卧位时间增多而出现 PLMS，而逐渐适应 CPAP 治疗后，PLMS 可以自然消失。

**（5）其他睡眠事件：**常规多导睡眠仪检查还可能发现异态睡眠发作情况和癫痫样脑电变化，甚至癫痫发作等情况，需要值班技师详细观察、记录及适时干预。PSG 分析技师亦应该将观察的异常表现记录在技师评语中，并在睡眠实验室病例讨论中提出。

3. **阴性多导睡眠图的评价** 本节讨论采用多导睡眠仪检查诊断 OSA 时，多导睡眠图结果为阴性时的评价方法。

1989 年美国胸科学会（American Thoracic Society，ATS）发表的多导睡眠仪临床应用指南中指出，单次整夜 PSG 检查（正常）足以排除有临床治疗价值的 OSA。实际上绝大多数的睡眠实验室也是通过一次整夜 PSG 检查来确定或排除 OSA。另一方面，自 1984 年起，很多作者报道一次整夜 PSG 检查阴性可能不足以排除 OSA。PSG 检查出现假阴性结果可能是由于每次检查结果之间可能存在较大的变异性；而可能导致这种变异性的因素很多。

**（1）临床上应考虑的因素包括以下几方面**

1）鼻气道通畅情况：一些患者鼻气道阻力增高在 OSA 发生发展中起到极为重要的影响；而某些原因，如过敏性鼻炎患者因鼻黏膜充血而导致的鼻气道阻力增高，随着季节和治疗情况的变化，很可能发生显著的变化。

2）睡眠体位：上面提到一些患者的睡眠呼吸紊乱程度呈睡眠体位依赖性，即平卧位状态下睡眠呼吸紊乱加重。这些患者初次检查时如果平卧位睡眠时间短，检查结果则可能低估其病情。

3）REM 睡眠百分比和 REM 密度：有些患者睡眠呼吸紊乱集中出现于 REM 睡眠期。如果初次检查因为所谓"首夜效应"，REM 睡眠时间较短，则其 AHI 相应减少。因为睡眠呼吸紊乱主要与时相性 REM 相关，所以即使 REM 睡眠百分比变化不大，但 REM 睡眠期间眼球快速运动较少，即 REM 密度减小也可能使睡眠呼吸紊乱程度减轻。

4）饮酒和服用镇静药物情况：饮酒和服用镇静药物均可加重睡眠呼吸紊乱。如果患者长期服用镇静药物或长期酗酒，而在进行多导睡眠仪检查前短期停止服药或饮酒，检查结束后恢复既往的生活习惯，则 PSG 结果可能不能反映患者平时真实的睡眠呼吸紊乱状况，而出现假阴性结果。

5）睡眠卫生：和饮酒以及服用镇静药物一样，强制性禁睡引起的睡眠剥夺也可以加重睡眠呼吸紊乱。一些特殊职业的患者，如长途货车驾驶员，往往存在慢性睡眠剥夺。为这些患者安排 PSG 检查时应充分考虑到其职业性睡眠习惯对睡眠呼吸状况的影响，尽可能安排患者在不改变其自然生活习惯的情况下进行检查，以避免出现假阴性结果。

6）RERA：有些患者整夜多导睡眠图中可能不出现明显呼吸暂停或者低通气，亦无显著动脉血氧饱和度降低，但实际上存在大量因上气道阻力增高而导致的脑电醒觉反应以及明显的白天嗜睡症状。对这些患者的 PSG 进行分析时，应特别注意检出其 RERA 事件。

7）CPAP 治疗的残余效应：正在接受 CPAP 治疗的 OSA 患者，如果安排脱机疗效观察的话，为避免可能存在的 CPAP 治疗残余效应，最好在脱机 2～3d 后安排 PSG 检查，否则假阴性结果可能误导进一步的治疗；其他治疗方法，如口腔矫治器（dental appliance）治疗亦可能存在残余效应。另一方面，对手术治疗效果的评价则需要注意排除术后患者进食减少、体重减轻这一混淆因素，随访性多导睡眠仪检查应安排在术后 3 个月或更长时间以后进行。

对于存在习惯性打鼾、白天嗜睡、$BMI > 35kg/m^2$ 以及被发现睡眠期间有呼吸暂停现象者，如果初次 PSG 检查结果为阴性，应考虑重复 PSG 检查。

4. **报告存档**　目前睡眠检查室使用的 PSG 绝大多数为电脑化产品，其将电极组合转换器、放大器以及 A-D 转换器均集中到体积很小的检查盒机体内，数据可存储于检查盒的存储卡内，同时可以备份至电脑硬盘或各种形式的软盘中（如 MO 或 DVD）。与微软公司合作，其具备在任一 Word 文档，都可以通过快捷键进入分析数据库，调取任何数据；同时报告可输出到 excel，便于数据统计。报告模板见表 3-4。

**表 3-4　报告模板**

| 姓名:XXX | 性别:X | 年龄:XX | BMI:XX |
|---|---|---|---|

身高:××cm　　　　　体重:××kg　　　　　出生日期:××××/×/×

睡前血压:××mmHg　　　醒后血压:××mmHg　　　科别:

就诊原因:　　　　　　近期服药:

患者整夜在睡眠中采用×××进行监测,以基础睡眠诊断 10～20 安置电极,口鼻气流采用压力和热敏双传感器,血氧饱和度采用 Nonin 指部探头。整夜监测信号良好。按照 AASM 判读手册的规则分析睡眠及相关事件。

睡眠结构:总睡眠时间××min,睡眠效率××%,睡眠潜伏期××min,快速眼动睡眠(REM)期潜伏时间××min。患者总睡眠时间××,××期、××期睡眠比例增加,××期、××期睡眠比例减少,觉醒次数××,觉醒指数××。

呼吸事件:呼吸暂停低通气指数××,最长呼吸暂停××s,最长低通气××s。

血氧情况:睡眠中平均血氧饱和度××%,最低血氧饱和度××%。

心电事件:睡眠中最慢心率×× 次/min,最快心率×× 次/min,异常心律:×××××。

腿动情况:周期性腿动次数××/指数××;其他肌电活动:×××××。

其他异常情况:×××××。

结论:

1. 睡眠呼吸暂停:　　　　　符　合　　　　　不符合　　　　　单纯鼾症
　　　　　　　　类型:　　　阻塞性　　　中枢性　　　混合性　　　低通气
　　　　　　　　程度:　　　轻　度　　　　　中　度　　　　　重　度

2. 夜间睡眠低血氧症:　　　　轻　度　　　　　中　度　　　　　重　度

3. 其他:

　　　　　　　　　　　　　　　　　医生签名:
　　　　　　　　　　　　　　　　　报告日期:

**监测信息**

| 报告编号: | | 监测日期: | |
|---|---|---|---|

申请医生:　　　　　监测技师:　　　　　分析技师:　　　　　报告医生:

关灯时间:××/×/×　　开灯时间:××/×/×　　总睡眠时间:××min　　睡眠效率:××%

卧床时间:××min　　　总记录时间:××min　　入睡后清醒时间:××min　　清醒次数:××

睡眠潜伏时间:××min　　R 期潜伏时间:××min

### 睡眠分期

| 睡眠分期 | 清醒期 | R 期 | N₁ 期 | N₂ 期 | N₃ 期 |
|---|---|---|---|---|---|
| 持续时间 /min | | | | | |
| 总记录时间 /min | | | | | |
| 总睡眠时间 /min | | | | | |

### 呼吸事件

| 参数 | 阻塞性呼吸暂停 | 混合性呼吸暂停 | 中枢性呼吸暂停 | 总呼吸暂停 | 低通气 |
|---|---|---|---|---|---|
| 次数 / 次 | | | | | |
| 指数 | | | | | |
| 平均时间 /s | | | | | |
| 最长时间 /s | | | | | |

| 呼吸事件 – 睡眠期 | REM | NREM | 睡眠时间总计 |
|---|---|---|---|
| 呼吸暂停 | | | |
| 低通气 | | | |
| 呼吸暂停 + 低通气 | | | |
| 睡眠呼吸暂停低通气指数（AHI） | | | |
| 呼吸努力相关觉醒 | | | |
| 呼吸努力相关觉醒指数 | | | |
| 呼吸紊乱指数（RDI） | | | |
| 通气不足 | | | |
| 陈 - 施呼吸或周期性呼吸持续时间 | | | |

### 呼吸与体位

| 参数 / 次数 | 总时间 /min | 阻塞性呼吸暂停 | 混合性呼吸暂停 | 中枢性呼吸暂停 | 低通气 | 总计 |
|---|---|---|---|---|---|---|
| 仰卧位 | | | | | | |
| 左侧卧位 | | | | | | |
| 右侧卧位 | | | | | | |
| 俯卧位 | | | | | | |
| 坐位 | | | | | | |

### SpO2

| 参数 | | 指标 | |
|---|---|---|---|
| 清醒期平均 $SpO_2$ | % | < 90% 占睡眠时间百分比 | % |
| 睡眠期平均 $SpO_2$ | % | < 85% 占睡眠时间百分比 | % |
| 氧饱和度下降 ≥ 3% 指数 | % | < 80% 占睡眠时间百分比 | % |
| 最低 $SpO_2$(报告) | % | < 75% 占睡眠时间百分比 | % |
| 最低 $SpO_2$(非快速眼动睡眠,NREM) | % | < 70% 占睡眠时间百分比 | % |
| 最低 $SpO_2$(快速眼动睡眠,REM) | % | < 60% 占睡眠时间百分比 | % |

### 心电

| | |
|---|---|
| 睡眠期平均心率 / 次·$min^{-1}$ | |
| 睡眠期最慢心率 / 次·$min^{-1}$ | |
| 睡眠期最快心率 / 次·$min^{-1}$ | |
| 记录期间最快心率 / 次·$min^{-1}$ | |

### 觉醒

| 参数 | REM | | NREM | | SLEEP | |
|---|---|---|---|---|---|---|
| | 次数 | 指数 | 次数 | 指数 | 次数 | 指数 |
| 呼吸相关觉醒 | | | | | | |
| 腿动相关觉醒 | | | | | | |
| 自发性觉醒 | | | | | | |
| 周期性腿动相关觉醒 | | | | | | |
| 总计 | | | | | | |

### 肢体运动

| 参数 | NREM | | REM | | SLEEP | | 清醒期 |
|---|---|---|---|---|---|---|---|
| | 次数 | 指数 | 次数 | 指数 | 次数 | 指数 | 次数 |
| 周期性肢体运动 | | | | | | | |
| 觉醒相关的周期性肢体运动 | | | | | | | |
| 左下肢周期性运动 | | | | | | | |
| 右下肢周期性运动 | | | | | | | |
| 左下肢孤立运动 | | | | | | | |
| 右下肢孤立运动 | | | | | | | |

**特殊事件**

| 参数 / 次数 | NREM | REM | 总计 |
|---|---|---|---|
| 磨牙 | | | |
| 挥手 | | | |
| 踢腿 | | | |
| 摇头 | | | |
| 躯体抽动 | | | |
| 叫喊 | | | |
| 行走 | | | |
| 其他 | | | |

# 四、设备维护

为保证监测设备经常处于良好的技术状态，随时可以投入运行，减少故障停机日，提高设备利用率，延长使用寿命，降低维修成本，确保安全运行工作，需高度重视对医疗设备的维护。

## （一）设备维护方案

睡眠医学中心所有用于观察患者生命体征相关的设备都需要有一份详细的书面计划，以确保电气和机械安全，避免损伤患者、患者家属及员工。书面计划必须包括设备维护日志中涉及操作性文件的具体说明。该计划必须指明工作人员每月对设备进行的外观检查已明确是否存在明显缺陷；遵守制造商关于监测和维护记录设备的建议；以及由认证电工或生物医学工程师进行的年度电气安全测试。

1. 中心必须将所有与监测失败（包括没有数据、数据不足或数据损坏等）相关的设备和传感器从监测设备中移除，并测试其功能是否正常，确定上述设备及传感器功能正常后方可应用于下一次监测服务中。

2. 中心需及时报告日常维护中发现的设备或传感器异常以及在监测过程中出现的故障，并对上述的异常及故障进行分类，依据不同的表现对其原因进行系统分析，了解故障发生的原因，进而记录在册，以便于预防故障再次发生和及时排除异常。

## （二）设备维护的方法

1. **培训技术人员对设备维护的方法**　在医疗设备故障解决和处理的过程中，岗位工作人员的专业水平对其有非常重要的影响。医疗设备的维护，需对岗位技术人员进行设备使用的培训，让其可以明确地掌握以及了解设备性能、操作方法、保养方法及注意事项等，保证在遇到问题时，可以采取正确的方式解决问题并维护设备。能掌握设备日常保养方法，最大程度降低设备出现故障的概率，确保设备可以安全稳定的运行。

**2. 加强设备日常保养及严格检查**　设备的定期保养以及检查工作是医疗设备日常运行的关键和基础，对医疗设备安全运行具有十分重要的意义。一方面，医院设备管理部门应建立相关医疗设备的定期保养以及检查制度，保证工作的完整性，提高工作质量和效率。另一方面，管理人员应该加大检查力度，规定维修人员定期对设备运行情况进行检查，严格按照标准和规定进行保养，保证医疗设备处于良好的工作水平。

### （三）感染控制及设备消毒

**1. 感染控制**　睡眠医学中心首先应该严格遵守医院的感染控制制度，其次根据睡眠监测的流程及方法做相应的感控措施。具体措施如下。

（1）睡眠医学中心的医护人员定期进行医院感染控制知识的培训，提高医护人员对医院感染控制措施持续应用的依从性，制定感染管理质量考核制度，降低医院感染发生率。

（2）中心必须有书面的感染控制程序，尤其是在清洁和检查设备过程中；包括灭菌、深度消毒具体程序，或每次使用设备后使用符合制造商建议的杀菌剂，同时消毒灭菌标准必须符合国家或省级卫生政策法规及标准。必须按照中心的感染控制计划将清洁和污染的设备进行物理隔离，目的是预防交叉感染。

（3）坚持手卫生，手卫生是防止院感发生最有效的方法。在睡眠监测过程中安装电极前后应洗手，特殊疫情时期（如新型冠状病毒肺炎）操作时需佩戴双层手套。

**2. 设备消毒**　PSG 监测仪主机在每次使用后需进行清洁和消毒，清洁前要关机，有触摸功能的设备要先停用触摸功能。可使用无尘布蘸取适量的水或 75% 的乙醇，擦拭主机、模块或插件箱的表面，注意避开设备的接口和金属部件，再用干的无尘布擦去设备表面的清洁剂，并将设备放置在通风阴凉的环境下风干。睡眠监测用的附件（如脑电电缆、气管、血氧电缆、血氧探头和心电导联线等），消毒方法类似监测仪主机。胸腹呼吸运动带可用水或温和清洁剂手洗，清洁后干燥备用。特殊电极，如食管压、食管 pH 电极等应按照说明要求进行相应消毒灭菌处理。

进行 CPAP 滴定前，主机的消毒用较弱碱性清洁剂（肥皂水等）或酒精溶液中浸泡过的无尘布擦拭机身外壳。主机外壳、插件式模块外壳、电源线、气源和软管表面附有油渍等污物时用棉签蘸少许消毒液擦拭，擦拭时切忌将液体流入屏幕的缝隙中，最后用干燥的无尘布擦干。对吸气安全阀组件、呼气阀组件、呼气阀流量传感器等部件需要用中、高效消毒剂溶液浸泡 30min 以上，然后用清水清洗干净并彻底晾干。

### （四）睡眠监测数据的管理原则及措施

睡眠监测记录的原始数据，应保证：①原始性，不允许有任何改动；②及时性，对数据的记录一定要及时不能事后凭回忆记录，如睡眠中观察到的事件需及时记录以利于睡眠事件与睡眠期的同步分析；③完整性，包括患者基本信息、监测中所有信息的记录，即使监测失败没有结果也应该有相应的记录；④系统性连续记录，不能间断；⑤客观性和真实性，不带有任何人为主观因素。

睡眠监测数据的保存原则及措施：①完整的保存睡眠监测所有原始数据，便于临床及科研的进一步需求；②对数据进行统筹管理和规划，如按研究领域、创建时间、保密级别等分别保存；③根据数据分类设定保存期限；④将睡眠监测数据与重要的临床相关资料、研究成果等共同保存，增加数据在临床及科研的再利用。

（周俊英、王蓓、张斌执笔，何国华、王莞尔、王长虹、韩芳、唐向东审校）

# 第四章　患者收治及其病程管理要求

睡眠医学中心是指包括对患者进行评估和管理的睡眠疾病临床诊疗部分和在医学中心内进行睡眠监测或家庭睡眠呼吸暂停监测（home sleep apnea testing，HSAT）这些以诊断性检查为目的的睡眠监测组成。睡眠临床诊疗部分和睡眠检查室可以分布在不同位置。睡眠医学中心须经过睡眠医学权威认证机构认证达到《中国睡眠医学中心认证标准》并授权，才可以进行所有类型的睡眠疾病的检查，包括睡眠疾病的量表评估、PSG、MSLT、MWT和HSAT等睡眠疾病相关检查，并按照睡眠障碍疾病的临床诊治路径开展相应的诊疗。

## 一、患者收治原则与流程

### （一）睡眠医学中心内监测的患者收治原则

1. **失眠**　失眠是指患者尽管有合适的睡眠机会和睡眠环境，依然对睡眠时间和/或质量感到不满足，并且影响其日间社会功能的一种主观体验。失眠的临床评估包括病史采集、睡眠日记、量表评估和客观评估等手段。需要收治到睡眠医学中心内监测的失眠患者应该满足下列失眠的收治标准和排除标准。

**（1）收治标准：需要进行整夜多导睡眠监测（PSG）和多次小睡潜伏期试验（MLST）**

1）怀疑合并其他睡眠疾病的失眠可在中心内进行PSG检查以确定诊断，治疗后还应复查PSG以评估疗效。

2）长期失眠未确定诊断或治疗无效者。

3）主观性失眠患者。

4）评估失眠的日间觉醒功能或伴有日间嗜睡或发作性睡病的失眠患者需要进行MLST。

**（2）排除标准**

1）大多数短暂性失眠和慢性失眠患者不必做睡眠监测。

2）伴有焦虑、抑郁、痴呆者。

3）伴有慢性纤维肌痛症或者慢性疲劳综合征。

2. **睡眠呼吸障碍（sleep disordersred breathing，SDB）　是一组以睡眠呼吸节律异常和/或通气异常为主要特征的疾病。**表现为夜间睡眠打鼾伴呼吸暂停和白天嗜睡、疲劳、注意力不集中等，呼吸暂停引起反复发作的夜间低氧和高碳酸血症，SDB主要包括阻塞性睡眠呼吸暂停（OSA）、中枢性睡眠呼吸暂停（CSA）、睡眠相关低通气症、睡眠相关低氧血症等。睡眠呼吸障碍的评估包括OSA相关症状的病史和体征、嗜睡量表评估、上气道检查和多导睡眠监测（PSG）。PSG是诊断睡眠呼吸障碍的"金标准"，有OSA相关异常指标应进行多导睡眠监测。

**（1）整夜时段的睡眠监测：**是诊断 OSA 最重要的方法，它不仅可判断疾病严重程度，还可全面评估患者的睡眠结构，睡眠中呼吸暂停，低氧情况，以及心电、血压的变化。

1）有 OSA 相关症状和体征，临床怀疑为 OSA 者。

2）临床上存在症状或体征支持患有 OSA：①肥胖；②晨起头痛；③难以解释的白天嗜睡或疲劳；④睡眠中发生呼吸暂停或者夜间出现憋气；⑤难以解释的白天低氧血症或红细胞增多症；⑥疑有肥胖低通气综合征；⑦高血压尤其是难治性高血压；⑧原因不明的心律失常、夜间心绞痛、慢性心功能不全；⑨顽固性难治性糖尿病及胰岛素抵抗；⑩脑卒中、癫痫、老年痴呆及认知功能障碍；⑪性功能障碍；⑫晨起口干或顽固性慢性干咳。

3）监测患者夜间睡眠时低氧程度，为氧疗提供客观依据。

4）借助食管压检测，将 OSA 与中枢性睡眠呼吸暂停相鉴别。

5）OSA 非手术治疗前后及手术前、术后评估，评价各种治疗手段对 OSA 的治疗效果。

6）诊断其他睡眠障碍性疾患。

**（2）分夜睡眠监测**

1）中度以上 OSA，反复出现持续时间较长的睡眠呼吸暂停或低通气，伴有严重的低氧血症。

2）因 REM 期睡眠增多，CPAP 压力滴定的时间应 > 3h。

3）当患者处于平卧位时，CPAP 压力可完全消除 REM 及 NREM 睡眠期的所有呼吸暂停、低通气及鼾声。如果不能满足以上条件，应进行整夜 PSG 监测并另选整夜时间进行 CPAP 压力滴定。

**（3）午间小睡 PSG 监测：**适用于白天嗜睡明显的患者，通常需要保证有 2 ~ 4h 的睡眠时间（包括 REM 和 NREM 期）才能满足诊断 OSA 的需要，因此存在一定的失败率和假阴性结果。

**（4）家庭睡眠呼吸暂停监测（便携式无人监护筛查）：**家庭监测设备种类包括心肺耦合、单纯血氧饱和度监测、口鼻气流＋血氧饱和度、口鼻气流＋鼾声＋血氧饱和度＋胸腹运动等，用于基层医院或初步筛查 OSA 患者，也可用于评价疗效及随访。

**3. 中枢型嗜睡**　指非呼吸相关的白天过度睡眠，凡具有日间过度嗜睡（excessive daytime sleepiness，EDS）的，患者都需要在睡眠实验室进行标准的整夜多导睡眠监测，次日白天行多次睡眠潜伏时间试验（MSLT）检查。

**（1）收治标准**

1）发作性睡病（1型和2型）：①发作性睡病1型，或称为伴猝倒的发作性睡病（narcolepsy with cataplexy），以脑脊液中食欲素（orexin-A）水平显著下降为重要生物指标；②发作性睡病 2 型，既往称为不伴猝倒的发作性睡病（narcolepsy without cataplexy），通常脑脊液中食欲素水平无显著下降或正常。

2）特发性嗜睡症：即使夜间足够的睡眠时间仍出现白天睡眠增多者。

3）克莱恩 - 莱文综合征（Kleine-Levin Syndrome）。

4）睡眠增多可能是由于躯体疾病（内科疾病、神经系统疾病）、精神疾病（抑郁症、双相情感障碍、精神分裂症）、睡眠呼吸疾病（OSA）所致，经治疗后白天困倦症状仍不能缓解或者病程中出现了猝倒、睡瘫、入睡前幻觉、夜间睡眠行为异常者等。

**（2）排除标准：** 尽管存在日间睡眠增多，但能有明显的诱因如药物所致夜间睡眠障碍、内科疾病、神经系统疾病等。

1）睡眠增多需排除药物因素和物质滥用。

2）睡眠不足综合征。

3）睡眠增多如果是由于 OSA、不宁腿综合征、睡眠行为异常等所致；不必进行 MLST，如果出现猝倒、睡瘫等症状，则需要进行 MSLT。

**（3）整夜多导睡眠监测（PSG）：** PSG 对于诊断猝倒型发作性睡病是可选项（或也可以选择进行脑脊液食欲素 A 含量测定）；PSG 对于诊断非猝倒型发作性睡病是必需的。此外，PSG 对于伴夜间睡眠障碍状况的评估和伴随其他睡眠疾病的诊断（如 RBD、OSA 等）仍是必要的。

**注意：** 在睡眠监测前 2 周停用所有干扰睡眠的药物，或至少停药时间长达 5 倍药物及其具有活性代谢产物的半衰期。监测前 1 周保持规律的睡眠 - 觉醒作息时间，应保证每晚 7h 以上的卧床时间（儿童建议更长）以避免假阴性和假阳性的结果。对于临床高度怀疑发作性睡病结果阴性时需要重复进行 MSLT 监测

**（4）MSLT：** 在 MSLT 检查前至少记录 1 周的体动记录仪（actigraphy）和睡眠日记以鉴别睡眠不足、轮班工作和其他昼夜节律失调性睡眠障碍。

**4. 异态睡眠（parasomnias）** 是指发生在入睡、睡眠期间或从睡眠中唤醒期间的异常行为，包含运动行为、情绪、感知、做梦和自主神经系统功能相关的睡眠异常，导致自伤或伤人、睡眠中断、不良健康效应和不良心理社会效应。运动行为常导致自伤或伤及同床者。异态睡眠分为 2 种睡眠状态，即非快速眼动睡眠（non-rapid eye movement，NREM）期相关异态睡眠和快速眼动睡眠（rapid eye movement，REM）期相关异态睡眠。

**（1）收治标准：** 无论是发生在 NREM 期还是 REM 期的异态睡眠均应该进行整夜 PSG，必要时可以重复监测。

1）过去有过睡眠中出现梦语、喊叫、打斗暴力等行为且常与梦境相关。

2）夜间出现下地活动、进食、哭喊等异常行为且无法唤醒。

3）睡眠中出现抽搐发作需要与癫痫进行鉴别时。

4）夜间出现不能解释的恐惧、害怕或异常动作与行为。

5）夜间的异常行为可能是心理因素所致。

**（2）排除标准**

1）夜间异常行为是由于慢性心肺疾病导致的端坐呼吸位。

2）由于慢性骨关节病、躯体疼痛不适无法舒适入睡导致的睡姿异常。

3）因前列腺肥大、慢性肾病或者泌尿系感染、紧张导致的尿频、夜尿增多等。

**5. 睡眠相关运动障碍** 是指一系列干扰正常睡眠及在入睡前和刚入睡后出现的简单的、无目的性的刻板运动。睡眠相关运动障碍常常是神经系统疾病的首发症状或主要症状，因此在进行 PSG 检查前要详细地询问病史和症状发作特点、完成必要的神经影像检查（CT、MRI）和其他神经电生理检查，如脑电图、肌电图、诱发电位及神经传导等，进行整夜视频多导图睡眠监测对本组疾病的诊断和鉴别诊断都有重要意义。所有睡眠相关运动障碍疾病都应该进行整夜 PSG。

（1）不宁腿综合征：尽管 PSG 不是不宁腿综合征发常规检查，但被认为是不宁腿综合征的最有意义的检查方法之一，入睡潜伏期延长和高觉醒指数为诊断提供客观证据。

暗示性制动试验（suggested immobilization test，SIT）可以用来评价清醒状态下周期性腿动和不宁腿综合征的感觉症状。睡前 1h，患者在舒适清醒的条件下在床上将下肢伸直，用不带呼吸监测的 PSG 进行监测，如果这期间腿动达到 40 次 /h，支持不宁腿综合征的诊断。

（2）周期性肢体运动障碍（periodic limb movement disorder，PLMD）：PSG 是本病的关键性诊断检测项目，具有高度的灵敏度及特异性。由于抗抑郁药物可诱发和加重周期性肢体运动，因此在行 PSG 监测前需要先停药并等药物的生物代谢结束之后再进行监测。周期性肢体运动的评分标准采用 AASM 手册上为睡眠及其相关事件的判读标准。由于周期性肢体运动障碍的诊断是排除性诊断，因此还需要考虑除外一些其他导致周期性肢体运动的情况，如不宁腿综合征、发作性睡病、睡眠呼吸障碍、神经系统疾病等。

（3）睡眠相关性腿痉挛：PSG 监测是常规的检测方法，显示腓肠肌肌电活动呈非周期性暴发的高频率、高波幅电位可与周期性肢体运动鉴别。

（4）睡眠相关性磨牙：PSG 监测到睡眠中咬肌和颞肌的肌电活动及伴随的磨牙声，可发生在睡眠期中的任何阶段。

（5）睡眠相关节律运动障碍：PSG 显示节律运动可发生在睡眠的各阶段，包括 REM 睡眠期和 NREM 睡眠期，以 NREM 睡眠 2 期最多见。

（6）婴儿睡眠良性肌阵挛：PSG 检查显示肌阵挛抽动主要出现于 $N_3$ 期，也可出现于 R 睡眠期，肌阵挛发作时脑电活动正常。

（7）睡眠起始脊髓固有束肌阵挛：PSG 可记录清醒至睡眠转换过程中频繁反复出现的肌阵挛抽动，多从胸段、腹段或颈段开始，逐渐向头侧和尾侧进行扩散。

（8）其他疾病所致睡眠相关性运动障碍、药物和物质滥用所致睡眠相关性运动障碍。

（9）独立的症状和正常变异：频繁局部肌阵挛、睡前足震颤及睡眠期交替性腿部肌肉运动、睡眠惊跳（入睡抽动）等。

注意：当睡眠相关运动障碍对夜间睡眠的干扰很大也会出现白天过度嗜睡，此时还应该加做 MSLT 以与发作性睡病的夜间运动增多相鉴别。

**6. 睡眠时相障碍**　是指由于内源性调节昼夜时间系统的变化或内源性昼夜节律与影响睡眠 - 觉醒时间和周期的外源性因素之间的失调引起的持续的、反复的睡眠 - 觉醒紊乱，最常见症状是入睡困难和 / 或睡眠维持困难及日间睡眠增多。

**（1）收治标准：**睡眠时相延迟综合征、睡眠时相提前综合征、非 24h 昼夜节律相关睡眠障碍、无规律睡眠 - 觉醒模式及倒班相关睡眠障碍等昼夜节律失调性睡眠障碍的诊断及治疗的评估。

**（2）主观评估：**睡眠日记、清晨型 - 夜晚型问卷（morningnsee-eveningness questionnaire，MEQ）。

**（3）整夜 PSG：**可显示患者的睡眠结构及昼夜节律变化，但主要用于排除其他睡眠障碍疾病。

**（4）体动记录仪（actigraphy）：**检查的目的在于具体了解患者在家中睡眠 - 觉醒的规律变化，可将体动仪佩戴在手腕、上臂、腰及脚踝部，以手腕部敏感性最高。体动记录仪监测一般不需要收治到睡眠中心内进行。

**（5）昼夜时相标记物检测：**用微光褪黑素分泌（dim-light melatonia onset，DLMO）试验及最低核心体温（core body temperature minimum，CBTm）来测定身体内的生理节律时相，并与外界的时钟时间进行比较。

## （二）睡眠障碍疾病患者的收治流程

### 1. 监测前的病史采集与评估

（1）一般信息收集：年龄、性别、家庭成员状况、基础疾病病史和睡眠病史，睡眠习惯、药物应用情况等。

（2）睡眠记录和结构式访谈：睡眠记录和结构式访谈具有重要的诊断价值，应用于特定的睡眠障碍如以失眠、过度嗜睡和昼夜节律障碍为主诉等。

（3）问卷评估：睡眠医学中心可获取各种类型睡眠障碍的问卷或相关的其他问卷如焦虑、抑郁筛查问卷、认知筛查问卷、疲劳问卷等（见量表评估部分）。

（4）体格检查：身高、体重、体重指数（BMI）、体温（昼夜节律紊乱患者需监测最低核心体温）、血压（睡前和觉醒后血压）、脉搏、颈围、评定颌面形态，重点观察有无下颌后缩、下颌畸形、鼻咽喉部的检查，有无悬雍垂肥大、有无扁桃体肿大及程度，有无舌体肥大及腺样体肥大；心、肺、脑、神经系统检查等。

（5）实验室化验：血常规，尿常规，血液检查（肝肾功能、空腹和餐后血糖、血脂、同型半胱氨酸），血清铁、血清总铁结合力、血清铁蛋白、转铁蛋白饱和度、转铁蛋白，甲状腺五项＋抗体，性激素（血清催乳素、雌二醇、睾丸素），胰岛素，皮质醇等，动脉血气分析（必要时）；对睡眠时相障碍患者需进行微光褪黑素分泌试验来测定 24h 睡液、血浆褪黑素值或尿液中褪黑素代谢产物 6-羧基硫酸褪黑素（6-sulphatoxy melatonin，aMT6s）。

（6）脑脊液化验：发作性睡病食欲素检测，怀疑神经疾病继发睡眠障碍者需要腰穿排除神经系统疾病。

（7）影像检查：肺功能检查（必要时），X 线头影测量（包括咽喉部测量）及 X 线胸片（必要时）；成人异态睡眠、睡眠相关运动障碍、中枢性嗜睡患者应进行相关的神经影像学监测如头 MRI 或 CT。

（8）电生理检查：心电图、脑电图（适合伴脑疾病者）、肌电图（适合不宁腿综合征与周围神经病无法鉴别者）。

**2. 睡眠监测流程（见睡眠监测操作部分）**

（1）收治中心内监测的患者需在书面政策文件上签字。

（2）需要家属陪伴的患者必须满足：无独立行为能力，监测中存在风险或可能发生危险行为的患者（如 RBD），或合并严重躯体疾病的情况。

（3）监测完毕技师应提供患者夜间监测初步数据的报告。

（4）监测后信息收集核对，包括患者和陪护者记录的睡眠情况。

（5）数据判读和填写睡眠监测分析报告。

# 二、患者病程管理要求

**1. 患者管理**　睡眠医学中心必须在病历中记录每位就诊睡眠障碍患者的评估、管理和随访情况。必须显示医疗记录，以证明对患者有足够规范的睡眠障碍管理。所有睡眠障碍均参照最新版的《国际睡眠障碍分类》第 3 版（2014）（ICSD-3）定义。

**2. 政策和程序手册**

**（1）睡眠医学中心必须存留一份《政策和程序手册》：**该手册必须包含特定于该中心的所有政策、程序和协议，并且参照相关睡眠疾病的指南或专家共识的内容。

**（2）所需协议：**睡眠医学中心必须为下列的监测保留书面或电子形式的协议：PSG、MSLT、MWT、CPAP 治疗滴定和 HSAT。

**（3）其他协议：**如果进行食管压力监测、体动记录仪检测、呼气末二氧化碳监测或经皮二氧化碳监测，则必须遵守这些程序的规程。

**3. 病历资料管理**

（1）病历：睡眠医学中心必须为在机构中进行评估和/或监测的每个患者保存医疗记录。

在进行多导睡眠监测前，所有患者的医疗记录必须包括：患者一般信息、问卷或其他筛查评估，病史以及用药情况。应注意并仔细检查可能在监测设备中导致医疗事故的潜在医疗状况。该记录必须由设备负责人或相关医务人员进行审查和批准以供排查。

（2）PAP 评估：由机构医务人员开具 PAP 治疗的患者必须在开始治疗的 12 周内接受随访，以评估气道压力情况。PAP 评估必须至少包括以下两项要求所确定的治疗使用和对治疗反应的反馈：①审查从治疗设备上下载的文件，以确认患者对治疗的反应和 AASM 定义的充分依从性；②经过治疗后患者主观对治疗反应的反馈，如问卷或患者报告。

患者病历必须包含上述评估的文件和 PAP 治疗的知情同意书。如果患者的主观报告中对治疗的不耐受或疗效不明确，则必须安排随访，评估不耐受或不接受设备的原因等。

**4. 数据库 / 存储** 该机构应使用最新版《国际睡眠障碍分类》中的最新代码编号来维护所有患者睡眠诊断的数据库或电子表格。该机构必须将所有睡眠检查（包括但不限于 PSG、MSLT 和 HSAT）中的原始数据（视频除外）存储至少 5 年，或者存储更长的时间。可以根据患者发布医疗信息的要求，将电子副本提供给不属于该机构的其他就诊睡眠医生。

## 三、睡眠觉醒障碍的临床诊疗路径

### （一）失眠障碍临床路径标准住院流程

**1. 适用对象** 第一诊断为失眠障碍（ICD-11L1-7A0）。

**2. 诊断依据** 根据《国际睡眠障碍分类》**第 3 版（2014）（ICSD-3）**，失眠障碍可分为短期失眠障碍和慢性失眠障碍，具体标准如下。

**（1）慢性失眠障碍诊断标准：** 必须满足标准 A ~ F。A. 患者主诉或由患者家长或照护者发现，以下一项或多项症状：①入睡困难；②睡眠维持困难；③比期望的时间早醒；④在适当的作息时间拒绝就寝；⑤无父母或照护者干预时，入睡困难。B. 患者主诉或由家长或照护者发现，以下一项或多项与夜间睡眠困难相关的症状：①疲劳 / 不适；②注意力、专注力或记忆力受损；③社会、家庭、职业功能受损或学业表现下降；④情绪障碍 / 易激惹；⑤白天嗜睡；⑥行为问题（如多动、冲动、攻击性行为）；⑦积极性、精力或动力不足；⑧发生错误 / 事故的倾向增加；⑨对睡眠关注或不满意。C. 睡眠 / 觉醒困难主诉不能单纯以睡眠机会不充足（如分配了充足的睡眠时间）或睡眠环境不佳（如环境安全、黑暗、安静、舒适）解释。D. 睡眠紊乱和相关日间症状出现每周至少 3 次。E. 睡眠紊乱和相关日间症状出现持续至少 3 个月。F. 睡眠 / 觉醒困难不能被另一种睡眠障碍更好地解释。

**（2）短期失眠障碍诊断标准：** 符合慢性失眠 A ~ C、F 标准，但病程不足 3 个月和 / 或相关症状出现的频率未达到每周 3 次。

**3. 治疗方案的选择** 根据 2017 年《中国失眠障碍诊断和治疗指南》（中国睡眠研究

会）（图 4-1）：

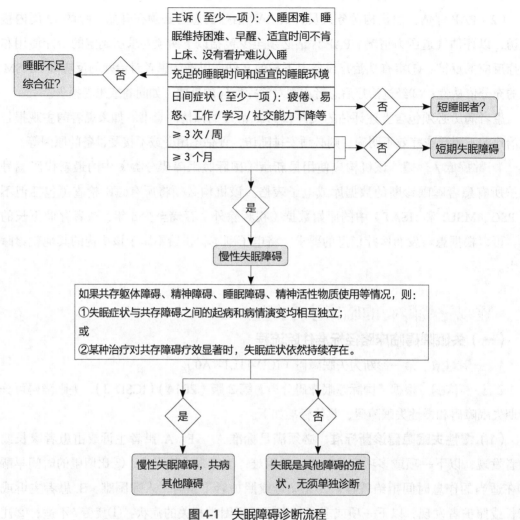

图 4-1　失眠障碍诊断流程

（1）**认知行为治疗：**睡眠卫生、认知治疗、睡眠限制、刺激控制、松弛疗法、矛盾意向、音乐疗法、催眠疗法。

（2）**药物治疗：**苯二氮䓬受体激动剂、褪黑素受体激动剂、具有镇静作用的抗抑郁药、食欲素受体拮抗剂、非典型抗精神病药物。

（3）**物理治疗：**光照疗法、重复经颅磁刺激、生物反馈疗法、经颅直流/交流电疗法。

（4）**中医治疗：**针灸治疗、中药及中成药治疗。

4. 临床路径标准住院日为 7～10d

5. 进入路径标准

（1）第一诊断必须符合 ICD-11：L1-7A0 失眠障碍标准。

（2）当患者同时具有其他疾病诊断，但在住院期间不需要特殊处理也不影响第一诊断的临床路径流程实施时，可以进入路径。

**6. 住院期间的检查项目**

（1）住院后所必需的检查项目：无。

（2）根据患者情况可选择：多导睡眠呼吸监测、体动记录仪、脑功能检查、颅脑 CT 或 MRI、焦虑量表、抑郁量表、匹兹堡睡眠质量问卷、失眠严重指数、Epworth 嗜睡量表、清晨型 - 夜晚型量表、睡眠信念与态度量表、血常规、尿常规、大便常规、肝肾功能、电解质、血糖、肌酶、血脂、感染性疾病筛查（乙肝、丙肝、梅毒、艾滋病等）、甲状腺功能、性激素、心电图以及可能发生的合并症的相应检查等。

**7. 治疗原则** 总体治疗目标为：①增加有效睡眠时间和 / 或改善睡眠质量；②改善失眠相关性日间功能损害；③减少或防止短期失眠障碍向慢性失眠障碍转化；④减少与失眠相关的躯体疾病或精神障碍共病的风险。

**8. 出院标准**

（1）诊断明确，药物治疗方案确定，可门诊随访。

（2）没有需要住院治疗的合并症和 / 或并发症。

**9. 变异及原因分析** 存在合并症和 / 或并发症，需要进行相关的诊断和治疗，延长住院时间。

## （二）发作性睡病临床路径标准住院流程

**1. 适用对象** 第一诊断为发作性睡病。

**2. 诊断依据** 根据 2014 年《国际睡眠障碍分类》（第 3 版）（ICSD-3），发作性睡病可分为发作性睡病 1 型和发作性睡病 2 型，具体诊断标准如下。

（1）发作性睡病1型的诊断标准：需同时满足以下几项。A.患者存在白天难以遏制的困倦和睡眠发作，症状持续至少3个月以上。B.满足以下1项或2项条件：①有猝倒发作（符合定义的基本特征）。经过标准的多次睡眠潜伏时间试验（MSLT）检查平均睡眠潜伏期≤8min，且出现 > 2次睡眠始发REM睡眠现象（SOREMPs）。推荐在MSLT检查前进行整夜PSG检查。PSG出现SOREMP可以替代1次白天MSLT中的SOREMP。②免疫反应法检测脑脊液中Hcrt-1浓度≤110pg/ml[1]或 < 正常参考值的1/3。

（2）发作性睡病 2 型的诊断标准：需同时满足以下几项。A. 患者存在白天难以遏制的困倦和睡眠发作，症状持续至少 3 个月以上。B. 标准 MSLT 检查平均睡眠潜伏期 ≤ 8min，且出现 ≥ 2 次 SOREMPs，推荐 MSLT 检查前进行 PSG 检查，PSG 出现 SOREMP 可以替代 1 次白天 MSLT 中的 SOREMP。C. 无猝倒发作。D. 脑脊液中 Hcrt-1 浓度没有进行检测，或

---

1 1ng/L = 1pg/ml。

免疫反应法测量值＞ 110pg/ml 或＞正常参考值的 1/3。E. 嗜睡症状和 / 或 MSLT 结果无法用其他睡眠障碍如睡眠不足、OSA、睡眠时相延迟综合征、药物使用或撤药等解释。

**3. 治疗方案的选择** 根据 2015 年《中国发作性睡病诊断与治疗指南》（中华医学会神经病学分会睡眠障碍学组）。

（1）行为心理治疗：规律日间小睡、睡眠卫生、社会支持、心理支持。

（2）药物治疗：促觉醒药物治疗日间嗜睡、抗抑郁药改善猝倒症状以及镇静催眠药治疗夜间睡眠障碍。

**4. 临床路径标准住院日为 3 ～ 7d**

**5. 进入路径标准**

（1）第一诊断必须符合 ICD-11：7A20 发作性睡病编码。

（2）当患者同时具有其他疾病诊断，但在住院期间不需要特殊处理也不影响第一诊断的临床路径流程实施时，可以进入路径。

**6. 住院期间的检查项目**

（1）住院后所必需的检查项目：整夜视频多导睡眠监测，多次小睡潜伏期实验。

（2）根据患者情况可选择：Epworth 嗜睡量表、斯坦福嗜睡量表、抑郁量表、焦虑量表、ADHD 量表、MMSE、MoCA、清醒维持实验、血常规、尿常规、便常规、肝肾功能、电解质、血糖、肌酶、血脂、感染性疾病筛查（乙肝、丙肝、梅毒、艾滋病等）、甲状腺功能、皮质醇、性激素、脑电图、心电图、颅脑 MRI 或 CT、腰椎穿刺脑脊液食欲素检测、HLA-DR2/DRB1*1501 和 DQB1*0602 以及可能发生的合并症的相应检查等。

**7. 治疗原则** 总体治疗目标为：①通过认知行为治疗和药物治疗减少白天过度睡眠、控制猝倒发作、改善夜间睡眠；②调适心理行为，帮助患者尽可能恢复日常生活和社会功能；③尽可能减少发作性睡病伴随的症状或疾病；④减少和避免药物干预带来的不良反应。

（1）心理行为治疗：①规律日间小睡；②睡眠卫生教育；③社会支持；④心理支持。

（2）药物治疗：①各种促觉醒药物治疗日间嗜睡；②抗抑郁药改善猝倒症状；③镇静催眠药改善夜间睡眠障碍。

### （三）阻塞性睡眠呼吸暂停临床路径标准住院流程

**1. 适用对象** 第一诊断为阻塞性睡眠呼吸暂停（OSA）（ICD-11 7A41）。

**2. 诊断依据** 根据 2014 年《国际睡眠障碍分类》（第 3 版）（ICSD-3），OSA 具体标准如下。

必须满足下列（A ＋ B）或 C 项标准：

A. 出现以下至少一项

（1）患者主诉困倦、非恢复性睡眠、乏力或失眠。

（2）因憋气、喘息或气哽从睡眠中醒来。

（3）同寝者或其他目击者报告患者在睡眠期间存在习惯性打鼾、呼吸中断或二者皆有。

（4）已确诊高血压、2型糖尿病、充血性心力衰竭、心房纤颤或其他心血管疾病、脑卒中、认知功能障碍以及心境障碍。

B. PSG 或睡眠中心外监测（OCST）证实监测期间发生呼吸事件 ≥ 5 次 /h（包括阻塞性睡眠呼吸暂停、混合性呼吸暂停、低通气和呼吸努力相关觉醒）。

C. PSG 或 OCST 证实监测期间发生呼吸事件 ≥ 15 次 /h（包括阻塞性睡眠呼吸暂停、混合性呼吸暂停、低通气和呼吸努力相关觉醒）。

**3. 治疗方案的选择依据**　《成人阻塞性睡眠呼吸暂停多学科诊疗指南（2018 年修订版）》（中国医师协会睡眠医学专业委员会）。

（1）一般治疗：减轻体重，睡眠体位调整如侧卧位，避免烟酒刺激，慎用镇静类药物，避免日间过度劳累、避免睡眠剥夺。

（2）无创气道正压通气治疗：持续气道正压通气（CPAP）、自动持续气道正压通气（auto-CPAP）、双水平正压通气（BiPAP）。

（3）口腔矫正器治：①适合单纯打鼾和轻 - 中度 OSA 患者，特别有下颌后缩者；②禁忌：重度颞下颌关节炎或功能障碍，严重牙周病，严重牙列缺失者。

（4）手术治疗：①仅适合于手术确实可解除上气道阻塞的患者，应严格掌握手术适应证；②鼻腔手术、扁桃体及腺样体切除术、悬雍垂腭咽成形术、软腭植入术、舌根及舌骨手术、舌下神经刺激术、牵引成骨术、单颌手术、双颌前移术、减重代谢手术、气管切开术。

（5）病因治疗：如应用甲状腺素治疗甲状腺功能减退导致的睡眠呼吸暂停等。

**4. 标准住院日为 5 ～ 7d**

**5. 进入路径标准**

（1）第一诊断必须符合（ICD-11 7A41）阻塞性睡眠呼吸暂停疾病编码。

（2）当患者同时具有其他疾病诊断，但在住院期间不需要紧急处理，不会对患者健康安全造成危害的，可以进入路径。

**6. 住院期间的检查项目**

（1）必需的检查项目：PSG、Epworth 嗜睡量表。

（2）根据患者情况可选择：动脉血气分析、血常规、甲状腺功能、空腹血糖、糖化血红蛋白、OGTT、血脂、肝肾功能、电解质、常规肺功能、胸部 CT、心电图、动态心电图、心肌损伤标志物、动态血压、超声心动图、鼻咽部 CT、鼻内镜、电子纤维喉镜、颅脑 CT 或 MRI、多次睡眠潜伏时间试验（MSLT）以及可能发生的合并症的相应检查等。

**7. 治疗原则**

（1）一般治疗：减肥，侧卧位睡眠，抬高床头，戒烟酒，慎用镇静催眠药物，白天避免过度劳累。

（2）病因治疗：如应用甲状腺素治疗甲状腺功能减退等。

（3）无创正压通气治疗，根据病情选择呼吸机类型。

（4）口腔矫治器治疗。

（5）必要时手术治疗。

（6）药物治疗：目前尚无疗效确切的药物。

（7）合并症的治疗：对于并发症及合并症应转到相应科室进行常规治疗。

**8. 出院标准**

（1）无创正压通气治疗适应良好，压力滴定提示治疗效果良好（AHI < 10/h），相关症状明显改善。

（2）没有需要住院治疗的合并症和／或并发症。

（3）病情较轻，仅需一般治疗或口腔矫正器治疗。

**9. 变异及原因分析**

（1）存在合并症和／或并发症，需要进行相关的诊断和治疗，延长住院时间。

（2）具有手术指征，转口腔、咽喉头颈外科进一步手术治疗者。归入其他路径。

（3）有明确病因需对因治疗：垂体瘤、甲状腺功能减退等，转入其他路径。

（4）病情危重，需有创通气患者，归入其他路径。

## （四）不宁腿综合征（RLS）临床路径

**1. 适用对象**　第一诊断为 RLS（ICD-11：7A80）。

**2. 诊断依据**　根据 2014 年《国际睡眠障碍分类》（第 3 版）（ICSD-3），RLS 具体标准如下：

必须同时满足 A ～ C 项标准：

A. 迫切需要活动腿部，通常伴有腿部不适感或认为由于腿部不适感造成。这些症状必须符合以下几项。

（1）休息或不活动状态下症状出现或加重，如躺着或坐着。

（2）运动可部分或完全缓解症状，如散步或伸展，至少活动时症状缓解。

（3）症状全部或主要发生在傍晚或夜间，而不是白天。

B. 上述症状不能以其他疾病或行为问题解释（如腿部抽筋、姿势不适、肌痛、静脉曲张、下肢水肿、关节炎，习惯性跺脚）。

C. RLS 的症状导致忧虑、苦恼、睡眠干扰或引起心理、身体、社会、职业、教育、行为或其他重要功能的损害。

**3. 治疗方案的选择**　根据最新《中国不宁腿综合征的诊断和治疗指南》（中国医师协会神经内科医师分会睡眠学组、中华医学会神经病学分会睡眠障碍学组、中国睡眠研究会睡眠障碍专业委员会）。

（1）非药物治疗：祛除各种继发性 RLS 的病因、停用可诱发 RLS 的药物或食物、规律睡眠作息时间、睡前洗热水澡及肢体按摩、适量活动。

（2）药物治疗：多巴胺及多巴胺受体激动剂、加巴喷丁、镇静催眠药物（氯硝西泮）、阿片类药物、铁剂。

**4. 临床路径标准住院日为 5 ～ 7d**

**5. 进入路径标准。**

（1）第一诊断必须符合 ICD-11：7A80RLS 编码。

（2）当患者同时具有其他疾病诊断，但在住院期间不需要特殊处理也不影响第一诊断的临床路径流程实施时，可以进入路径。

**6. 住院期间的检查项目**

（1）住院后必需的检查项目：血常规、贫血五项（血清铁、血清总铁结合力、血清铁蛋白、转铁蛋白饱和度、转铁蛋白）、肾功能全项、电解质。

（2）根据患者情况可选择：PSG、RLS 问卷、颅脑 CT 或 MRI、尿常规、大便常规、肝功能、电解质、血糖、肌酶、血脂、感染性疾病筛查（乙肝、丙肝、梅毒、艾滋病等）、心电图以及可能发生的合并症的相应检查等。

**7. 治疗原则**　总体治疗目标为：

（1）通过非药物治疗和药物治疗改善 RLS 症状。

（2）减少与 RLS 相关的躯体疾病或精神障碍共病的风险。

（3）减少和避免药物干预带来的不良反应。

**8. 出院标准**

（1）诊断明确，药物治疗方案确定，可门诊随访。

（2）没有需要住院治疗的合并症和 / 或并发症。

**9. 变异及原因分析**　存在合并症和 / 或并发症，需要进行相关的诊断和治疗，延长住院时间。

## （五）REM 睡眠行为障碍（RBD）临床路径

**1. 适用对象**　第一诊断为 RBD（ICD-11：7B01.0）。

**2. 诊断依据**　根据 2014 年《国际睡眠障碍分类》（第 3 版）（ICSD-3），RBD 具体标准如下。

必须同时满足 A ～ D 项标准：

A. 反复发作睡眠相关发声和 / 或复杂动作。

B. 异常行为经 PSG 证实出现于 REM 睡眠，或者基于梦境扮演病史推测异常行为出现在 REM 睡眠。

C. PSG 提示快眼动期肌电失弛缓（REM sleep without atonia，RSWA）。

D. 不能以另一种睡眠疾病、精神疾病、药物和物质应用所解释。

**3. 治疗方案的选择**　根据《中国快速眼球运动睡眠期行为障碍诊断与治疗专家共识》（中华医学会神经病学分会睡眠障碍学组）。

（1）防护措施：安全的睡眠环境，包括在地板上放置床垫、对玻璃窗进行安全性保护等，必要时同床者与患者分室居住。

（2）药物治疗：氯硝西泮、褪黑素、多巴胺及多巴胺受体激动剂、镇静催眠药物。

**4. 临床路径标准住院日为 5 ~ 7d**

**5. 进入路径标准**

（1）第一诊断必须符合 REM 睡眠行为障碍（ICD-11：7B01.0）。

（2）当患者同时具有其他疾病诊断，但在住院期间不需要特殊处理也不影响第一诊断的临床路径流程实施时，可以进入路径。

**6. 住院期间的检查项目**

（1）住院后所必需的检查项目：PSG。

（2）根据患者情况可选择：RBD 筛查问卷、颅脑 CT 或 MRI、血常规、尿常规、大便常规、肝肾功能、电解质、血糖、肌酶、血脂、感染性疾病筛查（乙肝、丙肝、梅毒、艾滋病等）、心电图以及可能发生的合并症的相应检查等。

**7. 治疗原则**　总体治疗目标为：

（1）通过非药物治疗和药物治疗改善夜间睡眠异常行为。

（2）减少与 RBD 相关的躯体疾病或精神障碍共病的风险。

（3）减少和避免药物干预带来的不良反应。

**8. 出院标准**

（1）诊断明确，药物治疗方案确定，可门诊随访。

（2）无住院治疗的合并症和 / 或并发症。

**9. 变异及原因分析**　存在合并症和 / 或并发症，需要进行相关的诊断和治疗，延长住院时间。

## （六）昼夜节律失调性睡眠 - 觉醒障碍（CRSWD）临床路径

**1. 适用对象**　第一诊断为睡眠觉醒昼夜节律障碍（ICD-11：L1-7A6）。

**2. 诊断依据**　根据 2014 年《国际睡眠障碍分类》（第 3 版）（ICSD-3），CRSWD 具体标准如下。

昼夜节律失调性睡眠觉醒障碍诊断时必须满足 A ~ C3 个标准：

A. 慢性反复发生的睡眠 - 觉醒紊乱，主要由于内源性昼夜定时系统变化或内源性昼夜节律与期望的睡眠 - 觉醒时间或与个体环境、社会 / 工作时间的不协调所致。

B. 昼夜节律可导致失眠、嗜睡或二者均有。

C. 睡眠觉醒紊乱可导致临床显著不适或致精神、身体、社会、职业、教育或其他重要功能受损。

### 3. 治疗方案的选择

**（1）重置昼夜节律**

1）睡眠健康教育指导：目的是改善睡眠卫生习惯。

2）调整作息时间：主要用于倒班相关睡眠障碍、时差变化睡眠障碍、睡眠时相延迟、睡眠时相提前、不规则睡眠 - 觉醒节律（老年痴呆和家居护理及非 24h 昼夜节律相关睡眠障碍的患者除外）。

3）昼夜时相的调整：①定时光暴露疗法（timed light exposure）。光暴露是最重要的睡眠 - 觉醒昼夜时相调整方法，不同的光暴露时间、强度对昼夜时相的调整均不相同，该疗法对于每种昼夜节律障碍都有效，但临床应注意不适当的光暴露时间，不适当的光暴露强度，有可能加重昼夜节律的紊乱。②褪黑素疗法（timed melatonin administration）。适用于时差变化睡眠障碍：倒班相关睡眠障碍、睡眠时相延迟及非 24h 昼夜节律相关睡眠障碍的患者，对于视力正常的睡眠时相提前、非 24h 昼夜节律相关睡眠障碍及伴有中 - 重度精神发育延迟儿童的不规则睡眠 - 觉醒节律障碍患者也可选用。③其他。定时的剧烈运动能有效地改变睡眠的昼夜时相，如在最低核心体温前进行夜间运动可导致睡眠时相延迟。此外，上午及下午的运动联合可将睡眠时相提前。

4）药物治疗：按需服用催眠、促觉醒药物。镇静睡眠药主要用于改善夜班工作者睡眠和旅行时差导致的失眠。促觉醒药物可以改善时差变化睡眠障碍和倒班相关睡眠障碍者的警觉性，但必须权衡用药的风险，如莫达非尼可以改善倒班相关睡眠障碍者夜班工作的警觉性。

**（2）临床路径标准住院日为 7 ~ 14d**

**（3）进入路径标准。**

1）第一诊断必须符合 CRSWD。

2）当患者同时具有其他疾病诊断，但在住院期间不需要特殊处理也不影响第一诊断的临床路径流程实施时，可以进入路径。

**（4）住院期间的检查项目**

1）住院后所必需的检查项目：①睡眠日志；②清晨型 - 夜晚型量表、国际不宁腿综合征研究组评估量表等；③体动记录仪；④昼夜时相标记物测定；⑤多导睡眠监测。

2）根据患者情况可选择：颅脑 CT 或 MRI、血常规、尿常规、大便常规、肝肾功能、电解质、血糖、肌酶、血脂、感染性疾病筛查（乙肝、丙肝、梅毒、艾滋病等）、心电图等。

（5）**治疗原则**：总体治疗目标为：通过睡眠卫生教育、调整作息时间、重置昼夜节律为主，根据需要适当使用药物治疗辅助改善和重建 CRSWD。

（詹淑琴执笔，唐吉友、王玮、王玉平审校）

## 第五章　睡眠障碍的药物治疗原则

　　药物是治疗睡眠障碍的常用方法之一，主要包括苯二氮䓬受体激动剂、褪黑素受体激动剂、抗抑郁药等，不同药物可通过不同作用机制达到改善不同类别睡眠障碍的目的。本章围绕多种睡眠障碍治疗药物，从药理学特点、作用机制、临床应用等方面介绍不同药物的使用原则和注意事项，帮助临床更好应用。

## 一、苯二氮䓬受体激动剂

### （一）概述

　　苯二氮䓬受体激动剂在睡眠医学领域应用相当普遍，包括苯二氮䓬类药物（benzodiazepine drugs，BZDs）和非苯二氮䓬类药物（non-benzodiazepine drugs，nBZDs）。BZDs因对苯二氮䓬类受体无选择性，半衰期长，可引起宿醉反应，尤其在长期或大剂量使用时，可产生认知功能损害、药物耐受/依赖，且停药时易产生戒断症状和反跳性失眠等问题。而nBZDs因对苯二氮䓬类受体具有选择性，半衰期短，在发挥镇静催眠作用的同时，无明显的宿醉反应，而且在停药时亦不出现戒断症状或反跳性失眠，因此得以广泛使用。

### （二）作用机制和临床应用

　　1. BZDs　可通过与γ-氨基丁酸（GABA）-A受体复合物上的苯二氮䓬类受体结合，诱导GABA-A受体复合物发生构象变化，促进GABA对中枢神经系统的抑制作用，进而产生镇静催眠作用。国内临床常用的该类药物主要包括奥沙西泮、艾司唑仑、劳拉西泮、氯硝西泮等。

　　（1）**奥沙西泮**：中、短效BZDs，半衰期为5～12h，可缩短睡眠潜伏期、减少夜间觉醒次数、改善睡眠质量，主要适用于入睡困难和睡眠维持困难的患者。成人推荐剂量为15mg睡前口服；对于老年或体弱患者，推荐剂量为7.5mg睡前口服。常见的不良反应为嗜睡、头昏、乏力等。

　　（2）**艾司唑仑**：中效BZDs，半衰期为10～24h，可减少夜间觉醒次数、延长总睡眠时间、改善睡眠质量，主要适用于入睡困难和睡眠维持困难的患者。成人推荐剂量为1～2mg睡前口服；对于老年或体弱患者，推荐剂量为0.5mg睡前口服。常见的不良反应为口干、嗜睡、头昏、乏力等。

　　（3）**劳拉西泮**：中效BZDs，半衰期为10～20h，可减少夜间觉醒次数和时间，主要适用于睡眠维持困难的患者。成人推荐剂量为0.5～2mg睡前口服；对于老年或体弱患者，推荐剂量为0.5～1mg睡前口服。常见的不良反应为镇静、眩晕、乏力、步态不稳等。

（4）**氯硝西泮：** 长效 BZDs，半衰期为 26~49h，可减少夜间觉醒次数和时间，主要适用于睡眠维持困难或早醒的患者。成人推荐剂量为 0.25~0.5mg 睡前口服；老年人易产生呼吸困难、低血压、心动过缓甚至心跳停止，应慎用。常见的不良反应为嗜睡、头昏、共济失调、行为紊乱、易激惹等。

2. nBZDs　可选择性与 GABA-A 受体复合物上的苯二氮䓬受体 $\alpha_1$ 受体结合，进而发挥镇静催眠作用。该类药物主要包括唑吡坦、佐匹克隆、右佐匹克隆、扎来普隆。

（1）**唑吡坦：** 半衰期为 0.7~3.5h，可缩短睡眠潜伏期、减少夜间觉醒次数、增加总睡眠时间、改善睡眠质量，主要适用于入睡困难的患者。成人推荐剂量为 10mg 睡前口服；对于老年、体弱或肝功能不全的患者，推荐剂量为 5mg 睡前口服。常见的不良反应为幻觉、兴奋、头痛、头昏、嗜睡等，为减少不良事件的发生，应在就寝之前即刻或上床后服用，每晚只能服用 1 次，不得多次服用。

（2）**佐匹克隆：** 成人半衰期约为 5h，老年人半衰期约为 7h，可减少夜间觉醒和早醒次数、增加总睡眠时间、提高睡眠质量，主要适用于睡眠维持困难的患者。成人推荐剂量为 7.5mg 睡前口服；对于老年、肝功能不全的患者，推荐剂量为 3.75mg 睡前口服。常见的不良反应为嗜睡、口苦、口干、肌无力、遗忘等。

（3）**右佐匹克隆：** 为佐匹克隆的右旋异构体，对苯二氮䓬受体的亲和力是佐匹克隆的 50 倍，成人半衰期约为 6h，老年人半衰期约为 9h，可减少夜间觉醒次数、改善睡眠连续性、增加总睡眠时间，主要适用于入睡困难、睡眠维持困难或早醒的患者。成人推荐剂量为 2~3mg 睡前口服；对于老年、肝功能不全的患者，推荐剂量为 1~2mg 睡前口服。常见的不良反应为口干、眩晕、幻觉、感染、皮疹、味觉异常等，其中味觉异常最具剂量相关性。

（4）**扎来普隆：** 半衰期约为 1h，可缩短睡眠潜伏期，主要适用于入睡困难患者的短期治疗。成人推荐剂量为 5~10mg 睡前口服；对于体重较轻、老年人、糖尿病或轻中度肝功能不全的患者，推荐剂量为 5mg 睡前口服。每晚只能服用 1 次，持续用药时间应限制在 7~10d。常见的不良反应为头痛、嗜睡、眩晕、口干、乏力、站立不稳、记忆困难等。

# 二、褪黑素受体激动剂

## （一）概述

褪黑素（melatonin）是由哺乳动物及人类松果体产生的一种胺类激素，因能够使一种产生黑色素的细胞发亮，因而命名为"褪黑素"。褪黑素作用于视交叉上核中 3 个不同的位点：$MT_1$ 受体、$MT_2$ 受体及第 3 位点。褪黑素受体激动剂则主要作用于 $MT_1$、$MT_2$ 受体，与松果体分泌的褪黑素结合，参与昼夜生物节律的调节与维持。第 3 位点可能与睡眠生理无关。褪黑素已经作为非处方的治疗失眠和睡眠时相障碍的方法多年，外源性褪黑素体内的

$t_{1/2}$ 短，药效不可靠。目前，能够用于治疗失眠的褪黑素受体激动剂有雷美替胺、他司美琼和阿戈美拉汀。

## （二）作用机制和药理学特点

褪黑素受体激动剂的作用机制包括以下几种：①$MT_1$ 受体通过激活抑制视交叉上核（SCN）神经元的活动，减弱 SCN 发送的觉醒信号、削弱生物钟的促觉醒作用，使睡眠信号占优势，以此诱导睡眠发生；②$MT_2$ 受体则直接激活使 SCN 产生信号，调节正常睡眠 - 觉醒周期的时相转换和昼夜生物节律效应。

1. **雷美替胺（rozerem）**　是一种剂量确切的有效催眠药，对初期失眠患者可诱导自然入睡。它是高选择性的褪黑素 $MT_1$、$MT_2$ 受体激动剂，其中，它对 $MT_1$ 的选择性要大于 $MT_2$，2005 年该药被美国 FDA 批准为首个非管制类的催眠药。雷美替胺能明显减少睡眠潜伏期，延长总睡眠时间，且对睡眠结构无明显的影响，但在睡眠维持上的功效更温和，期待疗效弱于标准催眠药。适用于入睡困难患者，对生物节律紊乱性失眠和时差变化睡眠障碍，如时差、老年人失眠、与其他神经精神障碍有关的失眠，作用尤为明显。

雷美替胺与其他大多数褪黑素受体激动剂的主要副作用相同，包括头痛、嗜睡、胃肠道反应、疲劳和失眠等，但发生率及程度均较低，随着几周的治疗就可以改善。由于该药在肝内代谢，会致使肝酶 ALT 水平轻度增加，故肝脏严重损伤患者不宜使用。高脂肪食物会减少该药吸收，因此不适合饱餐后短时间内立即服药。

雷美替胺空腹给药吸收迅速，达峰浓度的中位值约为 0.75（0.5～1.5）h，血浆蛋白结合率 70%。口服后显示较强的首过效应，血清峰浓度（Cmax）和药时曲线下面积（AUC）个体差异较大。在肝脏主要通过 CYP1A2 代谢，服药后 96h 排泄基本完成。由于半衰期很短（平均 1～2.6h），每天 1 次多剂量给药不会导致体内蓄积。与高脂餐同服时，AUC 比空腹给药高 31%，Cmax 降低 22%，Cmax 中位值约推迟 45min，故应避免与高脂餐同服。故本品与其代谢酶的激动剂 / 抑制剂联用时应谨慎，需相应调整剂量。强效 CYP1A2 酶抑制剂如氟伏沙明，则应禁止联用。

2. **他司美琼**　作用疗效与雷美替胺相似，是第二个 $MT_1$、$MT_2$ 受体激动剂。2014 年被批准用于治疗完全失明患者的非 24h 昼夜节律相关睡眠障碍。他司美琼主要通过细胞色素 P450（CYP）3A4 和 1A2 代谢。它们在维持睡眠方面的作用弱于苯二氮䓬类镇静催眠药，但没有成瘾性，相对安全、耐受性好。同样有助于与睡眠周期的时相延迟有关的时相转换障碍。主要副作用与雷美替胺大致相仿。

3. **阿戈美拉汀（Agomelatine）**　是一种新药。同样也是有效的褪黑素 $MT_1$、$MT_2$ 受体激动剂，但兼有 $5-HT_{2c}$ 受体拮抗的作用。动物实验与临床研究表明该药有抗抑郁、抗焦虑及调整生物节律的作用。

不良反应少，主要有恶心和头晕，未见撤药反应。由于在上市后使用中报道了肝损伤病例，包括肝功能衰竭，故乙肝病毒携带者/患者、丙肝病毒携带者/患者、肝功能损害患者或转氨酶升高超过正常上限者禁用。禁止与强效 CYP1A2 抑制剂（如氟伏沙明，环丙沙星）合用。所有患者在治疗开始时、治疗 3 周、6 周、12 周及 24 周定期复查肝功能，此后根据临床需要进行检查。吸收和生物利用度：阿戈美拉汀口服后吸收快速且良好（≥ 80%）。

### （三）褪黑素受体激动剂在昼夜节律失调性睡眠觉醒障碍治疗中的应用

昼夜节律失调性睡眠觉醒障碍（circadian rhythm sleep-wake disorders，CRSWDS）最常见症状是入睡困难、睡眠维持困难及日间睡眠增多。昼夜节律失调性睡眠觉醒障碍最有效的治疗是采用定时光照、时间疗法、定时运动等多种方法尽快重置睡眠节律，必要时同时给予药物治疗。而定时服用褪黑素治疗对重置生物时钟有重要作用。以下简述褪黑素受体激动剂在昼夜节律失调性睡眠觉醒障碍人群中的使用原则。

1. **睡眠时相延迟综合征（delayed sleep-wake phase disorder，DSWPD）的治疗**　睡眠时相延迟综合征为慢性睡眠紊乱，患者睡眠觉醒时间通常推迟≥ 2h。患者表现为显著的晚上入睡和早上觉醒均延迟。治疗的总体目标是重新调整生物节律到理想的 24h 日夜周期。

在症状的治疗中，首先要进行健康教育与行为指导。其次，逐步调整睡眠时间，临床上多采用的策略是逐步推迟入睡时间、定时光照等方法。

定时褪黑素治疗原理中，早上给予褪黑素可延迟昼夜节律，在下午或傍晚给予褪黑素可提前昼夜节律。小剂量褪黑素主要作用可能是改变昼夜节律，大剂量褪黑素则有镇静催眠作用。雷美替胺最好在每天晚上的睡前 30min 的同一时间服用。推荐的雷美替胺剂量是 8 ~ 16mg/d，他司美琼的常用剂量是 20mg/d。阿戈美拉汀的推荐剂量是 25mg/d。

2. **睡眠时相前移综合征（advanced sleep-wake phase disorder，ASWPD）的治疗**　睡眠时相前移综合征基本特征是患者的主要入睡和觉醒时间较期望的作息时间提前至少 2h，患者多表述早醒或晚上嗜睡。治疗的总体目标与睡眠觉醒时相延迟综合征大致相仿，也是重新调整生物节律到理想的 24h 日夜周期。常用的是睡眠健康教育、调整睡眠时间及定期光照疗法的联合。

定时褪黑素治疗对在早晨需要参加社会活动的个体而言不太可行，因为褪黑素有镇静作用，特别是内源性褪黑素没有升高时，服用高剂量的褪黑素，镇静作用会增加。

3. **非 24h 昼夜节律相关睡眠障碍（non24hour sleep-wake rhythm disorder，N24SWD）的治疗**　非 24h 昼夜节律相关睡眠障碍（N24SWD）为一慢性的昼夜节律失调性睡眠障碍。盲人主诉有睡眠问题，50% 的盲人有非 24h 昼夜节律相关睡眠障碍，因此亦称为"盲人睡眠模式"。患者因内源性睡眠觉醒昼夜节律与外界 24h 明暗循环周期不同步而产生失眠、日间嗜睡或两者均有。

该病的治疗又分为有视力的非 24h 昼夜节律相关睡眠障碍患者的治疗和无视力的非 24h 昼夜节律相关睡眠障碍患者的治疗。

有视力的 N24SWD 的治疗包括调整睡眠时间、定时光照、定期褪黑素和镇静催眠或促觉醒药物。其中，定期褪黑素治疗，常用量为 3mg/ 晚，疗程可为 1 个月 ~ 6 年。给药时机应为患者的自由运转周期接近常态或期望睡眠时间（22：00 ~ 23：00 时）时，或在 20：00 ~ 21：00 或接近微光褪黑素分泌时间点给予褪黑素。如果在非常态睡眠时给药，可能不适当推迟或提前昼夜节律的时相，延长诱导时间。

无视力的 N24SWD 的治疗主要进行睡眠健康教育、调整睡眠时间和定期褪黑素治疗。定期褪黑素治疗可在患者习惯的睡前 1h 服用低剂量褪黑素 0.5 ~ 10mg。必须坚持治疗，否则有复发可能。

**4. 时差相关睡眠障碍（jet lag disorder，JLD）的治疗**　时差相关睡眠障碍治疗的目的是加快内源性昼夜节律与目的地时区昼夜节律的同步性。同样的，也是需要进行睡眠卫生教育与行为指导、调整睡眠时间、定期光照治疗和褪黑素治疗。

尽管 FDA 没有批准褪黑素为时差相关睡眠障碍的治疗药物，但已有临床研究支持，口服褪黑素 0.5 ~ 5mg 可减轻向东飞行的时差变化睡眠障碍相关症状。在上床时服用雷美替胺（褪黑素受体激动剂）1mg，可减少向东飞行 5 个时区患者的睡眠潜伏期。因褪黑素可致嗜睡，降低警觉性，故服药后 4 ~ 5h，不要开车及从事需高警觉性的工作。因褪黑素在微光下有效，故服用后应在昏暗光下至少休息 4 ~ 5h。

治疗时差的时候，药物可以在达到新时区的前几天需要睡眠的前 30 ~ 60min 服用，以适应新的昼夜周期。推荐的雷美替胺剂量是 8 ~ 16mg/d，他司美琼的常用剂量是 20mg/d。

**5. 倒班相关睡眠障碍（shift work sleep-wake disorder，SWSWD）**　倒班相关睡眠障碍的治疗包括健康教育与行为指导、调整睡眠时间、定时光照、定时给予褪黑素、镇静催眠药物及促觉醒剂等综合治疗。

对于夜班工作者，在日间睡眠前给予褪黑素剂，可以改善日间睡眠质量及持续时间，在部分患者睡眠的昼夜时相可推移。方法通常为睡眠前 30 ~ 60min，推荐的雷美替胺剂量是 8 ~ 16mg/d，他司美琼的常用剂量是 20mg/d。阿戈美拉汀的推荐剂量是 25mg/d。

褪黑素受体激动剂在时相延迟或提前个体中早上或夜晚转换昼夜生物节律中已显现出明显的效果。在目前可用的、耐受性良好且无成瘾性的催眠药中地位显著。在老年患者和初始失眠的患者中，在使用苯二氮䓬类药物和相关的催眠药之前，褪黑素受体激动剂值得一试。虽然褪黑素受体激动剂可能治疗效果不如经典镇静催眠药显著，但同时带来的不利风险也相对较小。

# 三、抗抑郁药

## （一）概述

由于失眠障碍常伴发抑郁 / 焦虑障碍，且失眠也是抑郁障碍和焦虑障碍最常见的症状之一，因此抗抑郁药在睡眠医学领域应用较为广泛。

抗抑郁药可通过以下三种途径来改善睡眠。

1. 治疗伴发疾病 / 引起失眠的原发疾病，如抑郁障碍和焦虑障碍等。

2. 抗抑郁药本身也具有镇静催眠作用。

3. 纠正失眠的病理生理改变，包括重建下丘脑 - 垂体 - 肾上腺轴负反馈功能、升高褪黑素水平、平衡炎症反应水平等。

抗抑郁药因无依赖性和成瘾性，且很少引起过度镇静，故使用时较苯二氮䓬类药物更为安全，尤其适用于抑郁 / 焦虑障碍伴发失眠障碍的患者。目前用于治疗失眠的抗抑郁药主要包括多塞平、曲唑酮、米氮平和氟伏沙明等，其中多塞平是目前唯一被美国 FDA 批准用于治疗失眠的抗抑郁药。这些抗抑郁药用于治疗失眠的剂量通常低于抗抑郁时的剂量。

## （二）作用机制和临床应用

1. **多塞平**　多塞平属于三环类抗抑郁药，可阻断 5- 羟色胺（5-HT）和去甲肾上腺素（NE）的再摄取而发挥抗抑郁作用，同时还可拮抗胆碱能受体、肾上腺素能 $\alpha_1$ 受体和组胺 $H_1$ 受体，因其对 $H_1$ 受体具有较强的选择性，能有效降低觉醒，故小剂量就可发挥镇静催眠作用，其半衰期为 8 ~ 12h。

多塞平可显著减少夜间觉醒次数、增加总睡眠时间，主要增加 N2 期睡眠，而对于 N1 期、N3 期及 REM 期睡眠无显著影响。该药物对失眠患者的客观睡眠指标、主观睡眠感受以及日间功能均有显著改善，主要适用于睡眠维持困难和短期睡眠紊乱的患者。经美国 FDA 批准，多塞平用于治疗失眠时的剂量一般为 3 ~ 6mg 睡前服用，该剂量范围几乎不会引起临床不良反应，而其用于抗抑郁时的剂量为 75 ~ 150mg/d。

2. **曲唑酮**　曲唑酮属于 5-HT 平衡抗抑郁药，低剂量的曲唑酮可有效阻断 5-HT$_{2A}$、$\alpha_1$ 和 $H_1$ 受体，且可通过拟 5-HT 能作用而增加 GABA 能作用，进而发挥镇静催眠作用，其半衰期为 5 ~ 9h。

曲唑酮最常见的超适应证使用是治疗失眠，其可改善睡眠质量、延长总睡眠时间以及增加慢波睡眠，这种慢波睡眠的增加可恢复失眠患者的睡眠结构，而不影响正常的睡眠结构，主要适用于抑郁 / 焦虑伴发失眠的患者。曲唑酮用于治疗失眠时的剂量远低于用于抗抑郁时的剂量（治疗失眠的剂量为 25 ~ 100mg 睡前服用，抗抑郁的剂量为 300 ~ 600mg/d）。常见的不良反应为晨起困倦、头晕、视物模糊、口干、便秘等，多数不良反应随着用药时间的延长而逐渐减轻或消失。

3. **米氮平**　米氮平属于NE和特异性5-HT能抗抑郁药，其作用机制涉及$\alpha_2$受体、5-HT$_2$受体、5-HT$_3$受体以及$H_1$受体的阻断效应，进而发挥抗抑郁和镇静催眠作用。米氮平是唯一具有组胺受体强抑制作用的新型抗抑郁药，有助于发挥镇静催眠作用，其半衰期为20～40h。

米氮平可缩短睡眠潜伏期、减少夜间觉醒、改善睡眠连续性和睡眠结构、增加慢波睡眠和总睡眠时间、提高睡眠效率，并且对REM睡眠没有影响，主要适用于抑郁/焦虑伴发失眠的患者。米氮平用于治疗失眠时的剂量为3.75～15mg睡前服用，而用于抗抑郁时的剂量为30～45mg/d，服用该药时应随水吞服，不应嚼碎。常见的不良反应为嗜睡、镇静、口干、食欲增加、体重增加、头晕和疲乏。

4. **氟伏沙明**　氟伏沙明属于选择性5-HT再摄取抑制剂，该药对$\alpha$-肾上腺素能、$\beta$-肾上腺素能、组胺、M-胆碱能、多巴胺能或5-HT受体几乎都不具有亲和性。此外，氟伏沙明还可通过升高褪黑素的水平来改善睡眠结构，其半衰期为17～22h。

氟伏沙明可延长REM睡眠潜伏期、缩短REM睡眠时间，同时不增加夜间觉醒次数，提高睡眠质量，且无过度镇静，这与其抗抑郁作用有关。氟伏沙明用于治疗失眠时的剂量为50～100mg睡前服用（而用于抗抑郁时的剂量为100～300mg/d）。最常见的不良反应为恶心，有时伴呕吐，服药2周后通常会消失，其他常见的不良反应还有食欲减退、焦虑、眩晕、头痛、心悸、出汗等。

# 四、抗精神病药

## （一）概述

抗精神病药又分为典型（传统）抗精神病药和非典型抗精神病药。典型（传统）抗精神病药，又叫第一代抗精神病药，该类药物多数具有镇静作用，常用药物如氯丙嗪、奋乃静和氟哌啶醇等，可用于治疗精神分裂症、双相情感障碍等精神疾病。由于这类药物可导致多受体的阻抗，较易出现便秘、口干、视物模糊等抗胆碱作用和明显的锥体外系副作用（EPS），故不推荐失眠患者使用。非典型抗精神病药，又称第二代抗精神病药（SGA），SGA类比典型抗精神病药对5-羟色胺（5-HT）与多巴胺（DA）的平衡比值更趋合理，EPS发生率更低。除氯氮平外，此类药物副作用相对较少，镇静作用稍弱，主要用于精神分裂症、心境障碍躁狂相的治疗。抗精神病药也可用于治疗失眠，如喹硫平、奥氮平和利培酮等，但这些药物不良反应较多，如体重增加、心律失常等，除非失眠患者表现有严重的精神障碍，否则也不推荐其用于常规治疗失眠。

## （二）抗精神病药物作用机制和药理学特点

抗精神病药物的作用机制包括以下几种：①阻断$D_2$受体引起镇静；②组胺是调节觉醒的关键性神经递质之一，当组胺自身作用于$H_1$受体时将干扰组胺的促觉醒作用并因而导致镇静、嗜睡等；③毒蕈碱 $M_1$ 和 $\alpha_1$ 肾上腺素能受体的拮抗作用也可介导引起镇静。

**1. 氯氮平** 临床有使用小剂量的氯氮平（12.5mg）治疗失眠，大剂量往往容易引起过度镇静。有导致粒细胞缺乏症、心律失常、QTc 间期延长等系列风险，故不推荐作为第一线药物用于治疗失眠。

**2. 奥氮平** 奥氮平在化学结构方面与氯氮平有相似之处，镇静作用不像氯氮平那么强。它也有对 $M_1$、$H_1$ 和 $\alpha_1$ 肾上腺素能受体的拮抗作用，较少引起 EPS，但常常引起体重增加，大概是由于其抗组胺和 5-HT 拮抗作用较强所致。它还会显著升高空腹血甘油三酯水平和增强胰岛素抵抗，具体的药理机制假说仍未明确。对于易引起体重增加或有心血管代谢风险的患者，在选择使用奥氮平治疗前应权衡利弊，并注意监测用药风险。用于治疗失眠，奥氮平往往在低剂量如 2.5～5mg 睡前口服便有较为理想的镇静效果。用于激越的患者，镇静的平均总剂量为 10～20mg。在大剂量使用时，有患者反映会引起白天的困倦。

**3. 喹硫平** 喹硫平无显著的抗胆碱能或抗组胺作用，由于其半衰期较短，为 2～3h，故需每日至少 2 次给药。主要适应证是治疗精神分裂症及双相情感障碍的躁狂发作。常见不良反应为困倦、头晕、口干、便秘、心动过速、直立性低血压及消化不良等，体重增加似乎比奥氮平和氯氮平少。口服喹硫平后的清除率在肝脏和肾脏损害的患者中下降约 25%。喹硫平在肝脏中代谢广泛，因此应慎用于肝脏损害的患者。剂量在 25～100mg 时可能对失眠的患者有效，包括伴有焦虑及抑郁的患者。

**4. 利培酮** 利培酮对 $D_2$ 的拮抗作用比 $D_1$ 更强。常见不良反应主要有失眠、激越、口干、焦虑、头痛。较少见的不良反应也包括 EPS、嗜睡、疲劳、直立性低血压等。会引起血浆催乳素浓度升高。体重增加的风险比奥氮平、喹硫平及氯氮平要少。患有心血管疾病的人应慎用。其主要的适应证是急性和慢性精神分裂症以及其他各种精神病性状态的明显的阳性症状和阴性症状，也可用于减轻与精神分裂症有关的情感症状，在以上疾病伴有睡眠障碍的患者中可根据患者病情选择用药，未批准用于治疗单纯性失眠患者。

抗精神病药虽然也可用于治疗失眠，如失眠患者表现有严重的精神障碍，使用这些药物是个不错的选择，但由于抗精神病药物不良反应较多，如果仅存在单纯失眠症状患者，不推荐其作为常规使用，临床医生在难治性失眠患者的用药选择中应权衡利弊。

# 五、食欲素受体拮抗剂

## （一）概述

食欲素（orexin）也称促食素，是下丘脑外侧 orexin 神经元合成和分泌的神经肽，包括 orexin-A 和 orexin-B。低水平的促食素与抑郁症有关，而高水平的促食素与改善心境有关，因此，目前，食欲素受体拮抗剂，尤其是双重食欲素受体拮抗剂（DORAs）正被作为催眠药进行开发中。促食素通路可能不仅对睡眠有广泛影响，也对心境和食欲有广泛影响。目前，苏沃雷生（Suvorexant）是第一个被美国 FDA 批准上市用以治疗失眠的食欲肽受体拮抗剂，另外，还有一些处于 Ⅲ 或 Ⅱ 期临床研究的药物，有待进一步发展。

### （二）食欲素受体拮抗剂（苏沃雷生）作用机制、药理学特点及应用

食欲素受体拮抗剂的作用机制：动物实验证明苏沃雷生通过与 orexin 竞争性结合 orexin 双受体，抑制食欲素 A、食欲素 B 和神经肽及神经递质的活性，阻断 orexin 的促觉醒作用，不仅促进慢波睡眠，也增加 REM 期睡眠。

药理学特点：口服易吸收，10mg 口服后绝对生物利用度为 82%，在 2h 内达到峰值。在血液中主要与白蛋白、$a_1$- 酸性糖蛋白等蛋白结合。主要通过药酶 CYP3A4 代谢、少量通过 YP2C19 代谢，羟基化代谢产物 M9，在体内无活性。主要通过肠道排泄，大约 66% 通过粪便，23% 通过尿液排出体外。

### （三）苏沃雷生的应用

1. 因苏沃雷生主要是通过 CYP3A 代谢，故与 CYP3A 抑制剂如氟康唑和氟伏沙明相互作用将增加血清水平和副作用；CYP3A 的诱导剂（如利福平）会降低苏沃雷生的血药浓度。

2. FDA 认为 5～15mg 是有效的安全剂量范围，成年人推荐适宜剂量为 20mg，在睡前 30～60min 且觉醒前至少 7h 服用 10～20mg。不建议在半夜服用，因为由于药物的代谢会因日间嗜睡影响白天功能。常见的是影响次日的驾驶能力。另外，苏沃雷生与剂量相关的副作用是增强自杀意念或行为及抑郁症状。故在自杀的患者和发作性睡病的患者中应慎用。

3. 苏沃雷生的其他副作用包括头痛、头晕、记忆力问题、梦魇和睡行症（旧称梦游症）。苏沃雷生是一种 DEA 控制药的第 Ⅳ 类药物，说明像服用苯二氮䓬类催眠药的患者一样会有滥用的倾向，此外，如果突然停药可能会发生戒断反应。

双促食欲素受体拮抗剂（如苏沃雷生）作为催眠药的新研究热点，该类药物的新机制使得它在其他催眠药治疗无效的情况下可考虑使用，但其由于价格及副作用等方面的限制，其目前在催眠药物中的地位尚不完全清楚。

## 六、促觉醒药物

### （一）概述

促觉醒药物（wake-promoting drugs），或者称为中枢神经系统兴奋性药物（central nervous system stimulant），其定义宽泛。在睡眠医学领域中使用到的促觉醒药物包括安非他明类化合物（左旋 / 右旋安非他明、左旋 / 右旋哌甲酯、甲基苯丙胺和匹莫林），莫达非尼，

阿莫达非尼，新型组胺 $H_3$ 受体激动剂，一些具有兴奋性作用的抗抑郁药物（如安非他酮）和咖啡因等。它们通过提高神经元的兴奋性，或者通过阻断抑制环路而提高兴奋性，或者两种作用兼而有之，实现提高觉醒程度，对抗日间过度困倦（excessive daytime sleepiness EDS）的目的。

### （二）常见促觉醒药物作用机制和药理学特点

促觉醒药物的作用机制包括以下几种。

（1）抑制多巴胺的再摄取及转运，或者通过促进多巴胺释放提高突触间隙多巴胺浓度。

（2）抑制肾上腺素的再摄取。

（3）拮抗腺苷受体。

（4）调节谷氨酸能和组胺能通路活性（表 5-1）。

**1. 安非他明及安非他明类化合物**　安非他明及其衍生物除了有很强的中枢兴奋性，还有其他多种作用，如提高情绪、抑制食欲、收缩血管，刺激呼吸、抗拒疲劳等，同时也可引起鼻腔充血，具有致幻性，可导致成瘾。

安非他明在较低剂量时，通过增加儿茶酚胺类物质（DA 和 NE）的释放，抑制突触前末梢的再摄取，增加突触间隙儿茶酚胺的浓度。高剂量时可通过作用于囊泡单胺转运蛋白（VMAT）增加 5-HT 的释放。这解释了安非他明具有提高情绪状态，引起欣快的作用特点。

各种安非他明衍生对这些递质系统的作用略有不同，哌甲酯可以促进 DA 和 NE 的释放，但对 VMAT 的影响较小。右旋安非他明与左旋异构体相比，对 DA 的释放作用强于对 NE 的作用。安非他酮及马吲哚则通过简单的阻断再摄取作用，提高中枢兴奋性。

**2. 莫达非尼和阿莫达非尼**　莫达非尼的作用机制尚未阐明，可能与阻断 DA 的摄取，增强多巴胺能信号有关，而与肾上腺素能系统关系不大。阿莫达非尼是莫达非尼 R 对映体，具有相似的作用机制。由于莫达非尼的成瘾性小，对外周交感神经的副作用轻微，只在高剂量的情况下才会引起血压增高和心率加快，自上市以后，很快成为发作性睡病和特发性过度嗜睡的一线治疗药物。阿莫达非尼的作用时间较莫达非尼更长（表 5-1）。对于晨间单次服用莫达非尼不能维持整日清醒的患者，阿莫达非尼是一种替代选择。

**3. 美吲哚和 Solriamfetal**　美吲哚具有阻断 DA 和 NE 再摄取的作用，对发作性睡眠患者可以同时减轻嗜睡症状和猝倒症状。但由于其严重的副作用，如：胃肠道不适、厌食、失眠、神经质、口干、恶心、便秘、尿潴留、颤抖和血管神经性水肿等，临床很少用于发作性睡病的治疗。

新型的选择性 DA 和 NE 再摄取抑制剂 Solriamfetal 于 2019 年由 FDA 批准用于发作性睡病的治疗，其副作用较小（表 5-1）。

**4. Pitolisant**　Pitolisant 是组胺 $H_3$ 受体反转激动剂，2015 年在欧洲上市，2019 年被美

国 FDA 批准用于成人发作性睡病的治疗。其对抗 EDS 的强度类似莫达非尼。与莫达非尼不同的是，Pitolisant 还有抗猝倒和减轻入睡前幻觉的作用。该药副作用较少，一般耐受性好，主要通过细胞色素 P450 代谢，生育年龄妇女需注意对避孕药物的影响。另外，它具有轻度延长 Q-T 间期的副作用，有肝肾损害的患者因排泄减缓，用药期间应严密监测其对 Q-T 间期的影响（表 5-1）。

5. **司来吉兰** 司来吉兰是甲基苯丙胺衍生物，MAO-B 的选择性抑制剂，主要用于帕金森病的治疗。由于司来吉兰可代谢转化为安非他明和甲基苯丙胺，有报道在发作性睡病患者中可以控制嗜睡和猝倒症状，且副作用较小。由于其极少引起滥用，可以考虑在难以获得经典促觉醒药物的情况下，作为发作性睡病的替代用药（表 5-1）。

6. **咖啡因** 咖啡因是黄嘌呤衍生物，通过阻断腺苷受体起作用。咖啡因是使用最为广泛的促觉醒物质，在咖啡、茶、巧克力、可可粉等多种食物和饮品中都含有咖啡因，一杯咖啡所含的咖啡因量为 50～150mg。国外还有非处方的咖啡因药物，发作性睡病患者在确诊前最多使用的就是咖啡因。

表 5-1　临床常用促觉醒药物

| 药物名称 | 成人剂量范围 | 半衰期 /h | 常见副作用 | 严重副作用 |
| --- | --- | --- | --- | --- |
| 安非他明及安非他明类化合物 | | | | |
| 盐酸哌甲酯 | 10～60mg, 晨服或分次给药 | ～3 | 食欲下降、恶心、头痛、失眠 | 滥用潜在风险、躁狂症、癫痫发作、心血管疾病 |
| 哌甲酯缓释片 | 18～36mg 清晨单次给药，或者中午加用短效哌甲酯制剂 | 8～12 | | |
| 硫酸安非他明 | 10～60mg 清晨单次给药或者分次给药 | 16～30 | 食欲下降、恶心、头痛、失眠 | 高度滥用风险，精神障碍、躁狂症、癫痫发作、心血管疾病 |
| 匹莫林 | 20～115mg/d | 11～13 | 轻度心悸等交感神经兴奋反映 | 肝脏损害（因肝毒性，美国已撤市） |
| 抗 EDS 的其他药物 | | | | |
| 莫达非尼 | 100～400mg 清晨单次给药或者分次给药 | 9～14 | 外周交感副反应较轻。常见头痛、恶心、神经质等 | 滥用的风险较低，可引起严重皮疹等 |
| 阿莫达非尼 | 100～300mg 清晨单次给药或者分次给药 | 10～15 | | |
| 多巴胺 - 去甲肾上腺素再摄取抑制剂 | | | | |
| Solriamfetol | 75～150mg/d | ～7.1 | 头痛、恶心、食欲下降、焦虑、腹泻 | 血压增高，禁止与 MAOI 类药物同时使用 |

| 药物名称 | 成人剂量范围 | 半衰期 /h | 常见副作用 | 严重副作用 |
|---|---|---|---|---|
| 美呱哚 | 2 ~ 6mg/d | 10 ~ 13 | 厌食、口干、易怒、头痛、胃肠道症状 | 轻度成瘾和滥用风险 |
| 组胺受体激动剂 | | | | |
| Pitolisant | 8.9 ~ 35.6mg 清晨顿服 | 20 | 头痛，失眠，恶心 | Q-T 间期延长 |
| 促觉醒作用的单胺氧化酶抑制剂（MAOI） | | | | |
| 司来吉兰 | 5 ~ 40mg/d | 2 | 头晕、失眠、皮肤反应、冲动控制障碍、心律失常、直立性低血压、口干等 | 滥用风险相对较低，与安非他明合并用药可导致血压骤然升高和高热 |
| 黄嘌呤衍生物 | | | | |
| 咖啡因 | 100 ~ 200mg/d | 3 ~ 7 | 胃肠刺激反应、心悸、高血压 | 激惹、焦虑、震颤、失眠 |

### （三）促觉醒药物在睡眠障碍治疗中的应用

日间过度嗜睡（excessive daytime sleepiness，EDS）是睡眠障碍患者和普通人群常见的症状。无论何种原因或疾病机制，促觉醒药物对 EDS 通常都有效。但由于这些药物具有潜在的依赖和滥用风险，应判别疾病，谨慎使用。以下简述促觉醒药物在不同疾患者群中的使用原则。

1. **发作性睡病（narcolepsy）的治疗**　发作性睡病，尤其是 1 型发作性睡病患者，除了有日间困倦症状，还有猝倒、睡瘫、睡 / 醒转换期幻觉，夜间睡眠片段化、症状性异态睡眠样发作（如 REM 睡眠期行为障碍，睡行症）等症状。患者通常需要一种以上的药物治疗，而非单纯使用促觉醒药物。

在症状的治疗中，首先要处理的是日间困倦。在没有使用促觉醒药物的情况下，单独使用抗猝倒药物可能导致病情的加重。

促觉醒药物中莫达非尼是首选用药，起始剂量 100 ~ 200mg 清晨顿服，根据症状控制情况，按需逐渐增量到 300 ~ 400mg/d。午后有持续困倦的患者，可以考虑将药物分清晨和中午两次给药。避免午后给药，防止失眠的发生。阿莫达非尼作用较莫达非尼略强，使用剂量为 150 ~ 250mg，清晨单次或者分次给药（表 5-1）。

新型促觉醒药物 Solriamfetol 和 Pitolisant 逐渐成为治疗发作性睡病的一线用药，但国内市场尚无这两种药物。

哌甲酯促觉醒作用较强，因存在成瘾潜在风险，不作为一线治疗药物。如果选用，可从速效制剂 10mg 清晨顿服开始，逐渐增加剂量。日最大用量为 60mg，分两次给药。第二次用药时间不得晚于午后 3 时。达到稳定疗效以后，可以用缓释型哌甲酯替代速效制剂，

18～36mg 清晨顿服（表5-1）。或者部分剂量以缓释剂型清晨给药，剩余剂量中午以短效制剂补足。

由于安非他明类药物的副作用，尤其是潜在成瘾风险，除哌甲酯外的其他药物已经很少使用。在一线及常用促觉醒药物获取困难时，可酌情考虑选择咖啡因或者司来吉兰减轻困倦症状，但相关临床数据有限。

孕期发作性睡病患者使用莫达非尼，孕妇心脏并发症发生率约4%，新生儿先天异常发生率为17%。因此备孕期妇女和孕期妇女不建议使用莫达非尼治疗。哌甲酯缺乏孕期用药资料。备孕或者已经怀孕的女性发作性睡病患者建议采用非药物治疗措施，如计划性日间小睡、改善夜间睡眠质量、处理孕期其他睡眠障碍（常见的有阻塞性睡眠呼吸暂停、不宁腿综合征等）。

**2. 特发性睡眠增多症（idiopathic hypersomnia）的治疗** 特发性睡眠增多症的发生率低于发作性睡病，其治疗缺乏大样本数据，主要是参照发作性睡病嗜睡症状的治疗方案。

常用的药物包括：莫达非尼、阿莫达非尼、哌甲酯。建议将莫达非尼作为一线用药，因为其副作用小，成瘾风险较低。用药剂量和给药方式与发作性睡病相仿，用药引起的副作用也类似于发作性睡病的用药副作用。

新型组胺 $H_3$ 受体激动剂 Pitolisant 可选择用于对莫达非尼反应欠佳的特发性睡眠增多症患者。目前尚无 Solriamfetol 治疗此病的临床文献资料。

对于特发性睡眠增多症患者采用日间计划性小睡常不能改善困倦症状，患者一旦在日间入睡，会持续睡眠数小时，醒后疲惫感严重，因此不主张采用日间小睡。

**3. Kleine-Levin 综合征（Kleine-Levin syndrome）的治疗** Kleine-Levin 综合征（KLS）是主要发生于青少年的睡眠障碍，男性高发，核心症状为反复发作的白日嗜睡，发作期间患者每天的睡眠时间长达10～20h，并伴有精神行为异常、进食/排便异常等症状。

发作期间因睡眠增多影响日间功能，促觉醒药物曾一度是主要治疗手段，用于 KLS 发作期间的治疗。但越来越多的资料显示，发作期间即使按照发作性睡病的用药剂量使用莫达非尼、哌甲酯，患者的促觉醒作用提高程度有限，不足以完成日常工作学习任务。在有些病例中，促觉醒药物反而加重患者的精神行为异常，诱发激越行为。因此，目前不主张在 KLS 发作期间使用促觉醒药物，而是建议为患者提供一个安静、安全的睡眠环境，对于伴随的精神症状和并发症给予对症处理，帮助患者度过发作期。

**4. 残留日间过度嗜睡的 OSA（residual sleepiness in obstructive sleep apnea）的治疗** OSA 患者的残留日间过度嗜睡是指 OSA 患者通过治疗，已经很好地纠正了睡眠呼吸暂停和低氧血症，但日间仍存在主观和客观嗜睡症状。

在开始药物治疗之前，首先需要进一步评估，明确是否存在客观的嗜睡倾向、去除可能诱发嗜睡的其他疾病或者症状（如合并有不宁腿综合征或周期性肢体运动障碍等）。药物选择方面，莫达非尼、阿莫达非尼及 Solriamfetol 被 FDA 批准用于 OSA 残留日间过度嗜睡。

任何病因患者在使用促觉醒药物治疗期间,都应定期随访,评估清醒维持能力、驾驶能力和药物成瘾性。国内市场上可获得的促觉醒药物主要是哌甲酯缓释剂,要尤其注意药物成瘾性问题。

# 七、多巴胺受体激动剂

## (一)概述

多巴胺受体激动剂的分子结构与多巴胺相似,半衰期长于左旋多巴。它们通过直接作用并激活多巴胺受体起效。因其副作用较小,在不宁腿综合征(RLS)、周期性肢体运动障碍(PLMD)等睡眠疾病的治疗中,应用远高于左旋多巴。

## (二)常用多巴胺激动剂的作用机制和药理学特点

**1. 普拉克索** 普拉克索为非麦角类多巴胺受体激动剂。大样本双盲对照临床研究显示,普拉克索可显著降低不宁腿严重度量表(IRLSS)评分。在国际和国内多个指南中被作为 RLS 的一线治疗药物。并且,普拉克索也是国内唯一获批用于 RLS 的药物。

普拉克索主要以药物原形通过尿液排出。因此,肾功能减退的患者需要相应调整加量速度和给药剂量:①肌酐清除率(CrCl)在 20 ~ 60ml/min 之间时药物增量速度需减慢,一般需要间隔 14d 以上增加 1 次药量,直至症状控制;②当 CrCl < 20ml/min 时,建议减少总药量(表 5-2)。

**2. 罗匹尼罗 / 罗匹尼罗透皮贴剂** 罗匹尼罗同样为非麦角类多巴胺受体激动剂。口服或者经皮给药后,主要通过细胞色素(CYP1A2)代谢,高达 90% 的药物在肝脏内转化为代谢产物后排出。有肝脏功能损害的患者应谨慎选用(表 5-2)。

**3. 罗替高汀透皮贴剂** 罗替高汀也是非麦角类多巴受胺体激动剂。无论短期治疗还是长期治疗,均可显著降低 RLS 患者的 IRLSS 评分。罗替高汀通过肝脏代谢,因此有肝功能损害的患者应降低用药剂量(表 5-2)。

表 5-2　不宁腿综合征常用多巴胺受体激动剂的种类、用量及代谢清除特点

| 药物 | 起始剂量 | 最短增量间隔 | 有效维持剂量 | 代谢和清除 |
|---|---|---|---|---|
| 普拉克索 | 0.125mg 就寝前 2 ~ 3h | 2 ~ 3d | 0.125 ~ 0.75mg | 90% 以上以药物原形通过尿液排出,肾功能不全者慎用;中重度肾功能不全患者增量间隔应 > 14d |
| 罗匹尼罗 | 0.25mg 就寝前 1 ~ 3h | 2 ~ 3d | 2 ~ 4mg | 通过 CYP1A2 代谢,高达 90% 以代谢产物形式排出;肝功能损害患者谨慎使用;肾功能损害、透析的患者适当减量,日最高剂量 < 3mg。 |

| 药物 | 起始剂量 | 最短增量间隔 | 有效维持剂量 | 代谢和清除 |
|---|---|---|---|---|
| 罗匹尼罗透皮贴剂 | 1mg/24h | 5～7d | 2～3mg/24h | 通过肝脏以葡糖醛酸化形式代谢成多种产物，严重肝脏损害的患者谨慎使用；肾功能损害患者无须剂量调节 |
| 罗替高汀透皮贴剂 | 1mg/24h | 5～7d | 3mg/24h | 严重肝脏损害者需要降低用药剂量；40%～50%使用者出现局部皮肤症状，建议每天更换敷贴部位 |

### （三）多巴胺受体激动剂在睡眠障碍治疗中的应用

1. **不宁腿综合征**　不宁腿综合征（restless legs syndrome，RLS）患者在纠正缺铁，祛除诱发和加重腿部不适症状的因素（如避免过量摄入咖啡因、撤停三环类及 SSRI 类抗抑郁药物等），且经过非药物疗法治疗后症状仍然严重，干扰患者夜间睡眠质量，造成日间功能障碍的患者，应考虑药物治疗。可选择的药物包括：非麦角类多巴胺受体激动剂、多巴胺、α2δ 钙通道拮抗剂（见本章"八、抗惊厥药物"相关内容）和阿片类药物（见本章"九、阿片类药物"相关内容）。

**（1）RLS 的持续性用药治疗：** 对于 RLS 症状发作频繁（≥3 次 / 周）的患者，应考虑每天持续用药。多巴胺受体激动剂是长期连续治疗的一线药物，但是近年 α2δ 钙通道拮抗剂（如加巴喷丁等）的应用越来越多，逐渐上升到一线用药的地位。选择多巴胺受体激动剂，还是 α2δ 钙通道拮抗剂，取决于症状严重程度、失眠的严重度和感觉症状的特点等因素。

多巴胺受体激动剂适用于：①感觉症状并非以疼痛为主，症状严重程度达到中重度（IRLSS 评分≥20 分，RLS 严重度评估见相关章节），且每周症状出现 3 次以上者；②步态不稳，有跌倒倾向的 RLS 患者；③体重超重、存在代谢综合征和 / 或阻塞性睡眠呼吸障碍的患者；④ RLS 合并抑郁倾向的患者。

药物品种选择方面，有肾脏功能不全者，应适当降低普拉克索的用药剂量，肝功能损害的患者慎用罗匹尼罗、罗匹尼罗透皮贴剂和罗替高汀透皮贴剂，详见表 5-2。

普拉克索起始剂量为 0.125mg/ 晚，在症状出现前 2～3h 服药。如果症状未得到完全控制，可每隔 2～3d 增量 1 次，每次增加 0.125mg，直至症状被有效控制。剂量越高，发生副作用，尤其是症状恶化的可能性越大。

罗匹尼罗起始剂量为 0.25mg/ 晚，增量速度为每次 0.25mg，每 2～3 天 1 次。多数患者至少需要 2mg/ 晚才能有效控制症状，最大日剂量可用到 4mg。严重肾功能不全及透析的患者，最大用药量宜控制在≤3mg/d。

普拉克索和罗匹尼罗的副作用相仿，常见者包括：①轻度一过性恶心、头重脚轻、疲惫等，这些症状通常 10 天至 2 周左右自行消失；②罕见的副作用包括：鼻塞、便秘、失眠和腿部水肿。停止用药这些症状可以逆转；③高剂量用药时可能出现日间过度嗜睡，偶尔会发生不可抗拒的睡眠发作，患者可能在毫无征兆的情况下突然睡着，形成安全隐患；④帕金森病合并 RLS 的患者在使用多巴胺受体激动剂后，容易出现冲动控制障碍；⑤长期大量使用多巴胺受体激动剂，发生症状恶化的风险增高，发生率与剂量成正相关。出现症状恶化的处理方法包括：检查和补充铁储备、分次给予多巴胺受体激动剂、使用经皮贴剂给药，或者以 α2δ 钙通道拮抗剂取代多巴胺受体激动剂。

**（2）RLS 间歇用药治疗：**对于间歇出现 RLS 症状（发作频率 ≤ 2 次 / 周的患者），可以采用按需用药，间断给予多巴胺受体激动剂、左旋多巴，苯二氮䓬类药物，或者阿片类制剂治疗。多巴胺受体激动剂起效通常需要 2 ~ 3h，对间歇症状者不如左旋多巴具有优势，后者通常在口服 30min 内产生效果。虽然左旋多巴更容易引起症状恶化，但以每周 ≤ 2 次的频次用药，大大降低了此副作用的风险。

孕期不宁腿综合征应注重铁剂的补充，对患者进行减轻症状的行为和生活方式辅导，祛除诱发加重 RLS 的因素（如合并睡眠呼吸障碍等）。长期使用多巴胺受体激动剂治疗的患者，需要定期随访观察疗效，评价各种副作用的发生情况并予以处理，尤其需要关注症状恶化的发生情况，并给予积极处理。

**2. 周期性肢体运动障碍**　睡眠期间周期性肢体运动（periodic limb movements of sleep，PLMS）的发生率随着年龄增长而增加，被视为年龄相关性生理性变化。PLMS 也可以伴发于 RLS、快眼动睡眠行为障碍（RBD）、发作性睡病及帕金森病等多种疾病。PLMS 的出现不一定伴有明显的临床症状，不需要单独处理。只有当 PLMS 孤立于上述疾病单独出现，且引起频繁的觉醒反应、睡眠连续性破坏、日间疲惫困倦等症状时，才被诊断为周期性肢体运动障碍（periodic limb movement disorder，PLMD）。

周期性肢体运动障碍的药物治疗资料相对欠缺。RLS 合并 PLMS 增高的患者在使用普拉克索、罗匹尼罗、普瑞巴林等多巴胺受体激动剂治疗后，肢体运动指数会下降。但 PLMD 患者缺乏相关用药资料，无法知晓多巴胺受体激动剂的使用是否会使 PLMD 患者获益。

临床实际诊疗中，如果 PLMD 患者用药后，睡眠连续性、累计睡眠时间和日间的疲惫困倦无明显改善时，则不提倡连续使用多巴胺受体激动剂治疗。小样本临床研究提示，氯硝西泮、丙戊酸钠和司来吉兰等药物可改善患者夜间和日间症状，使 PLMD 患者获益。

# 八、抗惊厥药物

## （一）概述

抗惊厥药物通过广泛的药理学机制，直接或者间接影响谷氨酸能、γ - 氨基丁酸能（GABA）神经通路调节神经元的兴奋性。在癫痫患者中观察到，抗惊厥药物可能改变睡眠结构、造成日间困倦、影响睡眠 - 觉醒的昼夜节律。

第一代抗惊厥药物有明显的镇静作用，导致明显的日间困倦，限制了其在睡眠障碍领域的应用。新一代抗惊厥药物，如加巴喷丁、普瑞巴林和噻加宾等，在药物耐受性方面有了显著的改善，从而得以在睡眠障碍的临床治疗中进行观察和应用。

文献中多数关于抗惊厥药物对睡眠结构影响的资料是在癫痫患者中获得的，限制了这些药物在睡眠障碍人群中的应用。但对于不宁腿综合征、睡眠相关进食障碍/夜间进食障碍等疾病的治疗，抗惊厥药物具有一定优势。

### （二）抗惊厥药物作用机制及对睡眠结构和睡眠生理的影响

1. **加巴喷丁** 加巴喷丁是 $\alpha2\delta$ 钙通道配体，结构与 GABA 相似，但并非 GABA 受体激动剂。它与神经元结合的受体位点尚未确定，可能通过改变 GABA 的代谢起作用。在动物实验中观察到，加巴喷丁除了有预防癫痫发作的作用以外，在镇痛、抗痉挛等方面也有突出的疗效。加巴喷丁可能通过调节钙流量，影响下游单胺能神经元活性（包括谷氨酸能、去甲肾上腺素能神经元等），从而对睡眠生理产生影响。

对健康志愿者的观察发现，使用加巴喷丁剂量在 0.6 ~ 0.9g/d 时，受试者慢波睡眠（SWS）的比例增加，睡眠中醒转次数减少，REM 睡眠比例降低（表 5-3）。在癫痫患者中，加巴喷丁被证实可以增加慢波睡眠、REM 睡眠、减少 N1 期睡眠和入睡后清醒时间（WASO）。对不宁腿综合征（RLS）患者的一项 PSG 研究发现，加巴喷丁在平均日剂量 1.85g 的水平上，可以显著延长总睡眠时间，提高睡眠效率，增加慢波睡眠。

2. **普瑞巴林** 普瑞巴林结构和作用机制与加巴喷丁相似，具有抗惊厥、镇痛和抗焦虑的活性。健康成年人使用普瑞巴林可使慢波睡眠增加、睡眠效率提高，与安慰剂相比，WASO 减少，REM 睡眠降低（表 5-3）。两项癫痫患者的研究资料显示，普瑞巴林可以改善癫痫患者的失眠症状，增加 $N_3$ 期睡眠，减少微觉醒次数和夜间醒转时间。由于加巴喷丁和普瑞巴林在镇痛方面的表现，使其在周围神经病及纤维性肌痛伴有失眠的患者中得以应用，观察发现治疗后患者睡眠效率提高，WASO 降低。

3. **噻加宾** 噻加宾通过抑制神经细胞和胶质细胞对 GABA 的再摄取，增加突触中 GABA 的浓度，延长 GABA-A 受体的突触后抑制电位，并对突触前 GABA-B 受体造成影响。两项健康志愿者的研究发现，噻加宾可以提高睡眠效率，增加慢波睡眠，增加总睡眠时间，减少 WASO。但上述作用在小剂量用药时（如 2mg/ 次）时不明显，用量达到 4mg/ 次时明显。当剂量达到 8mg/ 次时可以减少 REM 睡眠（表 5-3）。

4. **托吡酯** 托吡酯是一个具有多种作用机制的抗惊厥药物，通过选择性阻断电压依赖的钠通道限制持续的反复放电；通过作用于 GABA 受体，增强神经抑制作用；通过作用于谷氨酸受体降低谷氨酸介导的神经兴奋作用。托吡酯对睡眠生理的影响缺乏健康人数据，在癫痫患者中观察到：约 14% 的患者服用托吡酯后出现日间困倦，但多次睡眠潜伏时间试验并未证实受试者存在客观嗜睡。

抗惊厥药物引起困倦的发生率因药物的种类而异。困倦感最显著的是 GABA 类药物，如巴比妥酸盐、噻加宾和氨己烯酸（发生率在15%～30%），左乙拉西坦和托吡酯也很显著（15%～27%），而加巴喷丁、拉莫三嗪、普瑞巴林和唑尼沙胺的嗜睡发生率较低（5%～15%）。

**表5-3　抗惊厥药物对健康成人睡眠生理的影响**

| 抗惊厥药物 | 相关药理学机制 | 对睡眠结构对影响 |
|---|---|---|
| 加巴喷丁 | α2δ 钙通道拮抗剂 | ↑ SWS,↓ REM |
| 普瑞巴林 | α2δ 钙通道拮抗剂 | ↑ SWS,SE ↑,↓ SOL,↓ WASO,↓ REM |
| 噻加宾 | GABA 再摄取抑制剂 | ↑ SWS,↓ WASO,↑ TST |

注：SWS：慢波睡眠；REM：快眼动睡眠；SE：睡眠效率；SOL：入睡潜伏期；WASO：入睡后清醒时间；TST：总睡眠时间。

虽然越来越多的证据提示抗惊厥药物使癫痫患者、神经痛患者、纤维性肌痛患者，甚至健康人群的睡眠获益，但在没有大规模的Ⅲ期临床试验评价的情况下，仅凭一些小样本量的研究结果，将抗惊厥药物用于失眠的治疗还是需要谨慎的。尤其需要注意和重视关键风险的评估。如2008年12月美国食品药品管理局（FDA）发布警示，某些抗惊厥药物可以引起或者加重患者的抑郁情绪，出现自杀念头和行为。临床应用中，对无论任何原因接受抗惊厥药物治疗的患者，都应密切观察其情绪和心境变化。

### （三）抗惊厥药物在睡眠障碍治疗中的应用

1. **不宁腿综合征（RLS）的治疗**　加巴喷丁作为多巴胺制剂的替代用药，近年越来越多地被应用于 RLS 的治疗。鉴于加巴喷丁在镇痛和延长 SWS 睡眠方面的表现，通常被选择用于：①治疗以疼痛症状为突出表现的 RLS 患者；②RLS 合并周围神经病变；③RLS 合并严重失眠症状的患者；④存在冲动控制障碍病史的 RLS 患者；⑤对于因长期使用多巴制剂出现症状恶化的患者，加巴喷丁是一种重要的替代治疗方法；⑥在帕金森病合并 RLS 的人群中，因为患者已经接受了较大剂量多巴胺制剂的治疗，RLS 症状对增加小剂量多巴制剂一般无明显反应，甚至更容易出现症状恶化，此时选择加巴胺喷丁不失为有效的治疗方案；⑦RLS 伴随焦虑障碍的患者，选择加巴胺喷丁治疗效果优于使用多巴胺受体激动剂。

加巴喷丁治疗 RLS 有效剂量的资料有限，一项为期4周的小样本量特发性 RLS 患者临床治疗试验显示，加巴喷丁平均日剂量在 733mg 时可明显减轻症状。在另一项随机安慰剂对照实验中，加巴喷丁的平均日剂量用到 1 855mg，虽然许多患者在较低剂量范围已经有受益，但在 1 800mg/d 剂量水平时，RLS 症状得到最佳控制。

当选择加巴喷丁治疗时，我们建议起始剂量从 100～300mg 开始，睡前 2h 给药，缓慢增加到症状控制满意。通常有效维持剂量在 900～2 400mg 之间。小剂量给药时可以夜间单次服用，用药量较大时（＞600mg/d 时），为减轻其嗜睡和步态不稳的副作用，可以在中午给药 1/3，晚上睡前 2h 给药 2/3。对于老年患者，尤其需要当心镇静及步态不稳方面的副作用，提倡分次服药。对于肾功能不全正在接受透析治疗的患者，加巴喷丁的用量通常在 200～300mg 范围内即有明显疗效。

选择普瑞巴林治疗 RLS 时，起始剂量可选择 50～75mg/d，有效维持剂量一般在 150～450mg。最常见的副作用包括头晕、困倦、疲惫、头痛、周围性水肿和体重增加。

**2. 睡眠相关进食障碍的治疗** 在 ICSD-3 中，睡眠贪食症（sleep-related eating disorder, SRED）是非快眼动异态睡眠的一种亚型，患者表现为非快眼动睡眠期间反复异常觉醒，出现进食或者饮用行为，因此发生体重增加、使用不当食物造成中毒或者伤害。该病患者常伴有睡行症、RLS、OSA 等其他睡眠障碍。在治疗方面，除了要检查和处理合并症状外，抗惊厥药物如托吡酯是常用的治疗药物。

托吡酯对 SRED 的治疗机制不清楚。多项随机对照试验显示，托吡酯平均用量在 100mg/d（25～400mg/d）时，能有效减少睡眠进食行为的发生次数，降低患者的体重。药物耐受性良好，在长达 1.8 年的随访中，患者体重平均下降 9.2kg。另一项纵向随访研究发现，托吡酯的 SRED 治疗的有效率为 68%，但 1 年以后有 41% 的患者因副作用停止用药，主要副作用包括：体重下降、感觉异常、肾结石、认知功能下降和步态不稳等。

**3. 其他睡眠障碍的治疗应用** 应用抗惊厥药物治疗失眠属于超适应证用药，临床应用中需要与患者充分沟通。在药物选择方面，尽量使用有健康人使用数据的药物品种（见表 -5.3）。药物的用量是值得探讨的问题，一项使用多种剂量噻加宾（4、8、12、16mg）治疗原发性失眠的随机对照实验发现，受试者慢波睡眠的增加和 WASO 的减少呈剂量依赖性。但是，当用药剂量超过 6mg 时日间清醒程度受到影响。虽然临床上加巴喷丁常被经验性应用于成人原发性失眠的治疗，但并没有相关临床对照实验资料。小样本量临床实验观察了加巴喷丁对酒精依赖者和停经期潮热症状妇女失眠障碍的疗效，受试者主观睡眠质量和晨起精神状态得改善。

睡眠相关运动症状群疾病或者孤立性症状，如脊髓固有束肌阵挛（propriospinal myoclonus, PSM）、入睡期惊跳（hypnagogic foot tremor, HFT）、交替下肢肌肉活动（alternating leg muscle activation, ALMA）等，在行为疗法无效，苯二氮䓬类药物控制不佳的情况下可以考虑选择抗惊厥药物治疗。文献报道中有选择唑尼沙胺 100～200mg/d，单药治疗或添加治疗可控制 PSM 症状。也有选用普瑞巴林、丙戊酸钠、卡马西平、奥卡西平和托吡酯者，但治疗效果报道不一。

在给药时间方面，可以考虑夜间单次给药，这样可以降低用药总剂量，避免日间困倦，将镇静催眠作用集中在夜晚，提高失眠治疗的有效性。如前所述，使用抗惊厥药物期间，对患者抑郁情绪因进行随访，防止消极行为的发生。

# 九、阿片类药物

## （一）概述

阿片受体激动剂除了应用于急性和慢性疼痛的治疗以外，还可以有效地控制不宁腿综合征（restless legs syndrome，RLS）的感觉症状、运动症状，并延长睡眠时间。同时阿片类药物改变睡眠结构，对呼吸中枢有抑制作用。了解阿片类药物的作用机制和特点，权衡其对睡眠的正负作用，才能合理运用于睡眠障碍的治疗。

## （二）阿片类药物作用机制及其对睡眠结构的影响

阿片类药物分为外源性阿片类药物和内源性阿片肽（包括：脑啡肽、内啡肽和强啡肽）。它们作用于 4 种受体：μ、δ、κ 受体及伤害感受 / 孤肽蛋白 FQ 受体。其中与镇痛相关的主要是 μ 受体，通过关闭电压门控钙离子通道，打开钾离子通道，从而使神经元超极化，降低神经元的兴奋性。

阿片类药物与多种受体系统间有相互作用，如与腺苷系统的 $A_1$ 受体作用，可致困倦，促进入睡。多导睡眠图结果显示，阿片类药物对睡眠结构存在负面作用。以吗啡和美沙酮为例，服药者浅睡眠比例增加，N3 期睡眠和 REM 期睡眠时间缩短。阿片类药物改善不宁腿综合征感觉运动症状的机制不明，有假说认为是通过脊髓阿片受体和多巴胺受体共同作用而实现的。

根据阿片类药物作用强度，可以分为：低强度制剂（low-potency opioids）和高强度制剂（High-potency opioids），两组阿片制剂的代表药物见表 5-4。

**表 5-4　阿片类药物分类及治疗 RLS 的建议药量**

单位：mg

| 药物 | 起始药量 | 有效药量范围 |
| --- | --- | --- |
| **低强度制剂** | | |
| 可待因 | 30 | 60 ~ 180 |
| 曲马多（即释片） | 50 | 50 ~ 100 |
| 曲马多（缓释片） | 100 | 100 ~ 200 |
| **高强度制剂** | | |
| 吗啡控释片 | 10 ~ 15 | 15 ~ 45 |
| 羟考酮（即释片和缓释片） | 5 | 10 ~ 30 |
| 氢考酮（即释片和缓释片） | 10 | 20 ~ 45 |
| 美沙酮 | 2.5 | 5 ~ 20 |

作用强度较弱的阿片类药物（如曲马多、可待因等），对部分 RLS 患者有效。多数重度和难治性 RLS 需要作用强度较高的阿片类制剂，如羟考酮或美沙酮。强作用的阿片类药物长期使用可能会产生耐受性、依赖性，但临床资料显示，在没有药物滥用病史的 RLS 患者中，阿片类药物滥用的可能性非常低。阿片类药物其他副作用包括：便秘、恶心、疲劳、皮肤瘙痒、出汗、情绪不稳定、抑郁等，并有可能加重睡眠呼吸暂停。

### （三）阿片类药物在睡眠障碍治疗中的应用

阿片类药物主要用于慢性 RLS 的治疗，尤其用于对多巴胺受体激动剂和 α2δ 钙通道拮抗剂治疗反应差的难治性 RLS 患者。

起始治疗通常选择作用强度较弱的品种。需要强效剂型的 RLS 患者，其所需要的药物剂量远小于治疗慢性疼痛所需要的剂量。夜间给药推荐使用长效制剂或者缓释制剂。因为短效制剂药效持续时间短，有可能引起剂末 RLS 症状反跳现象，反而加重睡眠损害。但从未接触过阿片类药物的患者，应先使用即释剂型一周以上，然后再转换为长效和 / 或缓释剂型。给药从最低剂量开始，逐渐增加，直至有效控制症状（表 5-4）。

阿片类药物使机体对高碳酸血症和缺氧的通气反应变迟钝，延长呼吸时间，并降低产气量，同时也增加上呼吸道阻力。基于上述原因，使用阿片类药物的患者可能诱发和加重阻塞性和中枢性 OSA。因此，合并患有睡眠相关呼吸障碍的患者，在没有接受 CPAP 治疗的前提下，不建议选择阿片类药物。已经使用阿片类药物治疗者，应密切随访，必要时安排 PSG，随访呼吸障碍发生的情况。

## 十、中药类

### 不寐

不寐是以经常不能获得正常睡眠为特征的一类病证。主要表现为睡眠时间、深度的不足，轻者入睡困难，或寐而不酣，时寐时醒，或醒后不能再寐，重则彻夜不寐，常影响人们的正常工作、生活、学习和健康。

1. **病因病机**　不寐病因多为饮食不节、情志失常、劳逸失调、久病体虚等因素引起脏腑功能紊乱，气血失和，阴阳失调，阳不入阴而发病。

不寐病位主要在心，与肝脾肾有关。基本病机为阳盛阴衰，阴阳失交。一为阴虚不能纳阳，一为阳盛不得入于阴。病理性质有虚实两面，肝郁化火、痰热内扰、心火炽盛、胃气失和、瘀血内阻，心神不安为实；心脾两虚、心胆气虚、心肾不交，心神失养为虚，但久病可表现为虚实兼夹。

2. **治疗原则**　治疗当以补虚泻实，调整脏腑阴阳为原则。实证泻其有余，如疏肝泻火，清化痰热，消导和中；虚证补其不足，如补益心脾，滋阴降火，升阳散火，益气镇惊安神。在此基础上酌情选加安神之品。

### 3. 证治分类

**【实证】**

**（1）肝火扰心证**

症状：不寐多梦，甚至彻夜不眠，急躁易怒，伴有头晕头胀，目赤耳鸣，胁肋胀痛不适，口苦咽干，便秘溲赤，舌红苔黄，脉弦数。

证机概要：肝郁化火，上扰心神。

治法：清肝泻火，镇心安神。

代表方：龙胆泻肝汤加减。本方有清泻肝胆实火之功效，适用于肝郁化火上炎所致的不寐。

常用药：龙胆草、黄芩、栀子清肝泻火；木通、车前子清利湿热；当归、生地养血滋阴；柴胡舒畅肝胆之气；甘草和中；生龙骨、生牡蛎、灵磁石镇心安神。

若胸闷胁胀，善太息者，加香附、郁金、佛手以疏肝解郁，或用加味逍遥丸疏肝泻火。若肝胆之火上炎的重症，彻夜不寐，头晕目眩，头痛欲裂，大便秘结者，可改服当归龙荟丸。

**（2）痰热扰心证**

症状：心烦不寐，噩梦纷纭，易惊易醒，胸闷脘痞，泛恶嗳气，口黏痰多，伴口苦，头重，目眩，纳差食少，舌偏红，苔黄腻，脉滑数。

证机概要：湿食生痰，郁痰生热，扰动心神。

治法：清化痰热，和中安神。

代表方：黄连温胆汤加减。本方清心降火，化痰安中，适用于痰热扰心所致的不寐。

常用药：半夏、陈皮、茯苓健脾化痰；枳实、黄连、竹茹清心降火化痰；龙齿、珍珠母、磁石镇心安神。

若不寐伴胸闷嗳气，脘腹胀满，大便不爽，苔腻脉滑，加用半夏秫米汤和胃健脾，交通阴阳；若饮食停滞，胃中不和，嗳腐吞酸，脘腹胀痛，再加神曲、焦山楂、莱菔子，或用保和丸消导和中。若痰热盛，痰火上扰心神，彻夜不寐，大便秘结，可用礞石滚痰丸以泻火逐痰。

**（3）心火炽盛证**

症状：心烦不寐，口舌生疮，伴头晕耳鸣，口渴面赤，手心烘热，便秘，小便短涩不畅，尿时刺痛，舌红苔干，脉数。

证机概要：火热内盛，扰乱心神。

治法：清心泻火，养血安神。

代表方：导赤散合交泰丸加减。前方清心凉血，利水通淋，主心经热盛，睡卧不宁；后方清心降火，引火归原，用于心烦不寐等心火偏亢证。

常用药：生地黄清热凉血养阴；木通、淡竹叶清心降火，利水通淋，生甘草和胃清热，黄连清心降火，肉桂引火归原。

若心阴不足致心火独亢者，可选用生脉饮、炙甘草汤，益气养阴安神；心火亢盛重症，可用朱砂安神丸清心泻火，重镇安神。若烦热较甚者，可加用栀子豉汤以增清热除烦之功。

**（4）胃气失和证**

症状：不寐多发生在饮食后，脘腹痞闷，食滞不化，嗳腐酸臭，大便臭秽，纳呆食少。舌红苔、厚腻，脉弦或滑数。

证机概要：气机阻滞，胃失和健。

治法：消食化痰，运脾和胃，兼以安神。

代表方：保和丸加减。保和丸汤剂具有健脾和胃益气之功效，使中焦气机通顺，生化有源，气血充足，心身得养，而夜能安寐。

常用药：山楂消油腻肉积；神曲消酒食陈腐之积；莱菔子消面食痰浊之积；陈皮、半夏、茯苓理气和胃，燥湿化痰；连翘散结清热。诸药合用，有消食导滞，理气和胃之功。

若兼有大便秘结，腹部胀痛拒按等"胃家实"症状，可酌加大黄，取承气汤之意，泻下通腑。若食滞日久化热，加胆腑不利，食油腻即便溏，情绪紧张者，可酌加黄连、黄芩、茵陈等清热之品。

**（5）瘀血内阻证**

症状：不寐日久，躁扰不宁，胸不任物或胸任重物，夜多惊梦，夜寐不安。伴面色青黄，或面部色斑，胸痛、头痛日久不愈，痛如针刺而有定处，或呃逆日久不止，或饮水即呛，干呕，或内热瞀闷，或心悸怔忡，或急躁善怒，或入暮潮热。舌暗红、舌面有瘀点，唇暗或两目暗黑，脉涩或弦紧。

病机：气滞血瘀，脉络瘀阻。

治法：活血化瘀，通络宁神。

代表方：血府逐瘀汤加减。

常用药：桃仁、红花、川芎、赤芍、当归、川牛膝活血化瘀，通络宁神，柴胡、枳壳理气疏肝桔梗，生地黄养阴清心，甘草益气护正，共起活血化瘀，通络宁神之功。

若肝郁化火，加香附、合欢花、石决明、白芍、栀子以疏肝柔肝，清肝泻火；若不寐较重，加珍珠母、酸枣仁、茯苓、紫石英、琥珀粉以平肝养肝，宁心安神，或合酸枣仁汤养血活血安神；若脘闷纳呆、苔腻，痰瘀重者，可合用温胆汤加减，化痰祛瘀，宁心安神。

**【虚证】**

**（1）心脾两虚证**

症状：不寐，多梦易醒，心悸健忘，神疲食少，头晕目眩，四肢倦怠，腹胀便溏，面色少华，舌淡苔薄，脉细无力。

证机概要：脾虚血亏，心神失养，神不安舍。

治法：补益心脾，养血安神。

代表方：归脾汤加减。本方益气补血，健脾养心，适用于不寐健忘，心悸怔忡，面黄食少等心脾两虚证。

常用药：人参、炒白术、炙甘草、黄芪、当归健脾益气补血；远志、酸枣仁、茯神、龙眼肉补心益脾安神；木香行气健脾。

若不寐较重者，加五味子、夜交藤、柏子仁养心安神，或加生龙骨、生牡蛎、琥珀末以镇静安神；若心血不足较甚者，加熟地、芍药、阿胶以养心血；若脘闷纳呆、苔腻，重用白术，加苍术、半夏、陈皮、茯苓以健脾燥湿，理气化痰。

### （2）心肾不交证

症状：心烦不寐，入睡困难，心悸多梦，伴头晕耳鸣，腰膝酸软，潮热盗汗，五心烦热，咽干少津，男子遗精，女子月经不调，舌红少苔，脉细数。

证机概要：肾水亏虚，不能上济于心，心火炽盛，不能下交于肾。

治法：滋阴降火，交通心肾。

代表方：六味地黄丸合交泰丸加减。前方以滋阴补肾为主，用于头晕耳鸣，腰膝酸软，潮热盗汗等肾阴不足证；后方清心降火，引火归原，用于心烦不寐，梦遗失精等心火偏亢证。

常用药：熟地、山萸肉、山药滋补肾阴，泽泻、茯苓、丹皮清泻相火；黄连清心降火；肉桂引火归原。

若心阴不足为主者，可选用天王补心丹以滋阴养血，补心安神。若阴血不足，心火亢盛者，可选用朱砂安神丸。心烦不寐，彻夜不眠者，加朱砂、磁石、生龙骨、龙齿重镇安神。

### （3）心胆气虚证

症状：不寐，多噩梦，易于惊醒，触事易惊，终日惕惕，胆怯心悸，伴有气短自汗，倦怠乏力，舌淡，脉弦细。

证机概要：心胆虚怯，心神失养，神魂不安。

治法：益气镇惊，安神定志。

代表方：安神定志丸合酸枣仁汤。前方益气、镇惊、安神，适用于心胆气虚，痰浊扰心所致的不寐易惊，心悸气短；后方偏于养血清热除烦，适用于阴血偏虚的虚烦不寐。

常用药：人参、茯苓、炙甘草益心胆之气；茯神、远志、龙齿、石菖蒲化痰宁心，镇惊安神；川芎、酸枣仁调血养心；知母清热除烦。

若心肝血虚，惊悸汗出者，重用人参，加白芍、当归、黄芪以益气养血；若木不舒土，胸闷、善太息，纳呆腹胀者，加柴胡、香附、陈皮、山药、白术以疏肝健脾；若心悸者，惊惕不安者，加生龙骨、生牡蛎、朱砂以重镇安神。

**【虚实夹杂】**

**（1）脾虚痰湿证**

症状：不寐，多梦易醒，醒后难寐，睡前思虑纷繁，伴脘腹胀满，不思饮食，口淡无味，嗳气吞酸，头身困重，四肢倦怠，面色萎黄，食少便溏，舌淡苔白腻而厚，脉濡滑。

证机概要：脾虚失运，积湿成痰，痰湿壅遏，心神不宁。

治法：健脾益气，燥湿化痰，宁心安神。

代表方：四君子汤合平胃散加减。前方健脾益气，后方燥湿运脾，行气和胃安神。

常用药：党参、白术、苍术、茯苓、陈皮、健脾燥湿，理气化痰，厚朴行气除满，甘草，益气健脾和中。

若兼肝郁不舒，气机不畅者，可选用柴平汤加减。若兼见胸脘痞闷、纳呆腹胀，可加茯苓、厚朴、陈皮、枳壳、半夏等以健脾燥湿，理气化痰；若不寐较重者，加合欢皮、夜交藤、柏子仁、酸枣仁等养心安神。

**（2）脾虚胃热证**

症状：夜难入寐，睡前思虑纷繁或毫无思虑辗转反侧，眠浅易醒，醒后难以复眠，面色萎黄，口舌生疮，汗多，肢体倦怠，腹胀，胃脘不适，吞酸嘈杂，消谷善饥，大便溏结不调。舌红苔薄腻，脉浮数。

证机概要：脾胃内伤、阳气不升、阴火上乘，扰乱心神。

治法：补脾胃，泻阴火，升阳气，宁心神。

代表方：补脾胃泻阴火升阳汤加减。

常用药：黄芪大补元气，苍术健脾祛湿为臣，柴胡、羌活、升麻、人参、黄芩、黄连、石膏等升阳散火、清热燥湿，炙甘草补中气、调和诸药。

若见五心烦热，肾阴不足者，酌加黄柏、知母；若兼有食滞生热者可予清胃散；脾虚湿盛者可加茯苓健脾益心；心胸憋闷烦躁者，加香附理气解郁、郁李仁宣郁除烦；痰热壅盛者加佛手、胆南星清热祛痰。

**（3）脾虚湿热证**

主症：夜寐不安，辗转反侧，心烦不宁，胸闷痰多，脘闷纳呆，恶心口苦，伴见四肢困重，自觉肌肤热，扪之烙手。大便不调，小便色黄，舌红苔黄腻，脉滑数等。

证机概要：脾虚湿遏，郁滞化火，热扰心神。

治法：健脾升阳祛湿，散火安神。

方剂：升阳散火汤加减。本方健脾升阳散火，祛湿解郁，可用于脾虚湿遏，清浊相干，郁火扰心之不寐。

常用药：升麻、葛根、柴胡、羌活、独活、防风，升阳散火解郁，人参、炙甘草，温补脾胃，健脾益气升阳，生甘草泻阴火，与白芍相伍酸甘化阴，佐人参有补血之功，佐诸风药之升浮。

若兼火热上炎之象，如口疮或便秘等，可采用升阳益胃汤甘温健脾，益气升阳，清热除湿。

### （4）寒热错杂证

症状：不寐，夜寐不宁，寐后易醒，辗转反侧，心下痞满，咽喉不利，胃脘嘈杂不适或灼热，畏寒肢冷，口苦黏腻，肠鸣便溏，或大便不爽等遇冷加重，小便正常。舌淡红苔微黄而腻，脉沉细数。

证机概要：寒热错杂，气机失调。

治法：辛开苦降，调和中焦，交通心肾。

代表方：半夏泻心汤加减。本方寒热并用以苦降辛开，调中和胃，气机失调以除，升降正常，则不寐自愈。

常用药：半夏、干姜与黄芩、黄连配合，辛开苦降，除中焦之寒热互结，复中土之升降；党参、大枣和甘草以补中焦之虚，中焦郁结得除，气机和畅，脾胃调和，心神不扰，睡眠得安。

若心烦明显，心火旺盛者加夏枯草或灯心草，干姜减量；肝郁化热者，加栀子、合欢皮、酸枣仁；脏躁者，加浮小麦，成甘麦大枣汤；盗汗、手心潮热、口干、多梦，加二至丸；面色萎黄，头晕目眩心悸，加何首乌；自汗、心慌、口干咽燥，烦闷者，合生脉散加减。

（师乐、陈文浩、于欢、李艳执笔，宿长军、时杰、陆林审校）

## 第六章 睡眠障碍的心理治疗与行为干预原则

心理治疗与行为干预在失眠障碍和昼夜节律障碍等睡眠觉醒障碍的治疗中占据重要地位。本章首先讲述睡眠与觉醒的调控机制以及失眠的发病机制，这是睡眠觉醒障碍的心理治疗与行为干预的原理和基础，此后重点阐述心理治疗与行为干预（认知行为治疗）的原则和方法。

# 一、睡眠与觉醒的调控机制

## （一）生物钟

睡眠与觉醒受生物钟的调控，这是生物适应环境的古老机制，是在生物体内周而复始的节律，常见的近 24h 昼夜节律是典型的生物钟之一。"钟"，即韵律、节奏，是物质的运动形式，也是物质的普遍内在属性。

人们很早就注意到植物的某些节律性行为，如含羞草的叶子白天舒展，夜晚则含羞而闭。1729 年，法国天文学家、时间生物学家 Jean-Jacques d'Ortous de Mairan 首先用科学的方法来研究生物节律，他将含羞草置于黑暗的环境中观察叶片的变化，结果发现即使在恒定的黑暗条件下，含羞草的叶子仍然会在 24h 内节律性地开合（图 6-1）。当然，de Mairan 并未意识到内在生物钟的存在，而是"哪怕没有阳光，含羞草依然能感受到太阳的存在"。不过 de Mairan 提到，温度改变是否会影响植物感知白天/黑夜值得尝试。30 年之后，多名研究者重复了 de Marian 的实验，检验并分析了他的设想，指出温度对含羞草叶片开关的节律并无明显影响。1823 年，瑞士植物学家 Augustin Pyramus de Candolle 更进一步确认含羞草叶子开合的周期为 22～23h 而非 24h，这是植物存在内源性节律的重要证据之一。

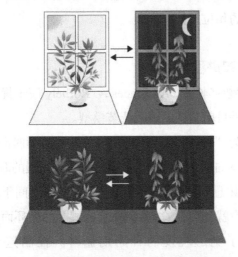

图 6-1 含羞草叶子在黑暗中仍会节律性开合

人体内的生物钟多种多样，人体的各种生理指标，如脉搏、体温、血压、体力、情绪、智力等，都会伴随昼夜节律进行周期性变化。如早上体温4时最低，下午6时最高，相差1℃左右。生物钟的正常运转对人的健康起着重要作用。生物钟失调会导致失眠、体乏、抑郁、免疫功能低下甚至罹患包括肿瘤在内的各种疾病。根据人体生理、生化活动的周期性变化，人类可以合理安排一天的作息，使工作和休息效率达到最高，也使人的身心健康状态达到最佳。

生物钟的循环基本上是一个基因表达的负反馈环路。在这个过程中有两个调控基因转录的异二聚体蛋白起了关键作用：一个是直接作用于DNA促进转录的转录因子CLK和CYC的二聚体CLK-CYC，另一个是抑制CLK-CYC转录功能的PER和TIM的二聚体PER-TIM。CLK-CYC的功能是促进一系列包括PER-TIM在内的和生物钟行为相关的基因表达。这些基因的启动子部位都有一段称为E盒元件的DNA序列，CLK-CYC作用于E盒序列促进这些基因的表达。表达后的PER和TIM蛋白首先在细胞质中逐渐累积，到夜晚当两种蛋白累积达到一定的量后又被转运到细胞核中转而抑制CLK-CYC的转录活性，从而抑制它们自己以及所有CLK-CYC下游基因的表达，减少被表达的量。而在细胞质中的PER蛋白被逐渐水解，从而构成了一个以24h为周期的负反馈基因转录和翻译的振荡。

这种以24h为周期的节律具有一种特性，就是它的起始点可以被光照重设。这个重置过程也是一个由蛋白质介导的生物化学过程。在果蝇中，这个有重置功能的蛋白称为cryptochrome（CRY）。CRY蛋白有感光的功能，它和TIM的相互作用是光依赖的，并且这种相互作用的结果是TIM的降解，而失去TIM的PER蛋白不稳定，最终也在有光照的白天被降解，其结果就是减少了对CLK-CYC二聚体功能的抑制，从而使得CLK—CYC介导的基因转录重新开始。

综上，生物钟具有以下的基本特征：①生物钟是内源的、自主的、不依赖于环境变化的生物节律；②昼夜节律的生物钟周期不是精确的24h，而是接近于24h；③生物钟具有温度补偿的性能，能在不同的温度条件下保持稳定；④光照不是产生节律的原因，但能够调节和重置昼夜节律生物钟的相位并使其同步。

### （二）睡眠与觉醒的双进程模型

基于睡眠与觉醒的生物钟本质，Alexander A. Borbély博士提出睡眠双进程模型（内稳态系统和昼夜节律系统）是目前公认的睡眠调节模型。

内稳态系统可以理解为"睡眠压力"。它是一个随着清醒时间线性增长的身体需要入睡的压力，也可以理解为身体的"疲劳程度"。基本上来说，醒的时间越久，就越累，越想睡觉。一旦入睡，身体得到休息和放松，睡眠压力就会随着时间下降。清醒之后又开始积累睡眠压力。我们的睡眠压力就随着"清醒 - 睡眠 - 清醒"的循环而上下起伏。

昼夜节律系统描述了觉醒程度的日周期循环。控制这个系统的是视交叉上核（suprachiasmatic nucleus，SCN）。清晨光线进入眼睛时，刺激了SCN神经细胞，进行一系列生物活动的调节和同步。傍晚，视交叉上核又会传递"夜间开始"的信息。其中，褪黑素是一种重要的内源性授时因子，它受光周期的控制。褪黑素的浓度越高，人感觉越困、越想睡觉。而皮质醇的生理作用则是使人保持警觉、清醒。在睡眠不足的情况下，身体会分泌更多的皮质醇来应对睡眠不足造成的压力。在昼夜节律系统控制下，褪黑素和皮质醇的分泌时间是正好相反的，这就非常好地调节了睡眠和清醒状态，让人在夜间感觉到困倦，在白天保持警觉。

### （三）失眠障碍的发病机制和假说

最近几年，尽管我们关于失眠的自然病程、病因及病理生理学机制等的认识取得很多进展，但是关于失眠病因或病理生理学机制的假说尚未得到完全认可。目前关于失眠的发病机制假说主要是过度觉醒假说和 3P 假说，这两种假说分别是神经生物学和认知行为学的代表。值得强调的是，这些假说之间是互相补充而非互相排斥的。

1. **过度觉醒假说**　目前，最广泛接受的失眠发病机制的观点是：失眠是一种过度觉醒的障碍。这种过度觉醒在不同水平上得到体现，包括躯体水平、情感水平、认知水平及皮质水平。此外，这种过度觉醒不仅仅是夜间睡眠的缺失，并且是横跨 24h 的个体高觉醒状态。如失眠患者表现出更快的睡眠及清醒时的脑电频率、白天多次小睡入睡潜伏时间延长、24h 代谢率增加、自主神经功能活动增加、下丘脑 - 垂体 - 肾上腺轴过度活跃及炎症因子释放增加等。目前有研究显示针对失眠的认知行为治疗可部分逆转某些上述的过度觉醒指标，如炎症因子。神经影像学的研究也支持过度觉醒的理论，如失眠患者在清醒向非快眼动睡眠转换时，促觉醒脑区（如上行网状激动系统、下丘脑和丘脑）表现出更少的葡萄糖代谢率。

2. **3P 假说**　3P 假说，又称 spielman 假说，是用来解释失眠的发生、发展和持续的被广泛接受的认知行为学假说。3P 指的是易感因素（predisposing factor）、诱发因素（precipitating factor）、维持因素（perpetuating factor）。该假说假设失眠的发生和维持是由这三个因素累积超过了发病所需要的阈值所导致。一般来说易感因素包括年龄、性别、遗传及性格特征等因素使个体对失眠易感。诱发因素包括生活事件及应激等因素，可引起失眠症状的急性发生。而维持因素是指使失眠得以持续的行为和信念，包括应对短期失眠所导致的不良睡眠行为（如延长在床时间）及由短期失眠所导致的焦虑和抑郁症状等。目前广泛应用的认知行为治疗的理论依据是建立在该假说基础之上，着力于消除失眠的维持因素（如不良的睡眠行为、条件反射的建立及过度觉醒等）。

## 二、心理治疗方法及原则

在睡眠觉醒障碍中的心理治疗与行为干预中，失眠认知行为治疗（cognitive behavioral therapy for insomnia，CBTI）占据着主导地位。CBTI 除了改变失眠患者的不良心理及行为因素，还可增强其自我控制失眠的信心。研究显示 CBTI 与药物疗法的短期疗效相当，但是 CBTI 的长期疗效优于药物疗法。目前，CBTI 已被推荐为首选的标准治疗方法。它不但是慢性失眠障碍的首要治疗方法，也是预防短期失眠障碍慢性化的重要方法。

## （一）原理

失眠认知行为治疗（CBTI）是认知治疗和行为治疗的联合形式，而睡眠双进程模型是 CBTI 的治疗基础。CBTI 可以在以下三方面有效地改善睡眠双进程模型。

**1. 调节内稳态系统** 睡眠限制通过减少卧床时间，增加觉醒时间，增强"睡眠压力"，短期内会让失眠患者感觉睡得少、难受，但长期可增加其睡眠驱动力，驱动力越充足，以后的睡眠就会越好。

**2. 稳定昼夜节律系统** CBTI 倡导的定时上床和起床时间，以及日间的充足光照和运动，均有助于稳定昼夜节律系统。

**3. 降低过度觉醒** 认知疗法、刺激控制法和放松训练等均有助于降低过度觉醒。

## （二）原则

根据评估，如果有证据表明失眠是由行为因素所维持和 / 或有条件性觉醒和 / 或睡眠卫生不良的证据，该患者就可能适于 CBTI。具体标准如下。

1. 入睡困难或睡眠维持困难。

2. 汇报以下一项或多项情况：①规律地增加睡眠的机会以弥补失去的睡眠；②在清醒时延长卧床的时间；③在卧室中从事除睡觉和性之外的活动。

3. 条件性觉醒的证据，如汇报在家之外的地方，会在入睡时突然惊醒和 / 或睡得更好。

4. 睡眠卫生知识不足的证据，如使用酒精作为安眠药，在夜间使用兴奋剂等。

5. 对于失眠患者，还可以使用以下量表的主观评估工具和睡眠实验室检查等客观工具，如睡眠日记、体动记录仪和 PSG。

如果我们确定患者需要进行 CBTI。临床治疗中，医生需要和患者讨论治疗的选择，在考虑患者治疗史和接受度等情况的基础上，探讨三种治疗策略的利弊（CBTI、药物治疗，CBTI 合并药物的综合治疗）。然后，让患者了解以上信息以便做治疗决定，也可以让患者有机会对他们关心的问题提问。在充分讨论和酝酿的基础上，再开始 CBTI，往往依从性和成功率都比较理想。

## （三）治疗目标

除了改变失眠患者的不良心理以及行为因素，CBTI 的另一个目标是增强患者自我控制失眠障碍的信心。总体的治疗目标如下述。

1. 确认促使失眠障碍持续化的不适宜行为和错误认知。

2. 让患者了解自己对失眠的错误认知，并重塑有助于睡眠的认知模式。

3. 使用特定的行为方法来消除努力入睡和增长的觉醒次数之间的关系。尽量减少觉醒后的赖床时间，同时加强床与睡眠之间的积极联系。

4. 形成一种规律的睡眠 - 觉醒习惯，健康睡眠习惯和良好的睡眠环境有利于重塑睡眠生理周期，增加睡眠驱动力。

5. 使用其他心理学干预和行为学方法来消除常见的心理生理性觉醒和对睡眠的焦虑。

### （四）适应证

CBTI 可作为慢性失眠的一线治疗方法，但由于它耗时较长（标准 CBTI 一般 6 ~ 8 周），对治疗师以及患者都有较高要求，患者的依从性会比较差。因此，想要高效运用该治疗方法，选择合适的人群至关重要。总的来说，以下几类人群比较适合接受 CBTI 治疗：

**1. 存在睡眠连续性问题**　即入睡困难或睡眠维持困难。

**2. 有导致失眠持续的行为因素**　①增加睡眠机会的行为：早上床、晚起床、白天打盹；②抵消疲乏的方法：增加刺激的使用、避免或减少体力活动；③仪式和策略：在卧室中从事除睡眠和性之外的活动、在卧室以外的地方睡觉、使用草药、茶叶等。

**3. 存在条件性觉醒的证据**　①在卧室外想睡或睡着，当要步入卧室时突然惊醒；②更换卧室或旅行时睡眠改善。

**4. 睡眠卫生知识不足的证据**　①睡前使用酒精、大麻；②滥用非处方镇静药物（抗组胺剂等）；③作为催眠药使用褪黑素。

### （五）禁忌证

治疗失眠的方法有很多，每种方法都有其优势和局限性，CBTI 也不例外。以下患者可能不适合接受 CBTI 治疗。

1. 患有躯体疾病的患者，如颅脑外伤、甲状腺功能亢进、慢性阻塞性肺疾病、哮喘、高血压、冠心病、关节炎、纤维肌痛、头痛、腰背痛、癫痫发作、胃食管反流、帕金森病、阿尔茨海默病、糖尿病、癌症、良性肥大性前列腺炎、更年期等。若高血压、冠心病、关节炎、纤维肌痛、头痛、腰背痛等疾病处于病情稳定期，或是症状比较轻，也可使用 CBTI，但医生需要定时评估患者的躯体及疾病情况，适时修订治疗方案。

2. 患有精神障碍的患者，如创伤后应激障碍、惊恐障碍、双相障碍、痴呆、急性期的精神分裂症等。其中精神分裂症若已经是康复期，经医生评估后，也可使用 CBTI。而较为多见的抑郁障碍、广泛性焦虑障碍若为轻度，可使用 CBTI，CBTI 不仅能治疗失眠症状，也可能有效缓解抑郁、焦虑，达到双赢的局面。

3. 急性药物反应、撤药反应。

4. 其他睡眠障碍，如阻塞性睡眠呼吸暂停、发作性睡病、夜间肌阵挛、不宁腿综合征、时相提前睡眠障碍、时相延迟睡眠障碍、睡眠感缺失、梦魇、异态睡眠等。

5. 某些情况如生活应激、丧亲、不熟悉的睡眠环境、时差、倒班等，CBTI 的疗效可能不佳。

### （六）治疗方法和形式

CBTI 包括一系列不同的方法，如睡眠卫生教育、刺激控制法、睡眠限制法、放松训练、认知疗法、矛盾意向法、光照疗法、音乐疗法、催眠疗法、多模式疗法等。目前已证实单独实施有效的方法包括：刺激控制法、睡眠限制法、放松训练、多模式疗法。治疗失眠障碍时，这些疗法是首选的标准治疗方法。虽然其他疗法如矛盾意向法、音乐疗法、催眠疗法等也比较常见，而且也有些研究证明其有效性，但是这些疗法并没有达到普遍有效性。另外，目前没有足够的研究支持单独实施睡眠卫生教育可以获得确切的疗效，但事实上每位失眠患者在治疗之初都应该得到充分的宣教并尝试实践。

具体的治疗方法将在下一节进行详细阐述。

### （七）临床评估

在大多数临床实践中，认知行为治疗有两个必要的步骤：一个是评估阶段，一个是治疗阶段。其中，最初的评估过程包含主观评估和客观评估两个方面。

#### 1. 主观评估

（1）临床晤谈：是了解患者睡眠问题及相关情况的直接而有效的手段。内容包括睡眠问题的主诉、现病史、睡前状况（睡前的行为习惯和心理活动）、睡眠 - 觉醒规律、睡眠环境、夜间症状（如打鼾、呼吸暂停、肢体异常的简单动作、复杂动作和行为）、日间活动和功能、躯体状况及精神障碍史、家族史等。在临床晤谈的基础上，可配合体格检查、精神检查和必要的实验室检查，以准确而全面地了解患者的睡眠状况，有助于评估患者是否适合进行心理治疗和行为干预。

（2）睡眠日记：是一种主观睡眠感的"客观"评估方法。睡眠日记的基本模式是以每天 24h 为单元，常见的起止时间是早 8 点到第 2 天早 8 点，记录每小时的活动和睡眠情况，连续记录时间一般要求是 2 周，至少也要记录 1 周。睡眠日记能获得患者睡眠状况和昼夜节律的相对准确和客观的信息，是评估和分析患者的睡眠质量和睡眠 - 觉醒节律的相对简便而可靠度较高的依据。睡眠日记的设计，可以结合临床医疗和科学研究的不同需要，在细节上做调整。以下睡眠日记的样式可供参考（由中国台湾政治大学心理系睡眠研究室杨建铭教授提供）（图 6-2）：

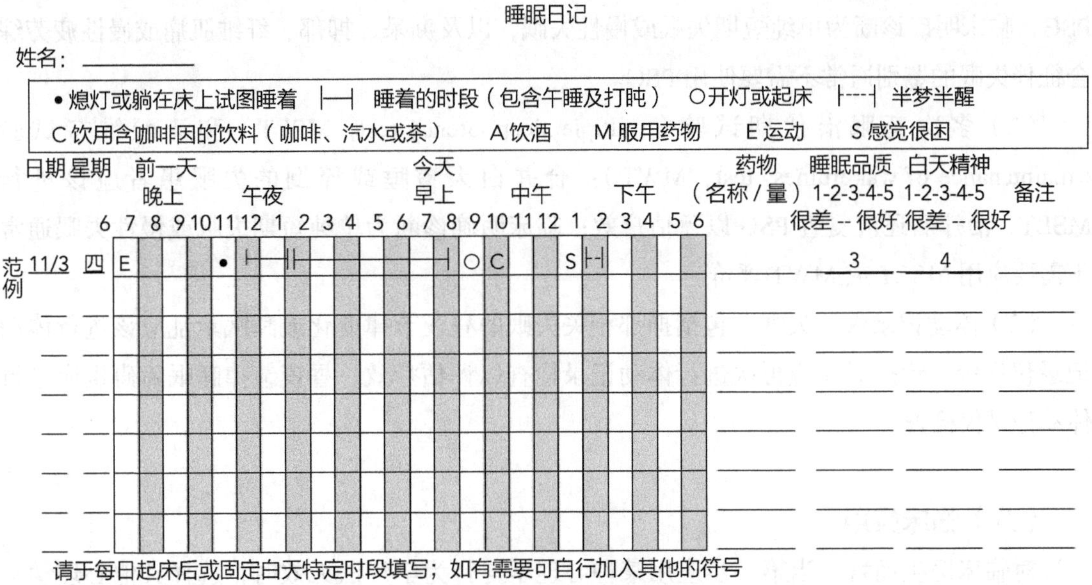

睡眠日记

姓名：＿＿＿＿＿＿＿

| ●熄灯或躺在床上试图睡着　⊢⊣ 睡着的时段（包含午睡及打盹）　○开灯或起床　├---┤ 半梦半醒 |
| C 饮用含咖啡因的饮料（咖啡、汽水或茶）　A 饮酒　　M 服用药物　　E 运动　　S 感觉很困 |

图 6-2　睡眠日记示例

请于每日起床后或固定白天特定时段填写；如有需要可自行加入其他的符号

（3）量表：在临床实践已得到广泛应用，它也可以看作是一种主观体验的"客观"评估方法。以下是在实施 CBTI 时常用的评估量表（量表详情参见本指南附录）。

1）睡眠相关量表：匹兹堡睡眠质量指数（Pittsburgh Sleep Quality Index, PSQI）、失眠严重程度指数量表（Insomnia Severity Index, ISI）、睡眠障碍评定量表（Sleep Dysfunction Rating Scale, SDRS）、Epworth 嗜睡量表（Epworth Sleepiness Scale, ESS）、清晨型与夜晚型量表（Morning and Evening Questionnaire, MEQ）、睡眠不良信念与态度量表（Dysfunctional Beliefs and Attitudes about Sleep, DBAS）、睡前觉醒程度量表（Pre-sleep Arousal Scale, PSAS）、福特应激失眠反应测试（Ford Insomnia Response to Stress Test, FIRST）、睡眠卫生习惯量表（Sleep Hygiene Practice Scale, SHPS）等。

2）抑郁、焦虑筛查量表：如抑郁自评量表（Self-rating Depression Scale，SDS）、焦虑自评量表（Self-rating Anxiety Scale，SAS）、贝克抑郁问卷（Beck Depression Inventory，BDI）、贝克焦虑问卷（Beck Anxiety Inventory，BAI）、医院用抑郁焦虑量表（Hospital Anxiety and Depression Scale，HADS）、患者健康状况问卷（the Patient Health Questionnaire，PHQ）等。

3）其他睡眠障碍量表：如针对不宁腿综合征、睡眠呼吸暂停等的筛查和评估量表，必要时可以使用。

2. **客观评估**　主要包括 PSG、多次睡眠潜伏时间试验、体动记录仪检查。需要注意的是，它们并非失眠的常规检查，但在合并其他睡眠障碍、诊断不明、顽固而难治性失眠、合并暴力行为时应考虑这些辅助方法，以排除潜在的其他睡眠障碍。

（1）PSG：怀疑合并其他睡眠障碍，如睡眠相关呼吸障碍或周期性肢体运动障碍的失眠，以及未确定诊断、治疗（行为或药物）无效或伴暴力及伤害行为的失眠，应该进行

PSG；临床明确诊断为单纯短期失眠或慢性失眠，以及痴呆、抑郁、纤维肌痛或慢性疲劳综合征伴失眠的鉴别通常不需要使用 PSG。

（2）多次睡眠潜伏期试验（multiple sleep latency test，MSLT）和清醒维持试验（maintenance of wakefulness test，MWT）：合并白天嗜睡或猝倒的失眠患者应该进行MSLT，治疗后还应复查 PSG 以评估疗效；临床明确诊断为单纯短期失眠或慢性失眠通常不需要应用 MSLT 或 MWT 评价。

（3）体动记录仪：失眠，包括抑郁相关失眠的昼夜节律变化或睡眠紊乱应该进行体动记录仪评价，治疗后还应再次进行体动记录检查以评估疗效；昼夜节律睡眠障碍也应进行体动记录仪检查。

### （八）临床应用

对临床医生而言，当第一步应用某种心理学与行为学疗法无效时，选择其他心理学与行为学疗法，合理考量是否进行镇静催眠药物的联用或确认患者是否患有其他未知共患疾病，都是下一步诊疗的考虑方向。

心理学家和其他对认知行为训练拥有丰富经验的临床医师对失眠障碍的行为干预疗法有着不同角度的见解。同样，不同临床医师会导致不同治疗模式（个体或者是团队模式）和不同治疗周期（如每 1~2 个星期为 1 个疗程）。

这些疗法最好由经过专业培训的如具有行为学睡眠医学专家资格的临床医师来执行。对于没有经过专业训练的临床医师而言，要求患者严格的执行睡眠限制等行为疗法在实践中或许会有些困难，而且对于不能够很好的执行行为疗法的患者，CBTI 是不适当的。在这种情况下，提供一些基于 CBTI 原则的简短行为建议是可行的。除了提供基本建议，最好还提供一些基本原理让患者理解它是如何工作的。有时因为门诊时间、地域等限制，临床医师或许并不能详细地和患者进行充分的宣教与交流，也难以严格完成完整的疗程，可以考虑分发患者自助手册，让患者自我学习。

临床医师应该在把握各种疗法原则的情况下，和患者进行简单的商议，依据患者的自身生活情况，灵活地选择具体的心理及行为学疗法以及回访的方式（现场、网络等）。治疗之初，临床医师就应该帮助患者树立自己能够控制失眠的信心，增加患者对治疗的依从性。睡眠日记应贯穿整个治疗过程，复诊时应根据睡眠日记重点评价患者的成功，以及进一步适时地帮助患者调整策略，以应对新的睡眠挑战。治疗结束后，鼓励患者继续坚持行为学疗法，预见未来可能的失眠障碍复发，并给予指导。

### （九）治疗过程

这一治疗程序通常需要 4~8 周的时间，每周 1 次与治疗者面对面的会谈。晤谈的时间范围在 30~90min，取决于治疗的阶段和患者的依从性。这指的是个体治疗，有证据表明团体治疗的效果也与之类似。最终，一种整合的模式可能最为有效。即最初的 2～3 次晤谈采取个体治疗的形式，中间的疗程以团体干预的形式进行，而最后 1～2 次的晤谈回归到个体治疗。这样一种疗程安排的优点可能在于，团体的设置使得患者能够拥有一个支持系统，并通过"榜样"来增强依从性。

开始阶段的晤谈通常持续 60～90min，这次晤谈期间，要采集临床病史并向患者介绍睡眠日记的使用。在第 1 次晤谈中不会给予任何干预。这一时期（通常是 1～2 周）是用于采集基线的睡眠～觉醒数据，用于指导治疗以便在治疗中达到平衡。主要的干预措施（刺激控制和睡眠限制）被安排在接下来的 1～2 个 60min 的晤谈中实施。一旦这些治疗被实施，患者就进入了 1 个治疗期，在这个治疗期中接下来的 2～5 次患者的睡眠时间被向上滴定。这些后续的晤谈每次需要大约 30min，除非有附加的干预被整合到治疗的项目中。在目前的治疗方案中，第 5 次晤谈用于提供 1 次认知治疗。最后的 1～2 次晤谈也包含如下成分：如何维持健康和应对复发。

### （十）治疗关系

毫无疑问，治疗风格随着治疗师不同而不同。对某人起作用的治疗风格，对他人可能并不适合。这就是说，要成为一个好的临床工作者就要具有一系列特征。一般来说，这些特征包括良好的倾听技能，深刻的共情，对患者自主权的尊重，良好的说服技能和幽默感。临床工作者至少需要扮演两种角色。一方面，临床工作者需要表达他或她的经历，以帮助患者在治疗中建立信心。这在治疗的开始阶段就尤其重要，这个治疗阶段说教是主要的方式（第 1～4 次晤谈）。另一方面，临床工作者要较少扮演指导性的角色，尤其是在治疗的后半阶段。在治疗的这个阶段，临床工作者少扮演医生或者心理学家，而更多扮演躯体治疗师（或者训练师和 / 或教练）的角色才有利于为患者服务。患者可能不容易注意到临床工作者角色的两个方面，但是这对于让患者明白在治疗的后半期他们有义务做出努力而使自己好转是有积极效果的。

建立牢固的治疗关系所需要的另一个因素就是治疗师要清楚地向患者交代可能出现的治疗结果，达到这些结果需要做的事情，以及患者什么时候能够期待积极的治疗结果。医生要注意交代这些信息的时候不要尽说好话。如果患者期望治疗是简单的、没有任何牺牲，那么他对现实治疗很有可能感到吃惊和 / 或不知所措，也更有可能不依从治疗或者放弃治疗。患者有必要明白在他变好之前情况会变差。如果患者对此做好准备，他就更有可能坚持治疗，而忍受治疗初始阶段症状的加重。通过让患者理解他所采取的治疗过程中所包含的基本原理而使得治疗关系加强。一些患者可能通过做"医生让他们做的"而得到激发，但是大多数情况下，当患者知道他们为什么正在做他们所做的，他们会倾向于坚持治疗。

### （十一）治疗环境

熟悉认知行为治疗的实操人员应当知道治疗环境需要特定的设施，对于见习期的医生来说注意一些固定设备是必须的。对于个体治疗，需要一张桌子，一个干燥的擦板，可能的话还要有一个用作放松训练的躺椅。桌子的摆放应使得患者和医生有一个能够共同合作的空间。当一对配偶要参加治疗，那么第三个椅子可能就会有用了。擦板给医生提供了能够直观地发表他们意见的地方（如描绘失眠的 spielman 模式，用睡眠结构图描述睡眠结构等）。对于团体治疗，则需要一间足够大的团体治疗室，以及数把便携的塑料椅或沙包椅，以及瑜伽垫（便于放松训练）等。

## 三、行为干预方法及原则

CBTI 的各种方法中，最常用的是睡眠卫生教育、刺激控制法、睡眠限制法、放松训练和认知疗法。通常情况下，CBTI 需要综合运用上述 3 种或 3 种以上的方法。

### （一）CBTI 的方法

**1. 睡眠卫生教育**　不良的生活、睡眠习惯以及不佳的睡眠环境往往是失眠发生与发展中的潜在危险因素。睡眠卫生教育主要目的是帮助失眠患者意识到这些因素在失眠障碍的发生与发展中的重要作用，找出患者的不良生活与睡眠习惯，询问患者的睡眠环境，从而帮助患者建立良好的生活、睡眠习惯，营造舒适的睡眠环境。目前，没有足够的研究支持单独实施睡眠卫生教育可以获得确切的疗效，但事实上每位失眠障碍患者在治疗之初都应该得到充分的宣教并尝试实践。当睡眠卫生疗法与其他疗法联用，充当辅助疗法时，可以取得很好的疗效。

对于入睡及睡眠维持困难的患者，建议进行睡眠卫生教育，并配合睡眠限制法和刺激控制法。睡眠卫生教育还可能是一种增加总睡眠时间的方式。正如人们所想，睡眠卫生教育是心理教育的一种。这种疗法通常包括为患者提供手册，和患者一起学习条目和原理等。

以下是睡眠卫生教育的主要内容。

（1）维持规律的睡眠时间和睡眠习惯：①你只需睡到第二天能恢复精力即可。睡眠时间并非要按照"8h"等标准，在床上花费过多时间，会导致片段睡眠或浅睡眠。②每天同一时刻起床，一周 7 天均是如此。早晨同一时间起床会带来同一时刻就寝，能帮助建立"生物钟"。不管睡了多久，第二天一定要规律地起床。③不要试图入睡。这样可能会加重入睡困难。④把闹钟放到床下或较远的地方，不要看到它。反复看时间会引起担心、愤怒和挫败感，这些情绪会加重失眠。⑤避免白天午睡或打盹。白天保持清醒状态有助于夜间睡眠。

（2）保持良好的行为习惯：①规律锻炼。运动可帮助减轻入睡困难并加深睡眠。制定锻炼。②规律热水浴。睡前 1.5～2h 热水浴，也有助于增加深睡眠。③睡前 1.5h 内避免接受强烈的刺激。不做容易引起兴奋的脑力劳动或观看容易引起兴奋的或恐怖性的书籍和影视节目；避免与人争论。④睡前避免接触电子设备。睡前1h内避免接触手机、游戏机、平板电脑、电脑、电视等带发光屏幕的电子设备。⑤别把问题带到床上。烦恼会干扰入睡，并导致浅睡眠。晚上要早点解决自己的问题或制定第二天的计划。如果躺在床上仍感到控制不住地想东西，可采取记录"烦恼记事本"的方法：把头脑中的想法全部写在本子上，然后把本子合上、放在床头的抽屉里，告诉自己："我的烦恼都已经写在记事本上了，现在我可以睡觉了。"这有助于减少烦恼、帮助入睡。

（3）营造舒适的睡眠环境：①确保寝具舒适。舒适的寝具可帮助入睡。②确保卧室不受光线和声音的干扰。舒适、安静的睡眠环境有助于减少夜间觉醒。铺上地毯、拉上窗帘及关上门会有所帮助；必要时可戴眼罩、耳塞。③确保卧室夜间的温度适宜。睡眠环境过冷或过热可能会影响睡眠。

（4）保持良好的饮食习惯：①规律进餐，且不要空腹上床。饥饿可能会影响睡眠，睡前进食少量零食（如碳水化合物）能帮助入睡，但避免进食过于油腻或难消化的食物。②夜间避免过度饮水。为了避免夜间尿频而起床上厕所，避免就寝前喝太多水（包括饮料）。③减少所有咖啡类产品的摄入。咖啡因类饮料和食物（咖啡、茶、可乐、巧克力）会引起入睡困难、夜间觉醒及浅睡眠。④避免饮酒，尤其在夜间。饮酒可能帮助紧张的人更容易入睡，但之后会引起夜间易醒、早醒。⑤避免吸烟。尼古丁是一种兴奋剂，夜间吸烟可引发失眠。

需要指出的是，睡眠卫生教育的价值，在于这些教育内容是如何：①调整以适应患者个体；②使患者增加对于睡眠的了解；③通过强化联合治疗来增加患者对治疗的依从性。

**2. 刺激控制法** 失眠患者的睡眠紊乱往往导致患者产生沮丧、担忧等不良情绪，并采取赖床等方式来试图继续入睡或缓解疲乏。但是卧床时过多的觉醒状态，使大脑产生了床与觉醒而不是睡眠的消极联系。刺激控制法通过减少卧床时的觉醒时间来消除患者存在的床和觉醒、沮丧、担忧等这些不良后果之间的消极联系，尽量使患者在卧床时大部分时间处于睡眠状态，从而重建一种睡眠与床之间积极明确的联系以使得患者迅速入睡，并且严格执行规定的作息时间也可以促使稳定睡眠 - 觉醒时间表的形成。

刺激控制法已被推荐用于入睡困难和睡眠维持困难。美国睡眠医学会认为刺激控制法是治疗慢性失眠的一线行为干预措施。这是因为该干预方式作为单一疗法已被广泛验证，并有可靠的临床效果。

以下是刺激控制法的具体内容和步骤。

①除夜晚睡觉以外，其他时间不要待在床上或卧室里。

②除了睡眠和性生活外，不要在卧室进行其他任何活动，包括看书、看手机、看电视、听广播、吃东西等。

③当感到困倦时才可以上床。

④如果上床后或半夜醒来后短时间内（如 15～20min，不要刻意看表）仍不能入睡，则

起床、离开卧室，去另一个房间做一些平静的活动，如看书报（纸质版、篇幅较短的内容，避免篇幅过长的小说；注意不能看手机、平板电脑、电脑、电视等带发光屏幕的设备）、听音乐（节奏舒缓的）、散步（避免剧烈运动）等。

⑤再次有睡意时才能回到卧室上床睡觉。

⑥如果在短时间内仍睡不着，必须重复第④步。

⑦不论夜间睡了多久、睡得怎样，每周7天（包括周末）必须保持固定的起床时间。

⑧白天不要午睡或打盹。

注意：第①、②、③条的目的在于加强床与迅速入睡之间的联系，第⑦、⑧条有助于逐步确立稳定的自然睡眠节律。应让患者有心理准备，这种方法需持之以恒方能逐渐起效，避免短期内未看到效果就放弃。部分患者在第1周时睡眠可能会变得更糟，需嘱咐其只要坚持，最终能够逐步建立正常的睡眠-觉醒节律。

20世纪70年代初，Bootzin及同事创造出这种干预方式，该干预作为行为学原理直接应用于失眠问题。作为一个概念（相对于治疗方式而言），刺激控制理论与以下观点有关：根据条件反射史，一个刺激可以诱发出多个反应。在一个简单的条件反射过程中，与一个单一反应配对的刺激很可能只产生一个反应。而在一个复杂的条件反射过程中，一个与多个不同反应配对的刺激很少只产生一个反应。这个机制也适用于失眠的问题，与睡眠有关的线索（床、卧室、就寝时间等）过于频繁地与睡眠以外的反应相配对，产生的结果就是，为了应付失眠，患者花太多的时间在床/卧室保持清醒及睡眠以外的其他活动上。

患者的这些应对方式似乎是合理的和相当成功的。之所以说是相当成功的，在于这些应对策略从表面看获得了"一些时间"。而说是合理的是因为"醒后躺在床上"会让患者有机会获得更多的睡眠，至少借此能休息一下。在卧室里"做睡眠以外的事"会让患者"靠近床"从而有机会进入睡眠状态，并有利于转移因患者"试图进入睡眠"或者"担心失眠后第二天的后果"所产生的偏执的认知或者躯体焦虑。从刺激控制理论角度来看，这些做法（不断高度强化后）将会引起刺激的"失效"，从而导致刺激引起困倦和睡眠的可能性被降低。

这个观点的治疗意义是失眠可以通过控制刺激与反应配对出现而得到治疗。这样床、卧室和就寝时间就能与困倦和睡觉反应重新联系起来。重新联系建立了一个新的条件反射作用过程。除了两个配对（床和睡觉、床和性）之外，去除其他所有配对后，新的条件反射作用过程开始起效。刺激控制指令允许建立新的条件反射，但需要确保患者不是醒着躺在床上拖延时间和在卧室里做除睡眠以外的事。通过让患者晚上醒来后离开卧室，有睡意后再回到卧室来达到调控的目的。该疗法的这一方面基于有帮助的条件原则。患者采取了自愿行为（起床并离开卧室），并且这一行为可能被许多因素强化，包括重新上床并快速入睡。

这种刺激控制的做法也可能通过经典的条件反射和非行为方式的无意识的操控来改善睡眠。对于经典的条件反射作用而言，床/卧室/就寝时间与睡眠这种生理状态反复配对的可能互相作用，即与睡眠相关的刺激引起困倦和睡意是因为睡眠相关的刺激与睡眠的生理 /中枢神经系统状态反复配对。对于非行为的无意识操控而言，刺激控制的实施可能影响到睡眠的内稳态系统和昼夜节律系统。

睡醒时离开卧室可能对睡眠的内稳态产生影响。刺激控制实施后，患者可能比躺在床上时失去更多睡眠。这种睡眠缺失的情况与睡眠限制类似，增加了睡意，加强了引起睡眠的标志性刺激和睡眠的联系。调节人的睡眠时间表可能会对患者的昼夜节律系统产生影响。也就是说，当练习睡眠控制时，可能会使首选睡眠期与睡眠生理状态更一致，这一致直接促进了良好的睡眠，并加强了良好的昼夜节律。

此外，需注意的是，刺激控制法对一般人群来说都具有良好的耐受性，但对躁狂症、癫痫、异态睡眠和伴有跌倒风险的患者应谨慎运用。对于这些高风险的躁狂、癫痫和睡眠不足的患者，此疗法可能会诱发躁狂或者降低癫痫发作的阈值。对于异态睡眠，刺激控制法可能会加深睡眠从而增加部分觉醒现象的可能性，如夜惊、梦游和梦呓。

**3. 睡眠限制法**　失眠患者往往企图用增加卧床时间来增加睡眠的机会，或通过卧床来缓解白天的疲乏、精力不足，而这往往使患者睡眠质量进一步下降。因为所延长的卧床时间多数并没有转化为真正的睡眠，反而容易增加躺在床上辗转反侧、难以入睡的时间以及烦躁的情绪，加重失眠症状。睡眠限制法通过睡眠限制缩短了夜间睡眠的卧床时间，增加了睡眠的连续性，直接提高了睡眠效率，并且通过禁止白天的小睡，增加了睡眠驱动力。同时因为有了固定的睡眠 - 觉醒时间，睡眠的生理周期也得到了调整与巩固。当睡眠持续性得到改善时，睡眠时间限制被适当放松，以便患者能够通过睡眠得到充分休息，同时逐步尝试增加睡眠时间。这一疗法的目的并不是为了提高睡眠总时间，而是为了达到改善睡眠持续性以及提高睡眠质量的目的，并且这一疗法和刺激控制法的目的一致，都是通过最大限度地缩短在床上的觉醒时间，来达到重建床和睡眠之间联系的目的。

睡眠限制法同样主要用于存在入睡困难和睡眠维持困难的患者，并且同样是失眠的认知行为治疗的必要组成部分。睡眠限制法需要患者将在床时间（time in bed，TIB）限制至他们的平均总睡眠时间。为达到这一目的，临床工作者帮助患者制定一个固定的觉醒时间，通过减少在床时间至平均总睡眠时间来降低觉醒可能。平均总睡眠时间通过测量每日基本的睡眠时间获得。治疗标准中建议限制时间不应少于 4.5h。

一旦在床时间确定下来，患者晚上的就寝时间会被推迟，这样能使在床时间和平均总睡眠时间保持相同。最初，这一干预会导致轻到中度睡眠不足。这种睡眠剥夺（部分睡眠剥夺）的控制方式通常产生睡眠潜伏期和入睡后觉醒时间的减少。因此，虽然患者在急性期治疗中睡眠时间减少，但是他们的睡眠却更为稳定（即入睡更快，并且保持在睡眠期的时间更长）。随着睡眠效率的提高，治疗师可指导患者逐步增加在床时间。假定睡眠日记显示的前 1 周内患者的睡眠是有效的（90% 以上的在床时间处于睡眠状态），则每次增加 15min 的在床时间。

睡眠限制法的具体步骤如下：

（1）记录1周的睡眠日记，包括几点上床、几点入睡、几点醒来、几点起床，以及日间睡眠时间等。

（2）根据日记计算出该周每晚的平均卧床时间（起床时间-上床时间）、总睡眠时间（整晚睡着的时间）。

（3）将总睡眠时间作为下一周的卧床时间（不少于4.5h），根据通常醒来的时间（可与患者共同商议一个双方都能接受的时间）作为起床时间，从而确定上床时间（起床时间-卧床时间），按照新确定的上床时间和起床时间严格执行，继续记录睡眠日记。

（4）1周后，计算本周的平均睡眠效率（睡眠时间/在床时间）×100%，如1个人平均每日卧床8h，但只睡着6h，则睡眠效率为75%。如果在90%以上，则下周可提早15min上床；如果在85%~90%之间，则下周维持原来的上床时间不变；如果低于85%，则下周要推迟15min上床；原则上起床时间不变。继续记录睡眠日记。

（5）根据上述规则，每周调整卧床时间（主要为上床时间）1次，直至达到满意的睡眠。

注意：此种方法亦需持之以恒方能逐渐起效，要坚持记录并每周总结睡眠日记，严格按照睡眠效率调整卧床时间。应当向患者解释，短期的睡眠剥夺可能会导致第二天的不适，但是通常2~3周后可以从中开始获益。同时，需嘱咐患者在此期间谨慎进行驾驶及高空作业等行为。

有以下三点值得进一步探讨。

（1）在床时间是由延迟患者的睡眠期（就寝时间）来控制，同时再保持一个固定的觉醒时间，从而产生睡眠限制。这一过程是合理的。然而，通过提前患者的觉醒时间（此后逐渐延迟觉醒时间）同样可以改变在床时间，但由于固定的"觉醒时间"比较早，因此不常采用这种方法。因为这种方式：①对治疗效果不利，因为通常延迟睡眠期才能带来最适宜的睡眠时间。对于多数患者而言，为了获得更多的睡眠，往往选择更早地上床休息，但此时并非最适宜的睡眠时间，而通过延迟上床时间则可以达到。但如果采取提前觉醒时间，有可能将患者的睡眠期从生理需要（昼夜节律）最强的时间窗中移出来。②可能会强化早醒的倾向。③会削弱"睡觉"与"就寝时间/卧室/床"的关联机会。

（2）在睡眠限制法的方法学层面，临床上分为几种执行方法。最初的提法是只要高于90%的有效睡眠时，可以允许患者的在床时间增加15min；85%~90%的有效睡眠不能增加时间；低于85%的有效睡眠者应将在床时间减少15min。但实际实施过程中也存在一些灵活性，例如，高限的临界值可设置为85%；递增和递减量可以多于或少于15min；调整周期也可以长于或短于1周。然而这些调整仍需进一步的研究来验证疗效。

（3）值得提出的是，睡眠限制法有看似矛盾的方面。一方面，患者汇报"没有得到足够的睡眠"，反而会被告知"睡得再少一些"；另一方面发生在治疗过程中，患者可能发现很难保持觉醒状态直到规定的时间。这对原本存在入睡困难的患者而言，即使不是自相矛盾，也略显滑稽。

有两点理由支持睡眠限制法是有效的：①它可以防止患者通过延长睡着的时间来应对失眠，因为这种代偿的策略虽然增加了获得更多睡眠的机会，但其产生的睡眠形式是浅和片段的；②睡眠限制法伴随初始睡眠的不足也增加了睡眠的内稳态，这反过来又缩短了睡眠潜伏期，减少了入睡后觉醒时间，从而产生更高的睡眠效率。

最后，应当指出的是，睡眠限制法要慎用于有躁狂病史、癫痫、异态睡眠、OSA 和有跌倒风险的患者。

**4. 放松训练**　失眠患者因为对睡眠过度担忧而在睡眠时表现出过度警觉、紧张的情绪，而这些情绪又可能导致患者难以入睡或夜间频繁觉醒。放松训练可以缓解上述因素带来的不良效应，其目的是降低失眠患者睡眠时的紧张与过度警觉性，从而促进患者入睡，减少夜间觉醒，提高睡眠质量。该疗法包括腹式呼吸放松法、渐进性肌肉放松法、认知或冥想放松法、自我暗示法、生物反馈法等。对于以"不能放松"为特征的患者（如患者可能说"当我试图入睡时，总感到心跳过速"等），或 / 和伴有多种躯体不适（如深部肌肉疼痛、头痛、胃肠不适等）的患者，这类干预最合适。患者初期应在专业人士指导下进行松弛疗法训练，并应坚持每天练习 2 ~ 3 次，练习环境要求整洁、安静。放松训练可作为独立的干预措施用于失眠治疗，也可与其他方法联用。

大多数临床工作者以哪种技术患者最易学、与患者的觉醒表现形式最协调为依据，来选择最佳的方法。同认知治疗技术一样，想要有效运用放松训练需要大量的练习。临床工作者通常建议患者，除了睡前，在白天也要练习这种技术。当与刺激控制治疗合用时，如果放松训练开始时引起了"作业焦虑"，最好让该患者在房间而非卧室内练习。

放松训练可以通过自我引导和专业引导两种方式进行。

（1）睡前 1h 可以昏暗的灯光下通过如深呼吸，灯光下的伸展运动、瑜伽，听放松的音乐等活动进行放松的活动，使自己从白天的压力中放松下来，提高睡眠质量。

（2）专业人员通过影像、书籍、面对面等方式授予压力释放以及放松的相关技能训练，如渐进式肌肉放松、指导式想象、生物反馈、冥想、意向训练等。

以下简述腹式呼吸和渐进式肌肉放松两种方法的步骤。

1）腹式呼吸：它能诱导一种更慢、更深、从力学上讲是由腹部而非胸部启动的呼吸，这种呼吸方式与睡眠时的呼吸方式类似。具体方法如下：①感受自己的呼吸方式：躺在床上或坐在沙发上，左手放在胸部，右手放在腹部肚脐处，自然地呼吸，感觉双手上下起伏的运动，并比较双手的运动幅度；②进行腹式呼吸练习和体会：缓慢地通过鼻孔呼吸，吸气时让腹部慢慢地鼓起来，呼气时让腹部慢慢地凹下去，体会腹部起伏的感觉；通过比较双手的运动幅度去体会与之前习惯性呼吸方式的不同；③练习几分钟之后，坐直，休息一下，双手放的位置不变，之后继续进行腹式呼吸，比较双手此时在吸气和呼气时的运动幅度，判断哪一只手更加明显。如果左手的运动幅度比右手更明显，可能意味着还没有掌握腹式呼吸的技巧，需要继续练习。

2）渐进式肌肉放松：它可以通过减轻骨骼肌的紧张程度，从而达到放松的目的。具体方法如下。

坐于舒适的椅子上，调整到最舒服的姿势，闭眼，然后深吸气，缓慢呼气；呼气时，感受双肩下沉，肩部肌肉放松；继续深吸气，然后缓慢呼气，感受肩膀下沉、放松的同时，感受肌肉放松逐渐扩展到上肢、指尖、躯干、下肢、脚趾等部位；继续深吸气，缓慢呼气，感受肩膀、躯干、四肢的肌肉放松，颈部和头部也同时得到放松；继续几个周期的深呼吸，缓慢呼气时感受全身肌肉的放松，最终感到全身放松、心情平静，帮助入睡。

注意：①各种放松训练的方法均需要不断地练习，才能获得良好的效果。开始时，应该在白天练习这些方法，如每天 3 次，待熟练后，再放到睡前使用以协助改善睡眠。②部分患者，尤其有惊恐障碍病史或作业焦虑的患者，运用放松技术时可能会出现相反的反应。然而，如果这种反应出现于一种放松形式，并不代表它必然会出现于其他放松形式。

**5. 认知疗法**　对于那些过分关注失眠潜在影响的患者，或抱怨无用的意念和担忧突然闯入脑中的患者，这类的干预最适合。他们对失眠的过分恐惧、担忧、焦虑等不良情绪往往使睡眠进一步恶化，而失眠的加重又反过来影响患者的情绪，两者形成恶性循环。认知疗法着力于帮助患者认识到自己对于睡眠的错误认知，以及对失眠问题的非理性信念与态度，使患者重新树立起关于睡眠的积极、合理的观点，从而达到改善失眠的目的。前人已开发出若干针对失眠的认知治疗方式，有的说教重点，有的采用矛盾论的理念，有的运用"分散注意力和意象"的方法，还有的应用认知重建等方法。尽管治疗师们采用的方法有所不同，但都立足于经观察发现失眠症患者对于自身的状况和预后有着大量负性的想法和信念。帮助患者去挑战这些信念的正确性，有助于减轻失眠带来的焦虑和觉醒。

以下是认知疗法的主要内容。

①帮助患者纠正不切实际的睡眠期望。

②教育患者理性看待失眠的不良后果。

③指导患者保持自然入睡，不要过于关注并试图努力入睡。

④告诫患者不要担忧自己失去了控制自己睡眠的能力。

⑤向患者理性分析失眠可能的原因。

⑥教育患者不要将夜间睡眠时多梦与白天不良后果联系在一起。

⑦告诫患者不要抱有夜间睡眠时间不足而采取白天多睡的补偿心理。

以下是一些常见的对睡眠的不良认知及替代性认知。

①"我必须每天睡够 8h 才行"：每个人的睡眠时间有长有短，每天只需要睡到第二天感觉精力恢复即可，并非按照 8h 的标准。

②"如果我前一晚没有睡够，第二天要通过午睡、打盹来补觉"：午睡、打盹会影响第

二晚睡眠的驱动力，可能加重失眠，如不补觉反而第二晚的睡眠驱动力更大，能睡得更好。

③"我躺在床上的时间越多，睡觉的时间也越多，第二天我的感觉也会更好"：对于失眠者，延长卧床时间，增加的往往并非睡着的时间，而是辗转反侧、难以入睡的清醒时间，而且会增加烦躁感和挫败感，加重失眠；因此，反而要尽可能缩短躺在床上的时间，以减少卧床时的清醒时间和烦躁情绪。

④"当我入睡困难或晚上睡着后醒来难以再入睡时，我应该一直躺在床上，努力入睡"：睡眠是自然而然的过程，任何"努力"不但是徒劳的，反而可能适得其反；当睡不着时，应该起床、离开卧室，做一些温和的活动（详见"刺激控制法"），待感到困倦时再上床睡觉。

⑤"我担心如果我一两个晚上没有睡觉，我可能会'崩溃'"：短时间失眠并不会引起"崩溃"，反而对此过分担心的影响更大。

⑥"如果一晚上没睡好，会影响我第二天白天的活动"：一晚上失眠对第二天的表现影响有限，但对此的担心反而影响更大。

⑦"我担心失眠会对我的身体健康产生严重影响"：失眠对身体健康的影响有限，对失眠后果的担心对身体的影响反而更大。

⑧"临睡前喝酒是解决睡眠问题的好办法"：喝酒能帮助部分人提早入睡，但会显著增加夜间醒来的频率并引发早醒，反而会影响总睡眠时间。

此外，针对部分失眠者对失眠后果的过度担忧，例如有人会说"如果睡不好，我可能会得严重的疾病或癌症/我可能会出车祸/我可能会在工作中出差错/我可能会被解雇"等，但有事实证明上述事件发生的可能性微乎其微，因此，可以采取简单地将"我可能……"转变为"我不大可能……"的方法，如转变为"我不大可能会得严重的疾病或癌症/我不大可能会出车祸/我不大可能会在工作中出现差错/我不大可能会被解雇"。这也可以作为一种有效的纠正不良认知的方法，从而避免对失眠后果的过度担忧所产生的比失眠本身更大的不良影响。

6. **矛盾意向法**　这是一种特殊的认知疗法，该疗法的理论假设是患者在有意进行某种活动中改变了自己对该行为的态度，态度的变化使得原来伴随该行为而出现的不适应的情绪状态与该行为脱离开。失眠患者对失眠的恐惧、担心和急于摆脱症状的心理状态使患者焦虑不安的心情加剧，也进一步加重了症状本身。这一疗法的目的是让使患者直面觉醒（努力入睡却没有能够成功）和失眠可能带来后果所引起的恐惧与焦虑。患者被指导在床上努力保持清新状态，而不去努力入睡，这可以让患者更放松，并不处于必须要入睡的压力中，从而促使患者快速入睡。

矛盾意向法的要点包括：

①尽可能不去在乎没睡好。

②尽可能享受离开床铺的时间。

③接受就是有失眠的状况。

④尽量夸张地想象没睡好造成的后果。

⑤将睡不着当作一个可以去做些有用及有趣的事情的机会。

**7. 光照疗法** 在光照疗法中，通常应用一个能产生白光的光照治疗仪，或更准确来讲是产生频谱大于 2 000lux 的蓝光的光照治疗仪来完成治疗。如果患者的失眠存在睡眠周期延迟（如患者倾向于晚睡和晚醒），在早晨予以暴露在明亮的光照下至少 30min，将可能使他们在夜间更早地觉得"困倦"。而在患者的失眠存在睡眠周期提前的情况下（如患者倾向于早睡和早醒），在夜间的晚些时候（如晚上 8 ~ 10 点）予以暴露在明亮的光照下，将可能使他们保持清醒到更晚一些的时候。

虽然有些人可能不把光疗看作是一种行为干预的手段，但明亮光照的应用常被作为一个重要的部分，被整合到治疗性作息调整之中。特别是当生理节律的改变成为失眠的主要主诉和或患者的问题比一般性的入睡困难更为严重时，它将是睡眠限制治疗中的一部分。

明亮光线对睡眠的促进作用可能通过数个机制产生，包括对生理节律系统的转换，对生理节律调节幅度的强化，加强白天的觉醒程度，增强夜间的警觉程度，或者间接地，通过光疗的抗抑郁作用而起效。

通常认为光照疗法没有明显的副作用，但也并非总是如此。虽然很少见，但的确曾有既往未曾诊断过双相情感障碍的患者被光照诱发严重的躁狂。其他存在风险的个体包括患有轻躁狂、癫痫、慢性头痛、眼部疾病或正在服用可致光敏感的药物的患者。需要重视的是，不合适的治疗时机或持续时间可能会直接导致所尝试治疗的疾病的恶化。因此，若要实施此类治疗，应在充分掌握现有文献证据的基础下进行。

**8. 音乐疗法** 轻柔舒缓的音乐可以使患者交感神经兴奋降低，焦虑情绪和应激反应得到缓解，另外音乐疗法也有着将患者的注意力从难以入眠的压力中分散出来的作用，这可以促使患者处于放松状态从而改善睡眠。用于治疗的具体音乐的选择需要考虑到不同人群的特点，包括患者的年龄、音乐偏好、音乐素养、文化背景等因素。该疗法适用于因过度紧张，焦虑而难以入眠者。

**9. 催眠疗法** 催眠疗法可以增加患者放松的深度，并通过放松和想象的方法减少与焦虑的先占观念有关的过度担忧以及交感神经兴奋。催眠过程包括通过专注于躯体的想象以减少生理觉醒、想象愉悦的场景引起精神放松、想象中性物体来分散注意力等各种类型。经过专业人士训练的患者可以独立实施该疗法。

**10. 多模式疗法** 使用了多种行为学疗法（刺激控制、放松疗法、睡眠限制）和进行睡眠卫生教育。在失眠障碍的诊疗中，很多临床医师会使用不同组成形式的多模式疗法。

## （二）CBTI 的新形式——在线失眠认知行为治疗（eCBTI）

鉴于经典 CBTI（个体治疗和团体治疗）存在过程复杂、耗费时间、经济效益低等缺点，近几年来，CBTI 出现了一些新颖的形式，如简易行为学疗法、阶梯式 CBTI、电话 CBTI、网络 CBTI 等。这些形式使 CBTI 更快捷，灵活，也表现出了与经典 CBTI 相似的疗效，而且没有改变 CBTI 的核心内容。

这些新颖的治疗方式并非取代经典 CBTI，只是为心理学家和临床医师提供了更为丰富的失眠障碍干预疗法。正如我们所知，不同治疗者可能会导致不同治疗模式（个体或者是团队模式）和不同治疗周期（如每 1～2 个星期为 1 个疗程）。对于因为门诊时间和 / 或地域限制而不能每周返回医院的患者，eCBTI 则提供了有效的治疗方式。临床医师应该在把握各种治疗原则的基础上，依据患者的自身生活情况，灵活地选择具体的心理及行为学疗法以及回访的方式（现场和 / 或网络等）。需要注意的是，eCBTI 的治疗效力与治疗时间长短和个性化支持有关。研究标明，失访率越低，治疗作用越好；个性化支持越强，治疗效果也越好。

目前，国际上有 3 种主要的 eCBTI 管理系统：SHUTi、Sleepio 和 GO To Sleep。正在进行的中国睡眠研究会全国病例注册研究"在线失眠认知行为治疗对失眠障碍患者的抑郁症发生率及其自杀观念影响的随机双盲对照研究（STEP-MD）"，以期建立适合国人的 eCBTI 管理系统。

eCBTI 的实用性也得到了良好的验证。鉴于抑郁患者和精神障碍患者经常存在一定程度的睡眠问题，他们常因睡眠障碍无法得到充足的睡眠，病情进展由此加快，睡眠缺失还使得患者社会功能进一步下降，患者常常进入到想要获得充足睡眠但不能得以满足的挣扎期。然而，虽然睡眠障碍带来的临床问题如此之多，但临床医生往往忽略了解决精神障碍患者睡眠问题的重要意义。近期有新的观点认为，睡眠障碍或是参与促进精神障碍发生发展的一大危险诱因。在此基础上，SHUTi 和 Sleepio 分别验证了它们对于抑郁症状和精神症状（幻觉和妄想）的预防和控制的有效性，发现失眠症状改善是患者的抑郁症状和精神症状得到缓解的首要中介变量，其研究结果均发表在 Lancet Psychiatry，引起了医学界的广泛关注。此外，研究通过对一些次要结局的分析显示，失眠问题的改善还可帮助患者解决抑郁、焦虑、精神障碍前驱症状和梦魇情况，并可明显提升患者内在幸福感。研究全程未发现被试者有任何不良反应出现，这显示出 eCBTI 疗法较好的安全性。

（张斌执笔，陆林、苏国辉审校）

## 第七章 常用治疗设备及操作规范

## 一、无创正压通气设备及操作规范

无创正压通气（noninvasive positive pressure ventilation，NPPV）是指不经气管插管或气管切开等人工气道的通气方式，而是通过口鼻面罩或鼻面罩将呼吸机与患者相连，由呼吸机提供正压支持而完成辅助通气的方式。随着正压通气技术的发展，该治疗方法的有效性和舒适度不断提高，以及人们对疾病认识水平的提高，NPPV 已经成为睡眠呼吸疾病（sleep-disordered breathing，SDB）首选的治疗手段。

**1. NPPV 工作原理** 无创正压通气呼吸机是实现无创通气的主要装置，是由电机、风扇、控制仪、外设导管和鼻面罩组成。呼吸机主机产生足够的气流通过系统内阻力形成正压，通过管路和鼻面罩将气流输入患者的上气道，输入的正压气流可防止上气道塌陷。SDB 患者自主呼吸时，使用适当的正压通气，在保持稳定的呼吸驱动力和适当潮气量的情况下，合适的正压不仅能打开塌陷或者关闭的气道，还具有增加功能残气量、改善肺顺应性并提高氧合的作用。因而 NPPV 呼吸机有助于消除 SDB 患者睡眠中低氧、改善睡眠结构紊乱、提高睡眠质量和生活质量，降低并发症发生率和死亡率。

**2. NPPV 适应证**

（1）中、重度 SDB 患者（呼吸紊乱指数，RDI > 15 次 /h）。

（2）轻度 SDB（5 次 /h ≤ RDI ≤ 15 次 /h）但伴有白天嗜睡、认知障碍及抑郁等临床症状，合并或并发心脑血管疾病、糖尿病等。

（3）OSA 患者围手术期治疗。

（4）OSA 经过悬雍垂腭咽成形手术、口腔矫治器等治疗后症状改善不明显者。

（5）OSA 合并慢性阻塞性肺疾病，即"重叠综合征"。

（6）不明原因的夜间低氧或低通气疾病伴有相关并发症者。

**3. NPPV 治疗相关参数**

（1）吸气相气道正压（inspiratory positive airway pressure，IPAP）：是指患者或呼吸机自动触发后输送的吸气相正性压力。为了增强患者对呼吸机的适应性，IPAP 初始压力从 $4 \sim 10cm\ H_2O$，经过 $5 \sim 20min$ 逐步增加至合适水平。IPAP 常用范围 $10 \sim 30cmH_2O$，最大值不宜超过 $25cmH_2O$，以免引起胃肠胀气或气压伤。

（2）呼气相气道正压（expiratory positive airway pressure，EPAP）：EPAP 是指呼气相维持的正性压力。其作用与呼气末正压（positive end-expiratory pressure，PEEP）类似，可以增加功能残气量、扩张陷闭肺泡以及改善氧饱和度等。较高的 EPAP 压力设置将使呼气时产生更多的气流量，EPAP 可防止呼气相发生上气道陷闭。一般 EPAP 达到 $4cmH_2O$ 即可有效清除面罩和管路中的二氧化碳，防止重复吸入。正常情况下，呼气相压力低于吸气相所需压力，这种由 IPAP-EPAP 差提供的压力支持，可增加肺有效通气量，适用于临床上需要增加肺通气量的患者。对于 SDB 患者，EPAP 的作用在于防止吸气相产生过大的咽腔内负压和随之出现的气道闭陷，缓解睡眠时氧饱和度下降及因气道关闭所致的觉醒反应，增加肺通气量并不是首要目的。此种情况下应用 NPPV 时，IPAP 和 EPAP 可以设定为同一值，即在整个呼吸周期内持续提供一定的生理性正压，防止上气道阻塞和塌陷，还可维持上气道的肌张力和增大咽腔侧壁的宽度，通过影响上气道的口径而增加肺容量。此种模式也被称为持续气道正压通气（continuous positive airway pressure，CPAP）。EPAP 常用范围 10 ~ 20cmH$_2$O，最大值不宜超过 20cmH$_2$O，以防压力过大引起呼气肌活动增强而带来的严重不适感或气压伤。

（3）呼吸频率（respiration rate，RR）：RR 的设定需要根据 NPPV 的模式决定。通常情况下，在时间控制（T）模式下，RR 的设定根据患者的实际呼吸频率而定。而在自主控制（S）或 S/T 或压力控制模式（pressure control ventilation，PCV）下，RR 设定为后备频率（安全频率），其数值决定患者的最长呼吸周期，当患者的呼吸周期小于最长呼吸周期时，为 S（S/T 模式下）或 辅助控制（A）（PCV 模式下）通气；当患者呼吸周期大于最长呼吸周期时，为 T 通气。RR 一般设置 10 ~ 20 次 /min，设置过低无法保证最低通气需求，设置过高可能会影响患者自主呼吸，较常应用于中枢性睡眠呼吸暂停（central sleep apnea，CSA）。

（4）吸气时间（Ti）：一般是在 T 通气或 A 通气时控制患者的吸气时间，在 S 通气时不起作用。一般设置 0.8 ~ 1.2s。

（5）压力上升时间（rise time）：触发吸气后压力达到 IPAP 所需的时间，一般设置 0.05 ~ 0.3s（或 2 ~ 3 挡），上升太快患者会感觉气流大，引起不适，太慢会增加患者的吸气做功。

（6）压力延迟上升时间：一般设置 5 ~ 30min，呼吸机逐渐增加至目标治疗压力（CPAP/IPAP 和 EPAP，）有助于患者适应通气，提高依从性，减少首次使用呼吸机时可能出现的恐惧及不耐受等情况。

**4. NPPV 设备主要性能要求**　目前临床应用的 NPPV 呼吸机应具备如下性能，漏气及高原压力补偿、压力稳定性保持、延迟升压功能以及恒温湿化功能等。为提高患者依从性，呼吸机的设计要求体积小、噪声低，属于直流电支持的高流量低压力系统，因而需要设置低压、高压、平均面罩压力、高泄漏、电路完整性和电源故障等报警以及数据存储功能。除此之外，下列选项也是衡量一个 NPPV 呼吸机优劣性能的重要指标：

（1）人机同步性：灵敏的吸气触发与呼气切换，目的在于提高患者舒适性和依从性，从而提高治疗成功率。

（2）最高压力设置和气流指标：最高 IPAP 25 ~ 30cmH$_2$O；最大吸气流速 180L/min 以上，决定于呼吸机的漏气补偿能力。

（3）监测报警：最好具备监测潮气量、漏气量等功能，有助于指导压力参数设置及模式选择。

（4）模式选择：具备多工作模式选择。

5. NPPV 工作模式　　目前 SDB 患者常用的 NPPV 模式包括：CPAP、自动气道正压通气（auto titrating positive airway pressure，APAP）、双水平气道正压通气 [bilevel positive airway pressure，BPAP（S、T、S/T）]、适应性伺服通气（adaptive servo ventilation，ASV）以及平均容量保证压力支持通气（average volume-assured pressure support，AVAPS）等模式。

（1）CPAP 模式：最早应用于临床的 NPPV 模式，是治疗 OSA 的首选模式。呼吸机在吸气相和呼气相提供一个相同的压力，维持上气道开放状态，主要用于自主呼吸较强、只需呼吸机辅助打开闭陷或狭窄的上气道的 SDB 患者。

（2）APAP 模式：呼吸机的设计程序能自动感知患者上气道阻力、气体流量、鼾声及气流震动等参数指标的变化情况，并在一定范围内自动针对睡眠过程中出现的呼吸暂停或低通气事件实时调整呼吸机压力消除呼吸事件。适用于对 CPAP 不耐受或 SDB 严重程度随着体位、睡眠分期、饮酒和药物等因素变化明显的患者，不适用单纯夜间低氧血症或伴有严重的并发症、血流动力学不稳定的 SDB 患者。不推荐伴有合并症的 SDB 患者使用 APAP 进行自动压力滴定。

（3）BPAP 模式：该 NPPV 模式可以分别设定 IPAP 和 EPAP，随着呼气和吸气时相自动转换 IPAP 和 EPAP。IPAP 可以在吸气相保证足够的压力支持，EPAP 可防止呼气相上气道塌陷。IPAP 和 EPAP 之间的压力差值设定范围 4～10cmH$_2$O，最大不超过 20cmH$_2$O。由于呼气时以一个较低的压力维持气道的通畅，减少呼气压力过大所引起的不适感，与 CPAP 相比，BPAP 可以降低平均治疗压力，更符合自然呼吸生理过程，提高患者的舒适度、增加有效通气量，改善 NPPV 治疗依从性。适用于 CPAP 治疗压力超过 15cmH$_2$O 或更高或不能耐受 CPAP 者以及重叠综合征或肥胖低通气综合征等患者。相较于 CPAP，BPAP 更适合于伴有通气功能障碍的 SDB 患者。目前 BPAP 常见的应用模式：

1）自主辅助通气模式 S：呼吸机与患者的呼吸频率保持完全同步，若患者自主呼吸停止，则呼吸机也停止工作。在吸气相呼吸机保持预先设定的 IPAP，在呼气相呼吸机保持预先设定的 EPAP。用于自主呼吸良好的 SDB 患者，不适用于中枢性睡眠呼吸暂停的患者。

2）时间控制通气模式 T：不与患者自主呼吸同步，呼吸机以固定的呼吸频率输送压力，在吸气相呼吸机保持预先设定的 IPAP，在呼气相呼吸机按预先设定的压力时间切换至预设的 EPAP。主要用于无自主呼吸或自主呼吸能力弱的患者。

3）S/T 模式：在 S 或 T 模式不能满足通气需求，或不能保持呼吸肌低负荷状态，需要使用 S/T 模式。如果自主呼吸的吸呼比不能达到设定目标，也需要使用 S/T 模式。适用于中枢性低通气或中枢性呼吸暂停、呼吸频率过低或因呼吸肌力量太弱不能激发 IPAP/EPAP 的 SDB 患者。

**4）ASV 模式：** 呼吸机自动根据通气的变化适应性调节通气量和必要时自动发放正压通气，提供一个与正常呼吸类似的平滑压力波形，保证压力支持与患者固有呼吸频率和气流模式同步，使患者的通气频率和潮气量始终处于平稳的规律状态。有助于降低肺部水肿和充血，有效改善夜间呼吸困难。适用于复杂性睡眠呼吸暂停、伴有陈-施呼吸的中枢性睡眠呼吸暂停等，但对于充血性心力衰竭（射血分数低于 45%）伴有 CSA 的患者慎用。不适用于慢性通气不足疾病，如 COPD 及限制性胸部疾病等。

**5）AVAPS 模式：** 是容积支持技术在 NPPV 中的特殊应用，通过采用双重控制的原理，呼吸机可自动调整吸气压力以保证所设定的潮气量。此技术可根据实际潮气量的大小来调整呼吸机吸气压力以及吸气流速的变化，以最低气道压提供与目标潮气量相符的潮气量，有利于减轻患者呼吸肌的肌力负荷，降低呼吸肌做功，缓解呼吸肌的疲劳。适用于伴有肥胖低通气综合征、神经肌肉疾病、COPD 等 SDB 患者。

**6. NPPV 设备操作流程**　SDB 患者 NPPV 治疗需要严格遵照操作规范进行。根据 SDB 的具体诊断、疾病分型和严重程度进行 NPPV 的压力滴定，选择合适的治疗压力及模式后开始 NPPV 治疗。为提高依从性及疗效严格按照以下流程操作。

**（1）询问病史和知识宣教：** 详细询问患者的病史，包括睡眠史、既往史、过敏史、用药史和治疗史等，评估患者有无合并症或并发症，耐心地向患者解释睡眠呼吸障碍疾病的相关知识，根据患者病情及 PSG 结果初步确定需要进行压力滴定的呼吸机类型、治疗模式以及是否需要同步 $CO_2$ 水平监测（经皮或呼气末 $CO_2$ 水平监测）。同时向患者宣教压力滴定的目的及 NPPV 治疗的必要性，使患者了解自身疾病的症状和危害、NPPV 治疗的原理、注意事项和不良反应等。

**（2）面罩选择：** 结合患者的鼻、面部结构和皮肤情况选择不同款式和型号的面罩，舒适的面罩对患者依从性及治疗效果至关重要。

**1）面罩类型：** ①口鼻罩。覆盖口鼻区域，经鼻或口输送气流压力，与面部皮肤接触面积大，容易漏气、容易产生面部压痕、舒适性低。②鼻罩。覆盖整个鼻部，经鼻腔输送气流压力，耐受性高，但容易经口漏气。③鼻枕。将两个鼻垫插入鼻孔，经鼻腔输送压力，不与面部皮肤接触，轻巧、易接受、可避免皮肤压痕和漏气导致的眼睛不舒服等，但压力较大时会刺激鼻黏膜引发不适，适用于压力水平较低的 SDB 患者。④全脸面罩。覆盖整个面部，但接触面部更大，容易漏气，舒适性较差，也易产生幽闭恐惧感。

**2）佩戴注意事项：** 口鼻罩或鼻罩需保证患者口鼻周围皮肤完好和上下齿列完整。对于习惯张口呼吸的患者可先考虑口鼻罩或鼻罩加用下颌拖带，待张口呼吸纠正后再更换为鼻罩或撤掉下颌拖带。此外，幽闭恐惧症或胡须浓密的患者更倾向于使用鼻枕，选择鼻枕需保证鼻垫尺寸足够大防止漏气。一般全脸面罩需在专业医生指导下用于特殊患者。因此，从安全性、有效性及依从性等方面考虑，SDB 患者接受 NPPV 治疗时常用鼻罩或鼻枕。

**3）操作程序：** 将面罩连接于患者，调整好位置和头带的松紧度，连接呼吸机管路后再开机。先开机再将呼吸机管路与鼻面罩连接可能会导致在较高的吸气压力下患者的明显不适感。压力滴定期间，如果观察到明显的漏气或患者感觉面罩不适，应及时调整佩戴位置或更换鼻面罩。

（3）**压力滴定**：压力滴定包含人工压力滴定和自动压力滴定。人工压力滴定是指在PSG 记录下连接 CPAP 或 BPAP 或多模式压力滴定设备，根据睡眠中的呼吸事件由专业的睡眠技师实时判读并调整压力，确定维持上气道开放所需的最低有效治疗压力。通过压力滴定判断 SDB 患者使用 CPAP 时的固定压力、使用 BPAP 时的 IPAP 和 EPAP 或使用 APAP 时的压力范围。人工压力滴定的目标是消除不同体位、不同睡眠时相的呼吸事件，包括呼吸暂停、低通气、RERA 和鼾声，使 AHI 值较滴定前明显降低或降至 AHI < 5 次 /h。理想的压力水平是能够满足下列条件的最低有效压力：①消除各睡眠期和各种体位下的呼吸暂停及低通气事件，达到 AHI < 5 次 /h；②消除鼾声及气流受限；③消除微觉醒，恢复正常睡眠结构；④消除心律失常事件；⑤消除低血氧事件，维持夜间平均 $SaO_2$ > 90%。

1）CPAP 滴定原则：初始可设压力：CPAP 4～5cmH$_2$O 或根据患者的依从性而定，最高 CPAP 可设置为 20cmH$_2$O。滴定中，在间隔至少 5min（重度 SDB，呼吸事件频发可适当缩短间隔时间）的观察时间内出现至少 2 次阻塞性呼吸暂停，或至少 3 次低通气，或至少 5 次 RERA，或出现至少 3min 明确而响亮的鼾声，给予升压，升高压力以 1cmH$_2$O 为单位或依据实际情况酌情增减。直到消除所有呼吸事件、且仰卧 REM 睡眠持续 15min 以上。在阻塞性呼吸事件控制后，若仍存在气流受限还可试探性升高 CPAP1～2cmH$_2$O，观察气流受限曲线是否恢复，升高压力最多不超过 5cmH$_2$O。滴定中为寻求最低的有效压力，可进行压力回落，若持续 30min 无呼吸事件，可尝试降低 CPAP，以 1cmH$_2$O 为单位，可酌情增减，以不出现新的呼吸事件为原则。依据 AASM 相关原则，CPAP 升至 15cmH$_2$O 或更高仍存在阻塞性呼吸事件者或患者无法耐受较高的 CPAP 压力可转换为 BPAP 模式。

2）BPAP 滴定原则：由于 BPAP 的设定需要同时设定 IPAP 和 EPAP 及二者之间的压力差值 △ P（△ P = IPAP-EPAP）。EPAP 的作用在于支撑塌陷的气道，升高 EPAP 目的是消除呼吸暂停事件；IPAP 的作用防止气流受限，升高 IPAP 目的是克服低通气；△ P 的作用提供足够的通气量，建议 △ P 的设定区间 4～10cmH$_2$O，因而起始 IPAP：8cmH$_2$O，EPAP：4cmH$_2$O，肥胖或再次滴定者可酌情调高 IPAP 和 EPAP。最高 IPAP 为 30cmH$_2$O。滴定中，在间隔至少 5min（重度 SDB，呼吸事件频发可适当缩短间隔时间）的观察时间内出现至少 2 次阻塞性呼吸暂停事件，应当至少升高 IPAP 以及 EPAP1cmH$_2$O；出现至少 3 次低通气，或至少 5 次 RERA，或出现至少 3min 明确而响亮的鼾声，可以升高 IPAP 至少 1cmH$_2$O，直至 IPAP 和 / 或 EPAP 升至消除了所有呼吸事件，且仰卧 REM 睡眠持续 15min 以上。在调压过程中尽量保持 △ P 值的稳定，或根据通气量控制 △ P 的变化区间范围。在阻塞性呼吸事件控制后，若仍存在气流受限还可试探性升高 IPAP1～2cmH$_2$O，观察气流受限曲线是否恢复，升高 IPAP 最多不超过 5cmH$_2$O。压力回落原则同 CPAP。如果滴定过程中仍然频繁出现中枢性呼吸暂停，可降低 IPAP 水平或启用 BPAP 的备用呼吸频率，或换用 ASV 模式。

3）分段滴定原则：分段压力滴定是指在同一晚先进行 PSG 分析诊断 SDB 再进行压力滴定的过程，常规采取 CPAP 模式。若 PSG 结果证实在至少 2h 的前半夜睡眠时间中 AHI > 40 次 /h 且后半夜滴定时间大于 3h，可进行分段压力滴定。压力滴定原则同整夜压力滴定原则。如果滴定未能达到足够的时间或滴定未能或几乎未能消除睡眠中的呼吸事件，包括仰卧位和 / 或 REM 睡眠中的呼吸事件，需要重新进行整夜压力滴定。分段滴定还适用于存在明确 SDB 临床表现急需治疗的患者，以及前半夜监测显示呼吸暂停事件持续时间延长，引发严重低氧，可能发生意外者，分段方案将是临床上有效的应急措施之一，监测人员应请示上级医师并与患者或其家属充分沟通后，在后续监测阶段的同时进行 CPAP 治疗以确保患者安全。若 CPAP 滴定压力已达到 15cmH$_2$O 仍不能消除阻塞性呼吸事件，考虑更换为 BPAP 模式，但未获取理想压力值，需要另一整夜行压力滴定。

4）APAP 自动压力滴定：适用于无合并症的中重度 OSA 患者。不推荐用于分段压力滴定。提前对患者进行呼吸机治疗相关知识教育并选择合适的鼻面罩，连接 APAP 后让患者入睡，初始压力一般设定为 4cmH$_2$O 或根据医嘱及患者的耐受度而定，初夜的最高压力可设定为 20cmH$_2$O，第 2 天根据自动分析报告，寻求合适的最高压力值。连续滴定 3 夜，每晚记录时间为 6h 以上。第 3 天自动滴定结束后由专业的睡眠医师或技师判读，以识别漏气量是否在允许范围内，一般选择 90% ~ 95% 区间的压力水平，实际压力水平在随访后的 1 周、1 个月及 3 个月酌情调整，若患者佩戴不适需要重新进行手动压力滴定。不适用于中枢呼吸暂停、复杂性呼吸暂停及血流动力学不稳定的 SDB 患者；另外，鼻部充血明显或张口呼吸的 SDB 患者，由于漏气补偿，呼吸事件难于应用 APAP 自动压力滴定纠正，需经验医师识别处理。此外，一种仪器自动滴定的数据不能沿用到另一种仪器。

（4）**确定 NPPV 治疗方案：**睡眠医生检查审核压力滴定的结果并确定患者接受 NPPV 的治疗方案，包括鼻面罩类型、呼吸机类型、通气模式、具体压力参数值、是否需要备用频率及备用频率的数值等。仰卧位睡眠、REM 睡眠期、大量饮酒后、感冒或鼻炎发作、肥胖患者均需提高 CPAP 压力；经过一阶段的治疗，所需的压力水平可降低回落。APAP 可以根据患者不同的生理状况，如饮酒、体位变化及体重的波动，适度自动调整治疗压力，与 CPAP 治疗模式在患者的依从性、主客观嗜睡状况、生活质量改善及风险获益方面上无显著差异。BPAP 模式下较低的 EPAP 可提高患者的舒适性，但同时可能导致治疗压力不足，残余事件和症状增加。建议 NPPV 通气模式选择主要根据患者的实际需求、耐受性、症状反应和依从性采取个体化策略。

（5）**NPPV 治疗及随访管理：**SDB 患者根据医生开具的 NPPV 治疗方案进行连续治疗，并在治疗的第 1 周、1 个月、3 个月及 6 个月及时随访，关注治疗中出现不良反应和存在的问题并有效予以解决。

### 7. NPPV 治疗注意事项

**（1）相对禁忌证：** 若出现以下情况慎用 NPPV。①胸部 CT 或 X 线检查发现有肺大疱；②气胸或纵隔气肿；③血压明显降低，如休克未得到纠正时；④脑脊液漏、颅脑外伤或颅内积气时；⑤患急性中耳炎期间；⑥由于精神障碍等原因不能配合治疗者。

**（2）不良反应：** 使用 NPPV 时可能出现如下不良反应，其应对措施总结如下（表 7-1）。

表 7-1　NPPV 治疗常见不良反应及处理措施

| 不良反应 | 处理措施 |
| --- | --- |
| **鼻面罩不合适** | |
| 漏气、结膜炎、不适感 | 治疗前知识宣教，选择合适的鼻面罩或鼻枕，适当调整头带，重新给予压力评估，避免张口呼吸（使用下颌托带） |
| 皮肤压痕或破损 | 避免头带过紧；更换其他类型或尺寸的鼻面罩；使用皮肤保护垫等，破损严重可使用鼻枕或暂停 NPPV 治疗，局部敷药处理 |
| 口干 | 提高加温湿化，换用口鼻面罩，对习惯性张口呼吸的患者使用下颌托，适当降低或增加治疗压力或更换治疗模式 |
| 幽闭恐惧感 | 使用鼻枕或进行适应性佩戴练习 |
| 鼻面罩移位 | 适当调紧头带，设置低压报警或使用不同尺寸与类型的鼻面罩 |
| **鼻部症状** | |
| 鼻塞、疼痛、充血 | 提高加温湿化，更换面罩类型，生理盐水清理鼻腔，经鼻吸入糖皮质激素，若为过敏性鼻炎可使用抗组胺药物，治疗前鼻腔使用缩血管剂（血管收缩剂） |
| 鼻炎、流涕 | 经鼻吸入糖皮质激素 |
| **其他症状** | |
| 压力不耐受 | 更换治疗模式，调整治疗压力，侧卧睡眠，重新压力滴定评估 |
| 腹胀 | 查看漏气量，调整鼻面罩、注意体位，评估是否压力设置过高，必要时口服活性炭类药物，避免咀嚼口香糖，避免饮用碳酸类饮料 |

**8. NPPV 设备维护与保养**　详细记录应用 NPPV 期间设备及配件的使用、校正、维修和更换情况，以便后续核查。设备常见部位的维修与保养：

**主机机身**

（1）定期用湿巾或中性清洗剂擦拭机体外部。

（2）定期检查滤膜或海绵是否被脏物堵塞或出现漏孔，及时清洗或更换，不可清洗和重复使用的滤膜一般需半年左右更换 1 次。

**湿化器**

（1）湿化器内应注入无菌蒸馏水或纯净水，以免液体中的结晶沉淀损害蒸发器，影响湿化效果。建议每天更换湿化器或罐内水，减少细菌繁殖或真菌产生。每天采用中性清洁剂清洁储水盒，晾干后备用；必要时采用 90℃以上的热水浸泡 10min 后自然晾干；

（2）若使用加温湿化器，严格按照说明书清洗加热板。

**管路和面罩**

（1）每天使用完毕后取下管路和面罩，用含中性清洗剂的温水清洗管路，清水漂洗后悬挂晾干，放置清洁干燥处备用，并检查有无损坏之处。避免阳光直射，防止管路硬化、破裂；

（2）按照面罩使用说明每天清洗面罩，不同材质面罩清洗要求不同。头带和下颌托带需使用清洁剂手洗，冲洗干净后悬挂晾干。

# 二、重复经颅磁刺激设备及其操作规范

经颅磁刺激（transcranial magnetic stimulation，TMS）是一种利用脉冲磁场作用于中枢神经系统，改变皮质神经细胞膜电位，使之产生感应电流，影响脑内代谢和神经电活动，从而引起一系列生理生化反应的磁刺激技术，由 Barker 等在 1985 年首先创立。TMS 与正电子发射型计算机断层显像技术、磁共振技术、脑磁图技术并称为二十一世纪四大脑科学技术。研究表明 TMS 可用于治疗精神分裂症、抑郁障碍、双相情感障碍、焦虑障碍、强迫障碍、睡眠障碍等多种神经精神疾病，并预防精神分裂症、抑郁障碍等精神疾病的复发。重复经颅磁刺激治疗专家共识也推荐 TMS 作为睡眠障碍的有效物理治疗手段。

## （一）经颅磁刺激仪性能与安全性

### 1. TMS 设备性能要求

（1）主机：双相波电路，刺激频率最高达 50 ~ 100Hz。

（2）刺激线圈：刺激线圈是 TMS 的关键部件，刺激的强度、深度与范围、聚焦特性等都与刺激线圈有很大的关系，并且治疗效果与线圈的形状、大小、摆放方向、厚度和中等密切相关。圆形线圈或"8"字形线圈均可，临床和科研中常用"8"字形线圈，"8"字形线圈的刺激范围为 2 ~ 2.5cm，一定程度上，刺激范围和深度会随着刺激强度增加而增加。也有多项研究表明 H 线圈也可用于治疗抑郁障碍和强迫症等精神疾病，应用在睡眠中心用于治疗睡眠障碍有待进一步研究证实，H 线圈刺激深度可以达到 6 ~ 8cm。

（3）操作平台：通过电磁兼容检测的操作机一台，用于设定治疗参数。

（4）运动诱发电位监测模块：可用于测定运动阈值，并在显示屏中实时呈现出测定的波形和数值，用于指导运动阈值的测定及治疗方案的制定。

（5）自主冷却系统，可以自行降低线圈温度。

（6）多种刺激模式：单脉冲、重复脉冲、爆发式脉冲刺激等。

**2. TMS 设备的安全性** TMS 设备的安全性主要在于其产生的高电压、强电流、强磁场与温度保护。

（1）强电磁场：刺激线圈由于短时间强电流和强磁场对周围磁性物体产生电磁感应，对附近的电子设备产生电磁干扰。线圈使用时间长短受刺激电流强度和使用时间的影响，电流越大使用时间越长就越容易损坏。如果发现刺激线圈噪声变大，振动变强，应该及时更换线圈。

（2）温度过高保护：按照医疗设备安全标准，TMS 刺激线圈接触人体的部件温度应该控制在 42℃以下，以免温度过高，烫伤患者皮肤。TMS 设备都有温度过高保护装置，线圈内的温度传感器实时监控线圈温度一旦超过安全温度，立刻停止输出，确保不会引起高温烫伤。使用时间过长的线圈散热性能差，为保证设备正常运行，需及时更换新线圈。

（3）高压绝缘防漏电：TMS 设备具有耐高压、防潮、防漏电等特性，使用过程中刺激线圈经常移动或更换，需注意连接头接触紧密，防止冷却液体泄漏和局部过热而烧损。定期检查电缆和线圈是否有破损，如有破损及时更换。

## （二）经颅磁刺激的刺激模式

**1. 单脉冲刺激（single-pulse TMS）** 刺激皮质拇指运动区，用于测定运动诱发电位或运动皮质功能障碍的定量评估。

**2. 成对脉冲刺激（paired-pulse TMS）** 同一个线圈在数十毫秒内先后发放两个脉冲，刺激同一脑区，或两个不同线圈刺激不同脑区。常用于皮质兴奋性评估。

**3. 重复脉冲刺激（repetitive transcranial magnetic stimulation，rTMS）** 按照固定频率连续发放多个脉冲的刺激模式。根据频率高低分为高频刺激（频率 ≥ 5Hz）和低频刺激（频率 ≤ 1Hz）。用于临床治疗多种神经精神疾病，具体频率参数根据治疗或研究目的制定。

**4. 爆发模式脉冲刺激（theta burst stimulation，TBS）** 将一种固定频率脉冲嵌套在另一种固定频率脉冲中的刺激模式，常用的 TBS 模式是将 3 个连续 50Hz 脉冲嵌入 5Hz 脉冲中。TBS 序列分为 2 种：连续爆发模式脉冲刺激（continuous theta burst stimulation，cTBS）抑制皮质功能，间隔爆发模式脉冲刺激（intermittent theta burst stimulation，iTBS）兴奋皮质功能。

## （三）经颅磁刺激治疗风险及评估

**1. 安全筛查** 治疗前患者先根据安全筛查表进行筛查，其中项目 1 ~ 3 属于 TMS 治疗的绝对禁忌，如果患者有任何一项选择"是"，不能开展治疗；项目 4 ~ 13 属于相对禁忌，如果患者有任何一项选择"是"，则需要主管医生仔细排查，达到 TMS 治疗安全标准后，方可开展治疗（表 7-2）。

表 7-2　重复经颅磁刺激治疗安全筛查表

为了**最大限度地**确保您的安全,请认真如实回答下列问题。

您现在或曾经有过下列情况吗? 如果有请选"是",并注明;如果没有请选"否"。

1. □是　□否　头颅内或头皮上有金属物品或装置
2. □是　□否　心脏起搏器
3. □是　□否　胰岛素泵
　　□是　□否　心脏内导线
　　□是　□否　中心静脉导管
4. □是　□否　皮质**脑卒中**病史,或其他形式的脑损伤,如脑瘤
5. □是　□否　之前被诊断为抽搐或癫痫
6. □是　□否　曾经做过神经外科手术
7. □是　□否　已怀孕或有可能怀孕? 最近一次月经的时期:
8. □是　□否　身体带有任何带电的、机械的或带磁性的植入物?
9. □是　□否　偏头痛——如果有,这种头痛是受控制的吗? (疑问:是指药物控制,还是主观控制? )
10. □是　□否　请在表格后面列出您正在服用的药物(尤其是作用于抽搐发作阈值的药物,如三环类的**抗抑郁药**、精神稳定剂、锂盐、或茶碱;或可能诱发出血的抗凝血剂药物)
11. □是　□否　身体上有某种病症或不适尚未痊愈
12. □是　□否　肩膀以上部位身体或衣服上有金属制品吗? 如果有请摘除
13. □是　□否　您身上有金属制品吗? (包括手表、首饰、发卡、眼镜、耳环等穿孔饰品、钱包、钥匙等)如果有请摘除

我已阅读并理解文档中的问题。我已全部回答了文档中的问题,并同意治疗。

患者签名:　　　　　　　　　　　家属签名:

主管医生签名:　　　　　　　　　治疗师签名:

　　　　　　　　　　　　　　　　　　　　　　年　　月　　日

### 2. 告知患者治疗风险并签署知情同意书

（1）癫痫发作:癫痫是皮质神经元兴奋与抑制的失衡,高频 rTMS（ > 10Hz）可导致突触易化,从而引起神经元高度同步放电而引起癫痫发作。特别对有癫痫家族史者和癫痫患者要慎重使用高频刺激,但低频刺激可以治疗癫痫。

（2）头痛或刺激部位灼热感:是 rTMS 较为常见的不良反应,可能是因为 rTMS 刺激了头部三叉神经,肌肉随着刺激抽动,或由于线圈对头部的压力和振动等。疼痛程度与个人耐受性、刺激部位、线圈类型、刺激强度等有关。rTMS 引起的头痛或局部不适感多是轻微的,很快消失,偶有持续性头疼可服用小剂量镇痛药。

（3）听力损害:TMS 强大的电流通过刺激线圈使内部导线受到磁力的作用互相吸引,产生振动和声响,输出高频刺激时可能会达到 140dB,超过预防听觉损伤的安全范围。建议 12 岁以下儿童和青少年进行 TMS 治疗时佩戴耳塞减少噪声对听力的损害。

（4）服用诱发癫痫或惊厥发作风险的药物,可降低癫痫发作的阈值,增加患者诱发癫痫的风险。癫痫发作的实际风险也与药物剂量、药物剂量增加或减少的速度、药物之间的相互作用有关。开展 TMS 治疗时需详细记录患者的用药史。现将部分对癫痫发作影响较大

的药物总结如下表（表7-3）。

**表7-3　诱发癫痫发作风险很大的药物**

| 药物种类 | 药物名称及可能机制 |
| --- | --- |
| 抗精神病药 | 抗精神病类药物诱发癫痫的不良反应报道较多，且与使用剂量有关。氯氮平、氯丙嗪、氯普噻吨最为多见，氟哌啶醇次之，奋乃静、三氟拉嗪、珠氯噻醇、舒必利较少。可能是因为抗精神病药对多巴胺的阻断作用能增加对患者的敏感性，增加癫痫发生的可能性。 |
| 抗抑郁药 | 丁胺苯丙酮、氟西汀、阿米替林、马普替林、米安色林等均可诱发癫痫。SSRIs类抗抑郁药帕罗西汀，西酞普兰、安非他酮、曲米帕明等可降低癫痫发作的阈值，有癫痫史的患者易于复发，可能与SSRIs抑制了突触间隙5-HT再摄取从而导致神经末梢5-HT升高有关。 |
| 心境稳定剂 | 碳酸锂、阿莫沙平过量可导致癫痫。维生素$B_6$、维生素D、微量元素铁、锌、铜、锰、锂等在癫痫发作中也起一定的作用。 |
| 抗惊厥药物 | 卡马西平、苯妥英钠、丙戊酸钠、托吡酯、苯巴比妥、拉莫三嗪、三甲双酮、氯硝西泮这些药物过量使用、撤药或停药过快，或合用能减少其吸收或加快其代谢的药物，均可以引起反跳或加剧癫痫的发作。可能通过抑制上行网状激活系统对大脑皮质放电的去同步化作用，从而引起皮质放电的过度同步化，从而加剧癫痫发作。 |
| 镇静催眠药 | 地西泮、劳拉西泮、阿普唑仑、喹硫平、佐匹克隆长期使用后突然停用或急剧减量可引起癫痫发作，可能与该类药物突然停药后导致γ-氨基丁酸对中枢的抑制作用下降，兴奋性递质功能相对增强所致。 |

### 3. 经颅磁刺激安全操作规范

使用前操作流程及注意事项：

（1）设备使用必须由专业的医生或技师操作，操作人员必须身体健康；2003年"国际非辐射性放射保护委员会"的"电磁职业环境指南"指出磁共振操作环境下测量到的电磁辐射量在防护极限值的100倍以下，TMS的脉冲磁场与磁共振相当，但TMS磁场辐射时间短、线圈小，并且脉冲磁场作用范围随着距离的增加迅速衰减。安全起见，操作人员应与刺激线圈保持0.7m以上的距离。

（2）设备开机前，确保治疗室房间电压稳定，主电源电缆线完好无损，插座和插头接触牢固；设备开机前，确保刺激线圈是否完好无损，无变色、无裂纹、无温度过高等情况。

（3）操作软件前，确保设备开机时长已超过10s再进行软件界面操作。选择参数时，勿使用尖锐的利器以免划伤触摸屏。

TMS治疗的操作规范。

（1）运动阈值测定：运动阈值[静息运动阈值（rest motor threhold，RMT）或活动运动阈值（active motor threshold，AMT）]测定是开展rTMS治疗的必要环节，由于个体大脑皮质兴奋性不同，运动阈值可间接反映相关大脑皮质的兴奋性程度，并根据运动阈值制定治疗方案中的刺激强度。

运动阈值测定可以通过目测法和精确测定法。

1）目测法：患者取坐位或仰卧位，手放松，手心向上平放，治疗师使用单脉冲模式刺激利手手指（拇短展肌）运动皮质（$M_1$ 区），目测患者手动次数确定运动阈值，选择能诱发的手指运动的最强的位置作为运动阈值测定靶点，10 次刺激中至少有 5 次引起手指活动被认为是运动阈值，但该方法测量的数值偏大。

2）精确法：在拇短展肌处连接记录电极、参考电极，手腕处连接地线，患者取坐位或仰卧位，手放松，手心向上平放，治疗师使用单脉冲刺激利手手指（拇短展肌）运动皮质（$M_1$ 区），选择能诱发的最大波形变化的位置作为运动阈值测定靶点，观察软件中采集到的运动诱发电位，10 次刺激中至少有 5 次诱发的波幅大于 50μV 时的最小刺激强度即可认为是运动阈值。

（2）治疗靶点定位，常用的脑区定位方法有 3 种。

1）功能与解剖的结合定位：先测定手指（拇短展肌）运动皮质（$M_1$ 区），可以观测到外显运动反应进行确定，之后以 $M_1$ 区作为参照点，沿头皮各个方向进行治疗靶点定位，但每个人头颅大小不同，个体差异较大，该方法没有考虑每个人解剖与功能变异的因素，定位可能会有偏差。

2）脑电 10～20 系统电极放置法：参照国际标准脑电电极 10～20 导联系统定位，用皮尺量出治疗靶点并标记（图 7-1）。从鼻根至枕外隆凸的连线上标记出 Fpz、Fz、Cz、Pz 和 Oz，从左耳前点通过 Cz 至右耳前点的线上定位出 $T_3$、$T_4$、$C_3$、$C_4$，Fpz 点向后通过 $T_3$、$T_4$ 点至枕点别取左右侧连线并由前至后对称地标出 $Fp_1$、$Fp_2$、$F_7$、$F_8$、$T_5$、$T_6$、$O_1$、$O_2$，最后再定位出 $F_3$、$F_4$、$P_3$、$P_4$ 等，选择刺激靶点。

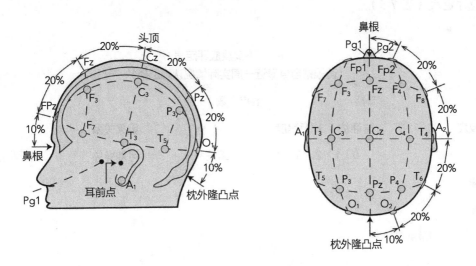

图 7-1　脑电 10～20 系统电极放置法

3）基于影像导航的定位系统：采用磁共振扫描全脑 $T_1$ 加权的 MRI 解剖磁共振图像，把 MRI 图像作为三维背景图像显示在计算机屏幕上，在校准后的刺激线圈上、患者头带上放置跟踪器，开启 MRI 导航系统，在电脑屏幕上同时调出 MRI 图像和跟踪笔标记的图像，把两幅图像的同源性标志点（鼻根、鼻尖、双耳道口、Cz 点）和头颅表面轮廓图像重叠。在导航系统中的 MRI 图上标定拟刺激的部位，移动刺激线圈，让已标定线圈的刺激点与拟刺激部位点相重合，并调整刺激线圈的方向和角度。治疗师在移动刺激线圈时可以在导航系统中看到刺激点的位置，也可以看到线圈与患者头脑内相对位置的变化，精确地将线圈定位到需要刺激的脑区。一般导航定位系统的精度在 2 ~ 6mm。

上述 3 种定位方法各有优缺点，现总结如下表（表 7-4）。

表 7-4　3 种 TMS 定位方法对比

| 定位原理 | 定位方法 | 优缺点 |
|---|---|---|
| 功能与解剖结合 | 运动皮质 $M_1$ 区作为参照点，前移 5cm 定位 DLPFC | 操作简单，精度不高，不能根据个体化解剖与功能区定位 |
| 解剖学 | 脑电图 10 ~ 20 系统，用皮尺精确量出刺激位置 | 标准化定位法，非个体化，解剖功能区定位 |
| 影像导航 | 与 MRI 图像重叠结构或功能区定位 | 个体化定位方法，精确度高，但操作复杂 |

（3）根据治疗的目的和方案设定具体的 TMS 参数（强度、频率和脉冲数目），目前公认的安全有效的治疗强度为 80% ~ 120%MT，严格进行参数设定以免增加诱发癫痫的风险。

（4）不良反应记录：评估患者接受 TMS 治疗期间是否出现不良反应及类型等。采用不良反应评定表（表 7-5）。

表 7-5　不良反应评定表
（请根据自身最近一周实际情况认真选择）

| 姓名： | | 日期： | | | | | 治疗次数： | | | |
|---|---|---|---|---|---|---|---|---|---|---|
| 不良反应 | | 未评估 | | 严重程度 | | | 因果关系 | | | |
| | | | 0 | 1 | 2 | 3 | 4 | 无关 | 可能有关 | 很可能有关 |
| 癫痫 | | | | | | | | | | |
| 昏厥 | | | | | | | | | | |
| 疼痛 | 刺激点痛 | | | | | | | | | |
| | 头痛 | | | | | | | | | |
| | 颈痛 | | | | | | | | | |
| | 眼睛痛 | | | | | | | | | |
| | 牙痛 | | | | | | | | | |

| | 其他 | | | | | | | | |
|---|---|---|---|---|---|---|---|---|---|
| **听力下降** | | | | | | | | | |
| **刺激部位烧灼感** | | | | | | | | | |
| **情绪异常高涨** | | | | | | | | | |
| **其他** | | | | | | | | | |
| | | | | | | | | | |
| | **治疗师填写以下内容** | | | | | | | | |
| | **处理方法** | | | | | | | | |
| 1 | 未做处理 | | | | | | | | |
| 2 | 增加该量表的评定次数，但不改变 rTMS 的治疗参数 | | | | | | | | |
| 3 | 降低 rTMS 的治疗强度 | | | | | | | | |
| 4 | 停止 rTMS 治疗 | | | | | | | | |

**4. TMS 应急事件处理**

（1）**线圈过热：** 暂停 TMS 治疗，线圈过热可能是散热系统或冷却系统的问题，观察停止治疗程序后是否能自行恢复，如经常出现此问题，需及时更换线圈。

（2）**癫痫发作紧急未做流程：** TMS 治疗室都应该制定切实可行的癫痫发作或晕厥的紧急处理规程。紧急处理：①判断是否为癫痫发作；②迅速让患者仰卧，同时将患者头偏向一侧，使口腔分泌物自行流出，防止口水误入气道引起吸入性肺炎。把患者下颌托起，防止因窝脖**导致气管**堵塞；治疗室需常备急救物品，及时将缠有纱布的压舌板垫在上下牙齿间，以防患者自己咬伤舌。后续处理：癫痫发作持续超过 5min，需要临时给予安定类药物静推。测量生命体征，判断其他体征。了解病情，根据病情决定后续处理。

# 三、经颅电刺激疗法

**1. 经颅电刺激治疗原理** 经颅电刺激治疗的原理是采用低强度微量电流刺激大脑，直接调节下丘脑、边缘系统及网状结构等睡眠调节中枢部位，易化下丘脑神经元活动、抑制神经元膜过度兴奋、调节神经递质的释放等多环节参与睡眠 - 觉醒节律的主动调节，恢复紊乱的睡眠系统，缩短睡眠潜伏期，增加深睡眠，达到治疗失眠的作用。但是经颅电刺激疗法在国内的研究都是小样本对照研究，仍需要更严格的临床研究来证实。

**2. 经颅电刺激疗法的安全性及注意事项** 一般选择 5cm×7cm 或 5cm×5cm 电极片，较大面积的电极可以使电流密度下降，从而保证刺激的安全性。经颅电刺激的治疗参数标准一般设定为刺激持续时间 10 ~ 30min，电流 1.0 ~ 2.0mA 是安全有效的（此时单位面积电流密度约为 0.03mA/cm²）。当治疗效果不明显时，适当增加刺激强度或调整治疗部位；当患者不能耐受时，先下调治疗强度，待患者适应后，再往上调；主要不良反应表现为对皮肤的刺激和头痛。

**3. 经颅电刺激疗法的禁忌证** ①颅内有金属植入器件的患者；②大面积脑梗死或脑出血急性期的患者；③刺激区域有痛觉过敏、损伤或炎症的患者；④体内有金属植入器件者（如心脏起搏器、脊柱内固定等）慎用。

**4. 场地设置** 治疗室采光柔和，环境安静、舒适。设备避免在阳光直接照射，高温潮湿、多尘，油烟或水汽多的环境下使用。保持设备外表整洁，清洁设备时，请确保设备处于断电状态。配备 1 把舒适座椅供患者治疗使用，旁边配备桌椅一套供治疗师与患者沟通交流使用。

**5. 人员要求** 经颅电刺激仪器使用必须由有医疗资格的技师、护士或医师来操作；操作人员须告知患者经颅电刺激的治疗原理、过程和可能的反应，介绍注意事项，缓解患者的紧张。

# 四、生物反馈治疗设备及其操作规范

生物反馈疗法是通过记录人体内生理或病理信息（如脑电、肌电、皮电、皮温、呼吸、脉搏等），借助于生物反馈传感器把采集到的生理心理活动信息加以处理和放大，转换成视觉和听觉信号，使患者直观地了解自己的内部状态并根据操作条件反射的理论，通过反复学习与训练调整自我的生理和心理的变化，学会有意识控制、调节自身的生理心理活动，使异常的生理心理活动恢复正常状态，达到预防和治疗特定疾病的目的。近年来，生物反馈技术逐渐用于失眠障碍、抑郁障碍、焦虑障碍等精神疾病的治疗。多项失眠障碍治疗指南中也指出脑电生物反馈可作为治疗失眠障碍的一种有效手段，并且没有副作用，便于患者长期治疗。

**1. 生物反馈设备类型** 生物反馈仪由生理信息采集、信号处理、反馈显示、数据收集与记录四部分组成。根据监测和反馈的信息不同可分为：脑电生物反馈、肌电生物反馈、皮温生物反馈、皮电生物反馈、血压、心率生物反馈。

根据每次可治疗的人数不同可分为仅供 1 ~ 2 人使用的多参数生物反馈以及可同时治疗 10 ~ 20 人的团体生物反馈治疗仪。团体生物反馈是一种融合了生物反馈技术及团体心理治疗理论的行为疗法，以心理学当中的"团体心理治疗"为基本理论指导，以生物反馈技术为技术支持，利用声音、图像的反馈信号，通过团体成员的参与和相互影响来达到治疗的目的。

**2. 生物反馈的治疗原理** 生物反馈治疗可以用特定频率的声、光刺激诱发患者大脑皮质产生电活动，通过调节控制觉醒和睡眠的大脑皮质电活动，抑制和 / 或加强特定的脑电频率来达到治疗的目的。失眠相关的脑电活动是特征性的，通过生物反馈的训练可使患者自己学会调节脑电活动。研究证实声光刺激在 4～8Hz 可使人放松并产生睡意，对失眠有显著改善作用，声光刺激训练能使脑电波频率降低，增加 1～3Hz 的 delta 波，增强深睡眠和睡眠连续性。

因此，目前用生物反馈治疗失眠障碍，一般采用 8～13Hz 的闪光刺激诱发和加强 α 脑电波，使患者放松，再用 4～7Hz 的闪光诱发和加强 θ 脑电波，通过对失眠患者进行 θ 波反馈训练可增加 θ 波，使之逐渐进入睡眠状态。

**3. 生物反馈治疗人员要求** 治疗师的态度和患者的配合是取得良好疗效的前提条件，生物反馈治疗需要由专业的治疗师指导患者开展，治疗师需具备一定心理学知识，善于沟通，耐心细致，更好地引导患者，提高患者依从性。治疗过程中治疗师需要陪伴患者，给予正向引导、鼓励、赞美，可以充分调动患者的积极性，提高参与率。在治疗中要及时把反馈信号提示给患者，帮助患者尽快找到感觉进入自我调节的状态。团体生物反馈治疗中还应注意调动患者之间的交流，相互监督、相互促进，结合不同的患者进行适当的分组。

**4. 生物反馈治疗操作流程** 生物反馈治疗需按照规范的流程操作如下。

（1）调整房间光线和室温 26℃左右。

（2）电极安装：依次使用磨砂膏、酒精擦拭皮肤后，安装脑电和肌电等传感器；安装完传感器后需要进行阻抗测试，符合要求就进行下一步，不符合要求需要重新调整传感器安装过程。

（3）基线测试：传感器安装完毕后进行基线测试，获得患者治疗前的电生理信号数值。

（4）针对疾病症状表现选取相应的生物反馈治疗训练场景和方案，时刻关注患者反馈的生理信号；治疗过程中如果患者出现咳嗽、不安、呼吸不均及肌肉僵硬时，往往提示训练不成功，需要引导患者改变放松的方法、放松的速度等；训练结束后要引导受训者逐渐地警醒起来，不能使放松训练戛然而止。

（5）训练结束后再进行一次测试，分析患者治疗前后相应电生理指标的变化。

# 五、光照疗法

光对人类的睡眠 - 觉醒周期有重要的调节作用，通过影响位于下丘脑控制昼夜节律的视交叉上核，抑制松果体褪黑素的分泌。光照疗法指利用人工光源（像我们平时用的电灯，就是人工光源）或自然光源（如阳光）防治疾病的方法，主要有紫外线疗法、可见光疗法、红外线疗法和激光疗法。光照疗法可以通过帮助调节规律的睡眠 - 觉醒周期来改善睡眠质量、提高睡眠效率和延长睡眠时间。研究发现光照治疗可用于改善失眠障碍。光可以通过眼睛 - 脑激素调节通路，刺激神经递质的释放，刺激相关激素的分泌，调节神经免疫系统，也可以通过皮肤直接与淋巴细胞相互作用进而调节人体免疫功能。研究表明光照治疗可有效改善抑郁和失眠等症状。

光照疗法是一种自然、简单、低成本的治疗方法，而且不会导致残余效应和耐受性。为确保患者的依从性，光照治疗时间一般每天 30 ～40min 为宜，依据疾病情况确定光照治疗的周期及疗程。光照疗法可能出现的副作用有头痛、恶心、口干、眼疲劳，对已经有视网膜病变及使用光敏感药的患者可造成危险，也可能诱发轻度躁狂。可以通过以下方法予以避免：①减少光的剂量（强度、持续时间）；②增加患者与光源的距离；③调整光照的时间；④光照治疗设备必须要能过滤紫外线和红外线，以避免损伤眼睛（晶状体、角膜和视网膜），普通白炽灯不宜用于光照治疗。

（邓佳慧、王菡侨执笔，陈雄审校）

# 第八章　多学科联合诊疗制度与流程

目前，一些发达国家的临床睡眠医学经过 50 余年的发展已经成为独立的专业学科，学科内的基本诊疗规范已初步确立。2019 年 6 月中国医师协会发布通知，在规范化培训上睡眠医学与心血管内科、呼吸内科等学科并列归属为内科专科医师培训范畴，这标志着睡眠医学在我国正逐步走向专科化。作为一门交叉学科，睡眠医学既有其相对独立的学科特点，同时又与传统的临床学科包括内科的呼吸、心血管、内分泌、消化、神经、老年医学及儿科，外科的耳鼻咽喉、口腔、泌尿生殖等多学科交叉。

由于睡眠这一生理行为涉及神经系统、心血管系统、呼吸系统、内分泌系统等多个生理系统，因此睡眠障碍常常引起诸多生理系统的紊乱。以临床上常见的失眠和阻塞性睡眠呼吸暂停（obstructive sleep apnea, OSA）为例，无论是单病还是共病，两者都可引发和加重包括心脑血管疾病、代谢综合征等全身多个系统疾病，是高血压、冠心病、脑卒中、心律失常、糖尿病、焦虑、抑郁等疾病发生发展的危险因素。在临床实践中，常见失眠、阻塞性睡眠呼吸暂停这两大常见睡眠障碍存在各个临床科室，与许多疾病共病，如失眠与焦虑症、抑郁症等精神科疾病相关。阻塞性睡眠呼吸暂停又与呼吸系统、心脑血管系统、耳鼻咽喉科、口腔颌面外科、老年科、儿科等各科疾病共病。因此，睡眠医学专科诊疗范畴与其他各学科专科疾病诊疗存在交叉。然而，由于国内医院现有医疗系统的诊疗流程还有待建立和规范睡眠专科诊疗流程，而睡眠中心当前实际没有专科化，个别独立的睡眠专科分为没病房的和有病房的，但都以睡眠监测和治疗为主，参照欧美睡眠中心诊疗流程，睡眠中心诊治患者都有严格的准入标准，疾病的管理是以慢病管理为主，如美国睡眠医学会（AASM）对睡眠中心的诊疗范畴规定为对所有睡眠障碍进行诊断、评估、治疗和管理，并要求对患者进行长期的随访跟踪服务。按此要求进行睡眠中心专科资质认证和睡眠医师、技师专业技术人员资格认证，据此开展规范的临床睡眠疾病诊治。

由于我国睡眠医学的认证未正式实行，作为一门独立的学科，睡眠专科从业的医疗工作者往往具有一定的睡眠疾病知识，但对其他学科的了解相对局限。例如阻塞性睡眠呼吸暂停患者常合并高血压，其血压以晨起时的舒张压升高尤为显著，一般情况下对这些患者采取 CPAP 可以一定程度降低血压，但临床上依然有不少患者难以达到理想的血压控制状态，还需要配合抗高血压药物干预。然而相关药物的类型繁多，如何正确地选择具体种类、如何完善地制定包括药物用量、用法、服用时间等在内的用药方案，要求诊治医师具有一定的高血压病治疗的临床经验。高血压病尚且相对常见，多数医师对其治疗方案有一定的了解，而一旦涉及专科性更强的其他专科疾病，如部分在睡眠医学中心确诊的快眼动期睡眠行为障碍的患者，可能正处于帕金森病、路易体痴呆、多系统萎缩等的突触核蛋白病变相关性神经疾病的早期，这类临床相对少见的疾病的诊断和治疗往往需要神经内科专科医师的指导。类似例子在睡眠障碍中还有很多，我们需要清晰地认识到，睡眠障碍患者常常需要处理其他系统的合并症，而多数睡眠专科医师较难达到诊治专科疾病所需的高执业水平要求。因此,当前除了亟须建立健全睡眠医学专科内的诊治流程之外,还需要尽快完善睡眠中心申请其他学科协助联合诊疗的制度。

临床实践中,除了睡眠中心医疗人员需要其他学科协助诊疗工作,其他学科亦常需要睡眠医师协助诊疗。一方面,睡眠医学属于新兴且专业性强的学科,其中不乏临床少见甚至罕见的疾病,如包括睡眠相关进食障碍、快眼动期睡眠行为障碍在内的异态睡眠和包括发作性睡病、克莱恩-莱文综合征在内的中枢性嗜睡症,非睡眠医学专科医师对这些少见病的认识相对局限,开具某些疾病的用药处方甚至对医师的执业范围和职称水平有较高要求,因此非睡眠专科医师往往难以独立完成诊治流程。另一方面,睡眠障碍种类繁多,临床症状各异且不典型,加上疾病表现常与其他系统疾病存在相当重叠,因此,其他专科的医疗人员也常需要睡眠专科医师在睡眠疾病领域的支持。如少数阻塞性睡眠呼吸暂停患者的主诉为"长期反酸、口苦",该表现与胃食管反流综合征的特异性症状极为相似,非睡眠专科医师可能缺乏由于呼吸暂停时患者胸腹腔压力增大,导致继发性的胃液反流这一临床思维,最终将其简单的诊断为胃食管反流综合征,导致误诊漏诊,延误治疗。

综上所述,睡眠疾病是全身性问题,其既是高血压、冠心病、糖尿病、痴呆和抑郁等一系列疾病的危险因素,自身又是慢性病,具有慢性病的所有特点,如病因不明、病程长、难治愈、花费大等,其诊疗模式应按慢性病管理进行,区别于传统疾病管理模式,大多数睡眠疾病可按睡眠中心常规诊疗流程进行诊治和长期管理。此外,由于多数睡眠障碍患者常常发生其他生理系统的改变,不少患者还可能合并其他学科疾病,无论是睡眠医师,还是非睡眠医学的其他专科医师,都难以独立完成睡眠障碍相关的诊疗工作。因此,围绕睡眠中心的临床实践,建立一套多学科联合诊疗制度,明确睡眠医学专科和非睡眠医学专科之间的双向协作诊疗流程,对完善睡眠障碍的综合治疗具有重大的意义。

当睡眠疾病患者合并其他学科并发症,按常规门诊、转诊处理不了,需多学科共同处理、或需某一学科或多个学科会诊时,按会诊流程,包括科间会诊、多学科会诊。以下我们将分为其他专科邀请睡眠专科发出会诊邀请,及睡眠专科向其他专科发出会诊邀请这两大方面,对会诊指征、会诊流程、会诊时间、会诊医师资质、会诊申请单格式、会诊意见单格式等方面提出初步要求,以指导临床实践工作。另外还需指出,由于临床实践充满多样性和不确定性,不同科室、不同医院乃至不同医师在处理不同睡眠障碍相关问题时,应当根据实际情况进行适当调整。

# 一、联合诊疗制度

如前所述,睡眠时人体会发生多个系统的变化,如神经系统出现大脑兴奋性下降,心血管系统出现交感神经活性减弱,而副交感神经兴奋性增强,内分泌系统出现包括生长激素、胰岛素在内的多种激素分泌水平的改变,睡眠障碍患者往往出现多个系统功能的异常改变。这些异常的病理生理改变可轻可重,轻者患者可能不自知,不伴严重的临床结局,重者则往往超出睡眠专科医师诊治能力的范围，需要申请其他专科的协助诊治。另一方面，睡眠障碍在临床诊疗中十分常见，尤其是患者在其他专科就诊时，由于睡眠环境的改变，可能出现急性的睡眠障碍（如失眠），再加上对患者进行睡眠障碍的技术检查（如多导睡眠图）在非睡眠专科可行性受限，因此这部分患者也可能需要睡眠专科会诊协助诊治。睡眠中心与其他学科间的科间会诊，应当与综合医院其他科间会诊一样，制定相应的规章制度，保证医疗质量和医疗安全。

对各个学科常见的联合诊疗有关疾病分述如下。

**1. 睡眠专科申请心内科会诊指征**　人体在处于正常睡眠状态时，交感神经兴奋性下降，副交感神经兴奋性增加，此时心率减缓、血压降低、心脏负荷下降，这些夜间改变有利于维持心血管系统的长期稳定状态，降低心血管疾病发生。反之，多数慢性的睡眠障碍会引起自主神经功能紊乱，影响正常新陈代谢，增加儿茶酚胺分泌，导致血管收缩、血压上升、心率变异性受损、全身炎症因子分泌增加、血脂代谢异常等病理改变，这些改变均与心血管疾病息息相关。包括失眠、睡眠呼吸暂停、不宁腿综合征等在内的几乎所有睡眠障碍，均一定程度上与心血管疾病患病风险升高有关。临床上，睡眠障碍患者常见的心血管系统合并症包括系统性高血压、各种心律失常、冠状动脉粥样硬化性心脏病、高脂血症等，其中不乏治疗难度较大的严重疾病。建议睡眠医师在处理如下心血管疾病的患者时，应当考虑申请心内科专科医师会诊，协助诊治或转诊心内科门诊。

**（1）难治性高血压：** 难治性高血压在中重度睡眠呼吸障碍患者中常见。难治性高血压指在改善生活方式的基础上，经过一定时间（至少 4 周）的应用合理联合的最佳及可耐受剂量的 3 种或 3 种以上降压药物干预后，血压仍未达到控制目标以下者（一般目标为140/90mmHg，糖尿病及肾病患者控制目标为 130/80mmHg）。必须强调，申请难治性高血压患者的心内科专科会诊之前，睡眠专科医师应当对可能导致血压升高的睡眠障碍进行一段时间的充分治疗，尤其是睡眠呼吸暂停患者，应当先给予正确且有效的 CPAP 治疗，视患者血压改变情况申请会诊。

**（2）高血压急症：** 高血压急症是指原发性或继发性高血压患者，在某些诱因作用下，血压突然和显著升高（一般超过 180/120mmHg），同时伴有进行性心、脑、肾等重要靶器官功能急性损害的一种严重危及生命的临床综合征。部分睡眠障碍，如急性睡眠限制或睡眠剥夺、持续时间过长或过频繁的阻塞性睡眠呼吸暂停，均可成为高血压急症的诱因。对此，睡眠医师应当快速正确地纠正或改善睡眠障碍，及时申请心内科会诊，甚至急会诊。

**（3）冠状动脉粥样硬化性心脏病：** 冠状动脉粥样硬化性心脏病在睡眠呼吸障碍和失眠患者中常见。冠状动脉粥样硬化性心脏病又称冠心病，是指冠状动脉血管发生动脉粥样硬化病变而引起血管腔狭窄或阻塞，造成心肌缺血、缺氧或坏死而导致的心脏病。世界卫生组织将其分为 5 大类：无症状心肌缺血（隐匿性冠心病）、心绞痛、心肌梗死、缺血性心力衰竭（缺血性心脏病）和猝死 5 种临床类型。但需要指出，这几类冠心病可随着病程进展而转换加重，尤其是当造成心肌缺血的诱因无法及时消除时，这种情况可见于睡眠呼吸暂停引起严重持续缺氧的状态下。对夜间或晨起时突发胸前区疼痛的呼吸暂停患者，睡眠专科医师需要尽快给予气道正压通气，改善缺氧，申请心内科和急诊内科会诊，尽快明确诊断，及时干预。当患者出现更为严重的心血管疾病，如急性心力衰竭乃至猝死时，还应当快速启动应急预案进行相关抢救措施（详见"紧急事件应急预案及处理流程"一章）。

**（4）各类心律失常：**心律失常在睡眠呼吸障碍患者中常见，且常发生在夜间睡眠时。心律失常是由于窦房结激动异常或激动产生于窦房结以外，激动的传导缓慢、阻滞或经异常通道传导，即心脏活动的起源和/或传导障碍导致心脏搏动的频率和/或节律异常的一组疾病，其可分为窦性心律失常、房性心律失常、房室交界区心律失常、室性心律失常、心脏传导阻滞若干类型。以下根据 5 类常见心律失常类型进行分述。

窦性心律失常：窦性心动过速（静息心率 > 100 次 /min）和窦性心动过缓（静息心率 < 60 次 /min）在血压稳定的状态下常无须特殊处理；当心电图提示患者出现窦性心动过速或窦性心动过缓且伴有血压下降、窦性停搏（停搏时间 > 3s）、窦房传导阻滞（窦房结周围组织病变，使窦房结发出的激动传出到达心房的时间延长或不能传出）尤其是 Ⅱ 度和 Ⅲ 度窦房传导阻滞、病态窦房结综合征（窦房结病变导致功能减退，产生多种心律失常）等不良窦性心律失常时，睡眠医师应该初步处理睡眠障碍，然后申请心内科会诊指导诊断和治疗。

房性心律失常：多数情况下，房性期前收缩（激动起源于窦房结以外的心房的任何部位）和房性心动过速（起源于心房，且无须房室结参与维持的心动过速，静息心率 > 100 次 /min）的患者无须特殊处理，一般不需要申请会诊；心房扑动（介于房性心动过速和心房颤动之间，心房异位起搏点频率达到 250 ~ 350 次 /min 且呈规则）和心房颤动（规则有序的心房电活动丧失，代之以快速无序的颤动波）属于严重的心房电活动紊乱，可导致心输出量短时间内持续且显著下降，其治疗往往需要静脉使用 β 受体拮抗剂、钙通道阻滞剂、抗心律失常药等药物减慢心室率，甚至需要使用直流电复律、射频消融术等心内科专科技术治疗。这种情况下睡眠医师应当初步处理睡眠障碍，然后申请心内科会诊或急会诊指导诊断和治疗。

房室交界区心律失常：房室交界区性期前收缩（房室交界区提前发出的异位激动）和房室交界区性逸搏与心律（当窦房结冲动频率较交界区逸搏冲动频率慢或窦性冲动未能达到交界区时出现的交界性逸搏或心律）通常无须治疗，非阵发性房室交界区性心动过速（房室交界区起搏点自律性增高引起的一种心动过速）通常能自行消失，睡眠医师需密切观察患者心率，必要时申请会诊；阵发性室上性心动过速（起源于心房或房室交界区的心动过速，大多数是由于折返激动所致）一定程度上可自行恢复，但容易反复发作。对心功能和血压正常的此类患者，睡眠医师可先尝试刺激迷走神经方法终止发作，如单侧颈动脉窦按摩、Valsalva 动作、诱导恶心、将面部浸没于冰水内等，当非药物方法无效或患者出现心功能不足、血压下降等表现时，及时申请心内科会诊；预激综合征（房室传导的异常现象，冲动经附加通道下传，提早兴奋心室的一部分或全部，引起部分心室肌提前激动）如果不伴心动过速，则症状较轻微无须治疗，当合并心动过速时患者常出现明显不适感，这类患者常需药物干预或射频消融术，应当及时申请心内科会诊。

室性心律失常：室性期前收缩（希氏束分叉以下部位过早发生的，提前使心肌除极的心搏）在多种睡眠障碍患者中十分常见，正常人在一定睡眠限制后亦可出现，部分患者无须治疗，在难以明确病情的情况下，睡眠医师可以申请会诊协助诊治；室性心动过速（频率 > 100 次 /min，连续 3 个或 3 个以上的自发性室性电除极活动）、心室扑动与心室颤动（心室发生无序的激动，致使心室规律有序的激动和舒缩功能消失，其均为功能性的心脏停搏）属于严重的心律失常，发作时将严重影响心室的排血功能，其中部分类型有极强的致死性，当出现此类心律失常时，睡眠医师应当立即申请急诊内科、心内科急会诊，并立即准备或启动应急预案进行相关抢救措施（详见"紧急事件应急预案及处理流程"一章）。

心脏传导阻滞：心脏传导阻滞是指冲动在心脏传导系统的任何部位的传导均可发生减慢或阻滞，按照传导阻滞的严重程度分为三度。第一度传导阻滞的传导时间延长，但所有冲动仍能传导，多数患者无须特殊处理；第二度传导阻滞分为两型：莫氏（Mobitz）Ⅰ型和Ⅱ型。Ⅰ型阻滞表现为传导时间进行性延长，直至一次冲动不能传导，Ⅱ型阻滞表现为间歇出现的传导阻滞，前者症状一般相对轻微，睡眠医师可视情况选择是否申请心内科会诊，后者常伴心悸胸闷不适，且较可能进展为更严重的完全性传导阻滞，因此需要及时申请心内科会诊；第三度又称完全性传导阻滞，此时全部冲动均不能被传导至心室，可表现为显著的异位心律，严重时可出现心室颤动、心脏停搏等危及生命的事件，因此需尽快申请心内科急会诊，必要时申请急诊内科急会诊，并启动应急预案进行相关抢救措施（详见"紧急事件应急预案及处理流程"一章）。

**（5）主动脉夹层：**主动脉夹层指主动脉腔内的血液从主动脉内膜撕裂处进入主动脉中膜，使中膜分离，沿主动脉长轴方向扩展形成主动脉壁的真假两腔分离状态。典型的临床表现包括突发胸背部疼痛、高血压、脏器和外周肢体缺血表现。由于主动脉夹层的起病十分突然，阻塞性睡眠呼吸暂停患者在呼吸暂停时的血压明显升高是其发病的诱因之一，如不及时处理将有极高的致死性，但多数患者又缺乏该病的既往诊断史，因此睡眠医师在面对具有上述临床症状的患者时，应当提高警惕，及时考虑到本病可能性，申请心内科和胸外科急会诊明确诊断和治疗。

除了以上 5 类睡眠障碍患者中十分常见的心血管疾病之外，还有一些临床上也相对多见的疾病，如慢性心功能不全或慢性心力衰竭、心脏瓣膜病变等。这些疾病多为慢性病程，严重程度较轻者，短时间内患者耐受性较好，睡眠医师可以视情况选择会诊，亦可以在处理好睡眠学科内疾病的基础上，由患者自行前往心内科就诊。另外需指出，中枢性睡眠呼吸暂停这一疾病可见于心功能不全的患者，当睡眠医师处理此类患者时，需特别留意评估心功能，必要时申请心内科会诊协助诊治。

**2. 睡眠专科申请呼吸内科会诊指征**　睡眠时的呼吸控制是一个复杂的生理过程，不同于清醒时的呼吸控制，睡眠期呼吸生理具有许多特点，如呼吸减缓、通气降低、呼吸稳定性和节律性下降、上气道阻力增加、对缺氧和高碳酸血症耐受性增强等，且容易受个体的机体状态、疾病状态等因素的影响，包括年龄、肥胖程度、上气道解剖特点、水钠潴留情况等因素均在一定程度上影响睡眠呼吸。睡眠医师申请呼吸内科会诊的情况最常见于呼吸暂停患者的诊治范畴，尤其是治疗合并有其他呼吸系统疾病（如慢性阻塞性肺疾病、支气管哮喘、变应性鼻炎等）的睡眠呼吸暂停患者时，病情往往相对复杂。睡眠医师即便给予正确的气道通气治疗，也难以完全消除呼吸事件和夜间间歇性低氧血症，此时患者往往需要一定的系统药物辅助干预，需要呼吸内科医师的治疗指导意见。

（1）**慢性阻塞性肺疾病：**慢性阻塞性肺疾病是一种具有气流阻塞特征的慢性支气管炎和/或肺气肿，可进一步发展为严重心肺衰竭的常见慢性疾病。临床上，慢性阻塞性肺疾病常常和阻塞性睡眠呼吸暂停二者共存，这种重叠综合征往往造成更严重的日间和/或夜间低氧血症，对患者的损害远大于单一疾病。慢性阻塞性肺疾病的危险因素很多且相对常见，如吸烟、居住环境存在大气污染等，该病在睡眠呼吸暂停患者中的患病率不低。在睡眠专科医师诊治睡眠呼吸暂停患者，应当尤其注意是否有长期吸烟史，有无慢性咳嗽、咳痰、呼吸困难的症状，有无日间活动受限等表现，必要时申请肺功能检查、X线胸片、胸部CT、和/或呼吸内科医师就诊，排查合并慢性阻塞性肺疾病的可能；同时，对于CPAP治疗后，呼吸暂停事件基本消除，但仍存在夜间缺氧的患者，尤其是非睡眠状态下仍有不同程度的血氧饱和度下降者，也应当考虑患者存在肺部基础病变，如慢性阻塞性肺疾病的可能，及时申请呼吸内科会诊协助诊治工作。此外由于慢性阻塞性肺疾病患者可能存在不同程度的肺气肿，而对肺气肿患者给予单纯的气道正压通气治疗可能疗效欠佳，如果通气模式不恰当（如支持压力设置过大）甚至有引起气胸等严重呼吸内科疾病的潜在风险。因此对于慢性阻塞性肺疾病与睡眠呼吸暂停重叠综合征的患者，睡眠医师在进行压力滴定前，应考虑申请呼吸内科会诊，评估肺功能和肺部病变严重程度，条件允许时也可以进行联合压力滴定。

（2）**支气管哮喘：**支气管哮喘是一种以气道慢性炎症为特征的异质性疾病，这种慢性炎症与气道高反应性相关，通常出现广泛而多变的可逆性呼气气流受限，导致反复发作的喘息、气促、胸闷和/或咳嗽等症状，强度随时间变化。多在夜间和/或清晨发作、加剧，多数患者可自行缓解或经治疗缓解。由于睡眠呼吸暂停可引起夜间间歇性缺氧和高碳酸血症，这些病理改变可进一步增加气道对刺激物的反应，引起支气管平滑肌收缩，从而诱发或加重哮喘发作。未控制的哮喘也可导致低氧血症，影响气道正压通气的治疗效果。因此，对存在发作性呼气性呼吸困难或发作性咳嗽、胸闷，尤其是伴有肺部哮鸣音的患者，睡眠医师应考虑罹患本病可能，及时申请呼吸内科就诊，在治疗哮喘同时进行气道正压通气治疗。

（3）**气胸：**气胸是指因肺部疾病或外力影响使肺组织和脏层胸膜破裂，导致气体进入胸膜腔，造成积气状态。气胸是气道正压通气治疗的并发症之一，尤其见于肺气肿的重度阻塞性睡眠呼吸暂停患者进行CPAP的自动压力滴定和/或治疗时。由于严重的上气道阻塞，睡眠医师可能将压力设置在较高水平，呼吸机运行时也可能将压力自动上调至较高水平，过高的通气压力将对肺气肿患者的已受损的肺部造成进一步损伤，严重时可导致气胸。当睡眠医师在对睡眠呼吸暂停患者进行压力滴定时，或对患者的长期随访过程中，患者突然出现胸部剧烈疼痛，伴有疼痛侧呼吸音减弱、叩诊为清音或过清音时，应当考虑气胸可能，尽快完善胸部 X 线或胸部 CT 检查，申请呼吸内科会诊。当患者生命体征不稳定时，如出现精神高度紧张、恐惧、窒息感，伴有脉搏细弱而快，血压下降、皮肤湿冷、甚至意识不清、昏迷等休克体征，则应当立即启动应急预案进行相关抢救措施（详见"紧急事件应急预案及处理流程"一章），并申请呼吸内科和 / 或急诊内科急会诊。

上述 3 类呼吸系统疾病在睡眠障碍，尤其是 OSA 患者中相对常见。除此之外的其他呼吸系统疾病相对独立于睡眠障碍，睡眠医师在诊治伴有其他呼吸疾病的睡眠障碍患者时，可视情况选择会诊，亦可以在处理好睡眠学科内疾病的基础上，由患者自行前往专科就诊。需要特别指出的是，对于多次尝试不同模式、不同压力水平的 CPAP 治疗，但效果仍不满意的 OSA 患者，可考虑申请呼吸内科会诊，在专科医师指导下，调整正压通气模式，设置通气治疗相关参数。

**3. 睡眠专科申请神经内科会诊指征** 睡眠障碍与神经系统疾病关系密切，不少神经系统疾病患者可伴有失眠、睡眠呼吸暂停等睡眠障碍，反之，睡眠障碍也可能增加神经系统疾病的患病风险，或作为慢性神经系统疾病的前驱症状。例如失眠可增加阿尔茨海默病患病风险，RBD 可作为帕金森病等多种神经系统变性疾病的前驱表现，OSA 与认知功能受损密切相关等。由于睡眠障碍与神经系统疾病存在广泛交叉，睡眠医师在诊治特定的睡眠障碍患者时，应当考虑合并其他神经系统疾病的可能性，申请专科会诊协助诊治。

**（1）阿尔茨海默病：**阿尔茨海默病属于神经系统变性疾病，又称"老年痴呆症"，是一种起病隐匿的、进行性发展的神经系统退行性疾病。临床上以记忆障碍、失语、失用、失认、视空间功能损害、执行功能障碍，以及人格和行为改变等全面性痴呆表现为特征，病因尚不完全明确，包括失眠、OSA 在内的多种睡眠障碍是其重要危险因素之一。对于存在记忆减退、时间、地点定向障碍、生活自理能力受损的睡眠障碍患者，尤其是老年患者，睡眠医师应当考虑不同阶段的阿尔茨海默病的可能，在处理睡眠障碍的基础上，完善认知功能评估等神经心理学测验，申请神经内科会诊协助诊治，或转至专科门诊或住院治疗。

**（2）脑卒中：**脑卒中又称"中风""脑血管意外"，是一种急性脑血管疾病，多数由于脑部血管突然破裂或因血管阻塞导致血液不能流入大脑而引起脑组织损伤的一组疾病。轻微的脑卒中，如短暂性脑缺血发作、可逆性缺血性神经功能障碍等，可能不伴有肌力或肌张力改变的典型脑卒中症状，部分患者可能仅表现为急性起病的睡眠障碍，如失眠、昼夜节律紊乱、日间嗜睡、睡眠呼吸暂停等。因此对于急性病程的老年睡眠障碍患者，应当考虑脑卒中可能性，可通过详细的病史采集，分析有无脑卒中危险因素（如高血压）或不典型的临床表现（如猝倒），加上全面的体格检查，观察有无病理征，对于疑似脑卒中的患者，完善影像学检查，及时申请神经内科会诊，协助诊治。

（3）**其他神经系统变性疾病**：神经系统变性疾病是一组原因不明的神经元损害疾病，多数缓慢起病、病程呈进行性发展、预后不良，临床常见的神经变性疾病有帕金森病、肌萎缩侧索硬化、阿尔茨海默病、多系统萎缩等，这些疾病多数缺乏有效的干预手段，治疗上强调早期诊断尽早干预。横断面研究和队列研究均提示，快眼动期睡眠行为障碍与 α- 突触核蛋白疾病类神经系统变性疾病密切相关，可能是其重要的早期症状之一。因此，对于快眼动期睡眠行为障碍患者，尤其是病程长达数年或老年患者，需考虑这类神经变性疾病的可能，完善影像学检查，申请神经内科会诊协助诊断，或转至专科门诊或住院治疗。

4. **睡眠专科申请精神科会诊指征**　许多睡眠障碍与精神障碍存在双向的因果关系，如主观性或客观性失眠均可增加焦虑症、抑郁症的患病风险，反之，不少焦虑抑郁患者也存在睡眠质量差、睡眠时间短的相关主诉。再加上这两类疾病多数为慢性病程，因此诊断时往往难以明确是睡眠障碍导致患者产生情绪和心境的问题，还是精神类疾病继发的睡眠障碍。而当患者同时存在这两类疾病的表现时，单纯的改善睡眠障碍或精神障碍，往往无法取得较好的治疗效果，而需要通过药物或非药物干预的手段，同时对两种疾病进行治疗。因此，睡眠医师在处理睡眠障碍合并精神障碍的患者，尤其是精神障碍相对更严重的患者时，应考虑申请精神科会诊协助诊治。

（1）**焦虑障碍**：焦虑症是一种十分常见的精神障碍，多为慢性病程（即广泛性焦虑）。该病以焦虑情绪体验为主要特征，患者常产生无特定客观对象的紧张担心，坐立不安，可伴有自主神经功能失调症状，如心悸、手抖、出汗、尿频等。对于焦虑症状相对轻微，且主要表现对失眠感到紧张的患者（如担心无法入睡、害怕失眠），睡眠医师可考虑先治疗失眠，当失眠得到较好改善后，视情况选择是否申请精神科会诊；对于焦虑症状严重，失眠仅作为焦虑的部分症状的患者，则可考虑使用具有一定镇静催眠作用的抗焦虑药物，或申请精神科会诊指导治疗方案；在处理其他睡眠障碍引起的焦虑症状时（如 OSA、发作性睡病可一定程度影响患者日间功能而导致焦虑），应当在治疗原发病的基础上，观察焦虑症状的改善程度，适时申请精神科会诊协助诊治。

（2）**抑郁症**：抑郁症是心境障碍的主要类型，以显著而持久的心境低落、思维迟缓、意志活动减退为三大主要临床特征，该病在失眠、睡眠呼吸暂停、各种原因引起的嗜睡等睡眠障碍患者中均不少见。与焦虑症的会诊指征相似，对于抑郁症状比较轻微的患者，睡眠医师可先治疗睡眠障碍，观察患者的心境改善情况，视情况选择是否申请精神科会诊；对于症状严重，甚至有自杀倾向的重性抑郁障碍患者，应当尽快申请精神科会诊指导治疗，或申请转至精神科专科干预。

（3）**双相情感障碍**：双相情感障碍属于心境障碍的一种类型，指既有躁狂发作，又有抑郁发作的一类疾病。患者可在某段时间内表现为心境高涨、思维奔逸、活动增多，而在另一段时间内则出现截然不同的抑郁心境，少数患者甚至可以两种心境并存，在极短的时间内，甚至同时具有上述两种矛盾表现。睡眠障碍是该病发作和加重的诱因之一，部分双相情感障碍患者存在昼夜节律失调性睡眠障碍，需要鉴别。由于双相情感障碍较焦虑症、抑郁症相对少见，病情比较复杂，往往需要申请会诊或转科，由精神科专科治疗。

除了上述相对常见的精神障碍，睡眠障碍还可能增加精神分裂症等病的患病风险，而治疗这些精神障碍则能改善甚至消除相关的睡眠障碍。因此，临床上对于罹患严重精神障碍的患者，睡眠医师可考虑先给予睡眠障碍的治疗，尽快申请精神科会诊，共同拟定治疗方案。随后定期随访，观察患者在精神障碍得到控制的情况下睡眠情况的改善程度，及时调整睡眠障碍的治疗方案。

**5. 睡眠专科申请内分泌科 / 营养科会诊指征** 人体许多激素的分泌具有昼夜节律，在睡眠期激素的分泌和释放水平往往不同于清醒时。例如生长激素在睡眠期（尤其是深睡眠期）的释放明显增多，褪黑素主要在夜间的黑暗环境下分泌和释放，皮质醇激素在午夜处于低谷，在凌晨 3～5 时的睡眠期间逐渐上升，至 8 时晨起时达到分泌高峰，随后在日间逐渐下降至低谷水平。这些激素的昼夜节律分泌性与大脑中枢控制的睡眠与觉醒节律密切相关。因此，睡眠障碍（如主观或客观睡眠时间不足、深睡眠减少、微觉醒与睡眠片段化、昼夜节律紊乱、阻塞性睡眠呼吸暂停等）常常引起一系列的内分泌紊乱，导致肥胖、糖尿病、代谢综合征、多囊卵巢综合征等疾病。在改善睡眠障碍后，这些相关病理改变（如胰岛素抵抗、瘦素抵抗）在一定程度上可以有所好转，但往往还需要由专科指导药物或非药物干预。

**（1）糖尿病：** 糖尿病是一组以胰岛素抵抗和血糖升高为特征的代谢性疾病，空腹血糖大于或等于 7.0mmol/L，和 / 或餐后 2h 血糖大于或等于 11.1mmol/L 即符合诊断。长期未控制的糖尿病可导致包括眼、肾、心脏、血管、神经等多种组织和系统的功能障碍。失眠、睡眠呼吸暂停、昼夜节律紊乱等多种睡眠障碍均可导致或加重胰岛素抵抗，增加糖尿病的患病风险。睡眠医师在处理睡眠障碍合并糖尿病患者，或出现糖尿病前期的患者时，应当在治疗睡眠障碍的基础上，申请内分泌科会诊协助治疗，同时可以考虑申请营养科协同会诊，进行生活方式干预。

**（2）超重或肥胖：** 肥胖指一定程度的明显超重与脂肪层过厚，是体内脂肪，尤其是甘油三酯积聚过多而导致的一种状态。我国成人肥胖指南将体重指数 [ 具体计算方法为体重（千克，kg）/ 身高（米，m）$^2$] 超过 24kg/m$^2$ 作为超重的诊断标准，体重指数超过 28kg/m$^2$ 则可诊断为肥胖。肥胖与胰岛素抵抗、瘦素抵抗、胃饥饿素水平升高等多种激素分泌异常有关，而包括失眠和阻塞性睡眠呼吸暂停在内的多种睡眠障碍均可以导致上述激素的病理改变。因此睡眠医师应当在治疗专科内疾病的基础上，申请内分泌科和 / 或营养科十分重要的危险因素，减重可显著改善 OSA 低通气及缺氧，近期研究甚至发现 CPAP 治疗 OSA 可能使患者体重进一步增加。当前多国指南均明确指出，超重或肥胖的 OSA 患者在给予气道正压通气治疗改善本病的同时，应当启动体重管理以改善肥胖；减重则是肥胖低通气综合征的核心干预方式。因此，睡眠医师在治疗肥胖低通气综合征或超重肥胖的 OSA 患者的同时，无论是否给予患者 CPAP 治疗，都应当考虑申请内分泌科和 / 营养科会诊，进行药物和

/ 或非药物的联合干预，增加治疗效果。

**（3）甲状腺功能异常：** 甲状腺功能异常可分为甲状腺功能亢进和甲状腺功能减退，两者均可导致相关睡眠障碍。

甲状腺功能亢进的患者，机体内甲状腺激素分泌旺盛，引起交感神经过度兴奋，心率加快，情绪烦躁不安，中枢神经亢奋，进而导致失眠。同时，部分病程较长的甲状腺功能亢进患者因为出现甲亢相关性突眼，严重突眼可以导致眼睛闭合困难，甚至完全无法闭合，对患者睡眠产生进一步不良影响，此时单纯使用安眠药治疗失眠往往效果欠佳。睡眠医师在诊治失眠，尤其是急性患者时，需注意患者有无心悸、消瘦、进食或排便增多等甲状腺功能亢进症状，完善甲状腺功能监测加以排查，发现甲状腺功能异常者应当尽快联系内分泌科会诊，治疗原发病。在控制原发病的基础上，密切随访，观察患者睡眠情况，及时调整失眠的治疗方案。

甲状腺功能减退的患者，甲状腺激素水平低下，患者出现食欲减退，机体代谢水平下降，产热减少，精神萎靡，严重时可伴有神经精神系统症状，如反应迟钝、嗜睡等。甲状腺功能减退与阻塞性睡眠呼吸暂停、慢波睡眠减少、周期性肢体运动障碍等多种睡眠障碍有关。睡眠医师在诊治上述睡眠障碍，尤其是短期内出现较严重的阻塞性睡眠呼吸暂停时，需注意患者有无面色苍白、全身乏力、心动过缓等甲状腺功能减退症状，完善甲状腺功能监测加以排查。发现甲状腺功能异常者，应当初步处理睡眠障碍，如给予 CPAP 改善呼吸暂停和缺氧，并尽快联系内分泌科会诊治疗原发病。在原发病得到改善后，观察患者睡眠情况，及时调整治疗方案。

另外需要指出，甲状腺激素水平明显异常可能危及生命。如甲状腺功能亢进危象患者可出现高热、谵妄，严重者可出现休克、昏迷；严重的甲状腺功能减退可能伴有低体温、低血压，甚至发生循环衰竭和休克。睡眠医师需鉴别嗜睡和甲状腺功能异常引起的神志改变，当患者生命体征不稳定时，应当及时申请内分泌科和急诊内科急会诊。

除了上述若干种疾病，其他内分泌系统疾病相对独立于睡眠障碍，睡眠医师在诊治睡眠障碍时，可视情况选择相应专科会诊，亦可以在处理好睡眠学科内疾病的基础上，由患者自行前往专科就诊。

**6. 睡眠专科申请耳鼻喉科 / 颌面部外科 / 口腔科会诊指征**　　睡眠专科与耳鼻喉科 / 颌面部外科 / 口腔科的学科交叉疾病患者中，绝大多数为 OSA 相关的局部解剖学位置发育异常或畸形。对于儿童 OSA 患者，当前指南建议首选腺样体切除术、舌体减容术等外科手术治疗，睡眠医师在明确诊断后应当申请相关手术科室会诊，或转科治疗。病程较久的患者常常伴有鼻部组织病变（如鼻中隔偏曲）、颌面部病变（如腺样体面容）、和 / 或口腔病变（牙齿咬合不良），当出现上述并发症时，单纯的改善睡眠呼吸暂停和缺氧往往无法纠正局部组织畸形，需考虑申请相关外科科室会诊，条件允许时转科手术正畸治疗。对于成人阻塞性睡眠呼吸暂停患者，手术干预是可选的治疗方式之一，如悬雍垂腭咽成形术、腭部射频消融术、腭部种植体植入术等多种术式在临床上均有一定应用。睡眠医师在处理不耐受或拒绝 CPAP 的患者时，可考虑申请相关外科会诊，制定下一步治疗方案。

　　此外，采取手术治疗的阻塞性睡眠呼吸暂停患者和 / 或患儿，均应当长期定期随访。随访需由相关手术科室和睡眠专科共同协作完成，如其他专科采用鼻咽镜检查、药物诱导下睡眠内镜检查等方式进行镜检，评估术后局部组织恢复情况，儿童患者还需定期评估局部和全身生长发育情况；睡眠专科可对患者和 / 或患儿复查多导睡眠图，评估患者和 / 或患儿的睡眠呼吸暂停和睡眠相关低氧血症的改善情况，评估手术治疗效果。

　　对于磨牙的患者，在排除有情绪因素引起的磨牙后，可转诊口腔颌面外科进行颌面关节紊乱的排查及诊治，并建议患者睡眠时使用牙套以保护牙齿。

　　**7. 其他专科申请睡眠专科会诊指征**　睡眠障碍在各种疾病的患者中均十分常见，住院治疗时环境改变也可能导致失眠等睡眠障碍。对于其他专科的失眠患者，专科医师可先给予简单的安眠药治疗，如短期使用非苯二氮䓬类药物干预，配合睡眠环境改善，如为失眠患者更换安静的病房和床位，如果失眠改善不明显，可申请睡眠专科会诊指导用药。对于存在肥胖、打鼾、晨起血压升高等表现，怀疑 OSA，应当尽快申请睡眠专科会诊，进行PSG 或便携式睡眠监测明确诊断，及时给予 CPAP 干预，并嘱患者出院后至睡眠专科系统就诊和随访。对于其他需借助睡眠专科的技术检查 -PSG 明确诊断的睡眠障碍，如周期性肢体运动障碍、异态睡眠等疾病，则需要申请会诊，完善相关检查，明确后续诊治方案。

　　需注意的是，多数睡眠障碍为慢性疾病，在其他专科治疗期间的短时间内较少有明显波动或恶化，加上睡眠专科的核心技术检查 -PSG 对监测期间的环境（包括温度、声音、光照等）有相对严格的要求，环境相对嘈杂的住院病房可能影响睡眠监测结果。因此其他专科的医师在处理伴有睡眠障碍的患者时，可考虑先对专科疾病进行治疗，观察患者睡眠障碍改变情况，适时申请会诊。如病情允许，亦可由患者随后自行前往睡眠专科就诊。

## 二、联合诊疗流程

　　总体上说，联合诊疗流程主要分为三大步骤。①由睡眠医师评估会诊指征，总结病情，明确会诊目的，书写会诊单（会诊单格式可参考本章后续书节内容），正式提交会诊申请；②由会诊医师负责会诊（会诊医师资质、会诊时间要求详见本章后续书节内容），书写会诊意见，会诊结果不满意时，由会诊医师将病历带回专科科室讨论，或由更高年资专科医师协助或完成会诊；③睡眠医师对会诊意见进行小结，完善病情记录，指定并执行下一步诊疗计划。如需转科治疗，则进行转科、病情交接等相关操作。

　　需要特别指出的是，当患者病情突然变化，或生命体征不稳定时，睡眠医师应当即时申请急会诊，快速启动应急预案进行相关抢救措施（详见"紧急事件应急预案及处理流程"一章）。急会诊时详细流程操作，应当根据病情危急程度适当调整，如睡眠医师书写会诊申请单和会诊小结、会诊医师书写会诊意见等，可适当延后，可先采取口头交接的形式，快速处理患者病情，待病情稳定后再进行补充。当会诊医师无法快速有效制定后续治疗方案时，应立即更改会诊医师，由更高年资的专科医师参与诊疗工作。

### （一）普通会诊流程

见图 8-1。

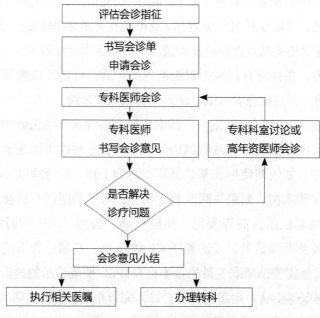

**图 8-1　普通会诊会诊流程图**

### （二）急会诊流程

见图 8-2。

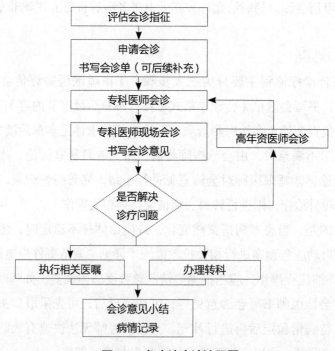

**图 8-2　急会诊会诊流程图**

## 三、联合诊疗时间要求

同一医院内的科室间常规会诊一般要求会诊医师在会诊申请发出后 48h 内，对患者进行面对面会诊，与睡眠医师交流病情，并书写详细完整的会诊意见。会诊完成后，睡眠医师应当在 24h 内进行会诊意见小结，书写病程记录或记录在病历中，并根据会诊意见完成相关医嘱执行；对于会诊医师同意转至其他专科进一步治疗的患者，睡眠医师则应当尽快结合会诊意见完成病情评估，做好患方的沟通工作，并与其他科室医师完成病情交接工作，条件允许时，要求在会诊完成的 24h 内完成转科治疗相关手续。

同一医院内的科室之间紧急会诊一般要求会诊医师尽快到达现场（至多 20min），立即对患者进行面对面会诊，与睡眠医师交流病情，并当即给出初步的会诊意见，会诊结束后 2h 内书写详细完整的会诊意见。会诊时睡眠医师需在现场与会诊医师实时沟通交流病情，在会诊医师指导下尽快落实相关医嘱；会诊结束后 2h 内进行会诊意见小结，书写病程记录或记录在病历中，并根据会诊意见进一步完善相关医嘱的执行；对于会诊医师同意转至其他专科进一步治疗的患者，睡眠医师应当即时与会诊医师和患方沟通，尽快进行患者转科工作（至多 2h），并与其他科室医师进行面对面病情交接工作。

跨院会诊前，睡眠医师需要与负责会诊的具体医院、科室、会诊医师提前联系，进行初步的病情沟通，草拟会诊时间和会诊流程。发出会诊后，会诊医师一般需要在 3 个工作日内对患者进行面对面会诊，与睡眠医师讨论后提出初步会诊意见，会诊结束后 24h 内书写详细完整的会诊意见。睡眠医师应当在接收会诊意见的 24h 内进行小结，书写病程记录或记录在病历中，并完善相关医嘱。远程跨院会诊的时间要求可参照上述要求，根据具体医院和科室的实际情况适当调整。

上述会诊中，如果会诊医师无法在规定时间内完成相关会诊工作，或暂时无法给出有把握的、确切的、完善的会诊意见，则应当及时与睡眠医师沟通，并请示本科上级医师，或将病例带回科室进一步深入讨论。如果上述操作仍无法顺利完成会诊工作，会诊医师需与睡眠医师沟通，重新由其他更高年资的医师进行会诊或协同会诊。

## 四、联合诊疗单格式内容

会诊单是指因病情需要而向其他非睡眠专科的科室和 / 或向其他医疗机构申请协助诊疗时，分别由申请医师和会诊医师书写的记录。会诊单分为申请会诊记录和会诊意见记录两部分。申请会诊记录应当简明扼要地描写患者的基本信息、初步病情、诊疗情况、申请会诊的理由和目的、申请会诊的医师签名、申请时间等；会诊意见记录应当包括会诊医师的病情补充、会诊意见，会诊医师所在的科别和 / 或其他医疗机构的名称、会诊医师签名、会诊时间等内容。书写内容应严格遵守《病历书写规范》要求。

我们建议会诊单的格式模板如下，医疗单位和睡眠中心可根据实际临床诊疗工作适当调整。

## 会诊记录

患者姓名：_____　　住院号：_____　　门诊号：_____　　是否急会诊：_____

一、临床诊断：

二、会诊目的：

三、病情描述：

四、体检描述：

五、其他辅助检查：

此致

_____科医师_____

邀请者：_____科医师_____

发出邀请时间：_____年__月__日___时___分

**会诊意见**

患者姓名：_____　　住院号：_____　　门诊号：_____　　是否急会诊：_____

一、病情补充：

二、病情分析：

三、处理指导意见：

1. 建议下一步检查：

2. 建议下一步治疗：

3. 是否转科：

4. 其他：

此复

_____科医师_____

会诊者：_____科医师_____

发出邀请时间：_____年__月__日___时___分

## 五、联合诊疗医师资质要求

由于睡眠障碍患者合并的其他系统疾病多为慢性病，病情相对迁延，且可能同时涉及多个学科，合并多种疾病，因此病情相对复杂，需要会诊医师具有一定的临床经验，能准确、快速判断病情，给出后续诊治方案。我们建议会诊医师为获得中级职称或以上的临床医师。其中，对于诊断仍不明确、疑难病例、危重症病例、或要求急会诊的病例，会诊工作则应当由具有相当经验的中级职称医师、或高级职称医师负责。

对于其他学科申请睡眠专科医师会诊时的会诊医师资质要求，则应当根据睡眠专科的实际人员架构决定。如果客观条件允许，诸如失眠、阻塞性睡眠呼吸暂停等常见睡眠障碍的会诊，建议由中级职称或以上的睡眠专科医师负责，而诸如中枢性嗜睡症、异态睡眠等相对少见，临床症状不典型，诊断有一定困难的睡眠障碍会诊，或急会诊，则需要由具有相当经验的中级职称或高级职称的睡眠专科医师负责。如果上述会诊医师资质要求在特定医院的睡眠专科的人员架构难以实现，则相关要求可适当放宽，可以考虑由数名睡眠医师共同会诊，也可以申请其他医院的高年资、具有丰富临床经验的睡眠专科医师进行院外会诊或远程会诊，尽可能提高诊治效率。

## 六、睡眠中心多学科会诊

由于睡眠呼吸障碍的多学科性质，应由睡眠中心、耳鼻咽喉科、心内科、呼吸科、内分泌科、消化内科、减重外科等相关专家，组成睡眠呼吸障碍多学科合作诊疗团队，称多学科合作诊疗团队（multi-disciplinary team, MDT）。医院应成立相应的机构，专门负责组织 MDT 及保证 MDT 顺利进行。

凡需多学科联合会诊的疑难病例或病情复杂者，应事先经科内讨论，讨论后仍不能解决的，经科室负责人同意后向相关科室发出会诊邀请函。多学科联合会诊由邀请科室主任亲自主持，特殊病例可由职能处室协助组织并派人参加。各临床科室应重视、支持会诊，积极安排人员参加多学科联合会诊，原则上，参加会诊的人员应为相关专科副主任医师以上的资深专家。发起 MDT 会诊的专科可根据病情自行选择并联系会诊专家。多学科合作诊疗团队会诊流程见图 8-3。

综上，睡眠中心多学科会诊是在常规诊疗、转诊、会诊解决不了时采取的一种多学

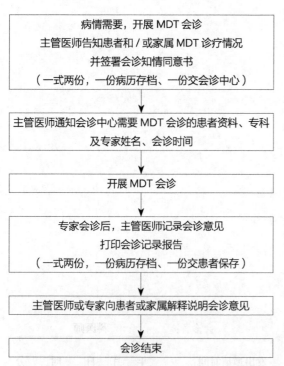

图 8-3　多学科合作诊疗团队 (MDT) 会诊流程

科诊治方式，它们之间既有各自不同，又相互联系，关系见图 8-4。

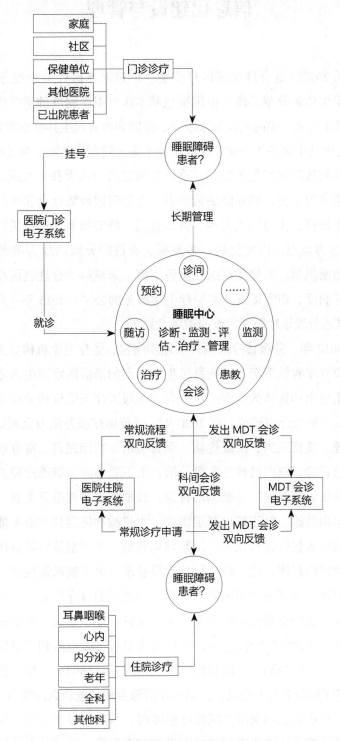

**图 8-4　睡眠中心多学科联合诊疗流程**

（欧琼、李韵执笔，邓丽影审校）

## 第九章　睡眠医学中心分级与双向转诊制度及信息化建设与管理

建立分级诊疗制度，是合理配置医疗资源、促进基本医疗卫生服务均等化的重要举措，是深化医药卫生体制改革、建立中国特色基本医疗卫生制度的重要内容，对于促进医药卫生事业长远健康发展、提高人民健康水平、保障和改善民生具有重要意义。

为贯彻落实《中共中央关于全面深化改革若干重大问题的决定》和《中共中央国务院关于深化医药卫生体制改革的意见》精神，全面贯彻党的十八大和十八届二中、三中、四中全会精神，认真落实党中央、国务院决策部署，立足我国经济社会和医药卫生事业发展实际，遵循医学科学规律，按照以人为本、群众自愿、统筹城乡、创新机制的原则，以提高基层医疗服务能力为重点，以常见病、多发病、慢性病分级诊疗为突破口，完善服务网络、运行机制和激励机制，引导优质医疗资源下沉，形成科学合理就医秩序，逐步建立符合国情的分级诊疗制度，切实促进基本医疗卫生服务的公平。2015 年 9 月 8 日国务院办公厅发布了《关于推进分级诊疗制度建设的指导意见》。

意见提出到 2017 年，分级诊疗政策体系逐步完善，医疗卫生机构分工协作机制基本形成，优质医疗资源有序有效下沉，以全科医生为重点的基层医疗卫生人才队伍建设得到加强，医疗资源利用效率和整体效益进一步提高，基层医疗卫生机构诊疗量占总诊疗量比例明显提升，就医秩序更加合理规范。到 2020 年，分级诊疗服务能力全面提升，保障机制逐步健全，布局合理、规模适当、层级优化、职责明晰、功能完善、富有效率的医疗服务体系基本构建，基层首诊、双向转诊、急慢分治、上下联动的分级诊疗模式逐步形成，基本建立符合国情的分级诊疗制度。一是基层首诊，鼓励并逐步规范常见病、多发病患者首先到基层医疗卫生机构就诊，对于超出基层医疗卫生机构功能定位和服务能力的疾病，由基层医疗卫生机构为患者提供转诊服务。二是双向转诊，要求坚持科学就医、方便群众、提高效率，完善双向转诊程序，建立健全转诊指导目录，重点畅通慢性期、恢复期患者向下转诊渠道，逐步实现不同级别、不同类别医疗机构之间的有序转诊。三是急慢分治。明确和落实各级各类医疗机构急慢病诊疗服务功能，完善治疗—康复—长期护理服务链，为患者提供科学、适宜、连续性的诊疗服务。急危重症患者可以直接到二级以上医院就诊。最终是上下联动，引导不同级别、不同类别医疗机构建立目标明确、权责清晰的分工协作机制，以促进优质医疗资源下沉为重点，推动医疗资源合理配置和纵向流动。

睡眠及其相关性疾病包括失眠、睡眠呼吸障碍、嗜睡、异态睡眠、睡眠运动疾病、昼夜节律相关睡眠障碍等是危害人类健康的常见病和多发病。我国睡眠医学学科发展相对较晚、人们对学科的认知程度与传统学科比较相对不足。近 10 余年来随着人民大众对睡眠健康的需求增加，以及国家对睡眠健康和睡眠学科发展的重视，各地睡眠中心像雨后春笋蓬勃发展，特别是近 5 年来在一些地、县级医疗机构也有睡眠中心建立，一些医疗集团也在医联体内部建立了不同规模的睡眠诊疗机构。但是，由于对学科认识和理解的不足也出现了一些值得关注的问题，如中心建设规模与需求不匹配导致资源浪费或供给不足，人力资源配置不合理导致临床和实验室诊疗质量参差不齐，采购的仪器设备不符合国际公认的技术规范导致监测数据质量大打折扣，睡眠中心质量管理、操作流程和技术规范不标准影响服务质量甚至给患者带来不必要的伤害等。

为了落实国家对分级诊疗和双向转诊的管理要求和规范我国睡眠医学学科发展，从医疗行政管理和专业的视角对我国睡眠医学中心分级标准、医联体内部资源配置和睡眠及其相关疾病双向转诊提出具体可操作的标准和细则十分必要。

# 一、睡眠医学科（中心）分级标准

## （一）三级综合性医院（或医联体中心医院）睡眠医学科标准

三级综合医院睡眠医学科建设是重点，要配备适度的人力资源，必须配置具有相关二级学科工作背景的专业睡眠医师和专业睡眠技师；必须建立具有全睡眠疾病诊断能力的临床睡眠监测中心；必须建立健全临床睡眠及其相关疾病诊疗质量控制体系；具有培训睡眠专科医师和专业睡眠技师的能力；发挥在医学科学、技术创新和人才培养等方面的引领作用。

三级医院睡眠医学科可以建设成独立的二级学科，或在相关二级学科下作为独立的三级学科。睡眠医学科应该具备温馨舒适的睡眠患者诊疗服务环境包括门诊、监测与治疗中心实验室和患者治疗康复病区；睡眠医学科应具备诊断、治疗和管理发生在睡眠期间与睡眠相关的各种疾病的能力。为此，睡眠医学科必须具备或逐步达到下述要求标准：

1. **睡眠及其相关疾病诊疗环境**　包括睡眠专科门诊诊室，睡眠专科监测实验室和睡眠障碍患者治疗病房。

①独立的睡眠专科门诊诊室。

②独立的睡眠监测与呼吸治疗实验室。

③独立的睡眠障碍患者治疗病床（可选）。

④独立的睡眠障碍患者随访与健康教育室。

2. **规范的睡眠障碍诊断与呼吸治疗仪器配置**

①睡眠监测仪器设备（多导睡眠图和成人家庭睡眠呼吸监测仪器）符合 AASM 推荐的技术标准。

②呼气末二氧化碳监测与经皮二氧化碳分压监测设备。

③体动记录仪。

④气道正压通气治疗与无创正压通气治疗设备。

⑤生物反馈治疗仪（可选）。

⑥经颅磁治疗仪（可选）。

⑦电刺激治疗（可选）。

⑧音乐治疗仪（可选）。

### 3. 能规范开展如下睡眠实验室诊断性试验

①视频多导睡眠图监测。

②多次睡眠潜伏时间试验（MSLT）。

③清醒维持试验。

④不宁腿制动试验。

⑤睡眠中心外成人睡眠呼吸监测。

⑥体动记录仪监测。

⑦动脉血气监测 / 或医院有公用监测设备。

⑧呼气末二氧化碳监测。

⑨经皮二氧化碳分压监测。

⑩食管压力监测（可选）。

⑪睡眠 - 清醒昼夜节律障碍诊断性试验（暗光褪黑素释放监测）（可选）。

### 4. 能规范开展如下睡眠及其相关障碍的实验室治疗

①认知行为治疗。

②气道正压（PAP）治疗压力滴定。

③无创正压通气治疗压力滴定。

④氧疗滴定。

⑤经颅磁治疗（可选）。

⑥生物反馈治疗（可选）。

⑦针灸与电刺激治疗（可选）。

⑧音乐治疗（可选）。

### 5. 年工作量

①门诊量≥ 3 000 人次 / 年。

②睡眠实验室监测 ≥ 500 人次 / 年。

③睡眠病房收容量≥ 500 人次 / 年。

④专科治疗≥ 800 人次 / 年。

### 6. 临床教学、科研和睡眠健康科学普及

①承担睡眠专科医师培训能力。

②承担睡眠医学中心技师临床教学能力。

③承担科研课题与科研成果。

④帮助指导下级医院开展睡眠学科建设。

⑤至少组织开展 1 项区域或全国性睡眠医学相关的继续医学教育项目。

### 7. 临床医疗人才队伍及其能力建设

①具备完整的专业化的睡眠医师、技师和护理人才队伍。

②能承担各种睡眠及其相关疾病的诊断、治疗和健康管理工作。

③具备解决本院、下级医疗机构转诊复杂睡眠障碍的诊断与治疗能力。

④能指导协助相其他非睡眠专业科室睡眠及其相关疾病患者的诊疗能力。

⑤积极开展国内外学术交流与技术合作。

### 8. 信息化建设

①通过医院信息化平台与相关科室实现局域网信息共享。

②通过互联网在医疗体系内和 / 或外医院进行实时全部或部分共享。

③初步建立院内院外、线上线下一体化的医疗服务流程。

④可通过信息对体系内医院开展睡眠及其相关疾病的远程会诊、监测信息判读和临床治疗指导等服务。

### 9. 医疗安全

①睡眠医学科必须配备完善的急救医疗设备。

②制定相关危机事件的应急预案。

③完善的感染控制措施。

④抢救预案。

### 10. 质量管理

①各级人员职责明确。

②诊疗环境管理制度健全。

③规范就诊疗流程。

④建立各项诊疗操作技术规范。

⑤医疗文书书写规范。

## （二）二级医院（或医联体同级医院）睡眠疾病诊疗机构标准

国务院办公厅发布的《关于推进分级诊疗制度建设的指导意见》指出城市二级医院主要接收三级医院转诊的急性病恢复期患者、术后恢复期患者及危重症稳定期患者。主要提供域内常见病、多发病诊疗，以及急危重症患者抢救和疑难复杂疾病向上转诊服务。

二级医院可以有或无睡眠医学科，但应该在相关的二级学科下建立规模适度的睡眠障碍诊疗中心，具备为患者提供常见睡眠及其相关疾病诊疗服务的能力，具备筛查复杂睡眠障碍患者的能力，具备经过上级医院确诊并提供合理质量方案患者的随访和管理能力，建立与上级睡眠医学中心会诊、转诊的机制与流程。

**1. 睡眠及其相关疾病诊疗环境**

①有定期为患者服务睡眠专科门诊。

②能常规开展成人家庭睡眠呼吸监测，有条件的可以建立多导睡眠监测室。

**2. 睡眠障碍诊断与呼吸治疗仪器配置**

①睡眠监测仪器设备（多导睡眠图和成人家庭睡眠呼吸监测仪器）符合 AASM 推荐的技术标准。

②体动记录仪。

③气道正压通气治疗与无创正压通气呼吸治疗设备。

**3. 能规范开展如下睡眠实验室诊断性试验**

①成人家庭睡眠呼吸障碍诊断与筛查。

②视频多导睡眠图监测（可选）。

③多次睡眠潜伏时间试验（MSLT）（可选）。

④体动记录仪监测。

⑤睡眠疾病相关纸版 / 电子版问卷测评。

**4. 能规范开展如下睡眠及其相关障碍的治疗**

①短期认知行为治疗。

②单纯阻塞性睡眠呼吸障碍气道正压通气治疗。

③无创正压通气治疗随访与管理。

④指导家庭氧疗。

⑤生物反馈治疗（可选）。

⑥针灸治疗。

**5. 临床教学、科研和睡眠健康科学普及**

①指导社区医疗单位开展睡眠及其相关障碍筛查。

②积极开展大众睡眠健康科学普及教育。

**6. 临床医疗人才队伍及其能力建设**

①至少有 1 名经过系统培训的睡眠医师。

②至少有 1 名睡眠技师负责家庭睡眠监测管理。

③能承担常见睡眠及其相关疾病的筛查、诊断、治疗和健康管理工作。

④能发现并及时向上级医院睡眠医学科转诊复杂睡眠障碍患者。

⑤能承接经上级睡眠医学科已经确定诊断和提供治疗方案患者的后续治疗随访与管理。

**7. 信息化建设（可选）**

①通过医院信息化平台与相关科室实现局域网信息共享。

②通过互联网在医疗体系内和 / 或外医院进行实时全部或部分共享。

③初步建立院内院外、线上线下一体化的医疗服务流程。

④可与上级医院开展睡眠及其相关疾病的远程会诊、监测信息判读和临床治疗指导等服务。

### 8. 医疗安全

①睡眠医学科必须配备完善的急救医疗设备。

②制定相关危机事件的应急预案。

③完善的感染控制措施。

④抢救预案。

### 9. 质量管理

①各级人员职责明确。

②诊疗环境管理制度健全。

③就诊疗流程规范。

④各项诊疗操作技术规范。

⑤医疗文书书写规范。

## （三）一级医院与社区医疗服务中心睡眠及其相关疾病诊疗服务标准

（1）积极开展睡眠及其相关疾病知识培训。

（2）能科学使用睡眠及其相关疾病筛查工具。

（3）有条件的可以开展成人家庭睡眠呼吸障碍监测。

（4）开展睡眠健康科学普及教育。

（5）有经过培训的专业医师负责疑似睡眠及其相关障碍患者的健康管理。

# 二、睡眠及其相关疾病基层与中心医院双向转诊原则

睡眠及其相关疾病分级诊疗的基础是完善医疗资源合理配置机制。各级医疗行政主管部门要认真制定不同级别、不同类别医疗机构睡眠健康服务能力标准，通过行政管理、财政投入、绩效考核、医保支付等激励约束措施，引导各级各类医疗积极开展睡眠健康服务，为实现健康中国行动目标提供扎实的保障。

## （一）基层首诊与转诊

对于超出基层医疗卫生机构功能定位和服务能力的疾病，由基层医疗卫生机构为患者提供转诊服务。

基层医疗卫生机构向上级医院转诊睡眠及其相关性疾病转诊原则如下。

1. 急性失眠伴有明显的精神症状如焦虑、抑郁和惊恐现象。

2. 慢性失眠治疗效果不好，或临床疑似可能并存在其他睡眠障碍者如睡眠呼吸障碍、睡眠运动疾病等需要进一步行 PSG 排除者。

3. 嗜睡类疾病，建议所有与日间嗜睡有关的睡眠障碍，特别是已经影响日常生活和认知功能障碍的患者，应转诊到上一级医院进行诊治。

4. 睡眠呼吸障碍，成人经过床评价疑似中重度睡眠呼吸障碍的患者，特别是伴随心脑血管疾病、神经肌肉疾病、慢性阻塞型肺病、哮喘、胃食管反流或肥胖或糖尿病患者、女性妊娠期睡眠呼吸障碍、儿童疑似睡眠呼吸暂停患者，睡眠期间出现明显低氧和高碳酸血症患者，应转诊上级医院进一步诊断明确治疗方案。

5. 夜间睡眠行为异常，特别是伴有精神异常的行为、有过自伤或伤及他人的行为、行为刻板疑似癫痫或梦境扮演行为应及时转诊上级医院睡眠医学中心诊治。

6. 睡眠运动疾病，由于需要睡眠实验室多导睡眠监测进行定性和定量诊断应转诊上级医院睡眠中心。

7. 睡眠 - 清醒昼夜节律异常，需要体动记录仪记录或排除可能伴发的疾病时应转诊上级医院进一步明确诊断。

8. 由于疾病或药物引起的睡眠及其相关性疾病，原发性疾病基本控制，但伴随的睡眠障碍仍不能明显缓解时应转诊上级医院。

9. 疑似药物或物质导致的睡眠障碍性疾病，在调整药物治疗后不能有效缓解，建议转上级医院。

10. 牵涉到司法鉴定的睡眠及其相关性疾病，重大灾害性事件相关的睡眠及其相关性疾病建议及时转诊到上级医院。

### （二）上级医院睡眠医学中心向基层医院或社区卫生服务站转诊原则

1. 经过上级医院明确诊断、治疗有效、病情稳定可转回基层医疗机构继续随访。

2. 需要长期康复观察的患者，上级医院医师可通过到基层医院与患者面对面或通过远程医疗系统咨询，直至病情稳定。

3. 需要长期随访的治疗如气道正压通气或家庭无创气道正压辅助通气的患者。

4. 患者拒绝或由于移动困难不能去上级医院就医的患者可在基层医院治疗随访，建议请上级医院专科医师现场会诊或通过远程会诊指导。

5. 建立健全双向转诊患者门诊记录、转诊记录和患者随访管理档案，有专人负责管理，确保双向转诊患者临床诊疗、随访与健康教育过程的无缝隙衔接，确保患者安全。

## 三、睡眠及其相关疾病患者服务与双向转诊流程

### （一）基层医疗卫生机构服务流程

首诊服务流程：接诊患者→进行格式问诊（包括人口学资料、主诉、现病史、过去史、家族史、睡眠习惯、睡眠环境和睡眠卫生评估）→必要的体检和辅助检查→初步诊断→在诊疗能力范围内为患者制定初始治疗方案→判断是否能够纳入分级诊疗服务→对可以纳入

分级诊疗服务的，经患者知情同意后签约→建立专病档案→按签约内容开展服务。

上转患者流程：基层医生判断患者符合转诊标准→转诊前与患者和／或家属充分沟通→根据患者病情确定上转医院层级→联系二级及以上医院→二级及以上医院睡眠专科医师确定患者确需上转→医生开具转诊单、通过信息平台与上转医院共享患者相关信息→将患者上转至上级医院。

### （二）二级及以上医院服务流程

接诊上转患者流程：接诊患者进行临床评估和／或复核基层医院临床评估记录→安排必要的睡眠专科检查／监测→明确诊断→制定治疗方案→给予患者积极治疗→患者病情稳定，判断是否可转诊基层医院→如果符合双向转要求患者转回基层就诊→定期派专科医师到基层医疗卫生机构巡诊、出诊或远程会诊，对分级诊疗服务质量进行评估。

上级医院下转流程：接诊患者并进行诊断→制定治疗方案→患者经治疗稳定、符合下转标准→转诊前与患者和／或家属充分沟通→联系基层医疗卫生机构→专科医生开具转诊单、通过信息平台与下转医院共享患者相关信息→将患者下转至基层医疗卫生机构。

## 四、中国睡眠医学中心信息化建设与管理

2009 年起，医疗信息化作为医疗深化改革的"四梁八柱"之一，成为医疗行业发展的重要方向之一，利好政策频出加速了医院信息化改革进程。

2018 年 4 月，国务院常务会议，确定发展"互联网 + 医疗健康"措施，健全"互联网 + 医疗健康"标准体系，加快信息互通共享，强化医疗质量监管和信息安全防护。会议确定如下。

①加快二级以上医院提供预约诊疗，检验检查结果查询等线上服务，允许医疗机构开展部分常见病、慢性病复诊等互联网服务。

②推进远程医疗覆盖全国所有医联体和县级医院，推动东部优质医疗资源对接中西部需求。支持高速宽带网络覆盖城乡医疗机构，建立互联网专线保障远程医疗需要。

③探索医疗机构处方与药品零售信息共享，推行医保智能审核和"一站式"结算。

医疗机构信息化建设是"互联网 + 医疗健康"标准体系的建设和发展的重要基石，缺少医疗服务的信息化、数字化、智能化，互联网 + 医疗健康无法有效运行。

2018 年 4 月 13 日，国家卫生健康委发布了《全国医院信息化建设标准与规范（试行）》，文件根据当前医院信息化建设状态，规划未来 5～10 年全国医院信息化应用发展要求，针对二级及以上医院提出了医院信息化的主要建设要求，具体包括**业务应用、信息平台、基础设施、安全防护、新兴技术**等 5 个方面 262 项具体要求。

2019 年国务院办公厅发布了《关于加强三级公立医院绩效考核工作的意见》，意见明确了加强完善公立医院管理，提高医疗服务质量和效率，推进分级诊疗制度建设，为人民群

众提供高质量医疗服务的指导思想。确立了三级公立医院绩效考核指标体系由医疗质量、运营效率、持续发展、满意度评价 4 个方面构成，并进一步确立了组织实施程序。意见的提出，标志着传统的就医模式逐步发生转变，最终导向"以病人为中心"的"价值医疗"。

我国睡眠临床医学研究热度和关注度在近 5 年呈现出爆发式增长，全国各地医疗机构建设睡眠医学中心的热情积极高涨。2019 年 6 月，睡眠医学正式被纳入培训目录，"睡眠医学"在国内即将成为独立学科。但是，为什么要建设睡眠中心，如何建设睡眠中心，如何提供"以病人为中心"的价值医疗服务，是当前睡眠医学领域必须面对的难题。

睡眠疾病属于综合性疾病，致病成因及其多元化，跨学科、跨区域的诊疗需求和信息共享相较于其他科室更为明显，同时，睡眠疾病又具有发病率高、复发率高、治疗周期长的"两高一长"的特点，需要一体化闭环式的诊疗路径才能更有效地降低复发率，减少总体医疗支出。因此，睡眠医学中心信息化建设既有其客观必要性，又有其时间紧迫性。

信息化建设是睡眠医学中心建设运营的基础性项目，同时也是医、工结合的创新型项目，能为睡眠医学中心价值医疗服务的输出提供极大的赋能。睡眠医学中心信息化建设应当囊括在医院信息化建设范畴之内，但又需要针对睡眠医学中心的部分特定需求进行调整和完善。

本章以《全国医院信息化建设标准与规范（试行）》为指导原则，以睡眠医学中心未来 5 年医疗业务、医疗管理、患者服务信息化、数字化、智能化、为目标，以睡眠中心运营管理和睡眠疾病临床诊疗流程、技术、护理等具有专业特性的环节，构建睡眠医学中心信息化建设框架，重点对信息化建设标准与规范中的"第一部分 **业务应用**"和"第五部分 **新兴技术**"中的部分项目进行适度调整和有效补充，尽力提升睡眠医学中心信息化建设对于医、教、研的促进作用，帮助睡眠中心率先启动睡眠医学领域的价值医疗服务转型（图 9-1，彩图见文末彩插）。

**业务应用部分：**便民服务分项中的互联网服务、陪护服务、满意度评价服务、信息推送和公开服务。

**新兴技术部分：**人工智能技术分项中的疾病风险预测技术、临床辅助诊断技术、智能睡眠健康管理技术。

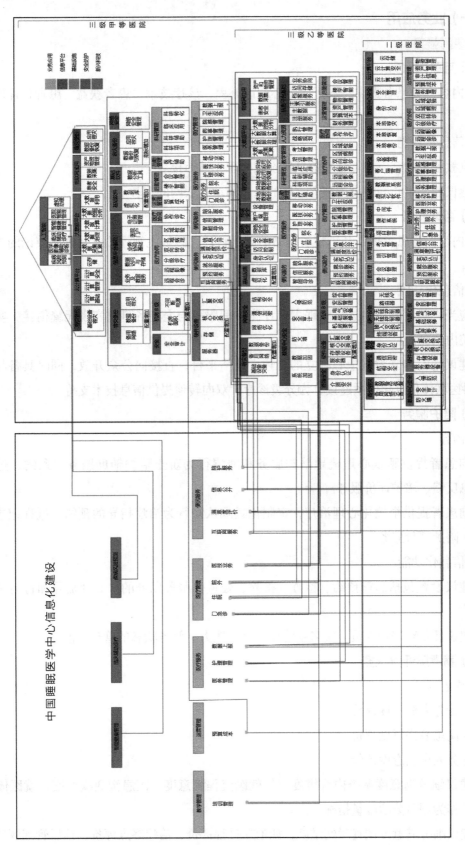

图 9-1　《全国医院信息化建设标准与规范》指标体系图及睡眠医学中心信息化建设体系图

## （一）业务应用

### 1. 便民服务

#### （1）互联网服务

1）内容：为患者提供睡眠医学中心就诊流程，诊疗技术，患者获益、患者自评的宣教服务。

2）信息化功能

①宣教服务内容应当与全院信息化设施实现无缝衔接。

②建议睡眠中心同时设置独立运作的基于移动互联网的宣教平台。

#### （2）咨询服务

1）内容：为患者提供基于移动网络的健康自述、睡眠主观评测以及评测结论的推送告知服务。

2）信息化功能

①应当将睡眠健康自述、睡眠主观评测咨询服务与全院各科室实现无缝衔接，实现睡眠咨询院内全覆盖。

②建议同时建立睡眠中心独立的自述、评估平台，直接向公众开放，同时具备与上下级／专科医联体信息化体系连接，为分级诊疗、双向转诊提供信息技术支持。

#### （3）陪护服务

1）内容

①向患者提供睡眠心理疏导陪护服务和睡醒行为矫正陪护辅助服务的预约、过程记录、信息反馈、陪护评价服务。

②向患者提供个性化心理治疗，定制化睡眠认知行为治疗指导的预约、过程记录、信息反馈、陪护评价服务。

2）信息化功能

①建议设置包括诊疗预约、检查、检验、处置等服务以外的，心理疏导和行为矫正陪护服务。

②建议具备对陪护人员、实名制管理、服务能力、服务状态的管理功能。

#### （4）满意度评价服务

1）内容

①门诊患者满意度评价。

②住院患者满意度评价。

③医务人员满意度评价。

④建议细分满意度调查内容维度，如就医流程满意度、医患沟通满意度、就医体验满意度等，作为项目分项度量指标。

⑤建议细分满意度调查时间维度，如治疗过程评价、治疗终点评价、预后管理评价等。

2）信息化功能

①应当具备门诊满意度、住院满意度、医务人员满意度评价汇总统计、分析、数据储存功能。

②建议实现按照不同细分纬度的满意度评价数据存储、统计汇总和分析反馈。

**（5）信息推送和公开服务**

1）内容

①治疗方案全案信息推送。

②诊疗进程和诊疗项目执行提醒通知信息推送。

③院后管理服务信息推送。

2）信息化功能：应当支持移动互联网终端的信息推送。

**2. 医疗服务**

**医疗业务**

1）门诊业务

①病历：应当具备睡眠心理半结构式晤谈类信息化采集，建立相对完整的患者信息库。

②处置方法管理：应当实现采集患者睡眠卫生习惯和睡眠认知的信息跟踪管理；建议实现患者用药等治疗方案的实时提醒。

2）住院业务

①病历：应当具备患者睡眠规律、睡眠行为的信息化采集。

②治疗方案全流程管理：应当具备患者心理干预、行为干预方案的流程管理；支持心理、行为医嘱临时调整；建议具备患者治疗进程、治疗方案和疗效评价信息的匹配与融合。

③临床路径全流程管理：应当具备临床路径配置，治疗进程等临床信息共享查询功能。建议支持病案信息汇总、分析；建议实现患者院后管理服务的流程管理。

3）院外业务

①内容：应当具备院后睡眠宣教服务；建议具备院后即时随访信息化管理。

②信息化功能：应当具备院后患者定向睡眠宣教交互信息化服务功能；建议实现基于移动网络平台的院后基本治疗方案的执行提醒、信息汇总管理功能。

4）医技业务

①应当具备物理诊疗计划、诊断结果、诊疗进程和治疗疗效评价信息管理。

②应当具备心理诊疗计划、诊断结果、诊疗进程和治疗疗效评价信息管理。

③建议实现睡眠认知行为治疗计划、治疗进程、疗效评价信息管理。

④建议实现特定睡眠环境辅助干预计划、进程及效果评价信息管理。

⑤应当具备医技业务信息汇总、分析功能。

### 3. 医疗管理

#### （1）医务管理

1）内容

①应当实现临床路径质控指标管理。

②建议实现治疗进程疗效评价分析管理。

③建议实现就医体验评价分析管理。

④建议实现院后管理效益评价分析管理。

2）信息化功能

①应当具备质控指标设置、质控指标监控、质控指标分析。

②建议具备疗效评价信息汇总、评价监控、评价分析、评价反馈。

③建议具备体验评价信息汇总、评价监控、评价分析、评价反馈。

④建议具备院后效益评价信息汇总、评价监控、评价分析、评价反馈。

#### （2）护理管理

1）内容：应当具备护理质控、心理护理能力建设管理。

2）信息化功能：建议实现心理护理分项业务的评价管理。

#### （3）数据上报管理

1）内容：非临床路径覆盖就医患者信息管理。

2）信息化功能

①应当实现非临床路径覆盖就医患者的信息记录、汇总数据管理功能。

②建议实现非临床路径覆盖就医患者的会诊、转诊数据汇总上报功能。

### 4. 运营管理

#### 预算成本管理

1）内容：建议实现睡眠中心运营预算、成本效益核算信息管理。

2）信息化功能：具备科室成本核算、诊疗项目成本核算、诊次和床日成本核算信息化处理。

### 5. 教学管理

#### 培训管理

1）内容

①应当建立睡眠中心工作人员培训教育信息化管理。

②建议建立持续患者宣教服务培训信息化管理。

③建议建立专业技术人员进修培训、临床带教信息管理。

④建议建立下级睡眠专科医联体成员的带教培训体系。

2）信息化功能

①应当具备临床技术培训、运营管理培训信息化传播、反馈功能。

②建议实现患者照护培训、心理和行为干预技术培训、院后管理服务培训传播、互动功能。

③建议具备基于移动互联网平台的睡眠宣教培训、睡眠调节技能培训、睡眠自我管理培训等。

④建议具备进修培训、临床带教信息汇总、分析、评价功能。

⑤建议具备远程会诊、培训、患者宣教的移动网络平台。

## （二）新兴技术

### 人工智能技术

#### （1）疾病风险预测

1）内容：建议实现基于患者个人信息、睡眠主观评价、睡眠卫生习惯、睡眠认知、睡眠日志、生理指标等信息的疾病风险评估与预测。

2）信息化功能

①建议支持睡眠主观评价、睡眠卫生习惯、睡眠认知、睡眠日志等信息的接入功能。

②建议支持基于患者信息的数据挖掘、数据分析、评估预测的智能信息化功能。

#### （2）临床辅助诊断

1）内容

①建议实现生成初级个性化诊疗方案推荐的智能信息化临床辅助决策。

②建议实现对治疗进程智能信息化管理。

2）信息化功能

①建议支持基本治疗方案生成，心理干预、行为干预方案的智能信息化推荐。

②建议实现对治疗项目的智能排序调整、提醒、记录、分析和监督学习功能。

#### （3）睡眠智能健康管理

1）内容

①建议实现依据临床路径的智能睡眠健康管理信息化建设。

②建议实现院后睡眠服务管理信息化建设。

③建议实现上下级/睡眠专科医联体智能睡眠健康管理信息化建设。

2）信息化功能

①建议实现基于移动互联网、物联网和穿戴式智能设备记录、分析和共享患者治疗进程、心理干预、行为干预、生理状态信息。

②建议实现基于移动互联网、物联网和穿戴式智能设备的院后服药、睡眠行为、生理状态信息记录、分析和共享。

③建议实现基于移动互联网的跨学科、跨区域智能睡眠健康管理数据信息的汇总、分析和共享。

（高和、高东执笔，陆林审校）

## 第十章　紧急事件应急预案及处理流程

为保障患者能够顺利安全完成睡眠相关检查和治疗，睡眠监测室除了要制定可能出现意外事件的应急预案，还应提高工作人员应急意识和独立处理突发意外事件能力，确保意外事件发生时工作人员能熟练操作急救设备以及设备功能完好，从而尽量避免和减少突发意外事件造成人身和财产损失。

# 一、应急预案

## （一）睡眠监测前危险因素的评估与应急处置

睡眠监测室工作人员在监测前应结合检查目的预先评估患者基本状况、了解监测疾病的病情特点以及潜在危险因素，提前对可能存在的危险因素进行消除或预防处置，有效降低睡眠监测中发生意外事件的风险以及增加对意外事件及时有效处置。

### 1. 危险因素的评估

（1）监测前对患者进行面诊，观察其精神状态，必要时行相关神经精神心理量表评估。

（2）了解有无高血压、糖尿病、脑卒中、冠心病、癫痫、晕厥、精神异常、哮喘等潜在高危疾病史。

（3）筛查患者是否存在高龄、过度肥胖、肢体残疾等潜在危险因素。

（4）重点询问睡眠监测疾病的表现形式、危害情况、严重程度等病情特点。

（5）常规测量血压、心率、血氧，并对心、肺等重要脏器进行查体。

### 2. 应急处置

（1）对病情危重或不稳定患者谨慎进行睡眠监测，尤其是监测室急救条件有限、远离急救机构时。如必须进行睡眠监测，尽可能选择在普通病房或重症病房进行床旁睡眠监测。

（2）存在高龄、虚弱、严重 OSA、癫痫、精神异常、心脑血管疾病、异态睡眠等潜在高危因素以及基础疾病众多的患者，在行睡眠监测时必须要求有家属陪伴，签署知情同意书。

（3）监测前血压明显升高者在监测过程中应多次测量血压，观察血压变化。

（4）加强急救设备规范化使用培训及急救技能、突发意外事件处置演练。

（5）定期检查各种急救药物是否齐全、急救设备是否可以正常使用。

## （二）睡眠监测过程中危急值的判断和应急处置

监测过程中可能出现某些危及生命的异常指标或数值，及时处置可避免发生严重后果，睡眠监测技师应提高警惕，早发现，早报告，早处置，并做好记录。

### 1. 危急值的判断

（1）呼吸暂停事件持续≥2min。

（2）呼吸事件经 CPAP 治疗后血氧饱和度持续低于 88%。

（3）心脏停搏持续 ≥ 5s。

（4）有症状的心动过缓持续 1min 以上。

（5）有症状的心动过速持续 1min 以上。

（6）持续室性早搏二联律 / 三联律。

**2. 应急处置**　监测技师应及时唤醒患者，立即报告值班医生，密切观察相应指标变化，根据患者情况决定是否终止睡眠监测改为分液呼吸机人工压力滴定治疗，对于继发意识丧失或恶性心律失常者必要时行 CPR（胸外按压 - 开放气道 - 人工呼吸）急救处置。

### （三）睡眠监测过程中突发急危重症的快速评估与应急处置

**1. 脑卒中（中风）**　脑卒中是最常见的心脑血管疾病之一，发病率高、致死致残率高、发病过程快，预后的好坏与脑卒中救治时间密切相关。

**（1）快速评估：**根据《中国急性缺血性脑卒中诊治指南 2010》，如果患者突然出现以下任一症状时，应考虑脑卒中的可能。

1）一侧肢体（伴或不伴面部）无力或麻木。

2）一侧面部麻木或口角歪斜。

3）说话不清或理解语言困难。

4）双眼向一侧凝视。

5）一侧或双眼视力丧失或模糊。

6）眩晕伴呕吐。

7）既往少见的头痛或呕吐。

8）意识障碍或抽搐。

推荐监测技师发现以上任一症状，可以使用院前脑卒中筛查工具，如辛辛那提院前脑卒中量表（CPSS）快速地识别脑卒中患者，见表 10-1。

表 10-1　辛辛那提院前脑卒中量表

| 检查项目 | 正常 | 异常 |
| --- | --- | --- |
| 面瘫（令患者示齿或者微笑） | 双侧面部运动对称 | 双侧面部运动不对称 |
| 上肢无力（令患者闭眼，双上肢举起 10s） | 双侧运动一致或双侧都不动 | 一侧不动或者一侧肢体下坠 |
| 言语异常（令患者说"吃葡萄不吐葡萄皮"） | 言语正确清楚 | 发音含糊，用词错误，或者不能言语 |

注：3 项中任意 1 项异常，脑卒中的可能性为 72%。

**（2）应急处置**

1）立即通知值班医生，保持镇静，缓解患者紧张情绪，迅速拨打 120 电话或院内急救小组电话，联系最近的有脑卒中救治资质的医院，简明扼要地叙述病情及具体地址，保持电话通畅。

2）将患者安置在床或环境安全的地方，保持呼吸道通畅，取仰卧位，头肩部稍垫高，头偏向一侧，解开领口，取出假牙，及时清除口腔内呕吐物等异物，避免误吸。

3）密切监测脉搏、呼吸、血压等生命体征及末梢血氧饱和度，观察意识形态及瞳孔的变化，急查心电图、末梢血糖。

4）如有条件尽快开放静脉通道，留置套管针，抽血急送血常规、凝血功能、电解质、肝肾功能，并给予 0.9% 生理盐水维持静脉液路。

5）尽快转运至最近的有脑卒中救治资质的医院急救，转运时应动作轻柔，搬动时应 2～3 人同时将患者抬起，一人托住患者的头与肩，保持头部不受到震动，一人托住患者的背部或臀部，另一人托住患者臀部或腿部，同时将患者抬起，平卧转运，头的位置不要太高或过低，头偏向一侧，要有专人保护患者头部，防止病情加重。

**（3）处置流程图**

见图 10-1。

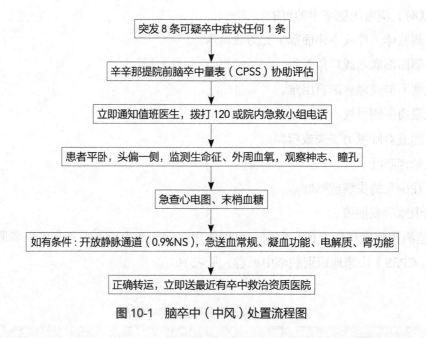

图 10-1　脑卒中（中风）处置流程图

**2. 全面惊厥性癫痫持续状态**　癫痫持续状态是严重的神经科急症，其中全面惊厥性癫痫持续状态具有潜在致死性，如何采取有效手段迅速终止临床发作和脑电图的痫样放电是降低死亡率和改善预后的关键。

**（1）快速评估**

1）癫痫全面惊厥性发作临床表现以意识丧失和全身强直、阵挛样抽搐为特征，脑电图可见棘波、尖波、棘慢或尖慢复合波等痫样放电。

2）全面惊厥性癫痫持续状态是指每次全身性强直 - 阵挛发作持续 5min 以上，或 2 次以上发作，发作间期意识未能完全恢复。

**（2）应急处置**

1）立即让患者平卧，防止摔伤，并立即通知值班医生。

2）解开衣领扣，头偏向一侧，取下假牙，尽快将缠有纱布的压舌板置于患者口腔一侧，上、下臼齿之间，以防咬伤舌和颊部；抽搐时在关节部位垫上软物防止皮肤擦伤；对抽搐的肢体不能用暴力按压，以免骨折、脱臼等；注意有无窒息，如有呕吐物或口腔分泌物时应及时清除；放置床挡，以防坠床；保持环境安静，避免强光刺激。

3）严密监测生命体征及外周血氧饱和度，观察意识、瞳孔变化，鼻导管或面罩吸氧。

4）测末梢血糖，如有条件，建立静脉通路，急查血常规、血液生化、动脉血气分析等。

5）持续或反复发作时间 5min 以上，如有静脉通路遵医嘱给予地西泮 5～10mg 缓慢静脉注射（最大速度 5mg/min），如有必要可以重复静脉注射 10mg；如无静脉通路，给予咪达唑仑 10mg 肌内注射。

6）如癫痫发作未终止或无相关急救条件，请专科会诊，必要时转科或送重症监护室抢救。

7）如癫痫发作终止，患者无再抽搐、脑电图痫样放电消失和意识恢复，密切观察病情变化，必要时可给予 20% 甘露醇 125～250ml 快速静滴，并请专科会诊。

**（3）处置流程图**

见图 10-2。

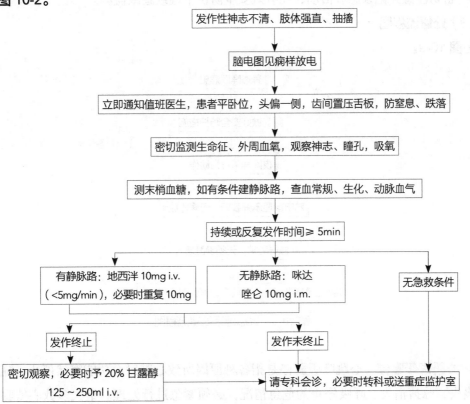

图 10-2　癫痫处置流程图

**3. 异态睡眠**　异态睡眠表现复杂，包括睡眠相关的各种异常行为动作、情绪、梦境和自主神经活动等，诊断上容易与夜间癫痫、睡眠运动疾病、创伤性应激障碍等相混淆。睡眠监测过程中突发异态睡眠的异常活动时，不仅会干扰睡眠、影响情绪，而且可能伤及患者自身或造成仪器设备损坏，应引起监测室工作人员重视，以免监测中发生意外，甚至导致严重后果。

**（1）快速评估:** 睡眠期间出现的异常行为动作，包括睡眠中无意识行走、进食、喊叫、性交动作或者剧烈挥舞肢体、踢打、撕咬等暴力性动作，脑电图显示患者处于睡眠期，未见棘锐波异常放电。

**（2）防范及应急处置**

1）监测前询问异态睡眠病史。

2）睡前移去潜在的危险物品，如利器、玻璃、水杯水壶。

3）对玻璃窗进行安全性防护。

4）地板上放置床垫、将床及家具边角用软物包裹。

5）异常行为动作发生时值班技师应帮助陪护人员做好安全防护，必要时通知值班医生协助处理，不要试图唤醒或强行制止患者，注意保护患者和陪护人员安全，还应保护设备以免损坏。

6）密切注意并记录患者活动，在有效安全防护下继续睡眠监测。

**（3）处置流程图**

见图 10-3。

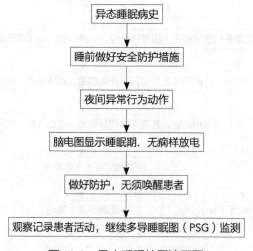

图 10-3　异态睡眠处置流程图

**4. 心跳呼吸骤停**　心跳呼吸骤停是指各种原因所致心脏射血功能突然停止，随即出现意识丧失、脉搏消失、呼吸停止的危急情况，必须紧急进行处理。绝大多数心搏骤停的始动因素是恶性心律失常，经过及时有效的心肺复苏（CPR）部分患者可获存活，现代心肺复苏包括基础生命支持、高级生命支持及持续生命支持三部分。

**（1）快速评估**

1）评估患者神志及周围情况是否安全。

2）评估患者脉搏、呼吸（5~10秒完成）。

3）评估患者心律是否为可除颤心律。

**（2）应急处置**

1）如意识丧失、脉搏消失、呼吸停止，表明心跳呼吸骤停，立即启动CPR。

2）心电监测显示室颤立即予自动体外除颤器（AED）/除颤仪除颤。

**（3）处置流程图**

见图10-4。

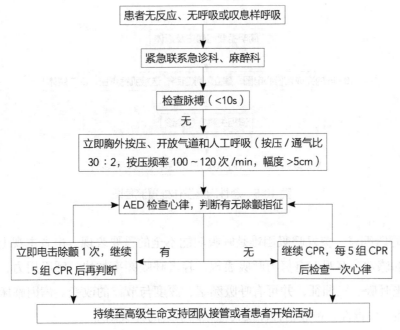

**图10-4 心跳呼吸骤停处置流程图**

AED. 自动体外除颤器；CPR. 心肺复苏。

**5. 急性胸痛发作** 急性胸痛是指以胸痛为主要表现的一组异质性疾病群，睡眠监测过程中可能碰到的高危胸痛常见病因包括急性冠脉综合征（ACS）、主动脉夹层（AD）、急性肺栓塞（PE）以及张力性气胸等。

**（1）快速评估**

1）神志模糊、面色苍白、大汗及四肢厥冷、低血压、呼吸急促、低氧血症，提示高危患者。

2）迅速判断高危胸痛，ACS症状常表现为发作性胸痛、压迫感或憋闷感，甚或濒死感，部分患者可放射至上肢、后背部或颈部，持续数分钟至数十分钟，持续时间超过 20min 未缓解者，需考虑急性心肌梗死可能；AD 常表现为持续撕裂样胸、背痛，可伴血压明显升高、双侧肢体血压差别较大等；PE 常伴呼吸困难或咯血、晕厥，常同时合并氧饱和度下降；张力性气胸患者表现为极度呼吸困难，缺氧严重者出现发绀、甚至窒息。

3）10min 内完成首份心电图，进行肌钙蛋白、D 二聚体等检测。

**（2）应急处置：** 立即给予生命体征监测，吸氧，建立静脉通路。

**（3）处置流程图**

见图 10-5。

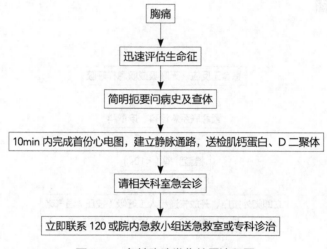

图 10-5　急性胸痛发作处置流程图

**6. 突发呼吸困难**　突发呼吸困难是呼吸功能不全的重要表现。患者主观上有空气不足或呼吸费力的感觉，客观上有努力呼吸表现，轻者呼吸频率加快、呼吸用力，重则出现鼻翼翕动、端坐呼吸、三凹征，并可有呼吸频率、深度与节律的改变。病因临床上可分为肺源性、心源性、中毒性、神经精神性及其他原因引起的呼吸困难。

**（1）快速评估**

1）生命体征是否平稳，呼吸道是否通畅，自主呼吸节律是否规整。

2）呼吸困难是否继续加重。

3）病史和查体，评估呼吸音、胸片。

**（2）应急处置**

1）保持呼吸道通畅、吸氧。

2）人工辅助呼吸改善缺氧和二氧化碳潴留。

3）明确病因者按相应抢救原则处理。

**（3）处置流程图**

见图 10-6。

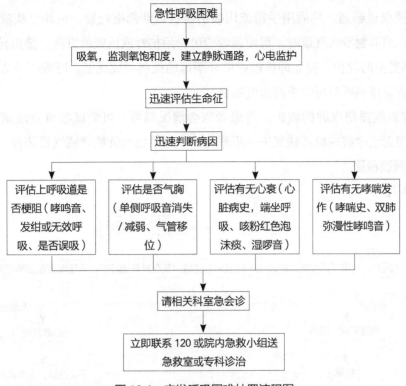

图10-6　突发呼吸困难处置流程图

**7. 机械性窒息**　机械性窒息是指因机械作用引起呼吸障碍，如缢、绞、扼颈项部、用物堵塞呼吸孔道、压迫胸腹部以及患急性喉头水肿或异物吸入气管等造成的窒息。这将造成人体内严重缺氧，器官和组织会因为缺氧而广泛损伤、坏死，尤其是大脑。气道完全阻塞造成不能呼吸只要持续1min，心跳就会停止。

**（1）常见原因可分为六类**

1）闭塞呼吸道入口所致的窒息。

2）压迫颈项部所致的窒息。

3）异物堵塞呼吸道所致的窒息。

4）液体吸入呼吸器官所致的窒息。

5）压迫胸腹部所致的窒息。

6）体位性窒息。

**（2）快速评估：** 患者突发烦躁不安、出汗、面色苍白、口唇发绀、鼻翼翕动和呼吸极度困难，处于昏迷或者半昏迷状态，呼吸逐渐变慢而微弱，继而不规则，到呼吸停止，心跳随之减慢而停止。瞳孔散大，对光反射消失。

**（3）应急处置：** 机械性窒息的原因很多，急救应根据其病因进行救护。解除了气道阻塞和引起缺氧的原因，部分患者可以迅速恢复。具体措施如下：

1）呼吸道阻塞的救护：将昏迷患者下颌上抬或压额抬后颈部，使头部伸直后仰，解除舌根后坠，使气道畅通。然后用手指或用吸引器将口咽部呕吐物、血块、痰液及其他异物掏出或抽出。当异物滑入气道时，可使患者俯卧，用拍背或压腹的方法，挤出异物。

2）颈部受扼的救护：应立即松解或剪开颈部的扼制物或绳索。呼吸停止立即进行人工呼吸，如患者有微弱呼吸可给予高浓度吸氧。

3）气道黏膜损伤水肿的救护：若患者氧合情况尚可，可尝试吸氧及激素雾化吸入治疗；若短时间无法缓解或患者缺氧进一步恶化，采用紧急气管插管或气管切开。

**（4）处置流程图**

见图 10-7。

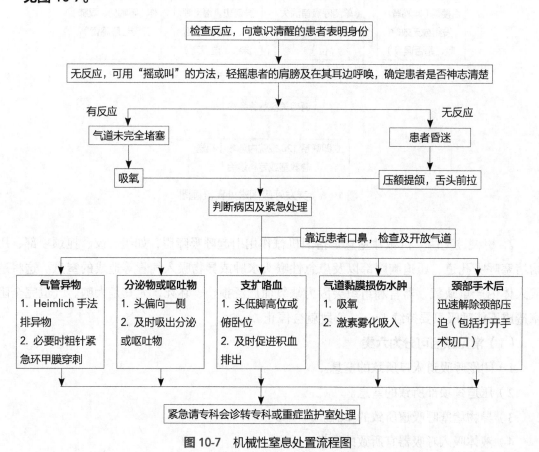

图 10-7　机械性窒息处置流程图

**8. 跌倒**　跌倒是指在预知或无预知的情况下，个体突然跌在地上或其他较低的位置。防范与减少跌倒事件的发生是患者十大安全目标之一。

**（1）快速评估：**依据跌倒受伤分级评估和跌倒风险的评估，跌倒受伤可分为 4 级。

1）0 级：无受伤。

2）1 级：轻微伤，包括瘀伤、擦伤、不需缝合的撕裂伤。

3）2 级：重伤：骨折、头颅外伤、需要缝合的撕裂伤。

4）3 级：死亡。

**（2）应急处置：** 当患者突然摔倒时，护士或监测技师立即到患者身边、呼唤、安慰患者。

1）初步向患者及周围目击者了解发生意外的原因，并观察好周围环境，以利于做好下面的处理工作。

2）呼叫值班医生，无陪护时应及时与家属联系。

3）判断患者的神志、受伤部位、伤情程度，全身情况等，视病情尽最大努力将患者安置于正确位置及体位。

4）对症治疗

①明显受伤者：协助上床、平卧，测血压、脉搏、血糖等，吸氧，密切观察生命体征。

②轻微伤：清洁伤口、包扎。

③骨折：局部疼痛、红肿、功能障碍。抬/扶上床，平卧、制动，转专科处理。

④颅脑损伤：出现意识障碍、恶心、呕吐、一侧肢体功能障碍。吸氧、建立静脉通路，脱水降低颅内压，行颅脑 CT 检查明确诊断转专科处理。

⑤颈椎、脊髓损伤：疼痛、截瘫。多人将患者呈一轴线抬上床或平车，吸氧，影像学检查明确诊断后转骨科诊治。

⑥心搏骤停：就地抢救、心肺复苏，联系麻醉科气管插管，建立静脉通路，转重症监护病房进一步诊治。

**（3）处置流程图**

见图 10-8。

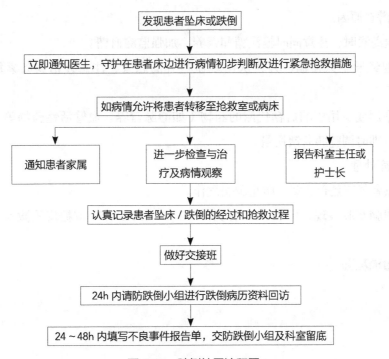

图 10-8　跌倒处置流程图

**9. 低血糖** 低血糖症是指一组多种原因引起的以血浆葡萄糖（简称血糖）浓度过低，临床上以交感神经兴奋和脑细胞缺糖为主要特点的综合征。一般血浆葡萄糖浓度低于 2.8mmol/L（50mg/dl）即为低血糖症。

**（1）快速评估：** 疑似临床症状（如下）＋快速床旁血糖监测（随机血糖测定 ≤ 2.8mmol/L）。

1）交感神经过度兴奋表现（与肾上腺素、去甲肾上腺素等分泌增多有关）：如头晕、头痛、出冷汗、四肢发凉、面色苍白、手颤、下肢无力、饥饿感、心悸、血压轻度升高等。

2）神经性低血糖症状（与大脑缺乏足够葡萄糖供能有关，以脑功能抑制为主要表现）

①大脑皮质受抑制：意识朦胧、反应迟钝、定向力丧失等。

②皮质下受抑制：神志不清、躁动不安、惊厥。

③中脑受抑制：阵挛、强直性痉挛、扭转性痉挛。

④延髓受抑制：严重昏迷、去大脑强直、反射消失、瞳孔缩小、呼吸减弱、血压下降、体温不升，甚至死亡。

**（2）应急处置：** 解除缺糖症状＋纠正导致低血糖症的各种潜在原因＋并发症处理

1）紧急处理：一经诊断，应尽快处理。

①及时停用相关降糖药物。

②静脉给予 50% 葡萄糖 60ml，一般能快速纠正低血糖，注意密切监测血糖，必要时需葡萄糖静滴维持。

③可请专科会诊协助诊治，必要时转专科或重症监护室治疗。

2）纠正潜在原因

①应用胰岛素时，注意同时输注糖和营养，加强监测血糖。

②对于曾经发生低血糖，并再次出现血糖升高患者，注意评估胰岛素敏感性，实时减量。

③尽量停用或少用影响血糖代谢的药物（如静脉营养、血管活性药物等）或治疗方法（如 CRRT），即时调整胰岛素用量。

3）并发症处理

①明确患者气道是否通畅，防止癫痫发作。

②若出现脑水肿表现，可予 20% 甘露醇 125 ～ 250ml 和 / 或糖皮质激素（如地塞米松 10mg）。

**（3）处置流程图**
见图 10-9。

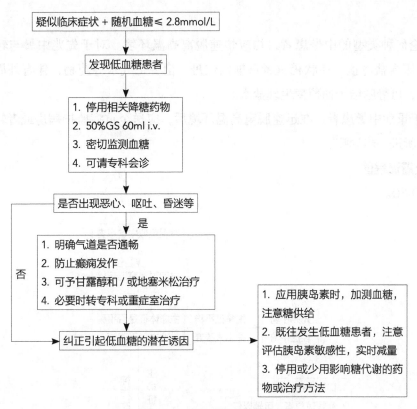

**图 10-9 低血糖处置流程图**

GS. 葡萄糖注射液。

10. **中暑** 中暑是指由自然高温环境引起人体内环境和 / 或体温调节功能紊乱所致的体温升高并引起相关组织及器官功能障碍甚至死亡的一种急性疾病。中暑是夏季临床常见的急症，多发生在持续高温、无风和湿度较大的气候、居住环境或无防护条件的高温作业环境中。

某些特殊体质或全身性疾病状态（老年、孕产妇、肥胖、发热、甲状腺功能亢进等）、应用某些药物（阿托品等）、汗腺功能障碍与皮肤局部疾病（如囊性纤维化、硬皮病等）等，均是高温环境中易诱发中暑的高危因素。

**（1）快速评估：**根据临床表现，可将中暑分为三级：先兆中暑、轻症中暑和重症中暑。

1）先兆中暑：处于高温环境一段时间后，出现全身疲乏、四肢乏力、麻木、头晕眼花、口渴、胸闷、心悸等症状，体温 < 37.5℃。

2）轻症中暑：先兆中暑症状的进一步加重，伴有以下症状：

①体温 > 38℃。

②面色苍白、恶心呕吐、皮肤湿冷、血压下降、脉搏细数等早期周围循环衰竭的症状。

3）重症中暑：症状进一步加重，出现晕厥、昏迷、痉挛或高热等表现。

**（2）应急处置**

1）打开睡眠监测室门窗通风，有条件的睡眠监测室应当安装空调来防止监测室内温度过高。

2）无论何种类型的中暑患者，均应快速脱离高温环境。对于先兆中暑与轻症中暑患者，可以口服含盐冷饮，症状稍重者可辅以仁丹、藿香正气水等药物，伴有外周循环衰竭倾向的患者，可静脉给予葡萄糖生理盐水。

3）对于重症中暑患者，在迅速脱离高温环境后，应送至重症监护病房或者转有抢救条件的医疗场所进一步诊疗。

**（3）处置流程图**

见图 10-10。

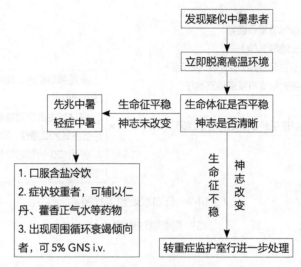

图 10-10　中暑处置流程图

GNS. 葡萄糖氯化钠注射液。

**11. 自杀**　自杀是人类的悲剧，全球每年有 100 万～120 万人自杀死亡，世界上每 40s 就有 1 人成功自杀，每 3min 有 1 人自杀未遂。自杀排 15～35 岁年轻人死亡原因前三位，同时每位自杀者要严重影响至少 6 个亲友。自杀给家庭和社区带来的心理、社会和财务上的影响是无法估量的，应当在睡眠中心制定患者自杀预防及应急处理措施。

**（1）快速评估**

1）患者在监测过程中出现自缢、刀具 / 锐器自伤、吞服药物 / 异物等情形。

2）睡眠监测参数显示与呼吸事件不相关的心率减慢、心律失常、呼吸抑制、血氧下降等异常情况，需及时查看患者神志、意识、血压等生命体征状况。

**（2）预防及应急处置**

1）自杀风险的预防

①自杀风险评估：年龄较大、缺乏社会支持、经济困难、经历负性生活事件、家庭不和睦、抑郁障碍、有自杀行为史等是自杀的危险因素。

②对存在自杀高危因素的患者，监测前应进行面诊，虽然目前暂时还未有专门的患者相关自杀风险调查量表，但仍可根据 PHQ-9、GAD-7 等量表初步评估其风险。

③如为重度抑郁障碍、长期慢性病等有高自杀风险的患者，应建议其先专科就诊，待病情稳定后，可在家属陪同监护情况下行睡眠监测。

④完善环境和组织管理：入院时对刀具及有毒易燃等危险物品进行强制检查和管制，病房、阳台、走廊的窗户推开范围做好严格限制。

2）自杀倾向事件

①通知上级医师，告知患者家属，安排患者在靠近中控室的房间进行监测。

②与患者家属签订 24h 陪护协议，加强对患者的心理疏导。

③避免患者拿到伤害自己的危险物品，避免各种不良刺激，注意保护患者隐私。

④白班医技人员与监测技师做好重点患者交接班，夜间监测时密切观察患者。

⑤可请精神、心理专科医生协助诊疗，进行专业心理干预。

3）自杀未遂事件

①紧急通知上级医师，告知患者家属，监测室值班医护人员第一时间赶到现场，备好抢救设备，及时抢救患者。

②封锁现场并维持秩序，指定专人 24h 陪护，密切关注患者动态，防止患者再次自杀。

③科室早会通报，重点交接班，密切观察患者。

④可请精神、心理专科医生协助诊疗或待明确病因，情况稳定时转院至专科医院，专科诊疗。

4）自杀死亡事件

①紧急通知上级医师，告知患者家属，保护现场，配合医院及有关部门调查工作。

②了解患者自杀原因，剖析患者自杀动机。

③同时做好患者家属应激状态下的心理援助与干预。

**（3）处理流程图**

见图 10-11。

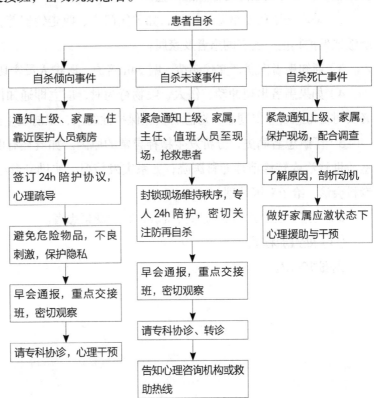

图 10-11　自杀处理流程图

**12. 精神异常** 精神异常的患者常伴有严重的心理障碍，如认知异常、情感异常以及行为异常等，有可能会在监测过程中出现认知和行为异常，无法配合完成监测并造成一些意外伤害，需要在睡眠监测中对精神异常进行识别和处理。

**（1）快速评估**

1）导致精神异常的原因分析

①性格因素：此类患者多性格内向，不善表达或不愿表达自己内心的真实想法；易紧张、焦虑，对自己身体的不适有强烈内心感受；对问题的看法易偏执。

②家庭因素：家庭关系不和谐，家人态度不积极甚至冷漠，缺乏亲情支持。

③疾病因素：常因躯体疾病给患者生理上带来强烈不良刺激，同时心理上不良体验，产生焦虑、抑郁等情绪上的变化。

2）存在精神异常高危因素的患者可进行简明国际神经精神访谈（MINI访谈），以了解患者情况。也可行精神障碍相关量表评估。

3）如为精神分裂症、强迫症等精神异常疾病，应建议其先至精神专科就诊，待病情稳定后，可在家属陪同监护情况下行睡眠监测。

**（2）应急处置**

1）患者出现精神症状时，监测技师应沉着冷静劝慰患者，稳定患者情绪，紧急通知值班医生，观察评估后随时停止睡眠监测。

2）采取必要的安全防护措施，如关闭门窗、收走锐器等，以免患者自伤或误伤他人；疏散或保护其他监测室的患者及家属。

3）通知患者家属，交代病情，嘱24h陪护，医护人员密切观察病情变化。

4）如果患者出现冲动、伤人、毁物行为时，应立即通知保卫科等相关部门协助处理；必要时征得患者家属同意，对患者实施保护性约束，以防发生意外。

5）了解患者病史，分析发生精神异常的原因。如既往有明确的精神病史，可请相关科室协助诊治或转诊精神专科医院；如系突发情况，协助完善必要的化验、检查，联系相关专科会诊，给予对因处理。

6）科室早会上通报，重点交接班，密切观察患者。

**（3）处置流程图**

见图10-12。

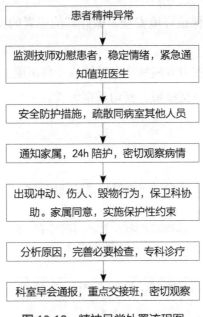

图 10-12　精神异常处置流程图

**13. 突发意识障碍（谵妄、躁动）**　谵妄、躁动常见于睡眠节律紊乱、行为情绪异常、躯体疾病等患者，急性或亚急性起病。谵妄状态时，患者表现为意识障碍、注意力无法集中，同时缺乏指向性、行为无章；由于意识障碍常合并感知觉紊乱，所以谵妄患者也常有躁动、兴奋、胡言乱语等症状。

**（1）快速评估**

1）导致谵妄的原因分析

①疾病因素：慢性失眠伴情绪障碍、昼夜节律紊乱、血压降低、电解质紊乱、内分泌紊乱、代谢紊乱等。

②心理因素：存在重大疾病、难治性疾病、特大手术等应激因素。

③个人因素：患者的个性特征常表现为易紧张、焦虑、强迫等。

2）存在谵妄、躁狂高危因素的患者接诊时应注意详细询问相关基础病及既往病史，也可使用谵妄、躁狂相关量表协助评估。

3）如患者近期谵妄发作或处于谵妄状态，应建议其先至专科就诊，待病情稳定后，可在家属陪同监护情况下行睡眠监测。

**（2）应急处置**

1）当患者突发谵妄症状时，立即赶到患者身边，劝慰安抚患者，避免激惹，保护患者免受伤害，并紧急通知上级医师。

2）了解病史及相关检查结果，监测生命体征，寻找发病原因，协助上级医师诊疗。

3）特殊患者将其转入单间隔离管理，专人看护，必要时征得家属同意，保护性约束或予以镇静剂。

4）清理各类危险物品，保证环境安全，做好其他患者的安抚与指导，避免情绪受到不良影响。

5）联系相关科室会诊或在患者病情稳定时转诊专科医院。

6）科室早会上通报，重点交接班，密切观察患者。

**（3）处理流程图**

**见图** 10-13。

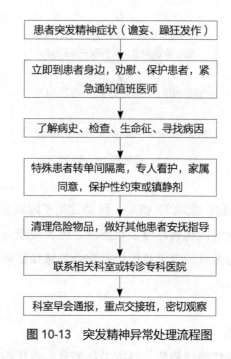

图 10-13　突发精神异常处理流程图

**（四）监测过程中环境突发事件的处置**

在睡眠监测过程中，可能遭遇诸如停电、触电、地震、火灾等环境突发事件。为保证监测顺利进行，针对停电、触电、辐射、台风、地震、火灾、洪涝、海啸、网络信息安全和恐怖袭击等突发事件制订相应的处置措施。

**1. 停电**

（1）保证照明和患者的安全

1）医护技术人员迅速到辅助间取用应急灯，必要时使用手电筒照明。

2）向患者解释说明情况，注意安抚患者的情绪。

（2）对正在进行监测的患者，至少保证一名医护技术人员在场，立即手工监测患者的生命体征，一旦出现临床紧急情况，立即采取适当的临床措施。

（3）使用监测设备的患者，在备用电源耗尽时，注意保存监测数据，同时进行人和设备分离。

（4）查询抢修

1）医护技术人员及时电话通知水电抢修班，汇报医务部、护理部和保卫处，班外时间汇报院总值班。

2）维修工程师立即查询睡眠中心内的电源总开关是否跳闸，并及时汇报给在场的水电抢修人员，共同协助抢修。

（5）睡眠中心负责人及相关人员到现场疏导工作，做好解释安抚工作，加强医患沟通，确保医疗秩序和医疗安全。

**2. 触电**

（1）脱离电源

1）现场人员及时拔除电源插头和拉开电闸。

2）应用绝缘物如橡胶、塑料等和干燥的木棒、竹竿等将电线挑开，切记不可用手拉电线。

3）现场人员可穿胶鞋，站在木凳上，用干燥的绳子或围巾、干衣服等拧成条索状套在触电者身上将其拉开。

4）应用绝缘的木柄锄头等工具将电线斩断。

（2）评估病情

1）轻拍患者双肩，呼其姓名，观察患者是否有反应，据此判断其意识状态。

2）在保持患者呼吸道通畅情况下，用耳贴近患者口鼻，双眼观察患者胸部或上腹部的起伏情况，据此判断患者自主呼吸是否存在。

3）触摸患者大动脉如颈动脉搏动是否消失，据此判断患者有无心搏。

（3）心肺复苏术：如患者无意识，无自主呼吸，颈动脉搏动消失，应立即行心肺复苏术。

（4）心电监测、建立静脉输液通路：如发现心室颤动，立即电除颤。

（5）其他处理：如有电击创面，用清洁敷料包裹创面和临时止血等处理。

（6）电话通知急诊科医师会诊和进一步处理，必要时转运患者到抢救室进一步处理。

（7）睡眠中心所在医院如未设置急诊科，可呼叫120派就近医院急诊科医护人员增援、进一步处理和转运患者。

**3. 辐射**

（1）立即脱离辐射源，防止被照皮肤再次受到辐射，疑有放射性核素污染时应及时洗消去污。对于皮肤上的放射性核素，应通过水洗、溶解或用可剥离的物质祛除。应尽一切可能防止污染扩散。去污的原则是避免皮肤擦伤。不应使用可能促进放射性物质穿透皮肤的去污剂。

（2）依据早期临床症状判定辐射损伤处理要点

1）无呕吐：早期红斑，一般医院门诊观察。

2）呕吐（照后2～3h）：辐射暴露后12～24h，早期红斑或异常感觉，一般医院住院治疗。

3）呕吐（照后 1 ~ 2h）：辐射暴露后 8 ~ 15h，早期红斑或异常感觉，在专科医院住院治疗或转送放射性疾病治疗中心。

4）呕吐（照后 1h）：辐射暴露后 3 ~ 6h 或更早，皮肤和 / 或黏膜早期红斑并伴有水肿和 / 或其他严重症状如低血压、颜面充血、腮腺肿大等，转送放射性疾病治疗中心。

（3）伤情评估和紧急处理

1）患者出现呼吸困难，应先将患者口腔、鼻腔内分泌物及异物清除，垫高后肩，使头后仰，向前向上托起下颌部，拉舌，使呼吸道通畅，必要时置入口咽通气管或气管插管，甚至气管切开。

2）患者出现心搏骤停，应立即行心肺复苏术，待自主循环恢复后立即转送。

（4）所有参与医学处理的人员均应配备防射线辐射防护服，即带有帽子的外衣、口罩和手套。口罩和手套边应贴紧体表。医护人员工作结束离开现场时应进行污染检查。

### 4. 台风、地震

（1）台风来临前，中心组织一次台风前的安全自检，包括中心环境、医疗器械和药品等。

（2）接到台风预警后，暂停所有睡眠相关的监测，向患者和家属解释情况并取得理解。

（3）地震自救

1）停止所有患者正在进行的监测，暂避到洗手间等跨度小的地方，或是桌子，床铺等下面，待地震过后再有序地撤离。医护人员等现场工作人员必须冷静地指挥患者就地避震，决不可带头乱跑。

2）应趴下，使身体重心降到最低，脸朝下，不要压住口鼻，以利呼吸；蹲下或坐下时尽量蜷曲身体；抓住身边牢固的物体，以防摔倒或因身体移位，暴露在坚实物体外而受伤。

3）低头，用手护住头部和后颈，有可能时，用身边的物品，如枕头、被褥等顶在头上以保护头颈部；低头、闭眼，以防异物伤害眼睛；有可能时，可用湿毛巾捂住口、鼻，以防灰土、毒气。禁止随便点明火，因为空气中可能有易燃易爆气体充溢。

4）如果震后不幸被废墟埋压，要尽量保持冷静，保存体力，尽力寻找水和食物，创造生存条件，耐心等待救援人员。

（4）地震他救

1）伤情评估：按"ABBCS"方法快速初步评估病情，在 1 ~ 2min 内明确患者是否存在威胁生命的危急或严重情况。

2）伤员分类：根据伤情结合救治力量和条件对伤员进行分类，即分出轻重缓急，确定救治和运送的先后顺序。

3）分类标识：根据不同的伤情及伤员分类，分别在轻、中、重、濒死或死亡的伤员身上显眼处贴上绿、黄、红和黑颜色的标识。

4）根据伤员伤情和分类，采取相应的医学处理措施。

5. **火灾**

（1）发生火灾时，停止所有患者正在进行的监测，医护人员优先通过紧急通道将患者迅速转移到安全区。

（2）立即通知保卫处，向医务部和护理部汇报，班外时间向院总值班汇报。并组织保安队员紧急进入着火区域灭火、抢险，争取在火灾发生初期，利用中心内自备的消防器材灭火自救。

（3）如果火势无法控制，立即向"119"报警，组织人员疏散。消防中心根据着火区域的地点和火情的变化，作出相应的灭火、救助、疏散和保障决定：

1）切断火场电源，关闭空调机组，启动相应消防栓系统、喷淋系统，引导消防车和消防队员并组织突击队员进入火场。

2）消防中心迅速启动水泵，保证消防水压正常，有足够水量灭火，同时启动送风排烟设备，对疏散楼梯间保持正压送风。客用电梯全部降至底层锁好，禁止使用。工程部人员进入配电室随时做好备用电源的转送工作。

3）开启消防广播，准确通知引导人群迅速撤离火区。首先通知着火层人员立即通过紧急通道、疏散楼梯等迅速撤离到安全区，接着通知着火层以上人员，然后通知着火层以下人员安全撤离，最后核实人员是否全部撤离。

4）消防员到达前，组织一小部分保安人员等尽量控制火灾可能蔓延的地方。如果是电气火灾发生时，首先切断着火层及相邻上、下层电源，然后灭火。燃气着火时，首先关闭液化气阀门，然后灭火，同时应尽快将气源搬离火区，以防发生爆炸。在消防员到达现场后，服从其统一领导，按照统一部署执行。

6. **洪涝、海啸**

（1）快速有序撤退，把患者尽快转移到地势较高的安全区域。医护人员等现场工作人员决不可带头先跑。

（2）寻找可用于救生的漂浮物，作为逃生用器材。

（3）落水人员尽量避开主流和水面上的漂浮物，防止撞击伤，尽力保存体能，等待救援。

（4）落水后不要游泳，注意预防低体温，尽可能靠拢在一起等待救援。

（5）发现溺水者，立刻清除口鼻淤泥、杂草和呕吐物，开放气道保持呼吸道通畅，解开衣扣和裤带，检查呼吸、脉搏等生命体征情况。

（6）发现溺水者呼吸心跳停止，立即行心肺复苏术。

（7）对外伤人员应及时对症处理，如止血、包扎和固定等。

7. **网络信息安全**

（1）中心网络信息安全负责人平时对网络运行稳定性常规进行监测，如发现不稳定，及时向信息中心汇报情况。

（2）网络信息安全负责人平时应对用于睡眠监测的计算机设置登录密码，保存监测数据的文件夹亦应设置密码，防止数据被盗。

（3）平时所有睡眠监测相关的数据除了做好保存外，还需要额外备份一份数据，防止数据丢失。

（4）中心所有用于监测睡眠相关的计算机禁止接入外网、禁止使用外插设备如 U 盘和移动硬盘等，防止计算机中毒。

（5）发现网络系统故障后，终止操作计算机，并通知信息中心和反馈有关情况。

（6）中心内部网络一旦发现感染病毒，立即执行以下程序处置：

1）立即切断感染病毒的计算机与网络的连接。

2）对该计算机的数据进行备份。

3）用最新的杀毒软件对该计算机进行杀毒处置。

4）如果现行杀毒软件无法对感染病毒清除，应向上一级信息网络安全管理部门反馈情况并寻求帮助。

5）如果中心内超过 5 台计算机同时被病毒感染而且在 4h 内无法清除病毒，应向上一级信息网络安全管理部门汇报。

6）在上级信息网络安全管理部门协助下清除病毒并恢复软件系统和数据。

7）及时更新杀毒软件系统并密切监视再次病毒感染迹象，避免再次病毒感染。

8）总结事件处理情况，并提出防范再次病毒感染的解决方案。

### 8. 恐怖袭击

（1）处置原则

1）最大限度保证人员和财产安全。

2）服从机构和国家统一指挥。

3）抓住时机，适时果断处置事件。

（2）一旦发生恐怖袭击事件，应立即报警，并向中心负责人汇报。

（3）现场稳定患者情绪，必要时紧急疏散到安全区。

（4）在救援人员未到现场时，现场人员要保持冷静，避免恐慌造成拥挤和踩踏等不必要的人员伤亡。

（5）在恐怖分子未伤及人员情况下，可以宣传教育方式劝说其放弃伤害人员。

（6）如果恐怖分子已经伤害他人，如情况允许必要时以武力制止，并现场积极抢救伤员。

（7）条件许可情况下，注意观察恐怖分子的特征及行为，等待公安、武警或其他救援人员到达后再擒获。

（8）条件许可情况下，注意搜集证据和保护证人。

（9）如果恐怖分子利用生物战剂或化学毒剂进行袭击，应急救援人员进入现场必须配备个人防护器具，确保自身安全下开展救援工作。

（10）如果恐怖分子利用核辐射进行袭击，应急救援人员进入现场必须穿戴防射线辐射防护服，并佩戴个人剂量计。

## 二、急救技能演练

睡眠医学中心是以 PSG 为核心，进行睡眠医学研究和睡眠疾病诊断的医疗机构。患者在 PSG 过程可能会遇有类似胸痛、呼吸困难、窒息、恶性心律失常、甚至心搏骤停等突发事件，这就需要睡眠中心工作人员及时识别及快速评估处置。睡眠医学中心的应急措施可分以下 3 部分：①制定常用急救技能规范流程，至少每年组织工作人员进行心肺急症的应急演练，并将演练记录在案；②中心必须配备适当的急救设备，以应对可能出现的紧急情况，同时定期维护所有应急设备并记录维护情况；③中心制定应急处置设备的标准操作规范和流程，并定期开展应急设备操作人员的培训并记录。

### （一）心肺复苏术

#### 1. 操作步骤

（1）评估现场环境安全。

（2）意识的判断：用双手轻拍患者双肩，问："喂！你怎么了？"判断患者有无反应。

（3）呼救："来人啊！启动院内应急反应系统，推抢救车，取除颤仪！"

（4）检查呼吸及颈动脉搏动：观察患者胸部起伏 5～10s（1001、1002、1003、1004、1005……）判断有无呼吸；同时判断是否有颈动脉搏动：用右手的中指和示指从气管正中环状软骨划向近侧颈动脉搏动处，判断有无搏动（数 1001，1002，1003，1004，1005……判断 5s 以上 10s 以下）。

（5）摆放复苏体位，平卧、背部放置按压板，松解衣领及裤带。

（6）胸外心脏按压：两乳头连线中点（胸骨中下 1/3 处），用单手掌根紧贴患者的胸部，两手重叠，紧贴胸部的手五指翘起，双臂伸直，用上身力量用力按压 30 次（强调高质量心肺复苏：按压频率 100～120 次/min，按压深度至少 5cm，每次按压后允许胸廓充分回弹，尽量减少按压中断（10s 以内或更短），每 2min 或提前交换按压人员（交换时间少于5s 或更短），避免按压间隙倚靠在患者胸壁上。

（7）打开气道：仰头抬颌法。注意口腔有无分泌物、假牙。

（8）人工呼吸：人工吹气 2 次，每次吹气大于 1s，避免过度通气。

（9）持续 2min 高效率 CPR：以心脏按压∶人工呼吸 = 30∶2 比例进行，操作 5 个周期。（心脏按压开始送气结束）。

（10）判断复苏是否有效（观察有无自主呼吸、颈动脉搏动）。

（11）如未恢复自主循环，则继续高质量心肺复苏，每2min交换按压人员，后续电除颤、建立静脉通路给药、建立高级气道等高级生命支持；如自主循环恢复（ROSC），联系重症监护病房，进行复苏后治疗。

## 2. 成人基础生命支持（BLS）操作流程图

见图10-14。

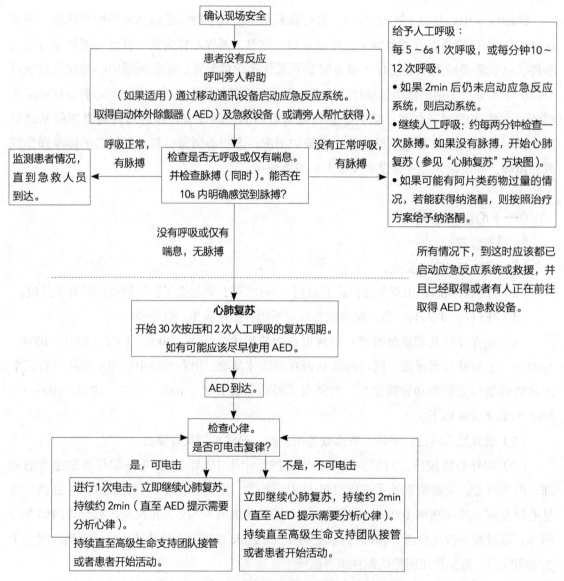

图10-14　成人基础生命支持（BLS）操作流程图

## 3. 成人基础生命支持（BLS）操作评分标准

见表10-2。

表 10-2 成人基础生命支持（BLS）操作评分标准

| 项目 | 内容 | 操作要求 | | 标准分 | 扣分 | 实得分 |
|---|---|---|---|---|---|---|
| 心肺复苏 | 1. 评估环境 | 观察周围环境,确定安全 | | 2 | | |
| | 2. 判断意识 | 拍打患者双肩 | | 2 | | |
| | | 分别对双耳呼叫,呼叫声响有效 | | 2 | | |
| | | 启动院内应急医疗服务体系（EMSS） | | 2 | | |
| | | 同时快速判断有无自主呼吸和脉搏 | | 2 | | |
| | | 检查颈动脉搏动方法正确 | | 2 | | |
| | | 判断时间 5 ~ 10s | | 2 | | |
| | 3. 摆放体位 | 医生与患者体位正确(在右侧) | | 2 | | |
| | 4. 胸外按压 | 双手相扣,两肘关节伸直 | | 3 | | |
| | | 以身体重量垂直下压,压力均匀 | | 3 | | |
| | | 有效的胸外按压 | 第一周期 | 9 | | |
| | | | 第二周期 | 9 | | |
| | | | 第三周期 | 9 | | |
| | | | 第四周期 | 9 | | |
| | | | 第五周期 | 9 | | |
| | | | 观察患者面色 | 2 | | |
| | | (频率100 ~ 120次/min、按压幅度至少5cm、胸廓充分回弹) | | 5 | | |
| | 5. 开放气道 | 压额抬颏方法正确 | | 3 | | |
| | 6. 人工呼吸 | 有效人工呼吸 | 第一周期 | 1 | | |
| | | | 第二周期 | 1 | | |
| | | | 第三周期 | 1 | | |
| | | | 第四周期 | 1 | | |
| | | | 第五周期 | 1 | | |
| | | 按压:吹气 30:2,每次吹气 > 1s | | 2 | | |
| | 7. 复检 | 判断大动脉搏动是否恢复 | | 2 | | |
| | | 同时判断呼吸是否恢复 | | 2 | | |
| | | 判断时间 5 ~ 10s | | 2 | | |
| | 8. 动作要求 | 动作准确,连贯,流畅 | | 5 | | |
| | 9. 理论提问 | 心搏骤停有哪些临床表现？ | | 5 | | |
| | | 判断心肺复苏的有效指征有哪些？ | | | | |
| 总分 | | | | 100 | | |

附：

（1）心搏骤停有哪些临床表现？

典型表现为"意识丧失，大动脉搏动消失，自主呼吸停止"的三联征。其他包括：双侧瞳孔散大固定，可伴短暂抽搐和大小便失禁。

（2）判断心肺复苏的有效指征有哪些？

面色转红润，可触及大动脉搏动，自主呼吸恢复，收缩压可恢复至 60 ~ 80mmHg。

### （二）电除颤

**1. 操作步骤**

（1）患者体位：平仰卧位。

（2）开启除颤器的监护功能，判断心律，确认室颤。

（3）操作准备

1）手控电极涂以专用导电胶。

2）开启除颤器，导联选择开关置于"除颤"位置并将选择非同步除颤方式。

3）选择能量：360J（单相波），150 ~ 200J（双相波）。

4）确定两电极正确安放：

前电极（胸骨端）：纵轴位于右锁骨中线，上缘平右侧锁骨。

侧电极（心尖部）：纵轴位于左腋中线，横轴平双侧乳头连线。

5）擦干两电极之间的皮肤，保持皮肤干燥。

6）使用充电钮进行充电，再次确认心律为室颤。

7）确定周围人员未接触患者。

8）操作者双手紧压电极手柄，并用两拇指同时按压电极手柄上放电按钮，电击至充分放电。

**2. 注意事项**

（1）两电极板必须紧压于胸壁。

（2）两电极板必须分开。

（3）导电胶不能涂到两电极板之间，两电极板之间皮肤保持干燥。

（4）电除颤后立即进行标准心肺复苏（CPR）5组，之后重新判断心律决定是否再次除颤。

**3. 非同步直流电除颤操作评分标准**

见表10-3。

**表 10-3　非同步直流电除颤操作评分标准**

| 项目 | 内容 | 操作要求 | | 标准分 | 扣分 | 实得分 |
|---|---|---|---|---|---|---|
| 非同步直流电除颤术 | 准备除颤 | 正确开启除颤仪,调至监护位置 | | 3 | | |
| | | 安放除颤电极板,报告心律情况"室颤,须紧急电除颤" | | 5 | | |
| | | 迅速擦干患者胸部皮肤,打开导电胶,在电极板上涂以适量导电胶混匀 | | 5 | | |
| | 安放电极板 | 电极板位置安放正确 | 左侧 | 2 | | |
| | | | 右侧 | 2 | | |
| | | 电极板与皮肤紧密接触,不得歪斜 | 左侧 | 2 | | |
| | | | 右侧 | 2 | | |
| | 选择能量 | 除颤能量选择正确(双相 200J/ 单相 360J) | | 10 | | |
| | 充电 | 充电 | | 5 | | |
| | | 请"旁人让开" | | 5 | | |
| | 电极板紧贴皮肤 | 电极板压力适当 | 左侧 | 2 | | |
| | | | 右侧 | 2 | | |
| | | 观察心电波形 | | 5 | | |
| | 与患者保持安全距离 | 除颤前确定周围人员与患者无直接或间接接触 | | 5 | | |
| | | 操作者身体不能与患者接触 | | 5 | | |
| | 放电 | 除颤仪充电并显示可以除颤时,双手拇指同时按压放电按钮电除颤 | | 10 | | |
| | 除颤结束 | 除颤结束,移开电极板,关机 | | 5 | | |
| | | 擦干患者皮肤 | | 5 | | |
| | | 报告"继续心肺复苏 5 组后复检,呼吸心跳恢复,复苏成功" | | 5 | | |
| | 动作要求 | 动作准确,连贯,流畅 | | 5 | | |
| | 理论提问 | 非同步直流电除颤的适应证是什么? | | 10 | | |
| | | 电除颤的并发症有哪些? | | | | |
| 总计 | 100 | | | | | |

提问:

(1)非同步直流电除颤的适应证是什么?

心室纤颤、无脉性室性心动过速。

(2)电除颤的并发症有哪些?

诱发各种心律失常,急性肺水肿,低血压,体循环栓塞和肺栓塞、血清心肌酶谱增高,皮肤烧伤等。

### （三）海姆立克急救技术

海姆立克（Heimlich）手法是美国 Heimlich 教授 1974 年在情急之中无意间发明的抢救食物、异物卡喉窒息的简便、有效的操作手法，第一位获救者是他的妻子。目前此法在美国已家喻户晓，常组织数万人参加演练。其原理（腹部快速冲击法）是用双手给膈肌下软组织以突然向上的压力，进而压迫两肺下部，驱使残留肺部的气流进入气管，逐出气管内异物。具体方法：成年或儿童病患站立时，从其背后，一手握拳，拇指对准其脐上和胸骨下的腹中线，另一手包住拳头并握紧，两手快速向上方连续挤压 5 下。如果病患倒下，使其仰卧，打开气道，施术者跨坐其大腿，两手十指互扣并翘起，掌根置于其脐上和胸骨下的腹中线，快速向下并往前推压 5 下。对较小儿童，可用中指和示指放在患儿的胸和腹部，快速向上压迫，动作要轻柔，重复施行直至异物排出。

**1. 操作步骤**

（1）站在或跪在患者身后，并将双手环绕在患者腰部。

（2）一手握拳。

（3）将握拳的拇指侧紧抵患者腹部，位于脐上和胸骨下的腹中线上。

（4）另一只手握住攥拳的手，向上快速冲击患者腹部。

（5）反复快速冲击，直到把异物从气道内排出来，或患者失去反应（此时即刻心肺复苏）。

（6）每一次新的快速冲击都要快速有力，以便于解除梗阻。

**2. 注意事项**

如果患者怀孕或肥胖，则实施胸部快速冲击法取代腹部快速冲击法。

### （四）吸痰术

**1. 操作步骤**

（1）操作者洗手，将应用物品携至床旁，戴口罩、手套。

（2）检查患者口鼻腔，如有活动性义齿应取下。将患者头偏向一侧，铺治疗巾。

（3）接通电源，检查吸引器性能，调节负压（一般成人 40.0～53.3kPa，儿童 < 40.0kPa）。连接吸痰管，试吸少量生理盐水检查是否通畅并湿润导管。一手返折吸痰管末端，另一手持吸痰管前端，插入患者口咽部，然后放松导管末端，吸净口腔及咽喉部分泌物。

（4）再换管，在患者吸气时插入气管深部，左右旋转，向上提拉，吸尽气管内痰液。每次抽吸时间 < 15s，1 次未吸尽，隔 3～5min 再吸。

（5）在吸痰过程中，要随时观察患者生命体征的改变，注意吸出物的性状、量、颜色等，吸痰完毕，抽吸生理盐水冲洗管道，关吸引器开关。摘手套，拭净患者脸部分泌物，取下治疗巾，观察患者面色、口唇颜色及心电监测各项指标（如呼吸频率、节律、心率、血压及血氧饱和度等），整理床单位。

### 2. 注意事项

（1）吸痰动作要轻柔，以防止损伤黏膜。

（2）痰液黏稠时，可配合叩背、雾化吸入等方法使痰液稀释；吸痰中患者如发生发绀、心率下降等缺氧症状时，应当立即停止吸痰，待症状缓解后再吸。

（3）负压吸引贮液瓶内液体不得超过 2/3 满度，以防损坏机器。

## （五）危重患者转运技术

### 1. 转运前评估、记录

（1）核对患者信息：生命体征、病情、引流管、输液泵或输液管等情况。

（2）检查转运工具：平车车轮、刹车、护栏等性能。

（3）准备抢救器材和药物：如氧气袋、简易呼吸球囊、便携式转运呼吸机以及急救药品。

（4）确定搬运人员：须了解患者病情，3 人以上。

（5）了解转运途中环境，减少不安全因素。

（6）告知患者家属转运途中风险，签署转运风险知情同意书。

### 2. 转运过程

（1）搬运时先检查心电监测设备、转运呼吸机、微量泵及各种引流管的正确摆放，注意运送过程保持各种引流管固定、通畅。

（2）如患者已予以气管插管，头部切勿后仰，防止气管插管脱出，特别注意气管插管的位置及固定。

（3）转运途中密切观察病情：护士站在患者头侧，注意观察患者面部表情、反应、颜色及心电监测。

（4）转运途中防范意外：上好护栏，必要时使用约束带，颅脑损伤、昏迷患者头偏向一侧，控制车速。

（5）注意搬运过程的医务人员自身的职业防护：如搬运时两脚前后分开；搬运低位置患者时同时屈膝曲髋，降低重心；尽量靠近患者。

# 三、常用急救设备及其操作规范

## （一）急救设备操作规范

### 1. 自动体外除颤仪

### （1）操作步骤

1）开启 AED，打开 AED 的盖子，依据视觉和声音的提示操作（部分型号需要先按下电源）。

2）给患者贴电极，在患者胸部适当的位置上，紧密地贴上电极。通常而言，两块电极板分别贴在右胸上部和左胸乳头外侧，具体位置可以参考 AED 机壳上的图样和电极板上的图片说明。

3）将电极板插头插入 AED 主机插孔。

4）开始分析心律，在必要时除颤，按下"分析"键（有些型号在插入电极板后会发出语音提示，并自动开始分析心率，在此过程中请不要接触患者，即使是轻微的触动都有可能影响 AED 的分析），AED 将会开始分析心率。分析完毕后，AED 将会发出是否进行除颤的建议，当有除颤指征时，不要与患者接触，同时告诉附近的其他任何人远离患者，由操作者按下"放电"键除颤。

5）除颤完毕即刻进行 5 个周期 CPR，然后再次分析心律、除颤、CPR，反复至专业急救人员到来。

**（2）注意事项**

1）AED 放电瞬间可以达到 200J 的能量，在给患者施救过程中，请在按下通电按钮告诫身边任何人不得接触靠近患者。

2）患者胸部皮肤潮湿如有汗水、渗液，需要快速擦干胸部。

3）除颤完毕即刻进行 5 个周期 CPR 历时 2min 左右后再次分析心电情况。

**2. 简易呼吸气囊**

**（1）操作步骤**

1）将患者去枕仰卧，清理口咽分泌物。

2）抢救者应位于患者头部的后方，以仰头抬颏法开放气道。

3）将面罩扣住口鼻，并用 EC 手法固定面罩，即拇指和示指紧紧按住面罩，其他的手指则紧按住下颌骨。

4）用另外一只手挤压球体，将气体送入肺中，规律性地挤压球体提供足够的吸气 / 呼气时间（成人：10～12 次 /min，儿童：12～20 次 /min）。

5）操作中注意观察：注视患者胸廓有无起伏；观察患者嘴唇与面部颜色的变化。

**（2）注意事项**

1）使用前注意检查简易呼吸气囊的贮气装置（单向阀、鸭嘴阀、储气囊等）密闭性、有无漏气。

2）面罩要紧扣患者口鼻部，否则易发生漏气。

3）若患者有自主呼吸，应与之同步，即患者吸气初顺势挤压呼吸囊，达到一定潮气量便完全松开气囊，让患者自行完成呼气动作。

**3. 血压计**

**（1）操作步骤**

1）观察使用前未加压时汞柱处于零位；加压时禁止有断柱或气泡出现。

2）测血压时血压 0 点应和肱动脉、心脏处于同一水平；将袖带平整地缠绕于上臂中部

（不能缠在肘关节部），袖带的下缘距肘窝 1 ~ 2cm，袖带卷扎的松紧以能够刚好插入一指为宜。

3）先用气球向缠缚于上臂的袖带内充气加压；当所加压力高于收缩压 10 ~ 20mmHg 时，慢慢放气，在测量过程中根据患者的脉搏跳动速率控制放气速度，对心率慢者应尽量慢速。

4）听诊器开始听到搏动的声音，此时血压计所指示的压力值，即相当于收缩压。

5）继续缓慢放气；听诊器听到伴随心跳所发出的声音便突然变弱或消失，此时血压计所指示的压力值即相当于舒张压。

6）使用后要将气放尽，将血压计右倾斜 45°，使水银收入水银壶中后，再关好水银开关。

**（2）注意事项**

测量血压之前 5 ~ 10min 应该保持心情平静，精神紧张、情绪波动大、剧烈运动和活动之后测量的血压值都不准确。

**4. 血糖仪操作规范**

**（1）操作步骤**

1）打开电源，一部分是直接按电源开关，一部分直接插试纸自动开机的。

2）编码调节：血糖仪的编码调节方式分为以下三种：第一种手动输入试纸校正码，如利舒坦血糖仪、强生血糖仪；第二种用密码芯片插入机器自动记录试纸校正码，如罗氏活力型血糖仪；第三种免调码，无须手动或插入芯片，仪器自动识别，如拜耳拜安捷血糖仪。

3）采血、吸血：采血用随血糖仪配好的采血笔直接采血就可以，然后血滴靠近试纸，试纸大部分都是虹吸的，放到试纸吸血区就会直接吸进。

4）显示结果：吸血之后，就会呈现倒计时，显示测试结果。测试时间从 5 ~ 30s 不等。

5）完成测试，关机。

**（2）注意事项**

1）血糖仪仅使用于血液测量。

2）血糖仪必须配合使用同一品牌的试纸，不能混用。

3）血糖检测前用酒精消毒，待酒精干透以后再取血，以免酒精混入血液。不能用碘酒消毒，因为碘会与试纸上的测试剂产生化学反应，影响测试准确性。

4）采血量必须足以完全覆盖试纸测试区。取血时发现血液量少不能挤手指，否则会混入组织液，干扰血糖浓度。

**5. 口咽通气管操作规范**

**（1）操作步骤**

1）要有满意的麻醉深度，以抑制咽喉反射。可咽部喷雾或涂抹局麻药。

2）选择合适的口咽通气道，其长度（在口外）大约相当于从口角至下颌角的长度。

3）张开患者的口腔，放置舌拉钩于舌根部，向上提起使舌离开咽后壁。

4）将口咽通气道放入口腔，其末端突出门齿 1～2cm，此时口咽通气道即将到达口咽部后壁。如果通气道头端刚到舌根部其翼缘已在牙齿部位，提示通气道太小。

5）双手托起下颌，使舌离开咽后壁，然后用拇指将通气道向下至少推送 2cm，使气道咽弯曲段位于舌根后。

6）放松下颌骨髁部，使其退回颞下颌关节。

7）检查口腔，以防止舌或唇夹置于牙和通气道之间。

**（2）注意事项**

1）选择合适的口咽通气道型号：当口咽通气道位置正确而且型号合适时，其咽弯曲段正好位于舌根后，通气管腔的前端位于会厌的上方附近。如果口咽通气道太短，舌仍可能在口咽水平阻塞呼吸道；如果太长，口咽通气道可到达咽喉部接触会厌，甚至将会厌推向声门或进入食管的上端。

2）牙齿松动者，插入及更换口咽通气道时应观察有无牙齿脱落。

3）口腔内及上下颌骨创伤、咽部气道占位性病变、咽部异物梗阻者忌用口咽通气道。

4）定时检查口咽通气道是否通畅，防止舌或唇夹置于牙齿与口咽通气道之间。

5）加强雾化、湿化。1～2 层盐水纱布覆盖口咽通气道外口，既湿化气道又防止吸入异物和灰尘。

### 6. 无创呼吸机操作规范

**（1）操作前准备**

1）患者心理准备：消除患者紧张心理，取得配合，摆好体位，同时注意监测患者生命体征。

2）仪器准备：检查电源，管道连接情况。用呼吸机前，先用模拟肺检查呼吸机能否正常运行，管道有无漏气。

3）常用的连接方法：鼻罩／面罩等，先评估上气道解剖结构，选择鼻罩／面罩，如果患者鼻塞或睡眠张口呼吸，选择面罩。

**（2）操作步骤**

1）在吸氧情况下将鼻罩／面罩与患者连接，调节好头带的松紧度，避免过紧或漏气。

2）启动无创呼吸机。

**（3）选择好通气模式、调节参数**

见表 10-4。

表 10-4　无创正压机械通气常用初设参数参考值

| 参数 | 参考值 |
| --- | --- |
| 吸气压力 | 4 ~ 8cmH₂O 开始,逐步上调 2 ~ 4cmH₂O 至 10 ~ 25cmH₂O |
| 呼气压力 | 2 ~ 3cmH₂O 开始,逐步上调至 3 ~ 5cmH₂O |
| 吸气时间 | 0.8 ~ 1.0s |
| 呼吸频率 | 16 ~ 30 次 /min |
| 潮气量 | 7 ~ 15ml/kg |

最后再连接好呼吸机管道,使患者的呼吸道通过鼻 / 口鼻面罩、管道与呼吸机连接成相对封闭的环境。

**(4)注意事项**

1)用呼吸机前,先用模拟肺检查呼吸机能否正常运行,管道有无漏气。

2)监测患者生命征:患者意识、呼吸频率、心率、血压、血氧饱和度等,监测血气分析,随时调整呼吸机参数。

3)了解患者的主观感受,如患者仍感觉呼吸窘迫,适当提高吸气压力直至患者感觉舒适。

4)避免排痰障碍:鼓励患者间歇主动咳嗽排痰。

5)减轻胃胀气:在保证疗效的前提下避免吸气压力过高( < 25cmH₂O ),必要时留置胃管负压吸引。

6)防止误吸:适当抬高床头或保持右侧卧位,服用胃动力药物。

7)避免面部皮肤损伤:与鼻面罩接触的面部皮肤发生过敏、肿胀、破溃甚至坏死,是最常见的并发症,防治的方法是罩的大小、固定的位置、松紧度应正确,必要时间歇松开罩让患者休息。

## (二)常规配置急救设备

自动体外除颤仪、简易呼吸气囊、吸痰器、便携式脉氧仪、血压计、血糖仪、心电图机、口咽通气管 / 鼻咽通气管、无创呼吸机。

(魏世超、庄文锦执笔,谢宇平、吕云辉、殷善开审校)

## 第十一章　睡眠医学专业知识与技能培训

　　睡眠医学作为一门新兴的边缘交叉学科，当前已基本建立并逐渐发展壮大，领域内的临床和科研内容均已拓展至精神科、呼吸科、耳鼻喉科、神经内科、口腔颌面外科、老年科和心内科等诸多学科，但现实生活中仍有许多睡眠疾病的患者难以得到正确且及时的诊断和治疗。这一现状的原因除了民众对睡眠疾病缺乏足够认识和重视之外，也与睡眠医学医疗人员专业水平相对受限有关。一方面，由于学科迅速发展及特有的多学科交叉性，许多综合医院和科室纷纷开展一定程度的睡眠疾病诊疗工作，但其多数医疗人员为其他专科调动，少有经过睡眠专科临床培训且具有一定深度的睡眠背景知识的工作者；另一方面，由于学科的新兴性，领域内的前沿知识更新速度快，发展日新月异，即便经过专科培训的医疗人员也较难及时开展睡眠医学的新思维、新技术、新诊断、新治疗的学习和普及工作。因此，建立一套成熟、有效率的睡眠医学专业知识和技能培训体系极为重要，不仅能为当前学科输送高综合能力的人才，也能保证睡眠医学的长期可持续发展，以期为庞大的患者群体提供更好的医学指导和诊疗服务。本章将围绕如何建立上述的培训教育系统进行讨论，综合当前国内外现状和专家指导意见，提出一套可行的、相对完备的培训模式。

　　目前从事睡眠医学的医疗人员主要为医师和技师两类，因此本章将分别为两类人员建立培训体系，体系内容分为基础临床培训和深化继续教育两大部分，分别适用于睡眠医学基础相对薄弱的医疗人员和具有一定背景知识的睡眠专科工作者。

# 一、睡眠专科医师培训

## （一）专科临床培训

　　**睡眠专科医师培训**　由于睡眠医学本质上属于医学专业范畴，且与内科系统疾病和精神疾病交叉度较高，因此要求参加专科医师临床培训的人员具有扎实的医学背景知识，尤其是内科及精神病学专业的临床医师。

　　睡眠专科医师培训的对象主要是中级职称以上的内科专业或精神病学专业医师，或已完成内科专业或精神病学专业的住院医师规范化培训的初级职称医师。

　　**（1）时间要求：** 12个月。与其他内、外科系统类似，睡眠医学具有相对独立且成熟的理论知识体系。不同的是，临床睡眠医学科就诊人群多数主诉睡眠质量差、打鼾或睡眠过多，诊断为失眠或睡眠呼吸障碍或中枢性嗜睡者占绝大多数。这些看似常见且"易"诊断的疾病，却多伴有其他系统症状或疾病，如伴焦虑、抑郁等情绪障碍症状，或合并高血压、心律失常和慢阻肺等内科疾病，或合并神经内科疾病等，要求睡眠科医生有良好的内科、精神科、神经内科和耳鼻喉科的基础，予以全面的鉴别诊断。因此，睡眠疾病具有"上手易，精通难"的特点。除此之外，学科内也存在诸多相对少见的疾病，其患病率较低，症状不典型，容易被缺乏经验的非专科医师所忽略，甚至误诊为其他系统疾病，如快速眼球运动睡眠期行为障碍的核心症状是随着梦境而产生的各种肢体动作，表现为大喊大叫、拳打脚踢、甚至自伤或伤及床伴，这些都常被病患及非专科医师视为正常的睡眠期体动。这些较少见的睡眠疾病则具有"初次学习难，二次辨别易"的特点。

综上所述，对于睡眠专科医师建立相对系统且全面的睡眠医学知识体系，并得以应用于临床诊疗工作，专科培训时间不宜过短。结合美国睡眠医学实践中的1年专科培训方案，建议当前我国睡眠专科医师临床培训时间为12个月。

**（2）轮转科室要求：**睡眠医学与多个其他学科具有较复杂的交叉性。睡眠疾病常合并有多种学科的症状或疾病，如失眠患者常伴有焦虑或抑郁的症状，与精神科高度相关；睡眠呼吸暂停的成年患者常以夜间呼吸不畅、打鼾等主诉前往呼吸科或耳鼻喉科就诊，且与心脑血管及代谢疾病和抑郁症关系密切；儿童或青少年睡眠呼吸暂停患者则可因口腔颌面部发育不良甚至局部组织或面容畸形，而到口腔颌面外科或耳鼻喉科进行治疗；不宁腿综合征和周期性肢体运动障碍患者在肾内科、血液科、妇产科和精神科较为常见，药物治疗上常需考虑这一群体的特殊性；发作性睡病患儿可能在精神科就诊，需要与儿童青少年期起病的精神分裂症鉴别。因此，睡眠专科培训的轮转科室不能局限于某单一学科，而应该围绕睡眠医学展开多学科知识学习和技能培训。同时，轮转计划也需考虑医师以往的执业范围和专业内容，结合个人的未来从业方向，有所侧重的进行轮转学习。

本节将对睡眠医师专科培训的具体轮转科室提出建议，分述如下。

**1）睡眠科：**建议轮转时间不小于6个月。睡眠科是睡眠医师专科培训的核心科室。轮转期间，睡眠医师需进行临床疾病知识的学习和多导睡眠监测等专科操作的培训，这两项的具体要求参阅临床疾病掌握要求和操作要求，此处不再详述。

**2）精神科：**非精神专科医师建议轮转时间2个月。由于众多睡眠障碍患者共病精神科疾病或存在某些常见的精神症状，例如慢性失眠与抑郁症和焦虑障碍关系密切，睡眠呼吸障碍患者共病抑郁症的风险增加，白天嗜睡是抑郁症常见症状之一，昼夜节律障碍和双向情感障碍关系比较紧密，Ⅰ型发作性睡病患者存在幻觉等，因此睡眠专科医师需要熟知精神科常见疾病，能将睡眠障碍与常见的精神科疾病进行鉴别诊断。此外，睡眠专科医师应重点识别轻型的精神疾病，如焦虑障碍和抑郁症。前者主要表现为对无特定客观对象的过分紧张和担忧，可伴有自主神经功能失调症状，如心悸、尿频等。控制不佳的焦虑情绪可加重患者对睡眠疾病的恐惧感，使患者产生错误的睡眠认知而加重病情。抑郁症患者则常以情绪低落、思维迟钝和动作减少为主要表现，降低睡眠障碍治疗的依从性。因此培训医师在轮转精神科期间，需重点学习睡眠相关精神症状的识别和基本诊疗流程。

**3）呼吸内科：**非呼吸内科专科医师建议轮转时间1个月。睡眠呼吸障碍是最常见的睡眠障碍之一。不少睡眠呼吸障碍的患者以夜间呼吸不畅或睡眠时窒息感为主诉就诊于呼吸内科。夜间呼吸不畅或睡眠时出现窒息感可由其他呼吸系统疾病引起，因此睡眠专科医师呼吸内科的轮转学习，重点掌握与睡眠呼吸障碍症状类似的呼吸系统疾病的鉴别（例如哮喘发作和慢性支气管炎等），熟悉与睡眠呼吸障碍常见的呼吸系统疾病共病（例如 COPD）的诊治。

**4）神经内科：** 非神经内科专科医师建议轮转时间 1 个月。一些睡眠疾病可能是神经系统疾病的前驱表现，如快速眼球运动睡眠期行为障碍患者，在数年甚至更长时间后，部分患者病情可演变为帕金森病、路易体痴呆、多系统萎缩等在内的突触核蛋白病变相关性神经疾病。而这部分患者在病程早期，神经系统损伤尚不严重时，常常已经出现神经系统体征，如肌张力增高、共济失调表现、自主神经功能紊乱等。因此，对于神经系统相关性大的睡眠疾病，睡眠医师需警惕其慢性进展至严重神经系统器质性疾病的可能性。为早期识别这类患者，睡眠医师需掌握相应神经疾病的症状和体征，熟悉常见的神经系统查体，必要时结合多学科会诊制定综合诊治方案。

**5）口腔颌面外科或耳鼻喉科：** 建议轮转时间 1 ~ 3 个月。手术是儿童阻塞性睡眠呼吸暂停的首选治疗方法，同时也应用于部分成人患者，主要由口腔颌面外科或耳鼻喉科医师进行操作。即将从事外科领域的睡眠医师应重点轮转上述两个科室，掌握上气道咽腔局部狭窄情况评估、手术适应证、术前评估、和常见手术方式，包括下鼻甲减容术、扁桃体切除术、悬雍垂腭咽成形术等；非外科领域睡眠医师可适当减少轮转时间，了解手术适应证和常见手术方式。

**6）其他内科：** 建议轮转时间：1 ~ 3 个月。睡眠障碍患者可合并不同类型、不同严重程度的内科疾病，主要集中在心血管系统和代谢系统疾病，以老年人多见。因此专科培训期间，睡眠医师也应当学习常见睡眠疾病合并病的症状、诊断和一般处理，如甲状腺功能异常可能与失眠和睡眠呼吸障碍的发生相关，阻塞性睡眠呼吸暂停常同时合并高血压、心律失常、糖尿病等心血管代谢疾病，缺铁性贫血可导致不宁腿综合征或周期性肢体运动障碍，类似的睡眠疾病也多见于老年人群，治疗用药有一定的特殊性。因此，睡眠医师也需要适当学习相关内科系统知识，建议轮转科室包括但不局限于心内科、内分泌科、老年科等。

**（3）临床疾病掌握要求：** 本节内容将简要地对不同睡眠疾病的病理改变、临床表现、诊断标准、鉴别要点、治疗方案等多个角度提出熟悉、掌握、了解这三个层面的要求，详细的相关知识请翻阅本书相应章节。

**1）失眠：** 失眠是睡眠障碍中最常见的疾病之一。根据《精神疾病诊断与统计手册》（第5 版）（DSM-5），诊断标准包括：在诸如入睡困难和早醒易醒等失眠主诉，诸如疲劳和心境障碍等日间功能受损表现，无法被环境或其他睡眠障碍所解释。该培训方案要求医师熟悉该病临床表现、诊断依据、临床亚型，熟悉老年人、女性、儿童等特殊人群失眠的特点，掌握继发性失眠的常见病因和鉴别要点；治疗上，了解慢性失眠发生的 3-P 认知模型，掌握一线的首选治疗方案，即行为认知干预的几种常见干预措施，包括睡眠卫生宣教、刺激控制疗法、睡眠限制疗法等，并熟悉相应措施的核心治疗要点；掌握助眠药物的种类及其适用的人群特点及相应的常见副作用；熟悉其他非药物治疗措施，如时相干预、光照疗法、运动疗法等。总之，要求医师能根据患者症状，参考辅助检查的结果，正确诊断、鉴别诊断和规范化治疗。

2）**睡眠呼吸障碍**：睡眠呼吸暂停是睡眠医学领域十分常见的疾病，其中阻塞性睡眠呼吸暂停是最常见的睡眠呼吸障碍疾病，成人诊断标准为睡眠呼吸暂停低通气指数 >5 次 /h，其中阻塞性呼吸事件超过 50%，其主要临床症状是打鼾、晨起口干、过度日间嗜睡等，且增加高血压、糖尿病、脑卒中等心脑血管代谢系统疾病的患病风险，成人患者一线治疗措施是持续气道正压通气治疗。该培训方案要求医师熟悉成人阻塞性睡眠呼吸暂停的病理生理改变，掌握临床表现、诊断标准、严重度分级、常见的心血管代谢系统合并症，熟悉多导睡眠图和便携式睡眠呼吸监测仪等诊断方法及其应用人群；掌握持续气道正压通气的治疗指征，掌握不同的通气模式及其适用人群，熟悉压力滴定方法和实际操作，熟悉通气治疗患者随访的详细流程，能综合评估通气干预的不良反应和处理方式、依从性情况、本病疗效和共存病状态等；掌握一般治疗措施，包括忌饮酒、侧卧位睡眠、高枕头体位睡眠等，了解口腔矫治器、手术、减重等其他治疗方法及其适用人群；了解中枢性睡眠呼吸暂停的易患人群、诊断标准、治疗措施。

儿童阻塞性睡眠呼吸暂停稍有别于成人，以睡眠呼吸暂停低通气指数 >1 次 /h 且阻塞性呼吸事件占比超过 50% 为诊断标准，其症状相对不典型，包括打鼾、张口呼吸、颌面部结构改变、日间注意力下降等，首选治疗方法是手术，无法耐受者也可考虑通气治疗。医师应掌握该病临床表现，熟悉诊断标准和治疗措施，正确识别并及时转诊至耳鼻喉或口腔颌面外科进行治疗。

3）**睡眠相关性运动障碍**：睡眠相关性运动障碍是一些以简单、刻板运动影响睡眠的疾病，临床上以下列疾病多见。

①**不宁腿综合征**：表现为夜间睡眠时或安静状态下，双下肢出现极度不适，迫使患者活动下肢或行走，多合并存在周期性肢体运动障碍，同时也是继发性失眠的常见病因。该培训方案要求医师掌握临床表现、诊断标准、鉴别诊断和治疗方案。

②**周期性肢体运动障碍**：主要表现为睡眠期间重复出现的刻板肢体行为，以下肢尤其是踇趾、踝关节、膝关节为主，由于症状常较轻微，难以为患者或家属注意，因此容易被漏诊，长期漏诊可导致睡眠障碍、血压升高等不良后果。该培训方案要求医师了解周期性肢体运动障碍的病理改变，掌握临床表现，熟悉诊断标准和药物治疗方案，根据多导睡眠图结果正确诊断和鉴别诊断，掌握规范化治疗方案。

③此外还有睡眠相关性腿痉挛、睡眠相关性磨牙等病，以睡眠期局部肌行为为主要表现，多数一般治疗即可缓解，无须给予药物治疗。医师掌握该病与其他睡眠相关性运动障

碍、异态睡眠、夜间典型等病的鉴别要点即可。

### 4）中枢性睡眠增多

①发作性睡病最常见的中枢性睡眠增多疾病，也是继睡眠呼吸障碍后，引起过度日间嗜睡的第二大病因。主要表现为白天反复发作的、无法遏制的睡眠发作，典型四联症包括：过度日间嗜睡、猝倒发作、睡眠瘫痪、睡眠相关幻觉，以青少年多见，且与流感病毒感染相关，患病高峰具有一定季节性，需和能引起过度日间嗜睡的疾病相鉴别，如睡眠呼吸暂停、睡眠节律障碍等。睡眠相关的幻觉需要与精神分裂症鉴别。该培训方案要求医师掌握发作性睡病的高发年龄段、临床表现、不同分型下的诊断标准、鉴别诊断、治疗和用药方案。

②克莱恩 - 莱文综合征是一种十分罕见的中枢性睡眠增多疾病，主要表现为周期性发作的持续性严重嗜睡，伴认知、精神、行为等异常，需与某些重症精神疾病相鉴别（例如双相情感障碍），发作周期为数天至数十天不等，发作间期各种睡眠和日间功能均基本正常，病程呈一定的自限性，目前尚无特效干预方法，以一般治疗为主。该培训方案要求掌握该病特征性临床表现，诊断标准。

③特发性睡眠增多主要以日间过度嗜睡而无猝倒发作为表现，伴或不伴觉醒困难，以青年患者为主，病因多不明确，以对症治疗为主。医师需掌握其诊断方法和诊断标准。

### 5）异态睡眠：《国际睡眠障碍分类》（第 3 版）（ICSD-3）将异态睡眠分成 4 大类，分述以下。

① NREM 睡眠期异态睡眠：包括以下 4 种睡眠障碍。意识模糊性觉醒为缓慢眼球运动睡眠期向觉醒转换时，出现意识无法完全快速恢复的定向障碍行为，次日患者可对此保留部分模糊记忆，多数无须药物治疗。要求医师掌握其临床特征和诊断与鉴别诊断，熟悉与睡惊症的鉴别要点。

睡行症慢波睡眠期向觉醒转换时出现的难以唤醒的持续性意识模糊状态和一系列以下床活动为主要表现的行为，次日患者部分或完全遗忘，以祛除诱因为主要治疗，严重时可考虑药物干预。要求医师掌握该病临床表现、常见诱因、诊断与鉴别诊断，熟悉治疗原则。

睡惊症指突然从慢波睡眠中觉醒，伴表情极度恐惧的尖叫行为和自主神经兴奋性增加，常发作于前半夜的慢波睡眠后期，青春期前儿童多见。要求医师掌握临床表现、诊断与鉴别诊断，熟悉治疗原则。

睡眠相关进食障碍是睡眠后的觉醒期间反复出现的无意识进食，伴意识水平下降和不同程度的遗忘，以青年女性多见。培训方案要求医师掌握临床表现、诊断标准、常见诱因，熟悉治疗原则。

②快速眼球运动睡眠期异态睡眠：包括以下 3 种睡眠障碍。快速眼球运动睡眠期行为障碍主要表现为快速眼球运动期伴随梦境相关的肢体活动，多在中老年男性中起病。由于该病发病于睡眠中，症状难以及时觉察或被视为偶然发作，加之当前睡眠医学尚缺乏足够的

普及，因此极其容易为患者和医师所忽略和漏诊。该培训方案要求医师了解其发病机制和病理改变，掌握临床表现、诊断要点、多导睡眠图中异常行为的判别、和药物治疗方案；掌握继发性快速眼球运动睡眠期行为障碍的常见病原因，尤其是包括帕金森病、路易体痴呆、多系统萎缩等在内的突触核蛋白病变相关性神经系统疾病；掌握非药物治疗要点。

反复发作的孤立性睡眠瘫痪主要发生在青年时，典型发作表现为睡眠期向清醒期转换时反复出现持续数秒至数分钟的躯干或肢体无法活动。该病多数呈散发性，少有后遗症，无须药物治疗。培训方案要求医师掌握该病高发人群和临床症状，熟悉其与发作性睡病的鉴别要点，了解治疗用药选择。

梦魇障碍是儿童常见的快速眼球运动睡眠期异态睡眠，主诉发病高峰 10 岁，主要表现为反复出现的、记忆清晰的、带有强烈焦虑情绪的梦境，清醒后可快速脱离梦境，治疗上以祛除诱因为主要干预措施。要求医师掌握该病症状，其与夜惊症、惊恐发作的鉴别，和常见诱因，了解药物治疗选择。

③**其他异态睡眠：**包括头部爆震声综合征、睡眠相关幻觉、遗尿症等，这些疾病多数尚无确切的治疗措施，以一般治疗、心理辅导、行为认知干预为主。要求医师了解该病症状，诊断和鉴别诊断及治疗选择。

④**梦语症：**表现为睡眠中无意识的讲话、唱歌等，儿童多见，病程呈自限性，预后良好，无须特殊治疗，必要时心理干预即可。医师应掌握该病与夜间癫痫的鉴别要点。

6）**药物滥用相关的睡眠障碍：**目前睡眠专科医师存在一定的缺失，助眠药和精神药物的使用规范化尚不健全。不少睡眠障碍患者，或因漏诊或误诊，或因药物选择不恰当，或因健康知识欠缺和用药依从性差，而罹患药物滥用相关的睡眠障碍，其中以苯二氮䓬类和精神药物居多。要求医师掌握常见助眠药物的分类、用法用量、适应人群、副作用，掌握药理机制和药物相互作用，掌握其阶梯式减药和药物替代方案，并正确认识到包括行为认知疗法等非药物干预在内的综合治疗模式的重要性和可行性。

7）**神经系统疾病相关的睡眠障碍：**神经系统疾病依据病变部位和严重程度，可不同层次和方面的影响睡眠，其中以脑卒中、阿尔茨海默病、帕金森病相关性睡眠障碍占多数。要求医师了解相应神经系统疾病与睡眠障碍相关的病理改变，掌握两系统疾病的共病性，能在神经专科医师协作下，对神经系统疾病患者的睡眠障碍进行诊断，并结合实际病情制定治疗方案。

8）**其他睡眠障碍：**需注意以上睡眠疾病仅为临床上相对常见的病种，因篇幅受限，本节难以分门别类地对相应疾病提出详尽的要求。培训中心需根据本书其他章节详细内容，结合中心实际的诊疗情况，制定有效的、合理的、规范的培养要求。

（4）**操作要求：**不同于其他学科，睡眠医学专科的临床工作涉及多种诊疗操作，需要医师对这些操作有一定的掌握。本节内容将提出若干种常见的睡眠专科临床操作的培训要求，详细的相关知识请翻阅本书相应章节。

**1）病情信息采集：**当前国内外睡眠监测多数来自临床医师的检查处方单，监测前患者已有初步的经验性诊断。但由于医疗系统尚存在一些不健全之处，开处方的临床医师和进行睡眠监测的医师／技师之间常无法有效对接，难以顺畅沟通患者病情并告知睡眠监测的关注侧重点；也因为开睡眠监测处方的临床医师可能是其他专科医师，相比于睡眠专科医师，对患者疾病判断或存在一定误区和不周全。因此，即便已完成了就诊时的病史采集评估，进行睡眠监测的医师／技师在监测前也应当再次对患者进行病情信息采集。

病情信息采集的具体内容应当结合睡眠中心实际情况和具体患者而制定，建议采集的内容包括但不局限于下述内容：①个人信息，如性别、年龄、体重、体重指数、血压情况等；②症状信息，如入睡困难、打鼾、日间过度嗜睡、睡眠中异常行为等；③既往疾病史信息，重点关注常见的睡眠相关疾病，如高血压、心律失常、甲状腺功能异常等；④用药史信息，尤其记录影响睡眠的药物和治疗其他睡眠相关疾病的药物。

另外，睡眠监测前还应当向患者强调监测当天避免或减少可能影响当晚监测结果的行为，如禁烟、酒摄入、保持原有饮食结构、监测前禁止剧烈运动等。

**2）多导睡眠监测：**多导睡眠监测是多种睡眠疾病的诊断金标准，是当前临床和科研领域中评估睡眠情况最常用的核心技术。多导睡眠监测通过各种传感器，可采集、测量、记录、并分析患者的多种睡眠生理信号，主要包括用于判别睡眠分期的多条脑电、眼电、下颌肌电导联信号，用于判断呼吸事件的压力感应或热敏感应的口鼻气流信号，用于判断事件类型的胸、腹运动信号和膈肌肌电信号，用于分析缺氧情况的指脉血氧浓度信号、呼气末二氧化碳浓度、或经皮二氧化碳分压信号，用于分析心动周期的心电信号或脉搏波信号，用于分析运动事件的下肢肌电信号，鼾声强度信号，体位状态信号，部分多导睡眠仪还能监测食管压力信号、阴茎勃起生理信号等，可用于一些特殊睡眠疾病的诊断。这些信号导联需正确接入到头部、躯干、四肢等特定部位，并加以适当调试，才能对患者睡眠状态进行完整评估。这不仅要求睡眠专科医师理解多导睡眠图的技术及原理，也需熟悉多导睡眠图的接线操作、分图判读和结果解读。

接线操作要求医师能正确进行各个多导生理信号导联的接线，熟练的进行生物定标，识别各导联的阻抗值并加以适当调整，及时发现导联脱落、心电伪迹干扰等常见信号异常并独立处理。同时，对于一些特殊疾病患者，能正确选择非常规的生理信号采集器，如怀疑肥胖低通气综合征患者应监测呼气末二氧化碳浓度或经皮二氧化碳分压、有胃反流综合征症状的呼吸暂停患者可监测动态食管压力等。

分图判读要求睡眠医师能熟练操作多导睡眠监测系统，如设置记录时间、调整波形幅度、改变波形时间轴等。然后根据美国睡眠医师协会相关指南和规范进行分图，并生成结果和报告。报告内容应包括但不局限：性别、年龄等一般信息，入睡潜伏期、总睡眠时间、睡眠效率等睡眠分期结果，觉醒与微觉醒事件的判定，呼吸事件、呼吸事件类型和氧减事件的判定，肢体运动和体动事件的判定，以及特殊心脏相关事件判定。另外需注意，成人和儿童的分图规则和疾病诊断标准存在一定差异，需根据不同规则进行判别。

同时，睡眠医师应能阅读不同睡眠中心、不同监测仪器生成的标准报告，并能根据患者怀疑诊断准确的阅读结果，如怀疑睡眠呼吸暂停的患者应重点关注睡眠呼吸暂停低通气指数及呼吸事件类型、怀疑周期性肢体运动障碍的患者应重点关注周期性肢体运动指数等。

另外，当前越来越多睡眠中心采用便携式睡眠监测，如不含脑电、眼电、肌电等的Ⅲ型便携式监测仪常用于诊断单纯的中重度阻塞性睡眠呼吸暂停。这些监测设备均由多导睡眠监测简化而来，因此能熟悉上述多导睡眠监测操作要求的医师，稍加培训便可对便携式监测仪进行独立操作，这里便不再详述。

**3）多次小睡潜伏期测试：** 多次小睡潜伏期测试是评价日间嗜睡的客观指标之一，对发作性睡病的诊断极为重要，临床上也用于评估夜间睡眠障碍对患者日间精神状态的影响。该操作需要在日间每2h执行1次小睡潜伏测试，共4～5次，每次测试在患者关灯后未入睡20min后结束或在出现睡眠15min后结束。这要求培训医师十分熟悉多导睡眠监测的分期判别规则和潜伏期测试的检查方法，能在测试时准确迅速作出睡眠分期判断，并在正确时间点唤醒患者结束当次小睡测试。详细的多次小睡潜伏期测试方法见本书的监测操作规范章节。

**4）清醒维持试验：** 清醒维持试验是评价日间清醒维持系统功能的客观指标，尤其用于评估如睡眠呼吸暂停、发作性睡病这类可能导致日间过度嗜睡和警觉性下降，或从事的职业涉及公共交通安全、对日间清醒状态要求较高的睡眠疾病。该操作要求受试者尽量长时间维持坐姿清醒，共4次测试，每次持续40min，观察患者是否进入睡眠。与多次小睡潜伏期测试类似，清醒维持试验也要求操作人员熟悉睡眠分期规则及试验的检查方法，能准确迅速判断患者是否入睡。详细试验方法见本书的监测操作规范章节。

**5）睡眠量表评估：** 临床上评估睡眠疾病除了上述多导睡眠图等客观检查，也可采用多种睡眠量表进行主观评估和筛查，其具有相对简单、低廉、容易获得的特点，同时也能对睡眠相关情绪障碍进行评价。本培训计划要求医师能根据症状和疾病选取相应量表进行评估和筛查，如失眠严重程度指数量表、睡眠日记可反映最近1～2周的睡眠质量，睡眠-觉醒模式自评问卷可评价睡眠节律，匹兹堡睡眠质量指数量表从多个维度反映睡眠质量，柏林问卷、STOP问卷、STOP-BANG问卷测评睡眠呼吸暂停的风险程度，Epworth嗜睡量表和斯坦福嗜睡量表评估日间嗜睡严重程度，快速眼球运动期行为障碍问卷、不宁腿综合征量表、帕金森病睡眠评估量表用于评价相应疾病的风险和严重程度。此外，睡眠疾病相关的心境障碍则可以选用贝克焦虑和抑郁量表、汉密尔顿焦虑和抑郁量表、医院焦虑抑郁量表等加以评估。详细的量表评估方法见本书相应疾病的章节。

**6）持续气道正压通气压力滴定：** 持续气道正压通气是治疗成人阻塞性睡眠呼吸暂停的一线首选措施，其原理类似于空气支架，通过向上气道提供一定正压解除上局部阻塞，降低通气阻力，以达到恢复正常呼吸通畅度和节律的目的。

持续气道正压通气的治疗方案并非普适的，受患者病情严重程度、用机适应程度、颌面部结构等多个方面影响。在进行长期通气治疗前，需进行中心内或家庭式的、一夜到数夜的持续气道正压通气压力滴定，以制定个体化的通气模式。因此，培训医师应当熟悉压力滴定规则，能指导患者独立自主进行通气治疗，包括正确佩戴鼻面罩和使用呼吸机等，并熟悉常见的不良反应及相应处理对策，如鼻面罩压迫或大量漏气时可选择性更换贴合度更加的鼻面罩，鼻塞、鼻出血等局部症状时可调整通气湿化程度或辅以局部用药，张口呼吸时可额外佩戴弹力下颌带或改用口鼻罩等。

压力滴定结束后，睡眠医师应当能根据滴定结果（多数情况下通过滴定同步的多导睡眠监测结果或读取呼吸机内存卡获得），结合患者主观使用情况，制定有疗效的、适用于特定患者的持续气道正压通气压力治疗处方。处方内容应涵盖治疗模式的选择（包括单水平固定压力模式、单水平自动压力模式、双水平模式等）、治疗压力的设定（多数呼吸机的压力设定范围是 4 ~ 20cmH₂O）、鼻罩的选择（包括鼻罩、鼻枕、口鼻罩、鼻面罩等）和其他参数设置等（如恒温湿化程度、延迟升压、呼气相压力释放等）。

详细的压力滴定方法见本书的呼吸机设备及其操作规范章节。

**7）持续气道正压通气治疗随访：**阻塞性睡眠呼吸暂停是一种慢性病，要求患者进行长期持续气道正压通气治疗，定期的、高质量的随访能及时发现并改善用机不良反应，对提高患者依从性和增加长期治疗效果极为重要。临床上一般要求患者在用机不适时及时随访，或在用机的第 1、3、6、12 个月，以及随后每半年至 1 年规律随访。睡眠医师应当熟悉随访方法，能通过健康宣教强调通气治疗和用机依从性的重要性（一般要求患者实际用机天数不少于总用机天数的 70%，平均每晚用机时间不小于 4 ~ 5h），掌握呼吸机依从性数据的读取，并根据近期治疗情况，及时发现问题加以纠正，如不恰当的鼻罩佩戴引起的漏气不良反应，与当时气候和环境不匹配的湿化引起的鼻塞、鼻出血副作用，病情动态变化引起的初始治疗压力不恰当等。

**8）失眠行为认知疗法：**行为认知疗法是慢性失眠的首选治疗方法，其长期疗效已被广泛认可，但仍常被非专科睡眠医师所忽视。其干预措施包括：①睡眠卫生教育，指导纠正不良的睡眠卫生行为，建立正确的睡眠习惯；②刺激控制疗法，遵循 6 条基本指令，包括感到困倦才上床，避免床上进行除睡眠和性生活以外的其他行为，长时间难以入睡时起床进行其他行为直至再次感到困倦（可每晚多次重复执行），每天固定时间起床，避免过多的日间卧床或休息；③睡眠限制疗法，减少患者卧床时间，人为增加睡眠压力以达到治疗失眠的效果；④另外还有矛盾意念法、放松疗法等。医师应了解常见的失眠障碍发病假说，如3-P 模型、过度觉醒假说等，掌握常见的认知行为干预措施及其潜在机制，熟悉刺激控制疗法的 6 条基本指令，条件允许时可与有经验的专科睡眠医师参与患者行为认知疗法。

**（5）教学要求：**每周至少 1 次疑难病例讨论和 1 次学科内前沿知识交流，每月至少 1 次教学管理工作评估，培训结束前进行考核。

　　睡眠医学作为综合性和交叉性强的新兴学科，涉及的生理系统多且复杂，知识更新速度快，同时部分诊治工作存在一定的模糊区域，缺乏高循证医学证据的、明确的指南指导，往往需要结合多位专科医师的临床经验进行决策。因此，即便满足以上要求的临床培训计划，也难以完全覆盖学科临床和操作的知识。所以，为达到培养独立的睡眠专科医师的要求，除了上述临床培训之外，一定强度的教学工作和考核也十分重要。

　　教学工作要求每周至少1次疑难病例讨论。病例可来自实际临床工作，亦可通过阅读文献、网络学习等方式获得，原则是不局限于某种或某类特定的睡眠疾病，同时能与临床工作相结合，以期达到寄临床于教学，以教学带临床的作用。

　　教学工作也要求每周至少1次学科前沿知识交流。交流内容以睡眠医学的前沿知识为主，尤其是临床实践中存在一定争议的范畴。通过学术交流将团队内不同成员的学术意见进行综合，结合循证医学讨论，达到集思广益、拓宽诊疗思路的效果。

　　除了培训医师有一定的教学要求外，负责培训的单位也需每月进行至少1次的教学管理工作评估，旨在检查一段时间内的教学质量和结果，根据实际临床工作调整教学计划和侧重点，并为下阶段培训方案制订计划。

　　培训结束前，培训单位还需对学员进行临床疾病掌握和操作要求考核，考核要求可参阅上述两节。

## （二）睡眠专业技师培训

　　睡眠专科技师主要负责专业领域内的技术性工作，如多导睡眠监测、日间多次小睡潜伏期测试、持续正压通气压力滴定等，其中多数操作不涉及患者的治疗和干预，因此对临床医学知识和专业睡眠知识的要求相对较低。但技师的技术性操作和医师的临床诊治工作也是密不可分的，只有一定的医学背景知识作为支撑，才能独立完成这些工作。

　　睡眠专科技师培训的对象主要是具有医学专业背景的护士、呼吸治疗师或其他医学专业技师。

　　**1. 时间要求**　12个月。当前国内外睡眠中心的专科技师主要负责的睡眠监测相关的技术操作，其中最核心部分是多导睡眠监测。完整的多导睡眠监测主要包括导联、探头、电脑等硬件设备和记录分析软件等软件设备，其中导联可分为脑电导联、心电导联、多种肌电导联等多个部分，探头包括指脉氧浓度探头、呼吸压力或热敏探头、胸腹运动探头、鼾声监测探头等多种设备，再加上睡眠监测数据的记录与分析对正确设置相关软件和熟悉分图规则的要求十分严格，因此想成为一名合格的睡眠专科技师，需要对睡眠监测的方方面面十分熟悉且具有相当的工作经验。除了以上专业内的监测工作，由于睡眠技师经常是睡眠检查当晚的值班人员，也是阻塞性睡眠呼吸暂停患者进行持续气道正压通气压力滴定操作的直接负责人，常需要和睡眠监测的患者进行沟通交流、健康宣教和教学指导，虽然与临床上系统的诊疗工作相关性稍小，但也要求其对相关睡眠疾病和常见的并发病有一定的了解。这也对成为一名优秀的睡眠专科技师提出了更高层次的要求。

综上可见，一方面相比于睡眠医师，睡眠技师在睡眠监测的技术操作范畴要求更加严格，只有经过足够时间和强度的培训，并积累相当工作经验的人员才能独立完成相应操作；另一方面，睡眠技师也需要一定时间丰富相关医学知识，尤其是睡眠专科知识，才能正确完善应对工作上的更多相关事宜。因此，我们建议当前睡眠专科技师培训时间为 12 个月。

**2. 轮转科室要求**　　与睡眠医师不同，由于专科技师在专业技术操作上的要求更严格，在综合性的医学知识范畴内要求相对宽松。因此，睡眠专科技师培训范畴相对单一，需要重点学习睡眠专科知识，尤其是多导睡眠监测操作相关知识，其轮转时间主要集中在睡眠科，部分时间可进行精神科和内科轮转，了解睡眠疾病相关的理论医学知识。

本节将对睡眠技师专科培训的具体轮转科室提出建议，同时可参考睡眠医师专科培训中的相同书节的详细内容，简述如下。

**（1）睡眠科：** 建议轮转时间 10 个月。睡眠科是睡眠技师专科培训的核心科室，主要学习内容分为专业技术操作和睡眠理论知识。

专业技术操作培训的核心内容是多导睡眠图监测、日间多次小睡潜伏期测试和持续气道正压通气的压力滴定。建议专科技师在培训时能独立完成至少 150 次多导睡眠监测的全部流程（其中成人 120 例，儿童及青少年 30 例），包括患者检查登记，导联接线，记录、设置和采集检查数据，导联移除，分析数据，导出结果，相关病种需覆盖失眠、阻塞性和中枢性睡眠呼吸暂停、周期性肢体运动障碍、发作性睡病、快速眼球运动睡眠期行为障碍等较常见的睡眠障碍；能独立完成至少 30 次日间多次小睡潜伏期测试，分析数据并导出结果；能独立完成至少 20 例阻塞性睡眠呼吸暂停患者的持续气道正压通气的压力滴定，如条件允许，滴定模式应不局限于单水平压力呼吸机，对双水平压力甚至三水平压力呼吸机也需掌握。详细的要求参考上述睡眠医师专科培训的操作要求部分。

睡眠技师不仅应当在技术上掌握睡眠分期标准并熟练进行多导睡眠图的分析和持续气道正压通气的滴定，同时需要学习相应的睡眠理论知识，理解各个睡眠分期下的生理特征。此外，还需要掌握各种睡眠相关量表的评估。详细的睡眠理论知识可参与本书的睡眠生理章节。

睡眠技师需进行上述两部分的包括技术性和理论性的考核，通过考核后才能结束睡眠科轮转。

**（2）其他睡眠相关专科：** 建议轮转时间 2 个月。由于罹患睡眠疾病的患者常合并如高血压、心律失常、脑卒中等心血管代谢疾病，这些疾病有时可能危及患者生命安全，如高血压急症、频繁的室性心律失常等。睡眠技师常常是睡眠监测当晚的值班人员，需及时准确识别生命体征异常生理值（例如恶性心律失常事件和严重血氧下降），有能力初步处理并及时通知负责医生。另外在睡眠监测时，睡眠技师需要和患者有良好的沟通，给予必要的睡眠疾病健康宣教，这也需要一定的睡眠相关医学知识。因此我们建议，睡眠技师在完成睡眠科轮转后进入部分内科进行轮转，如心内科、呼吸科、重症医学科等，主要学习急症和危重症患者的预警识别和睡眠相关合并疾病的一般医学知识。

## 二、深化继续教育

我国睡眠医学研究起步于 20 世纪 80 年代，至 90 年代中期才建立首个睡眠学术组织机构 - 中国睡眠研究会，2010 年中国医师协会设立睡眠医学专家委员会，2014 年成立二级学术机构 - 中国医师协会睡眠医学专业委员会。根据不完全统计，目前国内逾数千家医院成立了睡眠门诊、睡眠实验室或睡眠中心，但多数依托于其他学科平台，仅将睡眠医学作为亚专科方向开展工作。其中许多非睡眠专科医师即便有一定的临床诊治经验或科研学术经历，但在睡眠医学的亚学科领域内仍存在相当的认识局限性，如临床医师对睡眠 - 觉醒的昼夜节律、睡眠的基因调节系统、睡眠的生理作用等基础医学范畴缺乏认识，对诊断新技术、治疗新思路方面也缺乏了解，尤其是新兴的学术前沿领域；其他专科医师对睡眠医学整体认识不够全面，无法独立完整进行睡眠医学诊疗工作的情况也很常见，如呼吸科的睡眠医师多不熟悉诸如快速眼动期行为障碍这类伴有神经系统病变的睡眠疾病的诊治方法，而神经科的睡眠医师常无法独立对睡眠呼吸暂停疾病进行诊治。

可见，睡眠医学虽然起步较晚，但发展迅速，基础睡眠医学研究相对深入又前沿，临床睡眠医学则广泛且复杂的与其他学科相交叉，这对睡眠专科医师提出较高的知识更新要求。因此对于已完成上述专科培训计划的睡眠医师，或有较丰富的睡眠疾病诊治经验的其他学科医师而言，深化继续教育十分重要，既是保证单个睡眠中心长期诊疗质量的基础，也是维持学科整体持续发展的核心。

深化教育可采取学术讲座、学术交流等形式，内容可涵盖睡眠生理、睡眠相关疾病、诊断新方法、治疗新模式等学科前沿领域。以下我们将罗列若干项各睡眠医学的研究前沿热点，这些知识或是当前研究的热点方向，或是近年来逐渐受关注的学说，或是由逐渐应用于临床或科研的新技术，以期抛砖引玉，打开睡眠专科医师开展深化教育的大门。但需指出，其中不乏某些知识或学说尚需要更多研究证实、甚至存在争议，这需要睡眠专科医师与时俱进，在深化继续教育中保持谦虚的学习态度，审慎辨别吸收。

### （一）睡眠生理前沿

人类在睡眠期，包括神经系统、呼吸系统、心血管系统等多个系统的功能均发生改变，许多睡眠障碍的临床表现、诊断标准判定、治疗方案选择等多个方面均建立在这些生理改变上，深入学习睡眠生理有助于理解睡眠障碍诊治流程。而近年来，睡眠生理领域知识更新多，且趋于细化、复杂化，这要求专科医师不断深入学习，更全面了解睡眠相关生理改变，建立扎实的睡眠生理基础知识体系，才能将临床上各方面的诊治知识融会贯通。

近年来睡眠生理前沿中部分领域研究较多。在睡眠 - 觉醒节律方面，更多相关神经核团或通路被发现，如丘脑室旁核在维持觉醒时作用及其神经调控环路、椭球体对睡眠稳定性的调控作用；在睡眠分期方面，部分学者通过脑电能量分析等方法，更深入全面的探索以往多导睡眠图无法描述的细化参数；在睡眠作用方面，有研究通过影像学技术探测到睡眠期节律性脑脊液循环对大脑代谢产物的清除作用，也有研究发现睡眠的记忆巩固或遗忘作用与慢波和 δ 波相互影响有关。

### （二）睡眠障碍相关疾病

睡眠是脑的基本功能之一，属于神经系统范畴，睡眠障碍常常是神经系统病变和精神疾病的合并症，也可能导致或加重相关疾病的患病风险；睡眠期间自主神经活动相对稳定，交感神经活性下降，心血管功能改变，睡眠障碍与多种心血管疾病相关。睡眠专科医师需认识到睡眠障碍与多种系统疾病发生、发展的紧密相关性，才能更全面更系统对睡眠疾病进行综合诊治。

以失眠为例，近年有学者通过影像学检查，发现失眠增加日间焦虑情绪和内侧前额叶皮质失活有关，睡眠监测进一步揭示其与慢波睡眠减少的相关性；失眠还通过增加大脑中 tau 蛋白水平并加速其扩散而加重阿尔茨海默病的神经损伤；失眠也增加冠心病患病率，而更多研究逐渐揭示这种效应存在分层效应，在经济地位低、男性、工作压力大等因素下更为明显。

### （三）诊断方法前沿

脑电活动的发现和脑电记录技术的发明至今仅 100 年不到，基于脑电图，合并肌电图、眼电图、心电图、呼吸气流图等多种电生理信号在内的多导睡眠图已经成为睡眠障碍的评估、诊断、疗效评估等的重要手段，但由于其操作相对烦琐、对技术人员要求较高、费用较贵等缺点，当前我国的临床应用上仍有一定限制。近年来不少简便的诊断方法被开发，如心肺耦联技术通过计算心率变异性和基于心电记录的呼吸提取信号两者间的耦合相关性，间接分析睡眠分期和相关呼吸事件，该技术已初步应用于临床和科研；还有诸如枕下、床边电子睡眠监测仪，通过感应患者心率情况、呼吸运动、体位改变等生理信号计算睡眠分期等，这些技术尚在起步阶段，有待更多研究验证。睡眠专科医师应注意学科内诊断技术的新进展，尤其是多导睡眠图较难普及的基层工作环境下的专科医师，学习新技术并适当开展有助于提高患者诊断率和治疗率，改善当前诊疗现状，也利于学科长期业务和发展。

另外，多导睡眠图相关规范和规则并非一成不变，主要由美国睡眠医师协会进行指引和更新。当前已更新至 2.6 版本，该版本较前对睡眠监测的报告参数、实操技术和规范、睡眠分期规则、心脏事件规则、运动规则、成人和儿童的呼吸规则方面进行了更新。专科医师需关注相关指南和学科动向，与时俱进，努力提高学科诊治水平。

### （四）治疗方法前沿

慢性失眠的诊断方法可分为以行为认知干预为主的非药物治疗和药物治疗两种方式。在非药物治疗方面，不少新技术逐渐开发及成熟，如规律光照治疗应用于失眠、昼夜节律失调性睡眠障碍；药物治疗方面，根据睡眠和觉醒的发生机制，针对不同作用机制的新药研发不断推进，给慢性失眠患者带来治疗的希望。持续气道正压通气是目前治疗成人睡眠呼吸障碍的一线治疗方案，此外也包括手术治疗、口腔矫正器治疗和行为干预（例如减重、侧卧位睡眠和限制酒精摄入等）等常规干预手段。随着对睡眠呼吸障碍发生机制的了解，有学者提出增加患者的觉醒阈值、舌下神经电刺激和改善气道肌肉的张力等可有效改善睡眠时气道的反复塌陷。专科医师和技师需关注相关指南和学科动向，与时俱进，努力提高学科诊治水平。

（李韵执笔；张继辉、叶京英审校）

# 下篇

# 专科睡眠医学中心的建设

## 第十二章  呼吸疾病睡眠医学中心的发展与建设

国内开展睡眠呼吸障碍诊疗已接近 40 年，随着社会经济发展和科技进步，公众对睡眠呼吸障碍的认知也逐渐增强，促进了呼吸疾病睡眠医学中心的发展与建设。睡眠呼吸障碍是常见的睡眠障碍，与高血压、心脏病、代谢紊乱及糖尿病等的发生有密切的关系。本章介绍呼吸疾病睡眠诊疗中心的建设内容，包括场地条件、人员设置及睡眠呼吸障碍特有的诊疗方法等。

## 一、睡眠中心人员设置及质量控制

呼吸睡眠中心的人员基本设置应包括睡眠中心负责人、睡眠医师、睡眠技师和技师长、护士，条件许可情况下可设立呼吸、心理等专业治疗师，各级人员设置具有不同的职责要求和质量控制标准。

### （一）睡眠中心负责人

睡眠中心负责人应具有良好的睡眠专业素养，掌握基础睡眠生理学，全面了解呼吸、循环、内分泌代谢和神经调控等解剖生理知识，掌握 PSG 基础知识、PSG 判读分析方法以及相关的设备知识，建议具有中级以上职称人员担任。除此之外，睡眠中心负责人还需完成下述职能。

1. **制定睡眠中心各项操作规程及工作细则**　睡眠中心负责人要负责中心的质控及标准化建设，因而要制定相关质控的各项指标及完成指标的具体细则。如睡眠医师职责（门诊及住院）、技师长工作细则、日间及夜间睡眠技师操作规程、院内感染及突发、应急事件处理规程、患者知情同意及人身安全规则、PAP 压力滴定及患者随访流程、PSG 设备使用保养及故障报修规程、PSG 判读细则等。虽然目前已有大量有关 PSG 监测及 PSG 判读的国际标准，但这些标准只是原则性指南，需将其细则化才能应用于具体临床实践中。因而睡眠中心负责人应根据本中心的具体情况制定详细的工作细则，使整个中心的工作规范化、流程化。

**2. 制定和完善 PSG 检查和分析质量控制制度**　PSG 检查和分析的质量控制为睡眠中心质量控制的核心。因而睡眠中心负责人应针对此制定良好的相关制度与考核机制。

**3. 定期参加国内、外学术会议**　了解目前该领域最新科研动态、医疗进展及新技术、新项目，扩大本学科的诊疗范围，进行多学科合作，提高医疗质量、社会效益与经济效益。

**4. 组织本地区学术会议及培训，介绍该专业新的发展动态和技术应用。**收集睡眠中心必备文献和参考书籍，指导、培训本专业医技人员。

**5. 进行临床科研活动**　组织开展睡眠相关的研究工作，总结经验，探索新问题。

### （二）睡眠医师

呼吸睡眠中心的睡眠医师要求能够处理临床常见睡眠障碍，独立完成诊治过程，并承担相应的研究工作。由于睡眠障碍可致全身多器官、多系统并发症，睡眠医师对相关常见病、多发病的处置需要有全面了解，更倾向于立足睡眠医学的全科医师发展方向，在此基础上增加相应的主研方向和临床特殊疾病的培训与拓展。

### （三）睡眠技师

睡眠技师需要负责常规 PSG 监测、PAP 压力滴定、日间嗜睡程度和清醒程度检查及 PSG 判读分析等工作，协助相关医师进行正确地诊断及治疗。要求能自行解决和处理检查过程中的一些常见问题。

标准 PSG 检查要求有睡眠技师整夜值守，值班技师和患者的理想比例应为 1 : 2，即一位技师采用分屏监视同时观察两名患者的情况。条件许可时，除常规值班技师外，可设立备班技师，负责轮流替换值班技师，尤其在进行 PAP 压力滴定或发生意外情况时便于紧急处理。睡眠技师要详细准确地描述 PSG 监测全过程中的异常事件，给予适时观察记录笔记。笔记内容包括每半小时记录患者睡眠体位、睡眠分期、血氧饱和度、呼吸运动、脑电觉醒反应、治疗压力等变化情况及是否伴有睡眠异常行为等，其记录内容可成为临床医师解释、判定监测结果的重要临床依据。参照美国注册 PSG 技师委员会（Board of Registered Polysomnographic Technologists，BRPT）制定的 PSG 检查前后及监测过程中工作内容，提出睡眠技师的工作职责内容如下。

**1. PSG 监测前的准备工作**　在行 PSG 监测前，睡眠技师必须提前到达睡眠监测室以保证有充裕的时间完成全部例行检查和准备工作，包括 PSG 定标、问卷填写和监测所需物品准备等，以保证 PSG 监测过程顺利进行。

**2. PSG 监测过程中睡眠技师应密切观察并记录相关的生理指标和实际指标变化状况**　如体位变化、呼吸频率、心率、血氧饱和度等。

**3. PSG 监测过程中应注意观察并可能需要采取相应措施的事件**　如癫痫、严重的呼吸

暂停 / 低通气；血氧饱和度急剧下降、严重的心律失常、二氧化碳潴留、猝倒和睡眠瘫痪、REM 睡眠期异常活动等。

建议睡眠中心建立完整的睡眠技师操作流程（日间及夜间操作流程），睡眠技师按操作流程依次完成并确认后，才能开始实施 PSG 监测。监测过程中随时观察患者的状况，及时通过文字描述将所观察到的情况记录于夜间观察日志及 PSG 监测备忘系统中。对于 PSG 监测过程中出现的伪迹，应及时识别、干预纠正，并详细描述于观察日记中。若行 PAP 压力滴定，则应详细记录每一压力状况下患者的睡眠结构、持续时间、体位变化、呼吸频率、呼吸动度、$SaO_2$、心率（律）变化、每分通气量及漏气量等指标的变化情况，并对治疗过程中出现的问题及时予以解决。

夜间值班技师应详细书写夜间观察日志，与日间睡眠技师进行交接，提供日间技师判读 PSG 监测图谱的直接依据。日间技师在判读工作结束后，应在 PSG 监测报告中就夜间监测信号的质控情况做一描述，并给予相应的分析报告。睡眠技师必须接受严格、全面的培训，以确保获得翔实、准确、高质量的 PSG 监测资料，并保证规范操作。

### （四）技师长

技师长的职责在于接待患者咨询、随访已接受诊治的患者、受理来自院内院外的 PSG 检查申请、组织 PSG 图谱判读及睡眠技师的轮值班、掌握质控标准（不同技师 PSG 监测及判读的异同性等）、负责仪器故障维修、归档病历、管理病案及日常消耗物资等。在随访工作中，技师长应承担睡眠中心随访患者工作进程的总体安排，了解随访患者目前的状况、治疗效果及相关的并发症和可能出现的问题，详细做好随访记录并预约患者的复诊时间。技师长需对患者观察或治疗过程中出现的问题随时做出反应和给予指导，并协助医师解决有关问题，提高 PAP 治疗患者的依从性。另外，技师长还需协助睡眠中心负责人开展相应的科研工作，负责调配研究项目的专业负责技师，掌控研究方案所要求的统一标准并优先安排参与研究项目患者的就诊及监测流程，归档整理研究病例。

技师长在整个睡眠中心的质控方面起重要作用，应定期组织技师观摩学习优秀的 PSG 监测图谱，进行疑难病例讨论，统一技师 PSG 判读标准，负责新技师的培训上岗，并定时向睡眠中心负责人汇报质控方面的问题。

## 二、睡眠中心场地设置和病案管理

### （一）场地设置

睡眠中心内的房间设置应包括睡眠监测室、中心监控室、治疗观察室（接受 MSLT 和 MWT 等日间检查或上气道微创手术治疗）、医师值班室、技师值班室、候诊区（可以用来对患者进行睡眠疾病基础教育以及 PAP 基础知识教育和使用方法说明等）示教室（交接班和病例讨论）、储存间等。睡眠监测室应是独立床位设置，避免患者间的干扰影响。最好设有淋浴，但不是硬性要求。

### （二）病案管理

PSG 资料的管理是睡眠中心管理中极为重要的环节。目前几乎所有睡眠中心均仅使用数字化设备（在一些兼有教学目的的中心可能仍然保留模拟信号检查设备）。PSG 监测时，实测数据一般均同时储存于检查仪主机记忆卡以及监测电脑的硬盘、外置硬盘、移动硬盘或 DVD 等。中心监控室还应该设置一台 Host 主机，用于储存来自各监视电脑的原始资料和分析后的资料，并将分析后的数据自动输入数据库中以便于诊疗和总结时使用。因此，睡眠疾病中心应该保存所有原始记录资料和分析后资料备查备用。进入数据库的密码应由少数管理者（检查部门负责人）掌握；存于移动硬盘中的资料也应该妥善管理，避免资料流失。

除另行存档的 PSG 资料外，每份病历还应包括：外院或院内检查申请单以及外院转诊病情介绍、门诊记录、患者填写的各种问卷表、PSG 原始资料和打印图表、值班技师观察报告、分析技师技术报告、医师的临床报告和诊疗报告，相应其他实验室检查报告等。

## 三、睡眠中心的感染控制和应急措施

### （一）感染控制

睡眠中心应该严格遵守医院的感染控制制度，需特别注意：①所有非一次性使用的表面电极、PAP 鼻面罩及管路应清洗消毒；②非一次性使用的气流传感电极应用 75% 酒精清洗后送消毒灭菌部门进行消毒 / 灭菌处理；③胸腹呼吸运动带、PAP 头带以及下颌托带等应用清洗剂清洗，清水漂洗干净后干燥备用；④特殊电极，如食管压、食管 pH 电极等应按照使用说明要求进行相应消毒 / 灭菌处理。

### （二）应急措施

睡眠中心的应急措施大体分为以下三部分：①工作人员定期进行 CPR 培训；②定期检查急救设施，确保其良好的备用状态，并保证所有工作人员能熟练使用；③制定详细的火警、自然灾害以及犯罪对策及患者和工作人员疏散计划。这些对策和计划应该明确记录在睡眠中心的管理章程中，并且张贴于醒目处。

PSG 监测过程中，还需特别注意处理：①血氧饱和度持续性降低；②异常的睡眠行为；③突发事件如：心律失常、心力衰竭、血压升高、突然窒息、心跳呼吸骤停、脑卒中、癫痫发作、肺动脉高压等应急状况的处理办法，需定期检查急救药品设备，随时处于可应用状态，定期进行急救技术培训。若患者出现紧急情况需要进行 CPR 时，PSG 监测记录应持续进行，直到进行电除颤前。电除颤前切记应将记录电极与记录仪主机分开。

# 四、睡眠医学专业人员的培训

睡眠医学教育应包括两部分，三个层次。两部分为院校教育和医学继续教育；三个层次为医学本科、医学研究生和专科住培生。下面叙述适应现阶段睡眠医学发展需要的睡眠专业医师和睡眠检查技师的培养。

## （一）睡眠专业医师的培训

建议培训范围涵盖临床医学专业本科文凭以上，呼吸、心血管、神经、精神卫生等相关专业医师。

目前临床睡眠医学的范围集中在近百种睡眠疾病的诊治，在这种背景下，一名睡眠医学专业医师的培养目标概括为两方面：一是临床睡眠医学知识和能力培养，掌握、熟悉或了解目前已确立的近百种睡眠疾病的诊治；二是掌握 PSG 监测和 PSG 图谱分析知识、技能及相关理论基础。这两个方面密切相关，相辅相成。

1. **临床睡眠医学** 推荐临床医师阅读下面几部教材：《睡眠呼吸病学》（人民卫生出版社 何权瀛、陈宝元主编）、《睡眠医学》（人民卫生出版社，赵忠新主编）《国际睡眠疾病分类》（第 3 版）（ICSD- Ⅲ）和《睡眠疾病基础与实践》（PPSM）。

《睡眠呼吸病学》是目前该领域全中文版的一部权威性专著。书中详细介绍了睡眠呼吸疾病的发展史、基础理论、阻塞性睡眠呼吸暂停、中枢性睡眠呼吸暂停、特殊人群的睡眠呼吸暂停及其他睡眠呼吸障碍性疾患，并就基础研究及相关问题做了深入探讨，是睡眠呼吸疾病中心临床医师必读的一部教科书。

《睡眠医学》是我国首部睡眠医学研究生教材，本书注重基础理论、基本知识和基本技能培养，全面系统地介绍了睡眠障碍和睡眠呼吸障碍疾病谱，详细讲解了临床常见与多发的睡眠障碍类型，并对少见类型的睡眠障碍也进行了简要介绍，同时尽可能反映该领域近年的新进展和新技术，对指导临床诊断、鉴别诊断和治疗具有重要意义。

《国际睡眠疾病分类》包括近百种睡眠疾病的基本特征、发病率、致病因子、临床特征、PSG 特征、诊断标准和鉴别诊断等内容。但 ICSD 为诊断工具书，其中不包括治疗内容。读者因此还需要进而阅读 PPSM 相应内容以完善治疗学部分。PPSM 毫无疑问是目前普通睡眠医学最权威的巨著。从第 4 版开始明确分成基础和实践两大篇；包括睡眠神经生理学、睡眠呼吸生理学、睡眠循环生理学等基础睡眠医学内容和临床睡眠医学内容。读者除了可以阅读补充各睡眠疾病的治疗学内容外，还可以系统学习基础睡眠医学。同时购买 PPSM 的电子钥匙便可进入其主页阅读更新的内容，是了解睡眠医学各领域最新进展的有效途径之一。

除上述教材外，睡眠专业医师还应该对国内外，如中华医学会及 AASM 发表的各种临床检查诊疗指南有全面系统的了解，并不断追踪了解其更新内容，掌握最新动态。

读者可以定期访问 AASM 网址（www.aasmnet.org）了解最新信息。

**2. PSG 技术及理论**　睡眠医学临床实践中值得强调的另一点是，睡眠专业医师应该阅读 PSG 图原始资料、全面分析原始 PSG 报告内容，结合其他临床资料来进行诊疗，同时指导技师的检查和分析。掌握该部分知识是睡眠医学专业医师培养的第一步，需全面了解和掌握以下内容：

**1）PSG 原理和目的：** 睡眠专业医师首先应对目前的睡眠检查手段有个相对完整的了解、对各种检查的目的和局限性有明确认识。在此基础上根据临床判断决定对患者进行标准多导睡眠监测、简易初筛检查、是否需要增加额外电极（如怀疑癫痫等）、是否可能需要采取分夜（split-night）、是否考虑标准多导睡眠监测结束后立即进行 MSLT 检查等。

**2）PSG 图谱分析：** 至少必须掌握成人睡眠分期、脑电觉醒反应事件、呼吸事件、肢体运动事件和心电事件分析；掌握发作性睡病、快眼动期睡眠行为障碍以及睡惊症（sleep terrors）等睡眠行为异常的 PSG 诊断标准；掌握睡眠癫痫的 PSG 表现等。

**3）与 PSG 检查和图谱分析相关的睡眠医学知识：** 详细了解 PSG 判读规则及其理论基础；了解国内外现有呼吸事件的判定标准；必要时需结合自身 PSG 装置特点制定本中心的判定规则；掌握幼儿呼吸事件判断标准；患者感到不适及难以入睡的对策。

## （二）睡眠技师的培训

专业 PSG 技师的培养是整个睡眠中心建立过程中很重要的一个环节。美国对从事基本的 PSG 监测的技术员的基本要求为中学或以上学历，持有心肺复苏培训证书（cardio-pulmonary resuscitation，CPR）。但经 AASM 认定的睡眠中心的技师或检查部门负责人一般均持有 RPSGT 执照。日本已经实施睡眠医学学会认定睡眠实验室制度，申请学会认定的睡眠实验室必须有学会认定的睡眠专科医师和 PSG 技师。加拿大有自己的睡眠中心认证制度，但技师资格仍以 RPSGT 为主，很多技师为注册护士、注册呼吸治疗师等。

睡眠技师的培养从下述方面进行。

**1. 与多导睡眠仪检查和 PSG 分析密切相关的睡眠医学和药物知识**

**2. PSG 检查**

1）PSG 检查原理。

2）各种电极安装。

3）PSG 导联组合和参数设置。

4）记录伪迹辨认和纠正方法。

5）嗜睡检查方法。

**3. PSG 分析**

1）睡眠分期。

2）睡眠相关事件的分析（脑电醒觉反应、呼吸事件、睡眠期各种行为异常症、肢体运动等）。

3）日间嗜睡检查的分析。

**4. 治疗**

1）各种气道正压通气治疗的压力滴定。

2）夜间氧气治疗流量滴定。

**5. 安全和应急措施**

1）患者安全和应急措施。

2）仪器设备的安全、保养和清洗、消毒。

（王菡侨、王玮执笔，李庆云、韩芳审校）

## 第十三章　耳鼻咽喉疾病睡眠医学中心的发展与建设

耳鼻咽喉科是阻塞性睡眠呼吸障碍（sleep disordered breathing，SDB）相关疾患患者，尤其是成人及儿童单纯鼾症及阻塞性睡眠呼吸暂停（obstructive sleep apnea，OSA）患者就诊的最主要科室之一，因此，配备专业化的睡眠诊疗中心是提高耳鼻咽喉科对此类疾病诊疗水平及效率的关键。我国耳鼻咽喉科成立睡眠诊疗中心最早可追溯至近 30 年前，随着当前专科医师及民众对此类疾病重视程度的增加以及学科亚专业的逐渐细化，耳鼻咽喉相关睡眠疾病的诊治逐渐成为耳鼻咽喉科诊疗工作的重要组成部分，目前国内大多数三级医疗机构的耳鼻咽喉科都已配备有睡眠诊疗相关设备、技术以及从业人员，部分耳鼻咽喉科更是成立了专业化的睡眠诊疗中心。耳鼻咽喉疾病睡眠诊疗中心的发展及建设与此类疾病的高质量高效率诊疗密切相关，亦是未来学科发展的趋势及重要方向。本章将对耳鼻咽喉疾病睡眠诊疗中心的建设进行介绍，主要包括场地条件需求、人员设置及要求，以及耳鼻咽喉科针对本科室相关睡眠疾病特有的诊疗方法等，以期为未来拟开展此方向医疗的机构或个人提供参考。

## 一、场地设置

场地是建设专业化睡眠诊疗中心的前提，前文已对睡眠诊疗中心建设的必备场地及条件进行了详细介绍，包括睡眠检查室、中心监控室以及医师诊疗间等场地需求及与其相关的环境要求等，在此不再赘述。在此基础上耳鼻咽喉科睡眠诊疗中心还应具备专业化的专科诊疗室（此场地亦可设置于门诊中），能为专科医师提供查体及检查的环境及条件，专科诊疗室应具备良好的通风条件，应具备最基础的耳鼻咽喉综合诊疗台（图 13-1），并配备有压舌板、前鼻镜、间接喉镜以及额镜或头灯等协助完成专科查体的工具，如有条件应配备纤维鼻咽喉镜或电子鼻咽喉镜检查等内镜设备，用于更好地评估上气道，因上气道应是耳鼻咽喉科诊疗关注的最主要解剖部位。

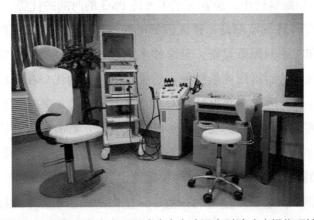

图 13-1　耳鼻咽喉疾病睡眠诊疗中心建设专科诊疗室操作环境

# 二、设备

除常规的 PSG 设备外,耳鼻咽喉疾病睡眠诊疗中心开展诊治工作还应包含便携监测设备、纤维鼻咽喉镜或电子鼻咽喉镜等内镜设备,以及能提供 CPAP 治疗的呼吸机等设备,在此分别就其应用指征等进行介绍。

## (一) PSG 设备

PSG 原理不再赘述,其是阻塞性 SDB 诊断及疗效评估的金标准,PSG 所提示的疾病严重程度在一定程度上亦是耳鼻咽喉科治疗方案制定的重要参考,因此,配备可在院内条件下完成整夜 PSG 监测的设备应是建立耳鼻咽喉睡眠诊疗中心的必备条件之一。在耳鼻咽喉专科医师诊疗中,所有疑诊 SDB 患者如有条件均应完善此检查。

## (二) 便携监测设备

作为阻塞性 SDB 诊断的金标准,PSG 局限在于操作复杂且医疗经济成本相对较高,而部分可替代的简易检查手段被证明可在一定条件下作为 PSG 的替代检查,尤其是对于较难耐受或配合 PSG 检查的儿童患者,其治疗指征往往并不需严格的 PSG 检查方能确定。因此,配备一定数量的便携检查设备有助于提高耳鼻咽喉科睡眠诊疗中心对此类疾患的诊治效率,目前在耳鼻咽喉科应用的替代睡眠监测设备较多,我们主要介绍的几类如下:

1. **便携睡眠监测** 便携睡眠监测是指将相对简易的睡眠监测设备带回熟悉睡眠环境中实施的检查,一般多用于基本排除其他睡眠疾患考虑 OSA 可能性极大,或无法及时预约到 PSG 检查,或在医疗机构环境或不熟悉环境中无法保证正常睡眠的患者。相对于 PSG 检查,其最大局限在于无睡眠技术人员对信号的及时管理,因此可能在监测过程中出现差错或信号脱落无法及时予以调整,存在监测信号不完整或错误从而无法得到有效结果的可能。既往有数据显示此类监测数据脱落率可高达 10% ~ 20%,因此相当一部分患者有再次进行检查的需求。尽管如此,其亦有一定优势,除熟悉的睡眠环境可保证相对较好睡眠质量外,还有受睡眠资源限制较小,患者可减少预约 PSG 的时间的优势。

2. **脉氧监测设备** 脉氧监测是一种无创的可监测动脉血氧饱和度的检查,大多仅需在指尖佩戴血氧探头和在手腕佩戴设备,其原理多为通过光传感器对血管中脉动前和脉动后的光吸收率进行比较,从而得出测量结果。整夜脉氧监测的优势在于极为便携、操作简单以及佩戴不适感极轻,尤适于不能耐受 PSG 检查的儿童患者,其局限在于监测指标单一,无法判断除血氧外其他生理指标的变化,诊断价值有限。目前国内外均有相应指南认为脉氧监测可在一定条件下可作为 PSG 的替代选择应用于疾病的初筛、诊断以及疗效评估,因此,耳鼻咽喉疾病睡眠诊疗中心应配备有脉氧监测设备。

3. **床垫睡眠监测** 床垫睡眠监测通过置于床垫内的微压敏感单元接收受检者的呼吸、心搏、体动及腿动等信号,这些信号经过处理得到相应的分析睡眠呼吸事件所需的数据,优点在于无须粘贴脑电、心电、腿动等电极，不需佩戴呼吸气流、胸腹运动等信号监测设备，受试者在接受监测时往往仅需佩戴脉氧探头。其能相当大程度的提高受检者接受检查时的舒适性，获得更接近自然睡眠状态下的数据，另一方面可明显简化疾病诊治的流程，减轻睡眠医师的工作负荷。既往有多项研究认为其与 PSG 监测的结果间存在高度的一致性，可作为一种诊断时的替代选择。

此外，随着当前对睡眠生理研究的进展以及基于此的便携监测技术的进步，当前可供选择的便携监测设备日益增多，我们建议耳鼻咽喉疾病睡眠诊疗中心应配备有至少 1 种以上的可靠便携设备，在特定条件下应用以有效提高疾病诊治的效率。

### （三）上气道内镜检查设备

阻塞性 SDB 的病变部位主要在上气道，因此对患者上气道解剖的评估是耳鼻咽喉科医师制定治疗方案的重要依据之一。上气道内镜检查是评估包括鼻腔咽喉等部位上气道腔内结构最为直观的检查，是耳鼻咽喉科特有的检查方案，目前多通过纤维或电子鼻咽喉镜实施，二者成像原理虽不同，但操作方法相同，检查时可将纤细可弯曲的内镜从患者鼻腔或口腔置入，检查者拨动操纵杆可多角度弯曲镜体对上气道各部位进行直接观察。上气道内镜检查设备在当前多配备于耳鼻咽喉门诊环境中，有条件者可同时配备于睡眠诊疗中心内，其可对一些导致阻塞性 SDB 的疾病直接作出诊断，如腺样体肥大，亦可用于治疗前后，尤其是上气道手术治疗前后局部解剖改变的评估。在为患者制定治疗方案前，尤其是决定是否实施上气道手术前，此检查应是必需的参考依据之一，图 13-2 所示为专科医师在为患者进行电子鼻咽喉镜检查。

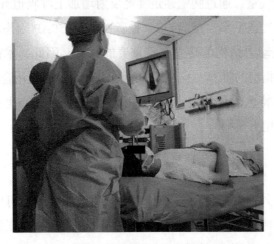

图 13-2　专科医师为患者行电子鼻咽喉镜检查

### （四）气道正压通气设备

持续气道正压通气（continuous positive airway pressure，CPAP）是成人 OSA，尤其是

中重度 OSA 的一线治疗方案，其优点在于无创且主客观疗效明确。CPAP 并非耳鼻咽喉科的特色治疗方案，但能提供 CPAP 治疗的无创呼吸机应是耳鼻咽喉科睡眠诊疗中心的必备设备之一，原因包括以下几个方面。

**1. 提供治疗选择**　耳鼻咽喉科特色的治疗为咽喉相关的外科手术，主要适用于经筛选的单纯鼾症或 OSA 患者，其优点在于依从性极佳且主观疗效较好，尽管如此，此类手术的客观疗效仍不高且往往较难预测。对于在耳鼻咽喉科睡眠诊疗中心就诊的 SDB 患者，如仍愿尝试 CPAP 治疗或不适合手术治疗，应给予患者尝试 CPAP 治疗的机会。因此，睡眠诊疗中心的技术人员可对此类患者予以 CPAP 压力滴定并将相应结果送于患者的专科医师。

**2. 手术实施前后的辅助治疗**　对于选择在耳鼻咽喉科接受外科手术的阻塞性 SDB 患者，尤其是睡眠血氧紊乱程度较重的患者，其机体长期睡眠低血氧是各种围手术期并发症的重要危险因素，此外，此类患者术后上气道创面的水肿及分泌物较多等因素更易造成呼吸事件的发生。既往有明确证据显示 OSA 患者围手术期呼吸道事件等各类并发症风险、计划外 ICU 转入风险、经济医疗成本、甚至死亡率均显著较高，且更易发生致死性严重并发症。术前术后 CPAP 的合理使用被证明可显著降低 OSA 患者围手术期各类心肺并发症发生的概率，从而具有巨大的临床价值，其主要机制总结包括以下几个方面。

（1）增加上气道的容积和气道横截面积，减轻咽腔水肿。

（2）提高呼吸中枢敏感性，增强呼吸驱动性。

（3）刺激上气道周围软组织，使其张力增加。

（4）刺激上气道黏膜压力感受器，进而稳定上气道。

（5）增加肺功能残气量，通过胸壁迷走神经反射增加上呼吸道开放肌群的作用。

此外，对于接受上气道手术治疗的 OSA 患者，术后 CPAP 对患者术后气道重建、咽腔扩张、正常上气道气流动力结构的建立有着重要的意义。因此，术前术后 CPAP 的合理使用亦得到了国内外相应指南的推荐，且建议应规范压力滴定后使用合适的治疗压力。

综上所述，即使非特色治疗方案，耳鼻咽喉科睡眠诊疗中心也应配备有 CPAP 治疗的相关设备及有经验的使用人员。

### （五）其他设备

除以上介绍的设备外，有条件的耳鼻咽喉疾病睡眠诊疗中心可同时配备有评估阻塞平面的上气道测压设备、呼气末二氧化碳监测的设备、监测动态血压的设备以及监测食管压的设备等，以提高对疾病的病因、危害以及治疗方案等的评估。

## 三、人员设置

耳鼻咽喉疾病睡眠诊疗中心的人员设置与前述章节描述一致（第一章人员配备），包括管理人员、医务人员、技术人员、行政人员、后勤人员等，各类人员基本要求亦同前，不再赘述。其中管理人员及医务人员应是富有经验的本专业（耳鼻咽喉科）专科医师，能熟练掌握成人及儿童阻塞性 SDB 诊治的原则，熟知包括 CPAP、口腔矫治器以及上气道手术在内的保守及外科治疗的指征，能熟练运用耳鼻咽喉专科查体及相关检查的结果筛选适合手术的患者，管理人员及高年资的医务人员需能熟练掌握并独立完成针对阻塞性 SDB 的上气道外科术式，包括针对儿童阻塞性 SDB 的腺样体切除术及扁桃体切除术，以及针对成人的在我国广泛开展的改良腭咽成型术等术式。包括管理人员在内的所有医务人员平时还应努力学习并更新专业知识，定期参加睡眠医学相关的学术会议或培训，与同行保持积极的交流，以求为患者提供最佳的治疗方案。

# 四、主要就诊群体

熟悉就诊于耳鼻咽喉疾病睡眠诊疗中心的主要患者群体非常重要，有助于诊治的规范化。目前因睡眠疾患就诊于耳鼻咽喉科的患者多为成人或儿童阻塞性 SDB 患者，尤其是后者，耳鼻咽喉科几乎是所有儿童阻塞性 SDB 患者的首诊科室，此类患者的特征具体如下。

## （一）成人单纯鼾症及成人 OSA

成人单纯鼾症及 OSA 是耳鼻咽喉科门诊的常见疾患，此疾病发生率相当高，现有流行病学数据显示高达 40% 的成年人有睡眠打鼾的主诉，尤其常见于肥胖及老年者，其中 OSA 的发病率亦可高达 11%。长期反复睡眠打鼾、睡眠憋气，以及白日嗜睡等主观症状多是此类患者就诊的主要原因，因其可对患者的生活工作质量产生明显影响，此外由于 OSA 是一些慢性疾患，尤其是心血管慢性疾患的重要危险因素，亦有部分患者可因相关科室的要求转诊而来。

## （二）儿童阻塞性 SDB

儿童阻塞性 SDB 亦是耳鼻咽喉科门诊的常见疾患，既往流行病学数据显示儿童 OSA 的发病率亦可高达 1% ~ 5%。此类患儿的主要症状包括睡眠张口呼吸、睡眠打鼾以及睡眠呼吸暂停等。与成人患者不同，儿童患者的治疗指征更为严苛，主要原因在于此类疾病产生的相关危害，除睡眠打鼾及潜在的 OSA 可对患儿生长发育产生显著影响外，单纯的长期睡眠张口呼吸亦可能会造成患儿产生腺样体面容，因此，更应积极及时的治疗。另一方面与成人不同的是，儿童此类症状的病因相对简单，多为腺样体和 / 或扁桃体肥大，此外部分其他耳鼻喉疾病亦可导致此类症状，包括过敏性鼻炎、鼻窦炎以及喉软骨软化症等，因此，耳鼻咽喉科往往是儿童阻塞性 SDB 的首诊科室。

# 五、常规操作以及检查

阻塞性 SDB 的主要病变部位为上气道，除 PSG 在内的各类睡眠监测以及 CPAP 压力滴定外，耳鼻咽喉科针对此疾病开展的诊疗操作亦主要针对上气道，包括对上气道解剖及病理生理改变的评估，以及针对上气道的外科手术或保守治疗，在此我们将就此类耳鼻咽喉科特有的诊疗方法进行介绍。

## （一）专科查体

耳鼻咽喉专科查体是评估阻塞性 SDB 患者病因及并发症的最初步措施，专科医师应对此有充分的理解，对于专科检查的重点，总结如下。

1. **鼻腔情况**　应注重有无可导致鼻腔狭窄的解剖异常，尤其是成年患者，如鼻中隔偏曲、下鼻甲肥大以及鼻腔肿物等，亦应关注有无可加重阻塞性 SDB 疾患的体征，如过敏性鼻炎导致的鼻腔黏膜水肿以及鼻窦炎导致的鼻腔黏脓性分泌物增加。

2. **咽喉查体**　咽喉是阻塞性 SDB 最重要的发病部位，此部位应是检查的重点，对于成年患者，重点观察的体征应包括扁桃体分度、腭舌关系、软腭松弛的程度，以及舌根有无松弛或淋巴组织增生等。Friedman 分级系统正是由其中两项因素（扁桃体分度及腭舌关系）与 BMI 值建立，目前被广泛用于手术方式的选择及疗效的评估。对于儿童患者，重点应观察扁桃体分度，导致儿童阻塞性 SDB 的另一个重要原因，即腺样体肥大，往往很难通过查体获得此信息，多依赖于上气道内镜检查。

3. **耳部检查**　主要针对儿童患者，儿童腺样体肥大等除可导致阻塞性 SDB 外，往往可导致分泌性中耳炎，因此应对其耳部进行查体，必要时应进一步依赖于声导抗等特殊检查。

## （二）上气道内镜检查

上气道内镜检查是评估阻塞性 SDB 病因及确定治疗方案的重要依据之一，其多通过电子 / 纤维鼻咽喉镜对患者鼻腔至上段气管间的上呼吸道进行直观观察。睡眠诊疗中心专科医师应能够根据患者情况熟练完成上气道内镜检查，并可对内镜下潜在的病因做出判断及评估，如鼻中隔偏曲、腺样体肥大、腭咽腔狭窄以及舌根肥厚等，此外，亦可熟练指导患者配合完成包括内镜下 Müller 试验在内的特殊检查，并能够充分理解检查结果的临床意义。

## （三）上气道阻塞平面评估

上气道阻塞平面评估是成人 OSA 外科治疗方案制定的重要依据，除简易的查体、内镜检查以及影像学检查对上气道解剖进行评估从而推测阻塞平面外，当前尚有多种相对成熟的上气道阻塞平面评估手段，成熟的睡眠诊疗中心应该能够完成至少一项或一项以上的此类客观检查对患者上气道阻塞平面进行评估，我们在此对常用的数个此类检查手段介绍如下。

**1. 纤维 / 电子喉镜下 Müller 法**　此方法是最早应用于临床的上气道阻塞平面评估手段，在我国目前开展亦最为广泛。操作时嘱咐患者做捏鼻时做努力吸气动作，目的在于模拟睡眠时的上气道塌陷情况，同时通过内镜检查观察上气道各部位，从而评估阻塞性 SDB 呼吸事件发生时的潜在阻塞部位（图 13-3，彩图见文末彩插）。

纤维 / 电子喉镜下 Müller 实验优点在于操作简单、成本低且患者配合度高，已有多项研究证实其在判断阻塞部位指导外科方案制定方面具有一定的临床价值。但其局限在于无法真实反映睡眠时的上气道情况，因此精准度欠佳，尽管如此，在无条件开展睡眠时上气道阻塞平面监测的单位，其仍不失作为一种实用的评估手段。

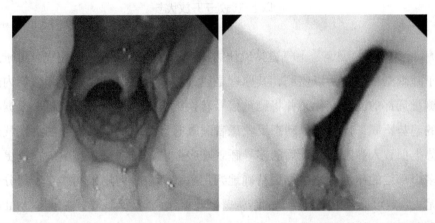

图 13-3　电子喉镜视角下一例 OSA 患者 Müller 实验，提示存在腭咽部位气道明显塌陷

**2. 置入鼻咽通气管后的多导睡眠呼吸监测**　放置鼻咽通气管后重复 PSG 检查，并与无鼻咽通气管时的 PSG 检查结果对比是确定阻塞平面的简易方法之一，有助于判断阻塞平面是位于腭咽平面以上或以下的气道，且不需要特殊设备。其原理在于通过物理手段完全开放腭咽平面及以上气道（图 13-4，彩图见文末彩插），根据呼吸事件变化的比例判断阻塞平面，如病情严重程度变化不大，则考虑阻塞平面累及舌咽或以下平面，如病情严重程度显著甚至完全缓解，则考虑腭咽以上平面是主要阻塞部位，因此有助于外科治疗方案的确定。此方法的优势在于其在睡眠情况下完成，因此较清醒状态下的检查更为准确，但局限在于可造成一定不适，且无法判定可能导致气道阻塞的结构，因此可建议与纤维 / 电子喉镜下 Müller 实验的结果相结合应用于患者的评估。

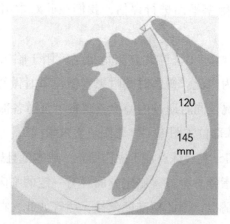

图 13-4　佩戴鼻咽通气道后睡眠时腭咽以上气道处于开放状态

**3. 上气道持续压力测定**　上气道持续压力测定由专门的设备辅助完成，可于患者睡眠前佩戴并于睡眠全程时均予以监测，其原理是通过置入上气道不同位置和食管内的压力传感器持续测量局部的压力变化，并将测量信号转换为电信号进行记录分析。根据不同部位压力变化的趋势不同，此检查可动态反映患者睡眠时导致呼吸事件发生的潜在气道阻塞平面。其优势类似置入鼻咽通气管后的多导睡眠呼吸监测，较清醒状态下的检查更为准确，且可通过多个部位的压力变化数据更精确地判定阻塞部位，但局限同样在于部分患者无法耐受，且无法判定可能导致气道阻塞的结构，因此可建议与纤维/电子喉镜下 Müller 实验的结果相结合应用于患者的评估。

**4. 睡眠喉镜或核磁检查**　睡眠喉镜或核磁检查是指在患者睡眠时或通过药物使患者处于接近自然睡眠时进行的喉镜或核磁检查，前者往往需要在药物诱导下进行，后者部分患者可在自然睡眠状态下进行。睡眠喉镜或核磁可对患者睡眠或接近自然睡眠状态下的上气道进行观察，可直观评估患者的阻塞平面及导致阻塞发生的上气道结构，因而具有较大的临床价值，能为外科治疗方案的确定提供有价值的参考，但局限在于成本相对较高，且很难在睡眠状态下全程监测。

# 六、特色治疗方案

对于就诊于耳鼻咽喉科睡眠诊疗中心的儿童或成人阻塞性 SDB 患者，专科医师应该根据患者的一般情况、查体以及检查资料给予个体化的治疗方案，在此将耳鼻咽喉科的常见治疗方案及原则介绍如下，由于儿童阻塞性 SDB 的诊治原则与成人并不完全一致，因此，将分开予以介绍。

## （一）成年患者

针对成年患者各类阻塞性 SDB，一般均认为无创且疗效确定的 CPAP 是一线的治疗方案。耳鼻咽喉科的特色治疗方案为上气道各类手术，虽有效性不及 CPAP，但极佳的顺应性使得其更易被部分患者所接受，尤其是不耐受 CPAP 的患者。针对上气道阻塞或狭窄的部位不同，耳鼻咽喉科可实施的术式较多，实施原则亦不相同，我们在此将就常见的术式及其治疗原则进行介绍。

1. **鼻腔手术** 鼻腔并非成年患者阻塞性 SDB 的主要发生部位，但鼻腔通气不佳可导致睡眠时上气道负压增加，使得咽喉部位更易发生呼吸事件，此外鼻塞可导致呼吸机更易不耐受，综上及既往的临床研究，改善鼻塞的鼻腔手术目前主要应用为单纯鼾症的尝试性治疗，以及伴有鼻塞患者为改善呼吸机耐受性的前驱治疗。

2. **腭咽部手术** 腭咽部手术在耳鼻咽喉科治疗阻塞型 SDB 最早可追溯至 1981 年，此类手术目前仍是耳鼻咽喉科实施最为广泛的外科术式，在我国开展最多的术式则为韩德民院士提出的保留悬雍垂的改良腭咽成型术（图 13-5，彩图见文末彩插），较传统的腭咽成型术相比，此术式在不影响疗效的前提下，通过保留悬雍垂可显著降低鼻咽反流以及开放性鼻音等并发症的发生率。

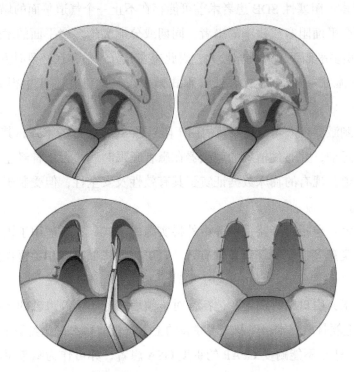

图 13-5 保留悬雍垂的改良腭咽成型术简易操作原理

腭咽部手术治疗阻塞性 SDB 的优势在于主观疗效好、耐受性极佳以及并发症发生率相对较低，但其最大局限在于客观疗效相对有限且疗效不易预测，其总体有效率在

40%～60%。筛选合适的患者实施手术对提高有效率非常重要，腭咽部手术起效的机制主要为改变腭咽部气道的解剖，因此术前通过检查评估上气道阻塞部位至关重要，仅存在腭咽部气道阻塞或狭窄的患者被认为更易从此类手术中获益。叶京英教授曾对多例接受此类术式的患者进行分析，成功建立了以扁桃体大小、舌骨位置以及睡眠时血氧低于90%的时间比例等为基础的预测系统，并证明了此系统较传统的Friedman分级更有助于高效筛选适合及不适合手术的患者，因而具有很大的临床价值。此术式的相对禁忌证则为存在其他平面阻塞的患者、过度肥胖患者、出血性疾病、明显颌面畸形以及其他全麻手术禁忌等。

因客观疗效相对较低且主客观疗效并不完全一致，对于接受腭咽部手术的患者，术后均应密切随访患者并通过PSG检查判定手术疗效，对于残余病情较重的患者，应再次接受评估决定进一步治疗方案。

**3. 舌咽平面手术** 对于阻塞性SDB患者来说，舌咽是仅次于腭咽的气道常见塌陷或狭窄部位，因此对存在舌咽部位塌陷或狭窄的患者来说，接受针对此平面的外科术式有助于更好地缓解病情。舌咽部术式较多，包括舌体或舌根射频消融术、舌中线部分切除术、舌根淋巴组织切除术、舌根或舌骨悬吊术等，当前并无统一的标准指导不同术式的选择，术前应根据检查结果及经验评估选择合适的术式。

**4. 多平面手术** 阻塞性SDB患者术前可能存在不止一个气道平面的塌陷或狭窄，因此对于评估存在多个平面阻塞或狭窄的患者，同期或分期实施多个平面的术式更有利于缓解客观病情，但同期多平面手术风险亦较大，因此应在充分评估存在必要时方可实施。

**5. 其他外科术式** 阻塞性SDB外科术式繁多，其他已在临床中得到验证的术式还包括。

（1）上气道刺激器植入术：是较新的用于阻塞性SDB治疗的术式，其通过植入肋间的感受器探查呼吸运动，并通过植入的刺激器在患者睡眠时刺激舌下神经主干，从而引起颏舌肌收缩扩大气道，现有的临床数据证实了其有效性及安全性，但受制于较高的成本，目前开展范围有限。

（2）减重手术：包括胃旁路手术等由外科实施的术式，主要适用于极度肥胖的阻塞性SDB患者，对此类患者病情的缓解非常有效，且可有效降低疾病相关慢性疾患风险及其导致的死亡率增加。

（3）颌骨手术：由口腔科实施，包括针对下颌后缩或小下颌患者的下颌骨前移术、针对面中部后缩的上颌骨前移术，以及二者联合的上下颌骨前移术，此类手术有效率极高，与CPAP几乎相当，适于不能耐受CPAP的重度OSA患者，亦可作为咽腔手术失败后的进一步方案，但由于创伤及风险相对较大，除明显颌骨后缩的患者，不建议作为一线方案。

（4）气管切开术：极为有效，但术后护理极为不便且造成患者生活质量明显下降，非OSA的常规治疗方案，适宜人群为拒绝或不耐受呼吸机、手术等常规治疗的患者，或紧急情况时。

### （二）儿童患者

儿童阻塞性 SDB 的诊治原则主要适用于 14 岁以下，尤其是 12 岁以下的新生儿及儿童，临床中最为常见的治疗方案包括两类，保守的药物治疗以及腺样体扁桃体切除术，具体实施原则分别如下。

**1. 药物治疗**　对于轻度鼾症或 OSA 患儿，有研究显示鼻喷激素及口服孟鲁司特的联合应用可显著缓解其客观病情及主观症状，尤其是伴有过敏性鼻炎史的患者。药物治疗应用的指征目前并无统一标准，欧洲呼吸学会建议的治疗时程为 6 ~ 12 周，对于同时伴有鼻窦炎的患儿可同时予以促排药物，如切诺。鼻喷激素联合口服孟鲁司特治疗依从性高，且在患儿中不良反应发生率极低，可被建议用于 2 岁以上轻度 OSA 患儿的尝试性治疗，其疗效在 2 ~ 6 岁患儿中相对较佳，尽管如此，接受此治疗的患儿仍应在治疗后严密随访，如病情无缓解或缓解不佳仍应进一步决定是否需要外科干预。

**2. 腺样体扁桃体切除术**　腺样体和 / 或扁桃体肥大是儿童阻塞性 SDB 最为常见的病因，因此对存在相应解剖异常的患儿，目前的观点均认为腺样体和 / 或扁桃体切除术是可作为腺样体和 / 或扁桃体肥大的阻塞性 SDB 患儿的一线治疗。图 13-6（彩图见文末彩插）显示的为接受腺样体切除术后患儿鼻咽部通气道明显扩大，因此病情可显著缓解。此术式的相对禁忌证则为极小的腺样体或扁桃体、合并有病态肥胖征的患儿、黏膜下腭裂、出血性疾病以及其他全麻手术禁忌。

在具备适应证的 OSA 患儿中，此手术的客观治愈率可达 75% ~ 80%，且患儿的症状及合并症均可在术后得到显著的缓解，包括打鼾、白日嗜睡、注意力不集中、生长发育迟缓以及潜在的心血管疾患等。在给予患儿家属治疗建议时，如患儿保守治疗无效，应建议其早期接受手术治疗，以使得疾病对患儿的危害降到最低。尽管如此，术后仍应对患儿密切随访，如症状持续、复发、或患儿体重显著增加，应再次建议患儿进行评估决定是否需要进一步治疗及潜在的治疗方案。

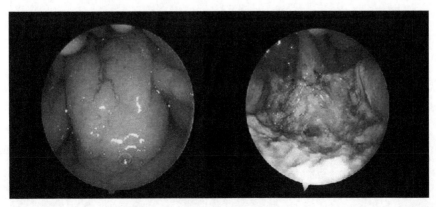

图 13-6　腺样体肥大患儿鼻咽部狭窄（左），腺样体切除术后鼻咽部气道通畅（右），因此病情可显著缓解

**3. 其他外科术式**  合并有其他解剖异常的患儿可根据其查体或检查情况选择其他针对性的外科术式，目前应用临床中的儿童阻塞性 SDB 治疗的其他常见术式及适应证如下。

（1）声门上喉成形术：适于排除其他解剖异常，存在喉软化症并考虑喉软化症为主要病因的患儿，多见于 0 ~ 2 岁的此类患儿。

（2）舌咽平面手术：最常应用的为舌根淋巴组织切除术，其他还包括舌部分切除术以及舌悬吊术等，适于阻塞平面评估存在舌根平面阻塞的患儿，多见于腺样体和 / 或扁桃体切除术后仍未完全缓解的患儿。

（3）颌骨术式：适于存在明显颌骨畸形的患儿，为颌面外科的常用外科方案。

（肖水芳执笔，叶京英审校）

# 第十四章　口腔疾病睡眠医学中心的发展与建设

ICSD-3 中将睡眠疾病总分为六大类，口腔疾病睡眠医学中心涉及部分目录下多种睡眠相关疾病。其中多为睡眠呼吸障碍性疾病患者，以鼾症和 OSA 患者居多。

成人 OSA 的发生与颅颌骨框架大小（如上下颌骨）、颅面软组织量和位置（如软腭与舌）、上呼吸道开放肌功能状态和中枢对肌肉的驱动和调节能力以及头位等因素密切相关。儿童 OSA 方面，2007 年国内专家提出了腺样体扁桃体肥大的多学科序列诊疗模式，积极在国内多学科平台倡导，认为呼吸模式与颌面部发育密切相关，指出腺样体扁桃体肥大是儿童期呼吸模式改变和病理性口呼吸的主要原因，是造成后天性牙𬌗面畸形的元凶之一。

由于睡眠疾病的全身性，口颌系统既可能是病因，也可能受累导致症状和体征。口颌系统与睡眠病情之间存在相互作用和影响。随着睡眠医学的发展，在睡眠相关肢体运动障碍、睡眠障碍等方面，口腔诊疗与睡眠疾患的关联将进一步拓宽和深化。

睡眠相关的口腔颌面部疾病谱主要包括以下几个方面。

（1）与鼻呼吸功能障碍有关的口呼吸患者及继发性牙𬌗面畸形，多见于儿童腺样体和 /或扁桃体肥大患者。

（2）口腔颌面部先天性发育畸形，如颅缝早闭相关综合征（如 Crouzon 综合征、Apert 综合征、Pfeiffer 综合征等）；唐氏综合征（Down 综合征）；脐疝巨舌巨体综合征（Beckwith-Wiedemann syndrome）；第一、第二鳃弓综合征、Pierre Robin 序列征、Treacher Collins 综合征等。

（3）口腔颌面部后天性牙𬌗面畸形，如外伤、炎症等造成下颌骨发育中心发育受阻导致的颞下颌关节强直及小下颌畸形（俗称"鸟嘴畸形"）；外伤等各种原因继发的下颌骨缺损及后缩畸形；口咽部及口底组织肿瘤性占位导致的上气道呼吸功能受限等。

（4）鼾症、夜间呻吟症、上气道阻力综合征等睡眠呼吸障碍类疾患。

（5）睡眠磨牙等睡眠相关肢体运动类疾患。

（6）颞下颌关节紊乱导致的睡眠障碍，以及睡眠障碍导致的颞下颌关节肌筋膜痛症状加剧。

（7）其他口颌系统与睡眠疾病的交叉领域。

针对上述范围开展口腔睡眠医疗服务的口腔专业科室，鼓励拓展业务，建设口腔睡眠医学诊疗中心。

伴发睡眠疾患的口腔颌面部疾病谱人群，有着口腔特色的诊断和治疗手段。建立为口腔各专业服务的睡眠监测室 / 睡眠中心就成了工作的第一步。睡眠中心一般要求可以为患者实施多导睡眠监测并对睡眠疾病做出正确的诊断。不论采用睡眠实验室多导监测，还是居家睡眠监测，与其他专业建立的睡眠中心相似，需要进行专业的人员配备、技术培训、设备及场地设置，需要有一整套的制度规章、质量控制办法、应急感染措施及病案管理办法。需要睡眠中心的医师根据监测结果，结合病史及临床症状给出针对性的治疗或建议。

# 一、制度规章

睡眠中心所有人员、设备和管理须遵从国家、各级卫生管理部门、医院的相关法律法规。鼓励结合实际，建立本中心符合睡眠诊疗规律的管理办法。如《医院感染管控措施》《医疗危重情况急救流程》《多学科会诊申报流程》《睡眠中心各类各级人员职责规定》，包含但不限于以上内容。

# 二、人员设置

包括睡眠中心主任（负责人）、各级医师、护士/护师、睡眠技师、卫生管理人员、设备及信息维护人员等。作为口腔睡眠中心，能够提供至少一种口腔诊治手段，鼓励提供口腔正畸、口腔正颌、口腔放射、儿童口腔、口腔修复等多个口腔学科角度开展睡眠医疗服务。

**1. 睡眠中心主任的岗位要求**

A. 具备副主任医师（含）以上医疗职称，鼓励具有博士学历者担任。

B. 掌握至少一种口腔睡眠医学技能，了解睡眠医学全貌，鼓励接受高水平的睡眠医学教育培训，通过定期睡眠医学继续教育保持知识更新。

C. 医德师德良好，具有较好民主作风和组织能力。

**2. 口腔睡眠医师岗位要求**

A. 具备医师资质。

B. 掌握至少一种口腔睡眠医学技能，了解睡眠医学全貌，鼓励定期接受一定资质水平的睡眠医学教育培训。

C. 具有多学科意识和良好合作性。

**3. 睡眠技师岗位要求**

同前述章节。

**4. 护士岗位要求**

A. 具备护士资质。

B. 掌握相应口腔科室的护士岗位职能，鼓励全面了解口腔睡眠诊疗及睡眠医学知识。

**5. 行政后勤保障人员岗位要求**

A. 熟悉规章制度，能进行适宜处置。

B. 认真负责，能够执行医嘱，完成信息维护、设备维护、院感控制等相应工作。

C. 可以兼职，鼓励有条件的口腔睡眠中心设置专人岗位。

# 三、仪器设置

完成口腔睡眠医学诊疗需具有的仪器装置有：睡眠监测所需设备、口腔矫治所需设备、口腔正颌手术所需设备、口腔放射所需设备等。

**1. 睡眠监测所需设备** 口腔睡眠中心在患者监测方面的要求与呼吸科、耳鼻喉科基本相同，设备要求基本同前述章节。根据各医院条件，可为以下不同层级。

A. 中心睡眠监测

患者在医院睡眠中心进行整夜多导睡眠监测。设备应包含但不限于口鼻气流、血氧、胸腹呼吸、脑电、肢体运动、音频、咀嚼肌电的导联。

B. 居家睡眠监测

便携式睡眠监测装置，包含但不限于口鼻气流、血氧等指标。

C. 远程睡眠监测

鼓励开展结合计算机网络技术的远程睡眠监测，作为慢病长期管理手段。

**2. 口腔矫治所需设备**

A. 至少包含体位调节、慢速机头、水气三用枪的牙科用椅。

B. 印模调拌、石膏灌注或口腔扫描所需装备。

C. 技工室相应设施。

**3. 正颌手术所需设备**

A. 病房护理设施。

B. 手术室相应设施。

C. 复苏室相应设施。

**4. 口腔放射检查所需设备**

A. 头颅定位侧位片拍摄系统。

B. Conebine CT 扫描系统。

C. 鼓励其他例如颞下颌关节检查影像系统、全口曲面断层片等拍摄系统。

**5. 其他口腔检查设备** 鼓励建设口颌咀嚼肌肌电测试，下颌关节运动轨迹测试，鼻咽纤维镜、鼻塞力、鼻气流量等检测实验室。

# 四、质量控制

1. 各级人员的岗前培训、继续教育认证及定期考核。

2. 中心内监测与治疗的标准化流程、问题反馈及疑难病例讨论。

3. 中心外监测与治疗的标准化流程、问题反馈及疑难病例讨论。

4. 其他：多学科会诊；患者随访。

## 五、场地设置

根据各中心开展的相应医疗服务，设置于适宜的场所，鼓励独立空间下组建口腔多学科的睡眠诊疗中心。

**1. 睡眠监测场地**　于医院睡眠医学中心进行的睡眠监测，宜区分患者及家属访视区、独立监测病室、监测中控室和值班人员休息室。

**2. 睡眠门诊场地**　符合各口腔门诊就诊流线要求，宜区分候诊区、就诊口腔操作隔间等不同功用空间。

**3. 门诊辅助用房或场地**　采集印模、灌注模型，或口腔 3D 扫描，因水电特殊要求宜有单独场地，以上包括口腔消毒供应中心一起，可以共享其他口腔科操作的设施和场地。技工操作因水电通风要求宜独立在医疗区域之外设置。放射影像、咀嚼肌电、下颌运动轨迹、鼻咽纤维镜、鼻塞力和鼻气流量等宜独立用房并按照设备要求设置。

**4. 手术及护理、复苏场地**　按照口腔颌面外科病房、复苏室、手术室常规要求设置。

**5. 人员用房**　按各医院条件，设置办公室、资料室、更衣室等。

## 六、病案及医疗资料管理

口腔睡眠医学中心涉及的医疗资料包括但不限于以下所述，管理要求遵循各级医疗卫生部门和医院的管理规定。

**1. 病案资料**　门诊病历及住院病历按照各级医疗卫生管理部门颁发以及所属医院制定的规范进行书写和管理，由于睡眠疾病的长期性特点，鼓励建立永久病历保存于医院而不是临时病历仅在患者手中保存。

**2. 影像资料**　口腔睡眠医学的特色之一为影像学分析，鼓励建立长久保存于医院的影像资料库。

**3. 睡眠监测数据**　整夜睡眠监测数据为多生命信息的医疗大数据，鼓励依照各中心条件，依照一定目次建立长期存档，原始数据及诊断报告在符合医学伦理原则下进行妥善保管。

**4. 其他医疗资料**　其他涉及医疗检查产生的数据，参照上述原则进行保存。

## 七、应急与感染管控

睡眠疾病有一定危及生命的风险性，睡眠监测及口腔诊疗操作涉及一定医院感染风险，所以口腔睡眠中心应严格把握和遵循涉及安全的管理制度，做好人员培训，建立监控与奖罚措施。

**1. 紧急医疗风险防范**　对睡眠患者的全身状况及病情状况进行睡眠监测前和 / 或治疗前的充分评估，不具备抢救能力的医院，建议不要收治具有一定风险的危重睡眠疾病患者。对于有抢救条件的医院，口腔睡眠中心也要十分慎重收治有预警的患者，建议推荐更具备资质的睡眠中心进行救治。

此外，对于一般中重度患者，要落实睡眠监测风险管控措施，实施分夜监测及治疗等手段。做好人员的警觉意识培训，鼓励开展学习和演练。

2. **长期医疗风险管控**　睡眠疾患多为长期慢性发展疾患，要建立和完善病例随访制度，关注口腔治疗方法的稳定性，提供定期维护和监测。口腔睡眠中心要拓展知识范围，建立大医学视野，视患者病情发展提供多学科诊疗建议，及时更换个性化诊疗方案。

3. **院内感染防范**　严格执行医院感染管控规定和措施。对涉及口腔操作、侵入性操作要遵循相应器械与人员消毒办法，对口腔喷溅操作要做好医患双方的相应保护。门诊治疗中未能提供相关感染检验结果的患者，按照感染患者的要求进行资料采集和口腔操作。

# 八、人员培训

1. **口腔睡眠医学中心固定成员的培训与管理**　口腔睡眠医学中心成员包含医、护、技等，除具备本专业知识和技能要求以外，还要求一定的相关睡眠医学知识和技能。上岗前应具备一定睡眠医学知识储备，到岗后每年参加睡眠医学相关继续教育培训。鼓励年度继续教育项目的培训占比 50% 以上。鼓励各口腔睡眠中心根据自身条件，设置考核办法。

2. **口腔睡眠中心流动人员的培训与管理**　口腔睡眠中心的流动人员包括大学生临床前期学习、睡眠专科医师培训、进修医师培训等，按照住培、规培标准进行，鼓励开展全面的口腔睡眠医学教育。

3. **其他相关人员的管理**　参照医院规定管理，在口腔专科医院宜加强睡眠医学相关知识培训。

# 九、患者权利及义务

口腔睡眠医学中心的患者同医院接受其他诊疗的患者一样具有相应的权利，如知情同意权、隐私保护权、接受公共卫生服务及医疗救治的权利等。

由于睡眠疾患的慢病长期性特点，患者须被告知随访的必要性。鼓励患者为促进新兴医学学科，在赫尔辛基原则下配合睡眠中心开展探索性医疗。

# 十、口腔疾病睡眠中心特色

## （一）口腔特色的睡眠医学相关诊断技术

1. **头影测量分析**　头影测量为基于专属影像装备、特定拍摄技术条件、国际统一影像定点和分析体系、区域人群正常值的一种二维影像技术，可以获得颅面、上下颌骨、上气道及周围组织的矢向图形，并进行定量 / 半定量分析。由于拍摄时具备较好的固位条件，故可用于个体牙𬌗颅面发育评估和前瞻性队列观察。

2. **咀嚼肌肌电及下颌运动轨迹分析**　进行睡眠磨牙等睡眠疾患的诊疗时，可结合咀嚼肌肌电和下颌运动轨迹测试，对咀嚼肌和颞下颌关节的功能进行分析。

3. **其他**　口颌系统其他特色检查技术。

### （二）口腔特色的睡眠医学相关治疗手段

1. **成人口腔矫治器**　通常应用于睡眠呼吸障碍的一大类口腔可摘矫治器，曾以作用部位分成下颌前移型、舌牵引器和软腭作用器，现根据疗效和临床操作，以是否个性化、是否可调，分成四个层次的类型：非个性化非可调式、非个性化可调式、个性化非可调式、个性化可调式，疗效和耐受程度依次加强。

口腔矫治器通常认为是鼾症和轻中度阻塞性睡眠呼吸暂停的首选疗法，是不能耐受CPAP 的重度 OSAHS 患者的替代疗法。是一种疗效相对稳定、相对舒适、安全可逆、相对简单方便的保守疗法。与持续正压通气疗法相比，在治疗偏重度的 OSAHS 的有效把握降低，但是患者接受度和长期耐受性好，在缓解并发症、提升患者生活质量等评估方面多数未见明显差异。

口腔矫治需要在经历睡眠医学培训的口腔正畸医生处开展，完成矫治器的设计、制作和佩戴指导，需要在口腔睡眠医生和内科睡眠医生的共同指导下进行患者的长期随访。

2. **成人正颌手术**　通常应用于阻塞性睡眠呼吸障碍，以多种正颌手术和牵引成骨技术，通过外科截骨手段实现上下颌骨位置、体积和形态的改变，以及上气道伴随骨性框架结构的有益改变。包括颏成形术、舌骨悬吊术、上颌前徙术、下颌前徙术、双颌前徙术等多种术式。临床研究认为，双颌前徙术（maxillo mandibular advancement，MMA）是各种OSA 手术失败后续治疗的终极手段和针对严重成人 OSAHS 患者的重要方法。

3. **儿童口腔矫治器及肌功能训练**　儿童口腔矫治器主要应用于儿童病理性口呼吸和阻塞性睡眠呼吸障碍类疾患。多种口腔装置在儿童生长发育阶段，可以通过调整牙𬌗面发育，从而改善上气道呼吸功能状况。主要手段有上颌扩弓、下颌前导和上颌前方牵引。

口颌系统的肌功能训练，对保持牙弓和颌骨的协调发育，对维护上气道的通畅，有建立良好功能生态的作用，主要包括唇肌训练、舌位训练和经鼻呼吸训练。

## 十一、口腔睡眠医学中心的诊疗流程及原则

### （一）睡眠疾病患者 / 患儿的诊疗流程

对于到访口腔睡眠中心的患者，需在病史采集和临床检查等之后，拟定问题清单，得出全面诊断，给予个性化治疗方案并初步做出预后判别，在患者或患儿监护人知情同意和自主选择的基础上进行相应的治疗。

1. **病史采集**　主要通过患者主诉加病史询问获得。对相关症状的有无，例如 OSAHS相关的打鼾、憋气、白日嗜睡、精神欠佳等，睡眠磨牙症相关的夜间磨牙声、头痛、肌肉疼、颞下颌关节疲惫等，对其持续时间、严重程度、诱发因素，有无伴随症状或疾病，疾

病的既往演变与治疗情况，其他科室相关检查及其结论等进行记录。儿童患者还应询问认知能力、学习能力、夜间腿动现象、口呼吸、牙殆发育情况等；注意全面问询患儿睡眠时间、睡眠环境、睡眠姿势、睡眠质量等。

2. **问卷量表**　对相关疾患进行问卷量表检测，如 OSAHS 使用 Epworth Sleepiness Scale（ESS）量表进行嗜睡程度的判别，对睡眠呼吸障碍儿童进行儿童睡眠量表的评测等。患儿年龄过小时应由患儿家长或监护人完成。

3. **临床检查**　住院患者 / 患儿，常规记录一般状况、体格检查、生命体征、全身并发疾病表现等。儿童患者特别要注意生长发育状况。

口腔颌面专科检查，包括是否存在头颅畸形、上下颌骨的发育及位置关系、外鼻发育及鼻腔的通畅情况、口咽部组织肥大及占位情况、软硬腭外形及与舌体的位置关系、牙列咬合关系、舌体大小及位置、口唇外形、语音情况、颞下颌关节状况、牙齿缺失、牙体磨耗缺损及修复、牙龈牙周状况等。

4. **睡眠监测**　根据睡眠医师的处方要求，对患者进行实验室 PSG 或便携睡眠监测的预约安排，宣教睡眠监测基本知识与注意事项。

轻症、不伴有复杂并发症的 OSAHS 患者可预约便携睡眠监测（指睡眠中心外监测，OCST），可在患者家中完成。而伴发其他疾病（如肺部疾患、心脏疾患）或有潜在手术指征的成人 OSAHS 患者，伴有先天性畸形的患儿，过度肥胖患儿，需要手术治疗的成人和儿童患者，一般建议在睡眠实验室完成多导睡眠监测，形成包括睡眠分期、呼吸事件、心脏事件、腿动事件等的睡眠报告。

考虑到患儿对监测的配合度和成本的可行性，并非所有儿童 OSA 疑似患者都需要在治疗前进行睡眠监测，但需专业的睡眠医师检查后决定。

5. **影像学检查**　初诊时一般常规拍摄头颅定位侧位片、曲面断层片，或经由 CBCT 转换生成相关影像。根据需要，如正颌术前患者加摄头颅定位正位片、颞下颌关节 CT；某些拟采纳口腔矫治器患者加摄下颌最大前伸位侧位片、/i/ 音位片；对怀疑存在占位性病变的患者拍摄气道 CT，对上气道进一步行定量评估。

有条件的口腔睡眠诊疗中心，也可以使用磁共振或动态磁共振检查，对气道周围软组织情况的显示和评估更有帮助。

6. **其他检查**　鼻咽镜检查：对有条件的口腔睡眠诊疗中心，建议开展常规鼻咽镜检查，特别是对腺样体肥大的患儿，对清醒状态下患者的鼻腔、鼻咽部、口咽部及喉咽部进行直视下镜检，评估鼻甲、鼻中隔、腺样体、扁桃体、舌根及会厌部情况；药物诱导下睡眠内镜检查（drug induced sleep endoscopy，DISE）是指使用药物诱导睡眠，对睡眠状态下患者的上气道情况进行直视下的动态镜检，是最接近患者真实睡眠状态下的一种检查方法，可以对上气道的塌陷情况进行定性或半定量的分析。儿童对清醒下鼻咽镜检查的耐受可能有限，对年龄偏小或病情复杂的患儿，药物诱导下睡眠内镜检查可能更为合适。

食管压动态监测：对有条件的口腔睡眠诊疗中心，也可以使用食管压动态监测系统（如 AG 系统）通过监测睡眠状态下食管压的变化，判断出发生塌陷或狭窄的主要部位，是一种阻塞定位检查。

有条件的口腔睡眠中心，可实施鼻塞力、鼻气流量等检查，判断上气道阻力情况。

涉及睡眠磨牙症等，可开展咀嚼肌肌电图、颞下颌关节运动轨迹图等测试。

**7. 诊断及病因分析** 不仅需要满足 ICSD-Ⅲ 的睡眠诊断，而且需要满足首诊负责制，列出口颌系统问题清单。

A. 睡眠相关诊断 结合症状，依据 AASM 的标准，做出睡眠疾病分类诊断。

B. 口颌系统诊断 根据病史、体征和临床检查，做出颅面结构、牙列咬合、牙体牙周及颞下颌关节状况等状况判断。

C. 上气道及周围结构诊断 根据影像及其他相关检查，对上气道通畅情况、咽淋巴腺体占位、软腭及舌体、舌骨的情况进行判断。

D. 其他相关情况 如患者体重、并发症、体位依赖、焦虑或抑郁状况等；患儿生长发育水平、阶段，认知功能，情绪控制能力等。

**8. 治疗建议及方案** 针对患者睡眠疾病诊断和问题清单，结合患者实际，提出全面解决方案建议。对于适宜口腔治疗的患者评估后给予口腔干预措施。

**（1）医疗指导：** 对成人睡眠呼吸障碍提出包括戒烟戒酒、体位疗法、饮食或锻炼减重、苯二氮䓬类药物调整处方等配合方法。对轻度、非肥胖且体位相关性明显的睡眠呼吸暂停患者，体位疗法可推荐使用；对肥胖患者，可建议饮食控制、运动或药物控制的方法减轻体重，减轻 OSA 的严重程度；一些鼻塞严重的患者，可配合使用鼻喷激素减轻鼻腔阻力，特别是伴发过敏性鼻炎的儿童，可采用保守治疗局部适用鼻喷激素加口服抗过敏药物（如白三烯拮抗药物孟鲁斯特）。

对适宜患者提出药物疗法、氧疗、UPPP 手术、鼻扩容手术、无创 CPAP 等医疗建议。对于存在鼻中隔偏曲、下鼻甲肥大明显致鼻阻塞严重的患者，推荐耳鼻喉医生给予鼻中隔矫正手术、下鼻甲消融外移术等。对于重度肥胖伴重度 OSA 的患者，保守治疗无效可建议行减重外科手术（如腹腔镜胃袖状切除术、腹腔镜胃旁路术、腹腔镜胆胰转流及十二指肠转流术），需要减重外科医师的会诊与专业意见。在紧急情况下可采取气管切开术解除上气道阻塞挽救患者生命。

**（2）口腔矫治器及不良习惯纠正：** 成人 OSAHS 适应证包括以下几点。①成人轻中度 OSA 和鼾症患者；②无颞下颌关节紊乱综合征者；③无张口受限或显著鼻塞患者；④无严重牙周疾病或缺牙过多矫治器较难固位者；⑤与手术或 CPAP 联合使用治疗重度 OSA。禁用于中枢性睡眠呼吸障碍、严重颞下颌关节紊乱，或牙殆发育未完成的未成年人。慎用于前牙咬合偏浅的年轻人。

儿童 OSAHS 适应证包括以下几点。①上颌牙弓缩窄，后牙覆盖浅或反殆；②下颌后缩，前牙超覆盖；③符合轻中度阻塞性睡眠呼吸障碍；④存在影响睡眠呼吸功能和面型发育的不良习惯。儿童一般需要进行综合序列治疗，包括口呼吸不良习惯的纠正（如唇肌功能训练、舌姿势位训练、前庭盾等）、上颌扩弓治疗以及各种功能矫治器的使用等，需要专业的口腔正畸医生针对患儿具体存在的某一种或几种牙𬌗畸形，给出具体的治疗建议并定期随访。特别强调的一点是此类 OSA 患儿一般年龄较小，治疗效果对患儿的配合度要求很高，需要家长给予足够的重视，才会有比较好的治疗效果。

其他睡眠疾患矫治，例如睡眠磨牙、夜间呻吟症等的口腔矫治，与上述 OSAHS 类似，同样需满足矫治器设计需要的条件。

临床路径是对适宜患者采集印模灌注石膏印模，或采取 3D 口腔扫描获得数字化图像，进行口腔矫治器规范化制作。经过临床试戴和调整，完成口腔矫治器椅旁操作。

（3）**软组织手术治疗：**引起儿童 OSA 的主要原因是腺样体和 / 或扁桃体肥大，对于腺样体扁桃体肥大且临床症状明显的 OSA 患儿，应首选腺样体扁桃体切除术。特别是保守治疗效果不明显的情况下，应积极手术干预，不宜保守观察。

成人也可结合正颌手术，对存在扁桃体肥大的患者，可同时实施扁桃体切除术。对存在巨舌病变，引起严重舌后坠导致 OSA 的患者，可依情况行舌中份切除成形术或舌根部部分组织射频消融术。

对于患有巨舌症的患者，在明确先天性 / 后天性及疾病病因的基础上，采取巨舌减容、舌根淋巴组织切除或其他治疗全身性疾病的方法，改善舌体外形的同时，增进呼吸功能。

（4）**骨组织手术治疗：**对于中青年、并发症较少、全身状况良好的中重度 OSAHS，特别是伴随颅面骨性畸形，无法耐受正压通气治疗且存在下咽为主的狭窄或阻塞，可考虑行正颌手术。也适用于其他手术治疗失败又无法耐受正压通气的上下颌骨发育畸形继发 OSA 的患者。对于伴有严重下颌畸形或关节强直的儿童 OSA，可采用牵引成骨手术。

颌骨手术创伤相对较大，禁忌证包括：①严重全身性疾病患者；②手术区域存在急性炎症的患者；③有严重抑郁、焦虑等精神疾患的患者；④有其他常规手术禁忌的患者。

未成年患儿宜针对具体情况开展硬组织手术治疗。如狭颅症（如颅缝早闭综合征）、小颌畸形患儿需要多学科综合序列治疗，OSA 的治疗只是其中一环，一般需要通过手术干预（牵引成骨、正颌外科技术）解决睡眠呼吸障碍的问题，配合口腔正畸技术，达到相对完善的治疗效果。对于腭中缝区已接近闭合的青少年，骨支持式扩弓器的安装和使用一般需要手术介入，有时还需配合上颌截骨手术。

（5）**围手术期事项：**围手术期出血、气道风险是 OSA 手术最常见的并发症，所以需要充分的术前准备、精细的术中操作、严格的术后管理，需要手术、麻醉及相关护理人员的密切配合。

特别强调的是，对于重度 OSA 患者，若长期缺氧，术前常规使用无创正压通气 3 ~ 7d，血气基本正常后再进行手术；术后常规带气管插管进重症监护室（ICU）观察 1 ~ 2

晚，气道风险解除后方可拔管返回常规病房。对于儿童患者，术后镇痛措施和饮食管理非常重要，术前要与家长做好充分的沟通。

对于重度 OSAHS，合并症明显（如白日嗜睡、情绪障碍，合并心脑血管疾病、糖尿病，重叠综合征），需要结合患者情况，经过自动或人工压力滴定后，为患者选择合适的呼吸机治疗模式和治疗压力。

**（6）治疗后随访：** 不管是采用何种治疗方法，应常规对 OSA 患者进行治疗后随访。正颌手术建议随访间隔为 1、3、6、12 个月至更长时间。正畸治疗建议主体治疗结束后每年 1～2 次随访。

随访内容包括：治疗疗效（主观指标和客观指标），决定是否更换或调整治疗方式，患者的增龄变化或患儿的全身和颅面系统生长发育情况。

随访资料用于长期个性化管理睡眠疾患，亦用于总结治疗经验，为更多 OSA 患者提供治疗依据。

特别强调的是，多数 OSA 患者，可能需要多种方法联合治疗，需要在多学科协作的基础上，为患者提供更加个体化更加有效的治疗建议。

## （二）原则

**1. 全身观念与大医学原则** 睡眠医学已突破单一器官、单一系统的传统医疗范畴，口腔睡眠医生在提供口腔诊疗的时候，一定要有全身观念，关注患者整体表现，实践"生理-心理-社会"的医疗观察与干预。

**2. 个性化设计与精准治疗原则** 睡眠疾患的病因往往是多元而复杂的，症状、体征和危害也往往是多器官、多系统的，所以诊疗需要考虑患者个体因素，选择最为适宜的个性化方案，并考虑多种手段多管齐下。

**3. 长期随访原则** 睡眠疾患多为长期慢性疾病，并有增龄加重改变，医疗干预需落实长期随访和管理，特别是保守疗法，要检查口腔矫治器的固位和适合度。

**4. 多学科合作原则** 每一种睡眠疾病的治疗手段均有其优缺点，宜扬长避短，善用组合。另外，需要学习利用多学科的检查结果，深入了解患者的特殊性，提供更为经济适用的治疗。

（于雯雯执笔；高雪梅、卢晓峰审校）

## 第十五章 精神疾病睡眠医学中心的发展与建设

根据流行病学调查结果显示，慢性失眠障碍的患病率在 6%~30% 之间。我国普通成年人群中失眠的患病率在 9.2%~11.2% 之间。睡眠障碍既作为一项显著损害患者功能及生活质量的临床表现，又可以独立存在与精神障碍共病。相关科室门诊常可见到因失眠问题主动求医的患者，显然失眠已经成为最常见的跨学科睡眠疾病，Chung Ka-Fai 等人在一项跨文化（美国 - 香港）的对比研究中，使用了三种诊断标准来综合评估失眠障碍的分布，发现差异并不明显，提示不同文化背景下均存在失眠障碍。

中国精神卫生调查（CMHS）在中国除港澳台地区的 31 个省、自治区及直辖市，对 32 552 人完成了调查。排除痴呆后，六大类精神障碍（心境障碍、焦虑障碍、酒精 / 药物使用障碍、精神分裂症及相关精神病性障碍、进食障碍、冲动控制障碍）的加权 12 个月患病率为 9.3%，加权终生患病率为 16.6%。由此可见，中国精神障碍的患病率还是相当高的。在这部分患者当中，存在睡眠障碍的人并不少见。以抑郁障碍为例：抑郁障碍作为最常见的精神障碍，根据最近两项大型的流行病学调查显示我国抑郁障碍的终身患病率达 6% 左右。失眠可独立于精神障碍（抑郁障碍）和躯体疾病而出现。目前的证据偏向于支持失眠和抑郁障碍之间存在双向病程关系，即失眠可预测将来抑郁的发生及抑郁可预测将来失眠的发生。另一方面，失眠可预测抑郁障碍的复发和迁延不愈。说明失眠与抑郁障碍之间在症状层面及疾病层面上均具有密切的联系。

因此，成立精神疾病睡眠医学中心可更高效地筛选共病精神障碍相关人群，有助于予以更为有效的诊疗，为精准医学铺上一条更加可期的道路。

## 一、场地条件需求

根据睡眠医学中心环境指南要求，一个完备的睡眠中心应设有中心监控室、睡眠监测室，以及候诊间、医师诊疗间、患者休息室、技师休息室、工作人员更衣室、储藏室、卫生间等配套设施。精神疾病睡眠医学中心内的房间设置还应包括心理治疗室和物理治疗室。应将各房间设置在同一楼层，该楼层内有公共卫生间。根据机构中心的场地条件，可按照房间日间或夜间使用功能，适当合并使用，以节约场地面积。

1. **睡眠中心** 具体配置详见第一章。

2. **心理治疗室** 心理治疗室场地设置的一般要求为安静隔音、明亮舒适、便于来访，但出入不明显。房间内布置以简洁、温馨、舒适、安全，符合不同年龄来访者特点为原则。根据来访者数量及目的的不同，心理治疗室可分为个体治疗室和团体治疗室。

（1）**个体心理治疗室**：个体心理治疗室承担一对一的个别心理咨询及治疗或者一对多的家庭心理治疗。个体心理治疗室在睡眠医学中心可用于进行精神科心理测量评估，睡眠日记分析，个体化认知行为治疗等。

**（2）团体心理治疗室：** 团体心理治疗是团体情境下进行的一种心理咨询形式。睡眠医学中心的团体治疗室作为开展团体认知行为治疗的场所，也可以作为睡眠医学健康宣教的场所，面积为 50~60m$^2$，配有可以挪动的桌椅，提供蒲团或瑜伽垫，配有空调和多媒体影像设备，并配备有相关团体心理辅导活动器材。

**3. 物理治疗室** 物理治疗室场地设置的一般要求为安静隔音、明亮舒适，用于进行重复经颅磁刺激治疗、光照治疗、非侵入迷走神经刺激及脑电生物反馈治疗等。场地大小根据中心配备的设备和病床数决定，一般不小于 6m$^2$，至少配有治疗床位，各床位之间设置屏风或隔帘。

## 二、人员设置及要求

睡眠中心的人员配置包括睡眠中心负责人（主治医师或主治以上执业医师）、精神科专科医师、睡眠医师、睡眠技师和技师长、心理治疗师、物理治疗师和护士。

**1. 睡眠中心负责人** 其中负责人应具有主治医师或以上资格的专业职业医师。具有临床医学、精神病学及睡眠医学专业背景，掌握必要精神疾病诊断、治疗原则，并熟悉 PSG 判断分析方法以及睡眠基础生理医学知识，还需具有鉴别其他常见躯体疾病所致睡眠障碍的能力，对精神障碍患者的睡眠问题制定具体的诊疗方案，特别是对疑难、危重症的诊断、鉴别诊断及治疗。

此外还需把控睡眠中心各项操作的规范性与安全性，制定和完善相关工作流程与制度准则。制定和完善 PSG 检查和分析质量控制制度。负责人还需负责中心未来发展、规划，积极参加学术会议，掌握最新动态，扩大本学科诊疗范围，提高医疗质量、社会效益与经济效益，培养专科人才。

**2. 精神科专科医师** 专科医师负责门诊患者的收治与住院患者的临床管理；了解患者精神疾病病史与睡眠障碍相关症状，询问病史，并书写医疗文书；依据患者主诉得出初步诊断与鉴别诊断，负责诊治方案的具体实施，并就精神疾病予以规范治疗；配合睡眠医师，共同诊治精神障碍患者的睡眠障碍。

**3. 睡眠医师** 睡眠医师需具有睡眠医学背景，掌握和熟悉睡眠相关疾病的诊断与治疗原则。实际工作中，主要负责患者睡眠相关问题的诊断，为睡眠技师的具体监测指定方向，并就最终睡眠问题给予治疗意见。精神科专科医师也可以同时是睡眠医师。

**4. 睡眠技师和技师长** 睡眠技师需要具有较高的专业素养，能自行解决和处理检查过程中的常见问题。主要工作是负责 PSG 监测全程的工作，提供准确的 PSG 监测结果，以协助睡眠医师进行正确的诊断及治疗。

PSG 监测前，技师需整理和分析患者临床信息；确认所需临床文件（各种表格、问卷等）均已完善；了解患者现病史、既往史、用药情况、精神状态、意识状态、生命体征、有无特定睡眠疾病的症状体征、有无禁忌证及注意事项，并予以详细记录；进一步明确检查目的、过程中需观察记录的指标；通过上述资料初步分析监测过程中可能出现的危急情况，并告知患者及家属。启动和校正检查设备。准备检查所需物品。

患者到达后，向患者解释PSG检查过程，开始安装电极，测试并调整设备，开始监测。

PSG监测过程中，技师应密切观察并记录监测过程中的参数、设备工作状况、患者生命体征、异常及危机情况，若患者在监测过程中出现可能危及生命安全的情况，技师应立即停止检查并呼叫精神科专科医师，与之一同参与抢救。

PSG监测结束后，需唤醒患者，记录开灯时间；进行监测后定标；拆除、清洗电极；完成检查后的问卷调查，并记录相关资料。

技师长应为经验丰富的Ⅱ级睡眠技师，他在整个睡眠中心的质控方面起重要作用。职责在于接待患者咨询、随访已接受诊治的患者、受理来自院内院外的PSG检查申请单、组织PSG图谱判读及睡眠技师的轮值班、掌握质控标准（不同技师PSG监测及判读的异同性等）、负责仪器故障维修、归档病历、管理病案及日常耗材等。需对患者观察或治疗过程中出现的问题及时做出判断，并协助医师解决相关问题。此外，技师长还需协助睡眠中心负责人完成科研工作，负责调配研究项目人员等。

5. **心理治疗师**　心理治疗师应掌握睡眠相关心理治疗方法及量表评估方法，负责患者睡眠量表分析及患者的心理治疗，心理治疗分为个体治疗与团体治疗。目前认知行为治疗、正念治疗均证明对睡眠障碍患者具有很好的疗效。药物治疗之外，配合适当的心理治疗可帮助患者获得更明显的治疗效果，也可帮助患者社会功能的尽早恢复。

6. **物理治疗师与护士**　物理治疗及护理在精神障碍相关性睡眠障碍患者的康复过程中必不可少，目前研究已提示多种物理治疗对睡眠障碍有较好的疗效，而更为全面的护理也能让患者获得较好的心理体验。并且对精神病患者实施综合护理干预，能够有效改善患者的睡眠质量，对于精神病治疗具有一定的促进作用。临床工作中，物理治疗师主要负责患者物理治疗方案的制定与具体的实施，治疗后对患者疗效进行随访，及时调整治疗方案。护理上应采取针对性护理，并强化护理干预、睡眠指导，帮助患者消除睡眠障碍，提高睡眠质量，促使患者早日康复。

## 三、精神疾病睡眠医学中心的特色诊疗

1. **精神疾病睡眠医学中心的特色评估**　精神疾病睡眠医学中心常有一套较其他科室不同的特色诊疗方法，患者的就诊主诉，主要是对睡眠状况的主观体验，这种主观体验首先有生理基础，但由于人类感觉和知觉活动的复杂性，主观体验到的睡眠变化与相对客观的睡眠生理指标也常见不尽符合的情况，因此，对睡眠状况的临床评估，包括主观评估，以及由体格检查、各种辅助检查及实验室检查组成的客观评估。

（1）**主观评估：**主观评估以自评或他评量表和问卷、半定式晤谈等临床症状评估较

多。以下列出的是精神疾病睡眠医学中心常见的一些主观测评工具。

①睡眠日记：睡眠日记的记录往往可能是评估患者睡眠情况及治疗的一个核心指标。睡眠日记是记录 24h 中每小时的活动和睡眠情况，一般需连续完整记录 2 周，至少也要记录 1 周。因其能获得患者睡眠问题的具体性质，细致描述患者的一些不良睡眠行为，是相对简便且可靠度较高的客观评估量表。

②量表评估：量表评估在精神科临床应用上常具有简便、快捷，评估结果直观的优势。量表评估主要分为自评量表和他评量表。然而量表的使用也有着相关的基本要求，这其中包括有一定理解能力或较高文化水平的人群、专业测评要求、计分方法和对得分的专业解释。关于各量表的详细介绍，详见本章第四节。

（2）**客观评估：**精神疾病睡眠医学中心常用的客观评估手段，主要包括 PSG、多次睡眠潜伏试验、清醒维持试验和体动记录检查等，详见本章第四节。

**2. 精神疾病睡眠医学中心的特色治疗**

**（1）心理治疗**

1）认知行为治疗（cognitive behavioral therapy）：无论是否共病精神障碍，失眠认知行为治疗（CBT-I）都是治疗过程中不可或缺的一部分。该方法为治疗失眠的首选方法。它的短期疗效与药物相当，长期疗效优于药物治疗。其具体内容包括睡眠卫生教育、睡眠限制、刺激控制、放松训练、认知策略等。其中，睡眠限制、刺激控制是 CBTI 的核心治疗。

2）团体心理治疗（group psychotherapy）：团体治疗也是精神疾病睡眠医学中心的一项特色治疗方案。一般是由 1~2 名治疗师主持，治疗对象可由 8~15 名具有相同或不同问题的成员组成。该治疗主要以聚会的方式出现，可每周 1 次，每次时间 1.5~2h。在团体治疗期间，成员可就大家所共同关心的问题进行讨论，观察和分析有关自己和他人的心理与行为反应、情感体验和人际关系，从而使导致自己睡眠障碍的不当行为得以改善。

**（2）物理治疗：**随着科技的发展，精神疾病睡眠医学中心在针对各种精神障碍合并睡眠障碍的治疗中也加入了物理治疗，包括经颅磁刺激治疗、脑电生物反馈治疗、光照治疗等。

1）经颅磁刺激治疗（TMS）：经颅磁刺激（TMS）是一种新的无创治疗方法，在精神心理科经常使用。通过在接近头皮的位置使用有规律震荡的磁场再诱导出通过大脑电流，可以引起脑组织神经元电流的改变。其本质是通过线圈产生高磁通量磁场无衰减地穿过颅骨，对神经结构产生刺激作用。重复经颅磁刺激（rTMS）是在单脉冲经颅磁刺激基础上发展而来的重复性经颅磁刺激，通过改变刺激频率而达到兴奋或抑制局部大脑皮质功能目的。刺激频率高于 1Hz 称为高频重复经颅磁刺激，刺激皮质放电；刺激频率低 1Hz 称为低频重复经颅磁刺激，抑制皮质放电。重复经颅磁刺激是一种无痛、无创伤的新兴治疗和研究技术。

经颅磁刺激对精神分裂症、抑郁障碍、双相情感障碍、焦虑障碍、强迫障碍、睡眠障碍等疾病的疗效，作为一种非药物治疗在临床取得了可喜的成绩，其应用范围得到了广泛和普遍的认可。目前有研究证明，通过该物理治疗可以有效治疗和预防精神分裂症、抑郁障碍等精神障碍的复发。

2）脑电生物反馈治疗（EEG biofeedback）：脑电生物反馈治疗应用了操作性条件反射原理（心理学名词，其实验过程就是关在箱子的实验动物如白鼠或鸽子，在无意间触碰到实验者设置的机关，获得食物，并且逐渐学会通过触碰机关来主动获取食物，简而言之通过刺激引起的行为改变）。类似地，脑电生物反馈同样让患者通过尝试控制情绪，在仪器上观察到自己的脑电波变化，并由此学会使自己放松。同时训练和调整自我的生理和心理的变化，最终达到治疗和预防特定疾病的目的。简而言之，脑电生物反馈治疗是在治疗过程中患者伴随指导语将想象与呈现生物反馈仪上的视频信号的改变密切相关，形象地展现患者内心的冲突，使患者学会有意识地控制自己的心理及生理活动，消除患者的抑郁情绪，逐渐达到正常状态。

通过脑电生物反馈治疗训练，患者逐渐建立新的行为模式，实现有意识地控制内脏活动，从而调整和恢复肌体正常运行模式，起到缓解情绪，改善睡眠，恢复健康的作用。临床治疗中，首先让患者学会放松，其次是根据反馈信息来训练，调节某个内脏功能。

3）光照治疗（illumination therapy）：光疗，就是指利用人工光源（像我们平时用的电灯，就是人工光源）或自然光源（如阳光）防治疾病的方法。光疗主要有紫外线疗法、可见光疗法、红外线疗法和激光疗法。光能一方面通过光线的眼 - 脑激素调节通路，刺激神经递质的释放，刺激相关激素的分泌，调节神经免疫系统；另一方面则可以通过皮肤直接与淋巴细胞相互作用进而调节人体免疫功能。研究人员已经确定进行高强度的光照治疗，即每天暴露在 2 500 ~ 30 000 勒克斯（注：照度单位，等于 1 流明的光通量均匀照在 $1m^2$ 上所产生的照度）的灯光下 30 ~ 90min 之间，能让患者症状改善约 60%。有研究表明，光疗对抑郁、经前紧张症、睡眠障碍等也有一定的疗效。但在进行光照治疗的同时，还应当配合相关药物进行药物治疗。户外长途散步或者通过窗户阳光暴露也有作用，可以在白天的时候充分利用上班和散步的时间进行日光浴，并同时养成规律生活的习惯。

4）非侵入迷走神经刺激（tVNS）：tVNS 是一种无创的脑神经刺激疗法，由于避免了侵入性迷走神经刺激的手术风险及副作用，因此受到临床极大关注。目前在癫痫、抑郁、头痛、耳鸣以及睡眠障碍等领域已开展了广泛研究。tVNS 的原理是通过皮肤表面电极施加电流，刺激迷走神经传入纤维，进而激活迷走神经中枢核团，如孤束核，从而影响与孤束核具有纤维联系的大脑广泛区域，以达到治疗疾病的目的。目前常用的体表刺激位点有两个，分别是耳部迷走神经分布区（耳屏、耳甲艇以及耳甲腔）和颈部迷走神经分布区。已有研究发现，tVNS 对于包括原发性失眠在内的睡眠障碍具有调节作用，可显著提高患者的睡眠质量并改善焦虑抑郁情绪。其机制可能是通过刺激迷走神经，激活脑干孤束核，并进一步作用臂旁核、蓝斑以及丘脑等睡眠 - 觉醒调控区域，从而产生睡眠调节效应。

### 3. 相关治疗设备

（1）针对精神障碍的物理治疗设备，包括改良电抽搐（电休克）治疗仪、重复经颅磁刺激治疗仪、深部脑刺激治疗仪、迷走神经刺激治疗仪和经颅直流电刺激治疗仪等。

（2）针对精神障碍合并睡眠障碍的物理治疗设备，包括脑电生物反馈治疗仪、光照治疗仪、失眠治疗仪等。

## 四、精神障碍合并睡眠障碍的评估

### （一）精神障碍的评估

精神科疾病的评估与其他学科疾病有很大的不同，到目前为止，还没有可靠的实验室或影像学检查来确定精神障碍的诊断，对精神科医师而言，临床访谈在精神障碍的评估中具有重要的临床意义，精神科量表也具有重要的辅助作用。

1. **精神检查** 精神检查是一项技术性较强的工作，它有赖于检查者的医学、心理学、社会学知识和丰富的临床实践经验。精神检查时面对面的访谈及观察患者的言行和情绪变化，主要目的在于全面重点了解患者的病史、精神状况或精神症状以及相关的影响因素，综合分析评估，确定诊断、制订合理的治疗计划。

精神检查的内容简述如下。

**（1）一般表现**

①意识状态是否清晰，定向力是否完整，接触是否合作。

②观察外表、步态、衣着、相关姿势、面部表情，患者的年龄与实际年龄相比是否显得苍老或年轻等。

③活动水平（精神运动性兴奋、精神运动性抑制），有无痉挛、震颤、做作，是否愁眉苦脸，有无失控行为、蜡样屈曲，与检查者的眼神接触情况等。

④交谈中有无发怒、攻击、防卫、敌意、淡漠、无所谓等表现。

⑤日常生活，包括仪表、饮食、大小便及睡眠；女患者的经期情况；与其他病友的接触，参加病房集体活动及工娱治疗情况等。

**（2）认知活动**

①知觉障碍：包括感觉增强、减弱、内感不适等感觉障碍，错觉、幻觉等知觉障碍。检查内容包括种类、出现时间及频度，与其他精神症状的关系，以及对患者生活、学习、工作等影响。特别要检查是否存在诊断价值较大的症状，如评论性幻听等。

②思维障碍

a. 思维形式障碍：重点了解患者思维联想过程和逻辑结构如何，有无思维松弛、破裂、象征性思维、逻辑倒错或词语新作，患者的言谈是否属于病理性赘述，有无持续性言语等，是否存在强迫观念及与其相关的强迫行为。

b. 思维内容障碍：有无妄想内容，并描述妄想的种类、内容、性质、出现时间、原发或继发、发展趋势、涉及范围、是否成系统、内容是荒谬还是接近现实、与其他精神症状的关系等。

③记忆力：评估瞬时记忆、近记忆和远记忆的完好程度，是否存在遗忘、错构、虚构等症状。

④注意力：评定是否存在注意减退或注意涣散、随境转移、注意力增强等。

⑤智能：根据患者的文化教育水平提问。包括一般常识、专业知识、计算力、理解力、分析综合能力及抽象概括能力。必要时可进行智力量表测查。

⑥自知力：自知力是指患者对自身精神状况和所患疾病的认识和判断能力，是检验患者疾病严重程度和恢复的重要标志之一。医生在做精神检查时就对患者自知力有一个大概的判断，如患者坚信听到许多人在辱骂自己，这一点就说明患者没有自知力。医师应根据患者的整体精神状况做出自知力的判断。自知力一般分为自知力缺乏、部分自知力或自知力完整。

**（3）情感活动**

①情感的性质：评价患者持续的情绪状态（心境），包括抑郁、焦虑、恐惧、迟钝、淡漠等。

②情感的稳定性：评价患者是否存在情绪不稳定，如激越或躁狂、易激惹、情感脆弱等。

③情感的协调性：评价患者的情感反应与其思维和行为是否协调一致、与当时的环境是否协调等。如学生正在认真听老师讲课，患者突然站起来大笑、唱歌，便是与当时的听课环境不协调。

**（4）意志与行为：**意志减退或缺乏，对今后的生活、工作有无任何要求和打算，本能活动（如食欲和性欲）的减退或增强，有无兴奋躁动、冲动伤人毁物、木僵及怪异动作、自残自杀行为，与其他精神活动的交互影响等。

精神科医师进行细致认真的询问病史、精神检查对精神障碍的评估至关重要，另外要结合躯体检查、实验室检查、影像学检查等辅助手段，这样才能更好地帮助明确诊断和鉴别诊断，减少漏诊或误诊，在此不做赘述。

**2. 精神科量表**　精神科量表在精神障碍的评估中发挥着重要的作用，它可以对精神症状进行标准化和量化的评定，对掌握症状的特点、治疗前后的效果评价、疾病严重程度的总体评估和科研工作具有指导意义。下面分述几种常用量表。

**（1）自评量表：**精神科有许多量表由受试者自行评定，统称为自评量表（self-rating scale），在此介绍 3 种应用最广泛的自评量表。

① 90 项症状清单（SCL-90）：90 项症状清单（symptom checklist90，SCL-90），又名症状自评量表（self-reporting inventory），有时也叫作 Hopkin's 症状清单（HSCL）。

SCL-90 共 90 个项目，内容包含较广泛的精神症状学内容，从感觉、情感、思维、意识、行为直至生活习惯、人际关系、饮食睡眠等，均有涉及，每一个项目按严重程度采取 5 级评分制。

SCL-90 在各种自评量表中是较受欢迎的一种，量表内容量大，反映症状丰富，较能准确评估患者自觉症状特点，故广泛应用于精神科和心理咨询门诊中，作为了解就诊者或咨询者心理卫生问题的一种评定工具。

②抑郁自评量表（SDS）：抑郁自评量表（self-rating depression scale，SDS）由 Zung 编制于 1965 年，含 20 个项目，每个项目按症状出现的频率分为 4 级。

③焦虑自评量表（SAS）：焦虑自评量表（Self-Rating Anxiety Scale，SAS）由 Zung 于 1971 年编制，从量表构造的形式到具体评定方法，都与抑郁自评量表（SDS）十分相似，用于评定焦虑患者的主观感受。

**（2）精神病 / 分裂症量表**

①简明精神病量表（BPRS）：简明精神病量表（the brief psychiatric rating Scale，BPRS），是精神科应用得最广泛的评定量表之一，一般采用的是 18 项版本，包括焦虑抑郁、缺乏活力、思维障碍、激活性、敌对猜疑等内容，每项目采用 7 级评分法。BPRS 是一中等长度的量表，应用起来较简便，也可较全面地反映患者精神状况，适用于大多数重性精神病患者，尤其精神分裂症患者；且为大多数精神科工作者所接受，易于掌握，适宜于国际协作应用。

②阴性症状量表（SANS）：阴性症状量表（scale for the assessment of negative symptoms）弥补了以往精神病评定量表对阴性症状注意不足的特点，共 24 项，6 级评分法，内容分为 5 部分——情感平淡或迟钝、思维贫乏、意志缺乏、社交兴趣缺乏及注意障碍。

③阳性症状量表（SAPS）：阳性症状量表（scale for the assessment of positive symptoms）主要用来评定精神分裂症的阳性症状，包括幻觉、妄想、怪异行为和阳性思维形式障碍。

④阳性与阴性症状量表（PANSS）：阳性与阴性症状量表（positive and negative syndrome scale）是为评定不同类型精神分裂症症状的严重程度而设计和标准化的评定量表，共 30 项，内容有阳性症状、阴性症状和一般精神病理症状等，另有 3 个补充项目评定攻击危险性。

**（3）躁狂量表：** 杨氏躁狂量表（young mania rating scale）、Bech-Rafaelsen 躁狂量表（BRMS）等。

**（4）抑郁量表：** 汉密尔顿抑郁量表（hamilton depression scale，HAMD）由 Hamilton 于 1960 年编制，是临床上评定抑郁状态时应用得最为普遍的量表，评定方法简便，标准明确，便于掌握，可对抑郁障碍、双相情感障碍、神经症等多种疾病的抑郁症状加以评定。

**（5）焦虑量表：** 汉密尔顿焦虑量表（hamilton anxiety scale，HAMA）由 Hamilton 于 1959 年编制，是最经典的焦虑量表，包括 14 个项目，5 级评分法。此量表评定方法简便易行，可用于焦虑症，但不太适宜评估各种精神病时的焦虑状态。

（6）**恐怖 / 强迫症量表：** Marks 恐怖强迫量表（MSCPOR）、耶鲁 - 布朗强迫量表（yale-brown obsessive compulsive scale）等。

（7）**总评量表：** 临床疗效总评量表（clinical global impression，CGI），是一份总体评定量表，主要用于判断疾病严重性及其变化，共分为 3 项——病情严重程度（severity of illness，SI）、疗效总评（global improvement，GI）和疗效指数（efficacy index，EI）。

（8）**简易智力状态检查（MMSE）：** 简易智力状态检查（mini-mental state examination，MMSE）是最具影响的认知缺损筛选工具之一，主要用于痴呆的筛查。

（9）**药物副反应量表（treatment emergent symptom scale，TESS）：** 药物副反应量表（treatment emergent symptom scale，TESS）用于精神科医师评估服用精神药物等的患者所出现的副反应，包括常见症状和体征、实验室检查结果等，每项症状作三方面评定——严重程度、症状与药物的关系、采取的措施。

## （二）睡眠障碍的评估

睡眠障碍的评估在睡眠疾病的诊断和治疗方面具有重要的地位，主要分为客观和主观两类。客观评估有多导睡眠图、移动式睡眠记录方法等，主观评估方法主要为睡眠相关的评估量表。一些常见的睡眠疾病，如发作性睡病、睡眠呼吸暂停等需进行客观的睡眠监测来诊断，而失眠等则多使用主观的量表对失眠的严重程度、治疗效果等进行评估。

1. **多导睡眠监测** PSG 是进行睡眠医学研究和睡眠障碍诊断的基本技术，是评价睡眠相关病理生理和睡眠结构的标准方法，是鉴别睡眠及觉醒的金标准，可用于睡眠相关疾病的临床诊断和疗效评价。PSG 有助于明确各种导致睡眠不佳的原因，如睡眠呼吸暂停或周期性肢体运动等。

PSG 可记录 NREM 期睡眠（1~3 期睡眠）和 REM 期睡眠、总睡眠时间、总清醒时间、入睡潜伏期等信息。PSG 报告一般分为两部分，第一部分为基本内容，简易的一览表式报告，汇总临床诊疗所需要的最基本信息；第二部分为核心数据，为各种睡眠事件参数的详细分析报告，包括表格、直方图和趋势图以及各种说明。

1994 年，美国睡眠医学学会发表了用于睡眠呼吸紊乱检查的 4 个等级，各等级的标准如下。

Ⅰ级：标准多导睡眠图检查。要求记录指标至少包括脑电、眼电、颏肌电、心电、呼吸气流、呼吸运动、动脉血氧饱和度，必须记录睡眠体位。检查过程必须始终有经过训练的人员监视，以及必要时进行相应处理。最好同时记录腿动情况，但非必须。

Ⅱ级：全指标便携式多导睡眠图检查。记录指标要求和标准多导睡眠图检查一样，只是可以心率记录代替心电图记录。不要求有经过训练的人员全程监视。

Ⅲ级：改良便携式睡眠呼吸暂停检查。最低记录指标要求包括通气指标（至少包括两导呼吸运动或呼吸运动加上呼吸气流）、心电图或心率以及动脉血氧饱和度。检查准备需医务人员进行（如电极安置和仪器调试、定标）；不要求有人员全程监视。

Ⅳ级：单或双生物指标持续记录。仅持续记录一项或两项生理指标。可以没有人员监视。

便携式睡眠呼吸诊断装置指Ⅱ～Ⅳ级装置。

**2. 移动式睡眠记录方法**

**（1）便携式睡眠监测仪：** 标准 PSG 检查为诊断和评价阻塞性睡眠呼吸暂停严重程度的标准检查。但是标准 PSG 监测存在设备与检查环境要求高，检查和分析技术复杂，人力消耗大，费用相对昂贵的特点，因此，寻找费用相对节省而同时能够满足临床需要的诊断方法也越来越为人们所重视。自 1980 年末，便携式睡眠监测设备逐渐走进人们的视野。

A. 应用指征：无医务人员值班的便携式设备的使用仅限于以下情况。

①患者有严重的临床症状提示存在阻塞性睡眠呼吸暂停（响亮的鼾声、被发现存在呼吸暂停、夜间睡眠期出现噎呛、日间嗜睡、高血压以及中至重度肥胖），必须尽快进行治疗而暂时无法安排 PSG 监测者。

②因病情无法移至睡眠监测室进行检查的患者。

③经过标准多导睡眠监测确定诊断并已经开始治疗后，可应用便携式多导睡眠仪进行随访，评估治疗效果；症状复发时复查，尤其是当需要重复多次复查时。

B. 不宜使用的情况：

①不应用于常规评价阻塞性睡眠呼吸暂停。

②不应用于单个症状的评价，如日间嗜睡（不伴有打鼾及呼吸暂停）或打鼾（不伴有日间嗜睡和呼吸暂停），或者仅仅因为便携式装置检查较方便。

③不应用于病情不稳定的门诊患者（这类患者在检查中可能需要医疗看护）。

④不应用于"高危"（肥胖、高龄）但无症状患者的筛选。

⑤不应用于症状轻微的患者；由于检查阴性预测值较低，故如果检查结果为阴性，仍需要进行标准 PSG 监测。

⑥不应用于患者家庭 CPAP 压力滴定。

C. 优点：

①易接近性：在睡眠监测室有限的地区，或是患者自身疾病因素，患者接受标准 PSG 监测存在障碍。使用便携式设备，可以在患者家中、不具备睡眠呼吸检查条件的医院、疗养院等地方进行检查，对无法移动的患者还可以在病房等处进行检查。

②节省费用：便携式设备省去了技术员的整夜值班监视、电极安置等，节省了费用。

③患者的易接受性：一些患者可能对睡眠监测室的陌生环境等存在焦虑的情绪，在家中使用便携式设备进行检查可能更易于接受。

D. 缺点：

①结果的不可靠性：可能因为仪器故障、电极脱落、电源问题、患者或是家属的误操

作等导致数据丢失，造成检查结果不可靠。

②诊断的局限性：Ⅱ级便携式设备可能因为没有技术员的整夜值班监视而出现伪迹，影响疾病的诊断。Ⅲ、Ⅳ级仅限于阻塞性睡眠呼吸暂停的诊断。

③安全性：使用便携式设备在患者家中进行检查可能存在一系列安全问题，如患者出现心肺功能异常、仪器用电安全及消毒灭菌等问题。

**（2）体动记录仪（actigraphy）：**体动记录仪检查是评估睡眠 - 觉醒节律，确定睡眠形式的有效方法。体动记录的类型、算法和佩戴时间影响结果的准确性。体动记录检查可以数值和图表的形式反映醒 - 睡模式，估算睡眠潜伏时间、总睡眠时间、清醒次数、睡眠效率等。手腕式体动记录仪是基于睡眠状态下极少有肢体运动而清醒状态下运动增加这一原理设计的。虽不能代替脑电图和 PSG，但也有其自身的优点。

①优点：费用低廉，可以在自然环境下记录睡眠状态，能够记录日间和夜间的行为活动，以及能够进行长时间记录；对于无法适应睡眠实验室环境的受试者，例如，失眠患者、儿童和老年人等，他们在睡眠实验室环境或传统 PSG 复杂导联连接下可能难以入睡，因此对这类群体的研究特别有价值；受试者的睡眠和觉醒时间更接近平时习惯，能更准确地评估自然睡眠持续时间；是随访研究和判断临床疗效的重要工具。

②局限性：与 PSG 监测相比，体动记录仪对于健康受试者的结果可靠，但不能测量睡眠阶段。手腕式体动记录仪是基于睡眠状态下极少有肢体运动而清醒状态下运动增加这一原理设计的，如果受试者清醒时安静地躺在床上不活动，将被错误地判定为睡眠期，总睡眠时间增加，从而导致错误地评估睡眠障碍的严重性。基于它最适合于评估总睡眠时间，随着睡眠紊乱的加深，体动记录仪的准确性开始降低。可能高估睡眠期而低估清醒期，特别是在日间。

**3. 嗜睡相关试验**　日间过度嗜睡（excessive daytime sleepiness，EDS）是阻塞性睡眠呼吸暂停以及发作性睡病患者的主要白天症状之一。评价日间嗜睡的方法有主观性和客观性两类。目前客观性方法有 MSLT、清醒维持试验（maintenance of wakefulness test，MWT）、表现力和警觉性试验。主观性方法有斯坦福嗜睡量表和艾普沃斯嗜睡量表。

（1）多次睡眠潜伏时间试验（multiple sleep latency test，MSLT）：MSLT 是客观测定入睡倾向和出现睡眠起始快速眼动期（sleep onset REM periods，SOREMPs）可能性的检查，是临床和科研中客观评价日间嗜睡程度最常用的标准方法。用于可疑发作性睡病的确诊和可疑特发性睡眠过度的鉴别诊断。MSLT 常规报告每次小睡时开始和结束时间、每次小睡的睡眠潜伏时间、MSLT 的平均睡眠潜伏时间和 SOREMP 次数。

（2）清醒维持试验（maintenance of wakefulness test，MWT）：是客观评价特定时间内维持清醒能力的试验，用于评价过度嗜睡者的治疗反应。MWT 常规必须报告每次试验开始和结束时间、睡眠潜伏时间、睡眠分期以及 MWT 的平均睡眠潜伏时间。

（3）警觉性试验：如模拟驾驶（driving simulation）、精神行为警觉性测试（psychomotor

vigilance task，PVT）等。

**4. 常用评估量表**  睡眠量表评估是患者与临床医师对睡眠问题进行主观评定，结合患者临床症状及客观睡眠检查，对睡眠障碍的诊断和鉴别诊断具有重要价值。

**（1）睡眠日记：**填写睡眠日记可以引导患者注意一些容易被忽视的行为，帮助识别睡眠时间和不良的睡眠卫生。睡眠日记比较直观、容易使用而且允许对目标行为反复准确地进行记录，从长远看，可增加测量可靠性。

**（2）晨起睡眠问卷：**晨起睡眠问卷用于对夜间睡眠进行主观评估，在夜间 PSG 监测结束后于早晨填写，有助于发现夜间睡眠主观和客观评估的差异。

**（3）失眠评估量表：**失眠评估量表主要是对睡眠质量进行评估，以此判断患者失眠的严重程度及治疗效果。

①失眠严重程度指数量表（ISI）：用于评估失眠严重程度及治疗效果等，评估最近两周的睡眠情况，包含 7 个问题，5 级评分法，得分越高提示失眠程度越重。

②匹兹堡睡眠质量指数（Pittsburgh Sleep Quality Index，PSQI）：由美国匹兹堡大学精神科医生 Buysse 博士等人于 1989 年编制，该量表适用于睡眠障碍患者、精神障碍患者评价睡眠质量，同时也适用于一般人睡眠质量的评估。总分范围为 0～21 分，得分越高，表示睡眠质量越差；临床上常以 PSQI 总分≥8 分评定存在睡眠障碍。

③阿森斯失眠量表（Athens Insomnia Scale，AIS）：主要用于自我评定睡眠质量，评估最近 1 周的睡眠情况。

**（4）嗜睡评估量表**

①艾普沃斯嗜睡量表（Epworth Sleepiness Scale，ESS）：由 Johns MW 编制，用于评估白天的困倦、嗜睡程度，也可作为筛查有嗜睡症状的睡眠障碍的工具。其得分越高，反映嗜睡程度越重。当 ESS≥14 分时，应进一步完善评估和相关检验检查以除外发作性睡病、睡眠呼吸障碍等疾病。

②斯坦福嗜睡量表（Stanford Sleepiness Scale，SSS）：常用于 MSLT 每次小睡检查前，根据患者当时的感受评估嗜睡程度。

**（5）昼夜节律评估量表：**清晨型 - 夜晚型问卷（Morningness-Evening Questionnaire，MEQ）：用于评估昼夜节律，有 19 条目（MEQ-19）和更简洁的 5 条目（MEQ-5）两个版本，将昼夜节律倾向分为清晨型、中间型和夜晚型 3 类。

**（6）睡眠呼吸暂停问卷：**用于对可疑患有睡眠呼吸暂停的人群进行评估。主要是通过自身及床伴观察到的症状进行评估，从而判断患有睡眠呼吸暂停的风险程度。

① STOP 问卷：共包含 4 个问题。

S（snoring）：您打鼾声音大吗（比谈话声音更大或者关上门都能听得到）？

T（tired）：白天，您常常感到疲倦、劳累或想睡吗？

O（obstructive sleep apnea）：有人观察到您在睡眠过程中有停止呼吸的现象吗？

P（blood pressure）：您患有高血压或正在进行高血压的治疗吗？

②STOP-BANG 问卷：在 STOP 问卷的基础上，增加了 4 个问题：

B（body mass index）：BMI 是否 > $30kg/m^2$？

A（age）：年龄是否大于 50 岁？

N（neck circumference）：颈围是否大于 40cm？

G（gender）：性别是否为男性？

③柏林问卷：是国际上较广泛应用的睡眠呼吸暂停定性诊断工具。

**（7）不宁腿综合征量表：** 国际不宁腿综合征研究组评估量表（International Restless Legs Syndrome Study Group Rating Scale，IRLS）是基于不宁腿综合征的 4 条基本诊断标准设计的，主要用于临床诊断、评估药物治疗效果等。

**（8）帕金森病睡眠评估量表：** 帕金森病睡眠量表（Parkinson Disease Sleep Scale，PDSS）由 15 项相关问题组成，主要针对帕金森病患者的睡眠情况、运动症状、噩梦、幻觉、白天过度嗜睡等问题进行评分，可较为全面地评估帕金森病患者所特有的睡眠障碍。

# 五、精神障碍合并睡眠障碍的诊疗

## （一）焦虑障碍相关性睡眠障碍的诊疗

根据 ICD-11 和 DSM-5 诊断标准，焦虑障碍可分为广泛性焦虑障碍、惊恐障碍、特定恐怖症、社交焦虑障碍、分离性焦虑障碍等。

### 1. 惊恐障碍相关性睡眠障碍的诊疗

**（1）概述：** 惊恐障碍又称为急性焦虑障碍，其基本特征是严重焦虑、惊恐的反复发作，焦虑不局限于任何特定的情境或某一类环境，因而具有不可预测性。如同其他焦虑障碍，占优势的症状因人而异，突然发生的心悸、胸痛、哽咽感、头昏、非真实感（人格解体或现实解体）是常见的。同时，几乎不可避免地继发有害怕会死，失去控制或发疯。一次发作一般仅持续数分钟，但发作频率和病程都有相当大的变异性。处于惊恐发作中的患者常体验到害怕和自主神经症状的不断加重．这致使患者十分急切地离开其所在的场所。一次惊恐发作常继之以持续性地害怕再次发作。上述情况都需要排除其他疾病所导致的上述表现或者药物或物质导致的上述症状。

**（2）惊恐障碍相关性睡眠障碍的临床表现：** 常见的睡眠障碍主诉有入睡困难、睡眠维持困难、夜间易惊恐发作、睡眠不深、睡后易惊醒等。约有一半以上的惊恐障碍患者都有入睡困难、睡眠不深或睡眠维持困难。夜间惊恐发作表现为患者睡眠中突然惊醒，伴有心悸、呼吸困难、窒息感、潮热、寒战等表现。

**（3）辅助检查：** 惊恐障碍的患者大多数都体验过夜间的惊恐发作，这需要 PSG 检查来辅助诊断。PSG 结果显示发作多见于 NREM 期，尤其是 $N_2$ 期过渡到 $N_3$ 期时。大多数患者有睡眠效率降低、睡眠潜伏期延长或 REM 睡眠潜伏期缩短等异常，但结果尚缺乏一致性，暂无定论。

（4）诊断：DSM-5 关于惊恐障碍的诊断标准

A. 反复出现不可预期的惊恐发作。一次惊恐发作是突然发生的强烈的害怕或强烈的不适感，并在几分钟内达到高峰，发作期间出现下列 4 项及以上症状：

注：这种突然发生的惊恐可以出现在平静状态或焦虑状态。

①心悸、心慌或心率加速。

②出汗。

③震颤或发抖。

④气短或窒息感。

⑤哽噎感。

⑥胸痛或胸部不适。

⑦恶心或腹部不适。

⑧感到头昏、脚步不稳、头重脚轻或昏厥。

⑨发冷或发热感。

⑩皮肤感觉异常（麻木或针刺感）。

⑪现实解体（感觉不真实）或人格解体（感觉脱离了自己）。

⑫害怕失去控制或"发疯"。

⑬濒死感。

注：可能观察到与特定文化有关的症状（例如，耳鸣、颈部酸痛、头疼、无法控制的尖叫或哭喊），此类症状不可作为诊断所需的 4 个症状之一。

B. 至少在 1 次发作之后，出现下列症状中的 1～2 种，且持续 1 个月（或更长）时间：

①持续地担忧或担心再次的惊恐发作或其结果（例如，失去控制、心肌梗死、"发疯"）。

②在与惊恐发作相关的行为方面出现显著的不良变化（例如，设计某些行为以回避惊恐发作，如回避锻炼或回避不熟悉的情况）。

C. 这种障碍不能归因于某种物质（例如，滥用毒品、药物）的生理效应，或其他躯体疾病（例如，甲状腺功能亢进、心肺疾病）。

D. 这种障碍不能用其他精神障碍来更好地解释（例如，像未特定的焦虑障碍中，惊恐发作不仅仅出现于对害怕的社交情况的反应；像特定恐怖症中，惊恐发作不仅仅出现于对有限的恐惧对象或情况的反应；像强迫症中，惊恐发作不仅仅出现于对强迫思维的反应；像创伤后应激障碍中，惊恐发作不仅仅出现于对创伤事件的提示物的反应；或像分离焦虑障碍中，惊恐发作不仅仅出现于对与依恋对象分离的反应。）

（5）鉴别诊断：需与躯体疾病所致的障碍、睡惊症、睡眠呼吸暂停所致的突然觉醒、梦魇等疾病相鉴别，通过完善心电图、甲状腺功能、支气管舒张实验、PSG 等检查，并结合临床表现、病史来鉴别。

（6）**治疗**：包括原发病的治疗和睡眠障碍治疗两个方面。

原发病治疗主要是针对病因进行治疗，可选用 SSRIs 类、SNRIs 类、三环类等抗抑郁药及苯二氮䓬类抗焦虑治疗惊恐障碍。还可以选用认知行为治疗以减少患者惊恐障碍的发作。

睡眠障碍的治疗，首先可以以认知行为治疗为主，据相关指南指出，认知行为治疗已可作为睡眠障碍的一线治疗方案。对于失眠等症状严重的患者，可酌情暂时给予镇静催眠药治疗。

### 2. 广泛性焦虑障碍相关性睡眠障碍的诊疗

（1）**概述**：广泛性焦虑障碍的基本特征为泛化且持续的焦虑，不局限于甚至不是主要见于任何特定的外部环境（即"自由浮动性"）。如同其他焦虑障碍，占优势的症状高度变异，但以下主诉常见：总感到神经紧张、发抖、肌肉紧张、出汗、头重脚轻、心悸、头晕、上腹不适。患者常诉及自己或亲人很快会有疾病或灾祸临头。这一障碍在女性更为多见，并常与应激有关。病程不定，但趋于波动成为慢性。

（2）**广泛性焦虑障碍相关性睡眠障碍的临床表现**：常见的睡眠障碍主诉有入睡困难、睡眠维持困难、早醒、睡眠不深、睡眠时间短、睡眠效率差等。广泛性焦虑障碍患者的认知特点是"过度担心"，无论清醒或是刚入睡时，都受胡思乱想等影响，导致觉醒程度升高，各种睡眠问题由此产生。

（3）**辅助检查**：广泛性焦虑障碍的患者大多数 PSG 结果显示睡眠潜伏期延长、夜间觉醒次数增加、睡眠效率下降、总睡眠时间减少、REM 睡眠比例下降、$N_3$ 期睡眠减少等。但这些 PSG 结果缺乏特异性，仅能辅助诊断。

（4）**诊断**：DSM-5 关于广泛性焦虑障碍的诊断标准：

A. 在至少 6 个月的多数日子里，对于诸多事件或活动（例如，工作或学校表现），表现出过分的焦虑和担心（焦虑性期待）。

B. 个体难以控制这种担心。

C. 这种焦虑和担心与下列 6 种症状中至少 3 种有关（在过去 6 个月中，至少一些症状在多数日子里存在）。

注：儿童只需 1 项。

①坐立不安或感到激动或紧张。

②容易疲倦。

③注意力难以集中或头脑一片空白。

④易怒。

⑤肌肉紧张。

⑥睡眠障碍（难以入睡或保持睡眠状态，或休息不充分、质量不满意的睡眠）。

D. 这种焦虑、担心或躯体症状引起有临床意义的痛苦，或导致社交、职业或其他重要功能方面的损害。

E. 这种障碍不能归因于某种物质（例如，滥用的毒品、药物的生理效应），或其他躯体疾病（例如，甲状腺功能亢进）。

F. 这种障碍不能用其他精神障碍来更好地解释 [ 例如，像惊恐障碍中的焦虑或担心发生惊恐发作，像社交焦虑障碍（社交恐怖症）中的负性评价，像强迫症中的被污染或其他强迫思维，像分离性焦虑障碍中的与依恋对象的离别，像创伤后应激障碍中的创伤性事件的提示物，像神经性厌食症中的体重增加，像躯体症状障碍中的躯体不适，像躯体变形障碍中的感到外貌存在瑕疵，像疾病焦虑障碍中的感到有严重的疾病，或像精神分裂症或妄想障碍中的妄想信念的内容。

（5）**鉴别诊断：** 需与躯体疾病所致的障碍、精神活性物质所诱发的焦虑障碍、适应障碍、创伤性应激障碍等疾病相鉴别，通过完善心电图、甲状腺功能、PSG 等检查，并结合临床表现、病史来鉴别。

（6）**治疗：** 同惊恐障碍一样，对于广泛性焦虑相关性睡眠障碍治疗包括原发病的治疗和睡眠障碍治疗两个方面。

原发病治疗主要是针对病因进行治疗，可选用 SSRIs 类、SNRIs 类、三环类等抗抑郁药及苯二氮䓬类抗焦虑治疗。还可以选用认知行为治疗以减少患者焦虑情绪。

睡眠障碍的治疗，首先可以以认知行为治疗为主，据相关指南指出，认知行为治疗已可作为睡眠障碍的一线治疗方案。对于失眠等症状严重的患者，可酌情暂时给予镇静催眠药治疗。

**3. 社交焦虑障碍相关性睡眠障碍的诊疗**

（1）**概述：** 社交焦虑障碍的基本特征为在一种或多种社交情况下，例如社交互动（进行对话）、被观察（进食或饮水）或在其他人面前表演（一种或多种）时，会持续出现明显的过度恐惧或焦虑（发表演讲）。个人担心自己会以某种方式行事或表现，而他人会对此做出负面评价。因此始终避免社交状况，否则会遭受强烈的恐惧或焦虑。这些症状持续至少几个月，并且严重到足以导致个人、家庭、社会、教育、职业或其他重要功能领域的严重困扰或损害。

（2）**社交焦虑障碍相关性睡眠障碍的临床表现：** 社交焦虑障碍患者很少会主诉睡眠紊乱，但通过详细地询问病史可发现大多数患者都存在睡眠问题。常见的睡眠障碍主诉有主观睡眠感受差、入睡困难、睡眠中对刺激敏感、觉醒次数过多等。并且，社交焦虑障碍的患者容易发生物质滥用，从而导致加剧睡眠障碍。因此，当此类患者存在睡眠障碍的主诉时，一定要详细查完病史，了解有无物质滥用史。

（3）**辅助检查：** 关于社交焦虑障碍患者 PSG 的相关研究较少，无特异性改变。PSG 结果多显示其睡眠结构正常，无特异性改变。

（4）**诊断：** DSM-5 关于社交焦虑障碍的诊断标准

A. 个体由于面对可能被他人审视的一种或多种社交情况时而产生显著的害怕或焦虑。例如，社交互动（对话、会见陌生人），被观看（吃、喝的时候），以及在他人面前表演（演讲时）。

注：儿童的这种焦虑必须出现在与同伴交往时，而不仅仅是与成人互动时。

B. 个体害怕自己的言行或呈现的焦虑症状会导致负性的评价（即被羞辱或尴尬，导致被拒绝或冒犯他人）。

C. 社交情况几乎总是能够促发害怕或焦虑。

注：儿童的害怕或焦虑也可能表现为哭闹、发脾气、惊呆、依恋他人、畏缩或不敢在社交情况中讲话。

D. 主动回避社交情况，或是带着强烈的害怕或焦虑去忍受。

E. 这种害怕或焦虑与社交情况和社会文化环境所造成的实际威胁不相称。

F. 这种害怕、焦虑或回避通常持续至少 6 个月。

G. 这种害怕、焦虑或回避引起有临床意义的痛苦，或导致社交、职业或其他重要功能方面的损害。

H. 这种害怕、焦虑或回避不能归因于某种物质（例如，滥用的毒品、药物）的生理效应，或其他躯体疾病。

I. 这种害怕、焦虑或回避不能用其他精神障碍的症状来更好地解释，例如惊恐障碍、躯体变形障碍或孤独症（自闭症）谱系障碍。

J. 如果其他躯体疾病（例如，帕金森病、肥胖症、烧伤或外伤造成的畸形）存在，则这种害怕、焦虑或回避是明确与其不相关或是过度的。

（5）**鉴别诊断：** 需与躯体疾病所致的障碍、精神活性物质所诱发的焦虑障碍、适应障碍、创伤性应激障碍等疾病相鉴别，通过完善心电图、甲状腺功能、PSG 等检查，并结合临床表现、病史来鉴别。

（6）**治疗：** 治疗包括原发病的治疗和睡眠障碍治疗两个方面。

原发病治疗主要是针对病因进行治疗，苯二氮䓬类药物可以快速缓解患者的焦虑症状。还可以选用认知行为治疗以减少患者焦虑情绪。SSRIs 和 SNRIs 类药也对社交焦虑障碍患者有效。

## （二）抑郁障碍相关性睡眠障碍的诊疗

1. **概述** 抑郁障碍是指存在持续性悲伤或易激惹心境，伴随躯体和认知方面改变，并显著影响到个体功能的一组疾病。依据其病程、时间或假设病因等方面的不同，抑郁障碍又包括破坏性心境失调障碍、重性抑郁障碍、持续性抑郁障碍（恶劣心境）、经前期烦躁障碍、物质 / 药物所致的抑郁障碍、由于其他躯体疾病所致的抑郁障碍、其他特定和未特定的抑郁障碍。抑郁障碍与睡眠障碍紧密相关，抑郁患者常常可表现为失眠或者嗜睡。在上述 8 种亚型分类中，本节主要讨论重性抑郁障碍相关性睡眠障碍。

**2. 流行病学** 流行病学显示，美国重性抑郁障碍 12 个月患病率约 7%，年轻群体（18～29 岁）个体患病率较 60 岁及以上个体患病率高。女性个体患病率较男性个体患病率高 1.5～3 倍。而睡眠障碍是抑郁障碍最普遍的症状之一，主要包括失眠与嗜睡两大类。其中失眠最常见，有 > 70% 的抑郁障碍患者伴有失眠，较为常见的类型是混合失眠（27.1%）和夜间失眠（13.5%），而典型失眠类型早醒约为 3.4%。

**3. 临床表现** 无论是在 DSM-5 或者 ICD-11 有关重性抑郁障碍的诊断标准中，睡眠障碍（失眠或嗜睡）都是诊断标准之一。而在临床实际情况中，以睡眠障碍为主诉的患者并不在少数。睡眠障碍可早于抑郁障碍出现，表现为入睡困难、睡眠不深（即夜里醒来而且入睡困难）、早醒（即醒太早而且无法再次入睡），亦可出现夜间睡眠时间延长，或是白天睡眠时间增加。同时，伴有睡眠障碍的抑郁障碍患者可出现白天精力不足、倦怠和疲劳，白天任务完成效率降低，注意力降低、记忆力困难、躯体不适感（如头痛、胸闷、胃肠不适等）。

**4. 辅助检查**

（1）PSG 检查并不是诊断抑郁障碍相关性睡眠障碍的金标准，但其具有一定的参考性。抑郁障碍人群其睡眠结构往往不具备连续性，可表现为睡眠潜伏期延长、觉醒次数增加、早醒等。在 REM 期睡眠结构中，可表现为 REM 期睡眠潜伏期缩短、第一次 REM 期睡眠时间延迟及 REM 期睡眠增多。而在 NREM 期结构亦有改变，如表现为慢波睡眠或 2 期睡眠减少等。

（2）美国加州大学一项研究显示，睡眠质量差、失眠以及睡眠时间过多的人群与炎症相关因子（C 反应蛋白及白细胞介素 -6）的含量呈正相关性。但其并不具备特异性。

（3）诊断量表，汉密尔顿抑郁量表（Hamilton Anxiety Scale，HAMA）、抑郁自评量表、匹兹堡睡眠质量指数（Pittsburgh Sleep Quality Index，PSQI）、艾普沃斯嗜睡量表（Epworth Sleepiness Scale，ESS）等可作为疾病的一般资料，评估有无靶症状以及严重程度。如定期随访评定，可作为病情变化的监测指标及反映疗效的指标。

**5. 诊断** 抑郁障碍中可存在睡眠障碍的临床表现症状，而当睡眠障碍出现在抑郁障碍前，可做出共病诊断。当睡眠障碍发生于抑郁障碍期间，则可做出抑郁障碍相关性睡眠障碍的诊断，其诊断标准大体如下：

（1）以失眠症状（入睡困难、睡眠维持困难、醒太早而且无法再次入睡）为主诉，或主诉睡眠时间过多（睡眠时间超过 9h 或尽管睡眠周期持续至少 7h，自我报告的过度困倦 / 嗜睡），每周至少出现 3 次，持续至少 3 个月。

（2）失眠或嗜睡出现同时伴有显著的痛苦，或导致认知、社交、职业或其他重要功能的损害。

（3）失眠或嗜睡不能用其他睡眠障碍来解释，也不仅仅出现在另一种睡眠障碍的病程中（如发作性睡病、与呼吸相关的睡眠障碍、昼夜节律睡眠觉醒障碍或异态睡眠）。

（4）失眠或嗜睡已排除器质性方面疾病，或药物/毒品滥用史，或不能为除抑郁障碍外的其他精神障碍所解释。

（5）符合抑郁障碍的诊断标准，可与抑郁障碍有关。

**6. 风险与预后因素**

环境的因素：心理应激及酒精使用可暂时增加失眠或嗜睡的风险。此外，睡眠环境干扰（如噪声、光线等）也可能提高抑郁障碍相关性睡眠障碍的易患性。

遗传与生理的因素：患有抑郁障碍的群体，其直系亲属往往存在更高的患病风险。而其共病睡眠障碍时，其遗传与生理因素情况不明。

气质的因素：神经质（消极情感）是重性抑郁障碍研究中已经得到肯定的风险因素，这类人群往往同时更倾向于存在失眠的情况。

**7. 治疗**　针对抑郁障碍相关性睡眠障碍，在治疗原则上以病因治疗为主，对症处理为辅。当抑郁症状得到改善而睡眠障碍仍旧存在的情况下，原则上继续抗抑郁治疗以改善患者因抑郁障碍所致睡眠障碍的残留症状。

**（1）对因治疗**

①根据患者症状特点、年龄、躯体状况、药物耐受性、有无合并症，因人而异合理化应用抗抑郁药。

②推荐 SSRIs、SNRIs、NaSSAs 作为一线药物选择。其中，具有相对较强镇静效果的药物如曲唑酮、米氮平等常作为首选药物改善伴有睡眠障碍的抑郁障碍。注意用药时尽量单药治疗，剂量逐步递增，尽可能采用最小剂量，使不良反应减低至最轻。当出现小剂量效果不佳时，根据不良反应和耐受情况，增至足量（最大药物限量）和足疗程（> 4 ~ 6 周）。如仍无效，可考虑换用同类另一种或其他作用机制的药物。

③配合 CBTI 治疗、团体治疗，可望取得更佳效果。

④配合电休克、经颅磁刺激、脑电生物反馈、光照疗法等物理治疗已得到相关临床研究的肯定。

**（2）对症治疗**

1）对于伴有焦虑症状或顽固性失眠时，苯二氮䓬类药物往往具有更快压制症状的效果。但苯二氮䓬类药物并不能使深睡眠增加，且其与抗抑郁药物（SSRIs）合用容易导致苯二氮䓬类药物的血药浓度增加，长期服用具有药物依赖性。因此，在联用抗抑郁药物治疗失眠时，建议小剂量使用。注意，老年人及有呼吸睡眠障碍的人群慎用。

2）应用失眠药物治疗时，可以参考以下原则：①FDA 批准的失眠处方药，苯二氮䓬类药物、非苯二氮䓬类药物、褪黑素受体激动剂、多塞平及下丘脑分泌素受体拮抗剂；②抗组胺药（如苯海拉明、多西拉敏）也获批，但疗效及安全性证据并不强；③很多治疗失眠的药物，疗效及安全性并未得到严谨的评估，尚未获得 FDA 批准治疗失眠，如曲唑酮、米氮平；④鉴于潜在的代谢／神经／心血管副作用，抗精神病药（如奥氮平、喹硫平）仅建议用于有恰当精神科诊断的患者；⑤某些补充替代手段，如褪黑素及缬草等，同样缺乏足够严谨的疗效及安全性评估，暂时无法加以推荐。

3）针对睡眠时间过长的人群，可选用一些镇静作用较小的抗抑郁药物，如舍曲林、文拉法辛、度洛西汀等。

4）配合 CBTI 治疗、团体治疗，可望取得更佳效果。

5）配合电休克、经颅磁刺激、脑电生物反馈、光照疗法等物理治疗已得到相关临床研究的肯定。

### （三）双相障碍相关性睡眠障碍的诊疗

**1. 概述**　双相障碍（bipolar disorder，BD）又称为双相情感障碍，一般指既有躁狂发作或轻躁狂发作，又具备抑郁发作的一类心境障碍。双相情感障碍一般为发作性病程，躁狂发作（一般持续 4d 以上）时可表现为心境高涨／易激惹、言语增多夸大、意志活动增强等；抑郁发作（一般持续 2 周以上）时可表现为情绪低落、思维迟缓、兴趣活动下降等。躁狂发作往往与抑郁发作循环往复或交替出现。同时，双相情感障碍发作时可伴有精神病性症状，如幻觉、妄想或紧张性症状等。

双相障碍相关性睡眠障碍则指的是由双相障碍导致的睡眠过多或睡眠减少。DSM-5、英国精神药理学会（BAP）双相障碍治疗指南、加拿大情绪与焦虑治疗网络（CANMAT）双相情感障碍处理指南、澳大利亚及新西兰双相情感障碍治疗临床实践指南，以及中国双相障碍防治指南均指出：睡眠障碍是双相障碍的重要症状之一，双相障碍在不同时相均存在睡眠障碍。在躁狂发作时，患者可出现精力充沛，入睡困难，睡眠需求减少；而在抑郁发作时，患者既可表现为失眠，早醒等睡眠困难，亦可表现为睡眠增多，白天精力不足感。

**2. 流行病学**　根据 DSM-5 统计的患病率来看，美国双相 I 型障碍 12 个月的患病率估计为 0.6%。国际上给出双相 II 型障碍的 12 个月患病率为 0.3%。

**3. 辅助检查**

（1）PSG 检查并不是诊断双相障碍相关性睡眠障碍的金标准，但其具有一定的参考性。巴西一项相关研究表明，随年龄增加，总睡眠时间、睡眠效率、REM 睡眠比例、慢波睡眠比例下降。

（2）有研究发现，患有双相障碍的人群存在皮质醇分泌增多、夜间血浆褪黑素对光敏感性升高、隔夜褪黑素降低，这可能是双相障碍的潜在特征标记。

（3）诊断量表如 Young 躁狂量表（Young Mania Rating Scale，YMRS）、Bech-Rafaelsen 躁狂量表（Bech-Rafaelsen Mania Scale，BRMS）、汉密尔顿抑郁量表（Hamilton Anxiety Scale，HAMA）、抑郁自评量表、匹兹堡睡眠质量指数（Pittsburgh Sleep Quality Index，PSQI）、艾普沃斯嗜睡量表（Epworth Sleepiness Scale，ESS）等可作为疾病的一般资料，评

估有无靶症状以及严重程度。如定期随访评定，可作为病情变化的监测指标即反映疗效的指标。

4. **诊断** 双相障碍往往伴随着睡眠障碍的发生，而睡眠紊乱亦是缓解期常见的残留症状，这与社会功能恢复不良，睡眠药物服用，日间功能下降，双相症状复发相关。因此，当睡眠障碍发生于躁狂发作或抑郁发作期间，或不论缓解期是否发生睡眠紊乱，均可做出抑郁障碍相关性睡眠障碍的诊断，其诊断标准如下。

（1）符合双相障碍Ⅰ型或Ⅱ型的诊断标准（参考 DSM-5 有关双相障碍诊断标准）。

（2）在躁狂发作期间，主观感受到或他人观察到的入睡困难、睡眠时间及需求减少，持续时间至少 4d 及以上。

（3）在抑郁发作期间，以失眠症状（入睡困难、睡眠维持困难、醒太早而且无法再次入睡）为主诉，或主诉睡眠时间过多（睡眠时间超过 9h 或尽管睡眠周期持续至少 7h，自我报告的过度困倦 / 嗜睡），每周至少出现 3 次，至少持续 2 周。

（4）在双相障碍缓解期间，仍旧主诉睡眠困难（失眠）或睡眠时间增多（嗜睡）。同时伴有显著的痛苦，或导致认知、社交、职业或其他重要功能的损害。

（5）失眠或嗜睡增多不能用其他睡眠障碍来解释，也不仅仅出现在另一种睡眠障碍的病程中（如发作性睡病、与呼吸相关的睡眠障碍、昼夜节律睡眠觉醒障碍或异态睡眠）。

（6）失眠或嗜睡已排除器质性方面疾病，或药物 / 毒品滥用史，或不能为除双相障碍外的其他精神障碍所解释。

5. **治疗** 双相障碍相关性睡眠障碍往往需要较长时间治疗，首先需要改善患者躁狂或抑郁发作时的临床症状，这在很大程度上能够解决患者睡眠障碍的相关问题。若患者躁狂或抑郁发作症状控制后仍残留有睡眠障碍，此时则需要在维系原来药物方案的治疗基础上，对症处理睡眠障碍相关症状。在此，我们根据对因治疗和对症治疗两部分详细讲述双相障碍相关性睡眠障碍的治疗。

**（1）对因治疗**

1）治疗原则：双相障碍对因治疗的原则主要有综合治疗原则、长期治疗原则以及患者和家属共同参与治疗原则。

①综合治疗原则要求采取药物治疗、躯体治疗、物理治疗、心理治疗以及危机干预等措施的综合运用，以期提高治疗效果、增强依从性、预防复发与自杀、改善社会功能和提高患者生活质量；

②长期治疗原则要求 3 个治疗期。A. 急性治疗期：一般情况下要求 6 ~ 8 周的充分药物治疗，在此期间注意及时控制症状、缩短病程。B. 巩固治疗期：药物治疗时间为：抑郁发作 4 ~ 6 个月，躁狂或混合性发作 2 ~ 3 个月，如果没有复燃情况，即可转入维持治疗期。此期除了药物治疗外，常需配合心理治疗，其目的在于改善患者认知功能，防止患者自行减药或停药，从而促进其社会功能恢复。C. 维持治疗期：对原治疗措施可以在随访观察的

过程中进行适当调整，药物治疗方面需小心减量。

③患者和家属共同参与治疗原则：对患者及患者家属应长期进行疾病相关健康教育。由医生负责健康指导，就其疑虑和面临问题与患者及患者家属进行充分讨论，针对性解决问题。

2）治疗方案

①药物治疗：以心境稳定剂为主，可联用苯二氮䓬类药物、抗精神病药物或抗抑郁药。注意，在联合用药时，要了解药物对代谢酶的诱导或抑制产生的药物相互作用。常见的双相障碍治疗药物见表 15-1。

表 15-1 双相障碍常见药物治疗一览表

| 药物 | 口服推荐剂量 | 适应证 / 适用范围 | 睡眠方面影响 | 不良反应 |
|---|---|---|---|---|
| **心境稳定剂** | | | | |
| 碳酸锂 | 600 ~ 1 800mg/d 有效浓度：0.7 ~ 1.2mmol/L | 躁狂发作首选，可预防躁狂和抑郁复发 | 镇静 | 口干、胃肠反应、皮疹；视力障碍、头晕、嗜睡、共济失调；偶见白细胞减少、血小板减少、肝肾功能异常、再障等 |
| 丙戊酸盐 | 30 ~ 60mg/（kg·d）有效浓度：50 ~ 100μg/ml | 躁狂发作，混合发作，可预防躁狂和抑郁复发 | 轻度镇静 | 口干、胃肠反应、震颤、头晕、嗜睡、共济失调；偶见白细胞减少、血小板减少、肝肾功能异常、再障等 |
| 卡马西平 | 800 ~ 1 200mg/d 有效浓度：4 ~ 12μg/ml | 碳酸锂治疗无效，快速循环型或混合发作患者 | 镇静 | 中枢神经系统反应，头晕、乏力、胃肠道反应等；少见皮疹、荨麻疹、瘙痒、儿童行为障碍、肝功能异常、甲状腺功能减退症等；罕见粒细胞减少和骨髓抑制等 |
| 拉莫三嗪 | 50 ~ 500mg/d | 难治性抑郁增效剂 | 轻度镇静 | 皮疹，共济失调、复视、困倦、无力、呕吐及眼球震颤 |
| 托吡酯 | 100 ~ 00mg/d | 快速循环有效，其抗躁狂效果优于抗抑郁效果 | 镇静 | 嗜睡、食欲减退、口感、乏力等 |
| **抗精神病药** | | | | |
| 氯氮平 | 100 ~ 400mg/d | 控制急性躁狂 | 过度镇静 | 体重增加、抗胆碱作用、粒细胞缺乏等 |
| 奥氮平 | 5 ~ 20mg/d | 伴有精神病性症状的双相 | 过度镇静 | 体重增加、代谢紊乱等 |
| 利培酮 | 2 ~ 4mg/d | 躁狂发作 | 镇静 | 锥体外系反应等 |
| 喹硫平 | 400 ~ 700mg/d | 躁狂发作 | 镇静 | 头晕、嗜睡、直立性低血压等 |

| 药物 | 口服推荐剂量 | 适应证 / 适用范围 | 睡眠方面影响 | 不良反应 |
|---|---|---|---|---|
| 苯二氮䓬类 | | | | |
| 地西泮 | 2.5 ~ 40mg/d | 控制兴奋、激惹、攻击等症状 | 镇静 | 嗜睡、头晕、疲劳、心动过速等 |
| 氯硝西泮 | 6 ~ 12mg/d | 控制兴奋、激惹、攻击等症状 | 镇静 | 嗜睡、头晕、疲劳、心动过速等 |

②心理治疗：配合 CBTI 个体或团体治疗，可望取得更佳效果。

③物理治疗：电休克、经颅磁刺激、脑电生物反馈、光照疗法等物理治疗已得到相关临床研究的肯定。

（2）**对症治疗**：双相障碍相关性睡眠障碍患者，短时间内可给予镇静催眠剂改善患者睡眠功能，常见有苯二氮䓬类与非苯二氮䓬类药物，如右佐匹克隆、唑吡坦、阿普唑仑等，同时予以 CBTI 治疗。

### （四）创伤及应激相关障碍相关性睡眠障碍的诊疗

创伤及应激相关障碍相关性睡眠障碍指一组主要由心理、社会（环境）因素引起的异常心理反应所致睡眠紊乱。

#### 1. 创伤后应激障碍相关性睡眠障碍

（1）**概述**：创伤后应激障碍（posttraumatic stress disorder，PTSD）是指个体在经历强烈的精神创伤性事件（如自然灾害、各种公共突发事件、各种意外事故如交通事故、火灾、被强奸或被暴力侵袭、突然被剥夺自由或者突失亲人等）后出现的一种严重精神疾病。创伤后应激障碍在普通人群中终生患病率高达 4% 左右。其中 1/3 以上终身不愈，1/2 以上共病有物质滥用、抑郁障碍或焦虑障碍，自杀率是普通人群的 6 倍。睡眠紊乱在创伤后应激障碍患者中非常突出，创伤后应激障碍可引起多种形式的睡眠障碍，其中梦魇、失眠、睡眠呼吸暂停、周期性肢体运动障碍等常见。

（2）**临床表现**：创伤后应激障碍相关性睡眠障碍有以下临床特点。

①发生率高：创伤后应激障碍患者梦魇的发生率为 50% ~ 70%，失眠的发生率为 40% ~ 50%，睡眠相关呼吸障碍的发生率约为 50%，周期性肢体运动障碍的发生率约为 33% ~ 76%。

②出现时间早，且可预测病情：主观性和客观性睡眠紊乱往往在创伤性事件后的早期就出现。主观睡眠紊乱是创伤后急性期内最常见症状之一。早期主观睡眠苦恼不仅是创伤后反应的主要特征，而且也是以后躯体和精神症状（慢性创伤后应激障碍）的预测因子。痛苦的噩梦可预测参战老兵和犯罪受害者创伤后应激障碍的延迟发生。同样强奸受害者若存

在持续睡眠紊乱，未来饮酒和出现躯体症状的危险就明显增加。早期睡眠出现问题与患者随后一年内诊断为创伤后应激障碍的风险正相关。

③焦虑性梦境常见：患者可出现 REM 活动增加。最突出的是他们的梦常常伴有明显的焦虑色彩（焦虑性梦）。如前所述，有 50%~70% 的患者会遭遇梦魇痛苦。战争老兵过去一个多月的噩梦出现率可达 68%（正常人群仅 8.3%）。战争老兵、大屠杀和第二次世界大战期间，日本监狱幸存者的焦虑性梦可持续时间在 40 年以上。此外，焦虑性梦特别是梦魇的发生频率与创伤后应激障碍患者当前的焦虑水平正相关。通过降低他们的焦虑水平可减少梦魇的发生。

④睡眠紊乱持续时间长，在创伤后应激障碍治疗显效后仍可存在：治疗创伤后应激障碍患者时，其创伤后应激障碍症状的改善程度显著高于睡眠紊乱的改善程度。在创伤后应激障碍患者治疗显效后，各种形式的睡眠紊乱可继续残留，并可长期存在。在创伤后应激障碍的病程中，睡眠障碍可能会发展成为独立于创伤后应激障碍的障碍。

（3）**辅助检查：**本病患者睡眠紊乱的客观检查尚无一致结论。患者的睡眠虽然存在客观异常，但因一些因素（性别、年龄、是否合并抑郁、物质滥用等）的影响而不肯定，PSG 结果甚至可以正常。总体上看，创伤后应激障碍患者存在睡眠质量和睡眠结构的改变，包括入睡潜伏期延长、总睡眠时间减少、清醒时间增加、睡眠效率下降、NREM1 期睡眠比例增高、睡眠的连续性受损、慢波睡眠减少和 REM 活动增加。

（4）**诊断：**具体诊断条目请参照 ICD-11 及 DSM-5。

（5）**鉴别诊断：**主要与夜间惊恐发作相鉴别。创伤后应激障碍患者可再现有关创伤的梦境，而夜间惊恐发作后不能。此外创伤后应激障碍患者觉醒后警觉度较高。

（6）**治疗**

①药物治疗：替马西泮可改善患者的睡眠紊乱和急性应激症状，但睡眠紊乱症状在停药一周后可能复发。氯硝西泮对患者的睡眠紊乱也有效。非苯二氮䓬受体激动剂类药物中的唑吡坦和噻加宾对患者的失眠及梦魇有较好改善效果。SSRIs 药物中帕罗西汀可改善创伤后应激障碍症状，包括其睡眠紊乱症状；氟西汀可显著减少患者的睡眠困难，但对梦魇无效；氟伏沙明对于入睡困难及睡眠维持困难的创伤后应激障碍失眠患者有较好的疗效，尤其对睡眠维持困难及焦虑性梦作用显著。其他抗抑郁药如奈法唑酮可显著改善女性及少年、儿童患者的梦魇等睡眠问题和其他应激症状。奈法唑酮可能增加患者总睡眠时间、睡眠维持率及深睡眠。米氮平对创伤后应激障碍所致梦魇的治疗效果良好，可减少患者梦魇频率及强度。喹硫平或奥氮平可作为 SSRIs 的辅助药物治疗创伤后应激障碍睡眠紊乱患者，对梦魇及失眠均有效。

②心理治疗：认知行为治疗和睡眠卫生指导等方法对于创伤后应激障碍相关性睡眠障碍的治疗均有一定的疗效。Meta 分析显示认知行为、压力控制或放松训练、心理动力学及支持等心理治疗均可改善创伤后应激障碍相关性睡眠障碍，其中认知行为治疗效果持续而

可靠，优于单纯的压力控制或放松训练疗法，后两者的效果又优于心理动力学和支持治疗。让反复噩梦和慢性失眠的受害者接受"想象暴露疗法"，通过愉悦情景的想象和习得性认知应付痛苦表象，可有效降低噩梦发生率、提高睡眠质量和缓解创伤后应激障碍症状，但此方法不适合于儿童。对战争老兵的睡眠卫生教育已显示了改善睡眠的初步效果，教育包括睡前避免兴奋性物质和活动、摒除卧室内不良行为和保持规律睡眠与觉醒习惯。

**2. 急性应激障碍相关性睡眠障碍**

**（1）概述：** 急性应激障碍（acute stress disorder，ASD）又称为急性应激反应，急剧、严重的精神打击为直接原因。患者在受刺激后立即（1h内）发病，表现为强烈恐惧体验的精神运动性兴奋，行为有一定的盲目性，或者为精神运动性抑制，甚至木僵。若应激源消除，症状往往历时短暂，预后良好，缓解完全。仅个别研究描述了急性应激障碍的流行病学：严重交通事故后的发生率为13%～14%；暴力伤害后的发生率约为19%；集体性大屠杀后幸存者发生率为33%。

**（2）临床表现：** 对急性应激障碍相关性睡眠障碍的系统研究较少，但失眠是其常见的症状。

**（3）诊断：** 具体诊断条目请参照ICD-11及DSM-5。

**（4）鉴别诊断：** 急性应激障碍的鉴别诊断包括躯体疾病或物质滥用所致精神障碍、短暂性精神障碍、重性抑郁障碍、创伤后应激障碍、适应障碍、以前存在的精神障碍恶化和诈病。

**（5）治疗：** 急性应激障碍的治疗方法如下：

①药物治疗：是急性期必须采取的措施之一，尤其是对那些表现激越兴奋的患者。应用适当的精神药物可较快缓解症状，改善接触，便于进行心理治疗。选用何种药物应依据病情灵活掌握。病情恢复后不宜长时间维持治疗，对精神运动性兴奋，严重抑郁的患者可酌情选用氯丙嗪、氟哌啶醇等抗精神病药，或阿米替林、SSRIs等抗抑郁药。苯二氮䓬类或非苯二氮䓬类镇静催眠药（如艾司唑仑、劳拉西泮、佐匹克隆、三唑仑）可保证患者良好睡眠，减轻焦虑、烦躁不安，但以中小剂量和短疗程为宜。

②支持性治疗：对处于精神运动性抑制状态患者，若不能主动进食，要给予输液、补充营养、维持水电解质平衡，保证每天的热量和其他支持疗法及照顾。

③心理治疗：本病由强烈的应激性生活事件引起，因此心理治疗有重要意义，主要包括一般性心理治疗、认知治疗、环境调整及生活指导。

④其他治疗：有严重自杀企图者或兴奋躁动者，可考虑采取电抽搐治疗。

## （五）精神分裂症相关性睡眠障碍的诊疗

**1. 概述** 精神分裂症为一组机制尚未明确的精神疾病，具有病程长、起病缓慢等特点，常伴有思维、认知、情感、行为等多方面障碍及精神活动不协调。精神分裂症患者通常存在多种临床症状以及并发症，其中睡眠障碍是其中最突出和普遍的问题，精神分裂症患者睡眠障碍发生率可达到 61%。睡眠障碍主要包括睡眠过少、过度睡眠、入睡困难、睡眠中断、早醒、睡眠节律紊乱、睡眠行为障碍等。处于发病期的精神分裂症患者往往可出现严重失眠，甚至完全丧失睡眠，经系统治疗后，精神病性症状可以得到缓解，睡眠障碍也可随之减轻。他们还可表现为过度睡眠、睡眠节律紊乱、入睡困难、睡眠浅、多梦、易醒等。睡眠障碍是精神分裂症复发的早期表现之一，精神分裂症复发患者早期有 88% 会出现睡眠障碍，以睡眠质量、入睡时间、睡眠障碍、日间功能、睡眠时间出现不良为主。

**2. 病因与发病机制**　高龄、男性、起病年龄晚、未规范使用精神病性药物、苯二氮䓬类药物、阳性症状、锥体外系反应、焦虑、抑郁等危险因素均可增加精神分裂症患者出现睡眠障碍发生率。睡眠障碍的发病机制是一个复杂过程，研究较多的机制有：分子机制、睡眠 - 觉醒管理机制、过度兴奋机制。目前研究认为精神分裂症患者 5- 羟色胺分泌存在异常，而 5- 羟色胺功能紊乱是睡眠障碍的生物学基础；精神分裂症会严重损害大脑功能，损害部位可能包括丘脑下部控制生物节律的睡眠中枢；阳性症状提示着中枢神经系统过度兴奋，兴奋期间患者出现自知力缺乏、错误认知，增加了负性情绪发生率，从而间接影响睡眠。还有研究认为精神分裂症患者认知的损害是导致睡眠障碍的原因，但目前许多机制仍处于探索阶段。

**3. 临床表现**　精神分裂症患者睡眠障碍可能表现为习惯性睡眠障碍。可表现为入睡困难、睡眠浅表、睡眠维持困难、总睡眠时间减少、睡眠 - 觉醒节律改变、噩梦等。

在精神分裂病程的不同时期，临床特征也有所差别。在精神分裂症患者发病期，夜晚入睡困难、睡眠时间缩短是主要表现；而在缓解期，更多表现为睡眠潜伏期延长、总睡眠时间缩短、睡眠维持障碍、睡眠浅、睡眠效率降低等。睡眠维持障碍导致患者常在睡眠 - 觉醒间反复转化，从而产生片段睡眠，随着片段睡眠频繁地出现，患者会伴随出现白天困倦感明显、精力差、疲倦、无力、记忆下降、恐惧、担心等认知功能减退症状及情绪障碍。除此之外，还有一部分患者会出现入睡前幻觉、噩梦、因服用具有镇静作用的药物或激越症状缓解后出现精神衰弱所带来的过度睡眠。

**4. 辅助检查**

（1）PSG：PSG 是评估睡眠质量的客观手段，可以用来探讨药物、心理治疗、物理治疗等治疗手段对睡眠的影响。目前对精神分裂症患者睡眠脑电图改变的研究主要集中在睡眠结构、慢波睡眠改变（SWS）、睡眠纺锤波的变化。

①睡眠结构：精神分裂症患者通常伴有睡眠结构变化，如睡眠总时间缩短、潜伏期延长、周期紊乱、觉醒次数增加、模式改变、快速眼动睡眠（REM）潜伏期缩短、REM 时间增加、睡眠效率降低、慢波睡眠（SWS）减少、REM 比例增加等。

②慢波睡眠（SWS）改变：精神分裂症患者常伴有 SWS 减少，脑功能方面，SWS 减少密切影响着阴性症状及认知症状；脑结构方面，SWS 的减少与脑室体积及脑室 / 脑比例增

大、前额叶及颞叶脑代谢减弱相关。

③快速眼动睡眠（REM）改变：精神分裂症患者多半有 REM 睡眠潜伏期缩短、REM 时长及比例增加。

④睡眠纺锤波改变：睡眠纺锤波是 NREM 睡眠 2 期独有的自发脑电活动节律。纺锤波可能对睡眠维持起门控作用。纺锤波密度和 2 期睡眠减少呈正相关。精神分裂症患者多伴有睡眠纺锤波数量、时程、振幅、活动的减少。

（2）心理量表：用于主观睡眠的评估，常用的如匹兹堡睡眠质量指数量表（PSQI）。精神分裂症患者 PSQI 评分较高，主观睡眠质量较差，且通常伴有生活质量的下降。但患者常因受疾病影响，特别是偏执性症状为主，对睡眠的评价往往趋于夸大、严重，准确度较低。故心理量表并不作为诊断睡眠障碍的金标准，仍需结合 PSG 进行评估。

### 5. 诊断

**（1）符合精神分裂症的诊断标准**

1）ICD-11 中精神分裂症诊断标准

A. 症状标准：具备下述症状中的 2 项（根据个体报告、临床医生或其他知情者观察）。

①持续的妄想（如夸大、关系妄想、被害妄想）。

②持续的幻觉（虽然可以出现任何形式幻觉，但听幻觉最常见）。

③思维紊乱（如词不达意及联想松弛、言语不连贯，语词新作），严重时患者言语不连贯以至于无法被理解（语词杂拌）。

④被动体验，被影响或被控制体验（如感觉个人的想法或行为不是由自己产生的，被强加的思维及行为，思维被抽走或思维被广播）。

⑤阴性症状：如情感平淡，思维贫乏或言语贫乏，意志缺乏，社交缺乏或兴趣缺失。

⑥明显的行为紊乱，可以出现在任何形式的有目的的活动中（如奇怪或无目的行为，不可预知或不恰当的情绪反应）。

⑦精神运动性症状，如紧张性不安或激越，作态、蜡样屈曲、违拗、缄默或木僵。

B. 病程标准：特征性症状在至少 1 个月或以上时期的大部分时间内持续存在，其中至少 1 项症状来自①～④。

C. 排除标准：

①排除心境障碍：存在广泛情感症状（抑郁、躁狂）时，就不应作出精神分裂症的诊断，除非明确分裂症的症状早于情感症状出现。

②排除物质滥用或药物作用于中枢神经系统的结果。

③严重脑病、癫痫、药物中毒或药物戒断状态应排除。

2）DSM-5 中精神分裂症诊断标准

A. 症状标准：具备下列 2 项（或更多）症状，均应存在 1 个月以上（如已经过有效治疗，病期可缩短）。其中的一项，必须为①～③项症状之一。

①妄想。

②幻觉。

③言语散乱（即"思维散漫"）。

④很异常的行为，如紧张症木僵。

⑤阴性症状，如情感淡漠、意志减退等。

B. 社交或职业功能不良：从起病以来的大部分时间里，大部分功能（工作、人际关系、自我照料等），均显著低于病前水平（如起病于儿童或少年期，明显低于预期水平）。

C. 病程标准：至少持续 6 个月以上。期间应至少包括 A 项（特征性症状）1 个月（如已经经过有效治疗，病程可缩短），也可以包括前驱期或残留的时间。

D. 排除标准

①排除分裂性情感障碍及心境障碍：如果在急性期没有出现抑郁或躁狂发作的表现，或在急性期出现了心境障碍发作，但持续时间较急性期和残留期的时间较短，便可排除。

②排除精神物质或一般躯体情况：确定症状并非由于某种精神物质的直接生理效应或某种躯体情况所致。

③排除心理发育障碍：如有孤独症或其他广泛性发育障碍或其他儿童期起病的交流障碍的病史，除非出现明显的幻觉或妄想至少 1 个月（已经过有效治疗，病期可缩短），才可另加精神分裂症诊断。

（2）有失眠或过度失眠的主诉。

（3）睡眠的主诉与精神分裂症的诊断相关。

（4）夜间 PSG 提示：入睡潜伏期延长、睡眠效率降低、睡眠过程中觉醒次数和时间增加。

（5）睡眠障碍不与其他精神疾病联系（如痴呆）。

（6）睡眠障碍不符合其他睡眠障碍的临床诊断标准。

**6. 鉴别诊断**

（1）心境障碍相关性睡眠障碍：这类睡眠障碍患者通常有心境障碍病史，如抑郁、躁狂等，且以心境障碍为突出表现。不同心境障碍患者睡眠障碍特点有所不同，抑郁障碍以早醒为主；双相障碍躁狂相更多表现为睡眠需求降低，抑郁相可表现为过度睡眠、卧床时长增加。

（2）焦虑障碍相关性睡眠障碍：这类睡眠障碍患者常有焦虑病史，以持续且显著的紧张不安，伴自主神经功能兴奋和过度警觉为主要临床表现。睡眠紊乱的基本特征是入睡困难、睡眠表浅、夜间觉醒次数增多、睡眠时间缩短、睡眠效率低。

（3）创伤及应激相关障碍相关性睡眠障碍：创伤及应激相关障碍出现幻觉、妄想等精神病性症状时，需与精神分裂症相关性睡眠障碍相鉴别。本病出现睡眠障碍前有明显创伤或应激史，以闪回为主要体验，并存在严重的噩梦或夜惊。PSG 结果显示睡眠时间缩短、觉醒次数增加、频繁夜惊。

（4）药物不良反应相关性睡眠障碍：抗精神病药物可带来多种睡眠障碍，如氯丙嗪、氯氮平、奥氮平、喹硫平等可能使患者出现过度睡眠，甚至嗜睡，症状严重程度通常与剂量、个体相关。另一常见不良反应为静坐不能，也与药物种类、剂量、个体相关。现在研究提示，可通过调整药物剂量或种类，评估患者症状是否改善来进行鉴别。

（5）共病睡眠障碍：精神分裂症相关性睡眠障碍可出现各种不同睡眠异常，但也可以在精神分裂症基础上共病存在睡眠障碍，如物质滥用所致睡眠障碍、戒断反应所致睡眠障碍、睡眠呼吸暂停综合征、不宁腿综合征、PLMD、睡眠行为障碍等。可结合 PSG 来进行鉴别。

**7. 治疗**　精神分裂症相关性睡眠障碍的治疗主要以治疗原发疾病为主，伴随产生的睡眠障碍通常会随原发疾病的缓解得到改善。

**（1）抗精神病药：**临床常采用的抗精神病药物大多具有镇静作用，可使部分患者的睡眠障碍得到缓解，但也应注意可能使患者出现情绪低落、精神不佳、镇静过度等症状。

①经典抗精神病药：即传统抗精神病药，可分为高效价和低效价两类。高效价的治疗剂量小、镇静作用弱，包括氟哌啶醇、奋乃静、氟哌噻吨、氟奋乃静等。低效价的治疗剂量大、镇静作用强，包括氯丙嗪、舒必利、氯普噻吨等。药物的选择应结合患者病情进行综合考虑。大体上，经典抗精神病药可增加总睡眠时间、提高睡眠效率，减少睡眠潜伏期和觉醒时间，从而改善睡眠连续性。

②非典型抗精神病药：即新型抗精神病药，包括氯氮平、奥氮平、喹硫平、利培酮等。此类药物疗效较好，不良反应较小，较经典抗精神病药依从性好。氯氮平作为此类药物的代表，其对精神分裂症睡眠模式的影响研究得最为深入。氯氮平有明确的促睡眠作用，可提高睡眠效率，增加总睡眠时间、NREM 睡眠 2 期，减少睡眠潜伏期、入睡后觉醒时间和 NREM 睡眠 1 期，但慢波睡眠也有明显减少。奥氮平亦有促睡眠作用，可增加总睡眠时间、NREM 睡眠 2 期和快速眼球运动频率，减少觉醒时间和 NREM 睡眠 1 期，同时增加慢波睡眠 2 ~ 3 倍。此外，与氟哌啶醇相比，经利培酮治疗的精神分裂症患者慢波睡眠时间显著延长，但其他睡眠模式无明显差异。总体而言，非典型抗精神病药可促进急性期睡眠的维持，增加 NREM 睡眠 2 期时间和 REM 睡眠的眼球运动密度。抗精神病药可能增加（奥氮平和利培酮）或减少（氯氮平）慢波睡眠。PSG 监测结果显示，经典或非典型抗精神病药均可改善睡眠维持，利培酮还可改善主观睡眠质量和清晨警觉性。

需注意在精神分裂症治疗过程中，应随时关注患者睡眠情况的变化，了解患者睡眠困难的原因是抗精神病药的不良反应，还是病情变化或其他原因，从而对治疗方案做出相应调整。

**（2）镇静催眠药：**对于起病初期的精神分裂症或慢性精神分裂症相关性睡眠障碍患者，可使用镇静催眠药物。苯二氮䓬类对精神分裂症患者的失眠症状有较好的疗效，但使用期间需依据按需使用、间断使用的原则，避免长期服用造成的药物依赖。如存在睡眠呼吸障碍、酒精依赖或滥用病史，则应避免使用苯二氮䓬类。此外，右佐匹克隆可改善慢性精神分裂症患者的睡眠质量及日间功能，且安全性较高，成瘾性较低。注意在使用常规治疗剂量的、镇静作用明显的抗精神病药物时，应将镇静催眠药减量或停用。

### （六）进食障碍相关性睡眠障碍的诊疗

**1. 概述** 进食障碍（eating disorders，ED）是指以异常的进食行为及对体重和体型的过分关注为主要临床表现的一组精神疾病，包括神经性厌食、神经性贪食及神经性呕吐及不典型进食障碍。具有复发率高、病程长的特点。由于现代经济的发展及"以瘦为美"观念的渗透，进食障碍的患病率逐年上升，特别常见于青少年群体。

睡眠障碍通常与精神疾病并存，进食障碍患者的睡眠障碍是常见的，包括入睡困难（最常见）、睡眠异常、嗜睡、早醒和夜间易醒。但关于这方面的研究文献仍较少，我国正处于初级探索阶段。其中神经性厌食（anorexia nervosa，AN）的睡眠障碍最常见。此外，目前发现一种特定的睡眠相关的进食障碍（sleep-related eating disorder，SRED），属于睡眠障碍类，SRED 的患者在入睡后会反复出现夜间进食。本章主要讨论神经性厌食及神经性贪食的相关性睡眠障碍。

**2. 神经性厌食相关性睡眠障碍**

**（1）概述：** 神经性厌食简称厌食症，是一类以低体质量、持续强烈的怕胖观念和体象障碍为主要特征的进食障碍，个体通过节食、过度运动、催吐、导泄等手段故意将体重维持在明显低于正常的标准。好发于青少年女性。无论是美国还是国际诊断体系，均按照患者"有无规律的暴食或清除行为"将 AN 分为两个亚型，即限制型（restricting type，AN-R）和暴食/清除型（binge/purging type，AN-BP）。

**（2）病因：** 神经性厌食病因及发病机制至今尚不清楚，目前研究认为是生理、心理以及社会环境多因素相互作用导致的。生理学因素主要探讨遗传因素、激素（瘦素）及神经递质（5-羟色胺、多巴胺、去甲肾上腺素）对进食障碍的影响。心理学因素主要从人格和心理动力学因素两个方面去探讨进食障碍的病因，该患者的性格多具有自我评价低、过度依赖及完美主义倾向。社会环境对进食障碍的影响是不容忽视的，从 20 世纪后半期，随着以瘦为美的观念逐渐渗透，神经性厌食的患病率有着很大的增加。

**（3）临床表现**

①精神症状：该患者强烈地害怕体重增加，恐惧发胖，对体重和体形的极度关注，其中有些患者即使已经骨瘦如柴了，但仍主观上觉得自己身体某部位过胖，这种现象即体象障碍。患者严格控制进食，存在与食物有关的强迫观念，收集各种"健康食谱""营养配餐"，对食物的种类、成分有严苛的要求或对食物做特殊处理才愿意进食。有些患者可伴有不可控的暴饮暴食行为，但进食后会出现懊悔自责的情绪，并用尽各种手段催吐。患者常

伴有焦虑、抑郁和强迫、失眠等症状，随着病程进展，甚至出现自残、自杀行为。

②躯体症状：该类患者由于体重明显低于标准，持续的营养不良后，生理功能随之发生改变。患者外表方面表现为极度消瘦，毛发稀疏，皮肤苍白、干燥，皮下脂肪减少，出现低体温、畏冷，其中一些患者因低蛋白血症出现全身水肿。心血管方面可出现明显的心慌、直立性低血压，严重时晕厥。胃肠道的症状表现为恶心、呕吐、腹胀、嗳气等。此外，该患者常伴严重的内分泌紊乱，特别是女性的闭经、乳房萎缩与男性的性欲减退或阳痿较常见。少数患者可出现牙釉质侵蚀，上门牙腐蚀，龋齿增加。严重者出现恶病质状态、凝血功能障碍、电解质紊乱、多器官衰竭从而危及生命。

③相关睡眠障碍：神经性厌食合并睡眠障碍是很常见的，目前大多数研究认为 AN 患者与正常人群相比具有入睡困难、睡眠时间明显减少、睡眠质量差的特点。Sauchelli 等人认为，食欲素水平可能通过多种途径影响睡眠，例如食欲素受体表达降低或影响其他食欲调节因子（如瘦素和葡萄糖）。故 AN 患者可能由于营养不良引起的食欲素受体失调而导致睡眠障碍。

**（4）辅助检查**

①实验室检查：患者体重指数（body mass index，BMI）< 17.5kg/m$^2$。可见贫血、血小板减少、肝功能异常、皮质醇升高、性激素降低、血脂升高。诱发频繁呕吐可引起代谢性碱中毒、低血氯、低血钾。导致慢性腹泻可引起代谢性酸中毒、低钠血症和大便潜血阳性。心电图可见窦性心动过缓、心律失常等。脑影像学可见 AN 患者普遍存在皮质沟变宽及脑白质变化，涉及多个大脑区域和白质纤维，包括胼胝体、扣带回、颞叶、丘脑、下丘脑、放射冠、丘脑辐射和上纵束等。

②评估工具：a. 进食障碍量表、进食态度测验对进食障碍精神病理学分析有价值，也用于验证治疗效果。Beck 抑郁量表、Hamilton 抑郁 / 焦虑量表评定同时存在的情绪问题也很重要。b. 睡眠质量可以通过自评量表（如匹兹堡睡眠质量指数量表）或睡眠日志、PSG 来评估，其中 PSG 结果是评估睡眠和识别睡眠障碍的金标准。在目前的研究中发现 AN 患者常伴有睡眠结果变化，如总睡眠时间缩短，慢波睡眠（SWS）减少，快眼动期潜伏时间缩短，觉醒次数，觉醒时间增加。

**（5）诊断**：诊断神经性厌食所参考的诊断分类系统主要有 ICD-11 和 DSM-5，二者大致相似。其中 DSM-5 关于神经性厌食的诊断标准如下。

A. 相对于需求而言，在年龄、性别、发育轨迹和身体健康的标准下，因限制能量的摄取而导致显著低体重。

B. 即使处于低体重状态，仍然强烈的害怕体重增加或变胖或有影响体重增加的行为。

C. 对自己体重或体型的体验障碍，体重或体型对自我评价的不当影响，或持续的缺乏对目前低体重严重性的认识。

目前的严重程度：成人严重性的最低水平是基于下列的体重指数（BMI），儿童及青少年则基于 BMI 的百分比：轻度 BMI ≥ 17kg/m²，中度 16～16.99kg/m²，重度 15～15.99kg/m²，极重度 < 15kg/m²。

（6）**鉴别诊断：**神经性厌食的诊断首先必须排除器质性疾病所致的体重下降。如慢性消耗性疾病（慢性萎缩性胃炎、慢性肝炎、慢性结肠炎、甲状腺功能亢进、糖尿病、结核病等）、脑肿瘤或吸收不良综合征。

（7）**治疗：**神经性厌食治疗一般药物与心理治疗相结合，但治疗前需评估患者身体营养状态，若有严重营养不良且伴有明显的躯体不适症状，第一步治疗则要保证患者足够的日常营养摄入，帮助其恢复营养症状，必要时住院治疗予静脉输液补充营养。此外，在恢复营养的过程中需严格监测患者生命体征，以避免一种严重的并发症，即再摄食综合征，可导致心力衰竭、精神错乱、死亡。

1）药物治疗：以对症治疗为目的。①抗抑郁药物：SSRIs（如氟西汀、舍曲林、氟伏沙明）和 SNRIs（文拉法辛）可改善 AN 患者伴有的抑郁、焦虑情绪。此外米氮平及阿米替林对 AN 患者也有一定疗效。②抗精神病药：有些研究发现小剂量的奥氮平可增加 AN 患者的食欲，舒必利对单纯厌食者效果较好。

2）心理治疗：包括个体心理治疗和家庭治疗两种模式。其中认知行为治疗常应用于神经性厌食，通过纠正患者歪曲的认知从而改善患者行为。有研究发现认知行为疗法在治疗失眠等睡眠障碍方面是有帮助或有效的，将认知行为疗法与失眠治疗方案相结合，可使这类患者获益。20 世纪 70 年代，在 Minuchin 的推崇下，家庭治疗开始应用于神经性厌食症患者。心理医生对家庭中积极的方面予以肯定，对家庭中不利于患者身心康复的因素予以干涉，从而试图消除患者，尤其是青少年患者的心理障碍。此外，Olmsted 等人比较了认知行为治疗（CBT）与心理教育法对神经性厌食症患者的疗效，发现给予心理教育的患者中有 25%～45% 在一些重要指标上与个体 CBT 治疗一样好。

**3. 神经性贪食相关性睡眠障碍**

（1）**概述：**神经性贪食（bulimia nervosa，BN）又称贪食症，这一术语源于希腊，意为"公牛饥饿"，指个体反复地不可控制的冲动性暴食行为，并伴有明显用于避免体重增加的不适当的代偿行为，如呕吐、滥用泻药或过度锻炼。

（2）**病因：**与 AN 一样，至今病因及发病机制不明，与多因素（生理、心理及社会环境）密切相关。生物学因素与遗传及体内神经递质有关，与 AN 相比，BN 患者体内的 5- 羟色胺、去甲肾上腺素水平变化更加明显。心理学方面则 BN 与 AN 患者的心理特征（如低自尊、高神经质水平、无能感、自我期望高、情绪不稳定等）非常相似，大多数 BN 患者是 AN 的延续者。社会因素亦与 AN 相似，现代"以瘦为美"文化的盛行既可产生对食欲的压抑，亦可出现反面，即暴饮暴食。

（3）**临床表现**

1）精神症状：BN 患者存在对进食的先占观念，对进食有强烈的欲望或冲动，对肥胖亦有强烈的恐惧。大部分患者刚开始会偷偷地进行暴饮暴食的行为，进食后会感到羞耻、自责，当暴食行为反复出现后，患者陷入自我厌恶、内疚，甚至产生自残、自杀行为。BN患者常伴有抑郁、焦虑、冲动、易怒等情绪问题。

2）躯体症状：由于 BN 患者的体重波动大，没有存在像 AN 患者那样严重的体重下降，其躯体症状也不似 AN 那样明显，但也会引起内分泌紊乱及各器官的损害。如因反复催吐出现贲门撕裂或食管撕裂、电解质紊乱、脱水性代谢性碱中毒，或因短时间内急剧进食出现急性胃扩张。

3）相关睡眠障碍：由于 BN 患者没有过度地营养不良，其睡眠障碍不像 AN 患者那么明显，但 BN 患者会主观抱怨睡眠障碍，包括入睡困难、夜间易醒、早醒和白天过度嗜睡。Latzer 认为患者的临床表现，如愤怒、抑郁、人际敏感性、情感不稳定性、攻击性冲动表达、反对行为、自我惩罚和易怒（Johnson et al, 1984）或许可以解释其余的主观睡眠抱怨。此外，BN 患者可能伴有一些异常的进食行为，在相关研究中有些患者报告他们在夜间梦游中大吃大喝，甚至是在睡着后的晚上去买食物，这种行为的唯一证据就是第二天早上出现的商店收据或部分吃掉的食物。

**（4）辅助检查：** BN 的实验室检查及心理评估量表与 AN 十分相似，参考上节。其中 BN 患者虽主观抱怨睡眠障碍，但在目前的大多数研究中 PSG 结果未见明显的睡眠结构及睡眠质量变化。

**（5）诊断：** 诊断神经性厌食所参考的诊断分类系统主要有 ICD-11 和 DSM-5，二者大致相同。其中 DSM-5 关于神经性厌食的诊断标准如下。

1）反复发作的暴食。暴食发作以下列 2 项为特征。

①在固定的时间内进食（例如，在任何 2h 内），食物量大于大多数人在相似时间段内和相似场合下的进食量。

②发作时感到无法控制进食（例如，感觉不能停止进食或控制进食品种或进食数量）。

2）反复出现不适当的代偿性行为以预防体重增加，如自我引吐，滥用泻药、利尿剂或其他药物，禁食，或过度锻炼。

3）暴食和不适当的代偿行为同时出现，在 3 个月内平均每周至少 1 次。

4）自我评价过度地受身体的体型或体重影响。

5）该障碍并非仅仅出现在神经性厌食的发作期。

**（6）鉴别诊断：** 排除器质性疾病所致的呕吐或暴食，注意与神经性厌食相鉴别。内分泌系统疾病如糖尿病、甲亢、原发性肾上腺皮质功能减退症、希恩综合征可导致贪食行为。消化系统如胰腺炎、胆囊炎、胃溃疡、肝损害等可导致呕吐。神经系统如 Kleine-Levin 综合征、颞叶癫痫、大脑肿瘤，可导致暴食行为。

**（7）治疗：** BN 患者治疗原则与 AN 大致相同，首先检查和评估躯体状况，了解目前躯体状况，若患者出现严重的电解质紊乱或器官损害则需住院治疗。若患者生命体征平稳则在门诊采取药物结合心理治疗方案治疗。

1）药物治疗：由于神经性贪食常常伴有明显的情绪障碍，应用抗抑郁药物能改善患者抑郁、焦虑的情绪，间接改善患者行为。研究表明，SSRIs类药物（氟伏沙明、氟西汀）可抑制暴食冲动、控制进食、降低焦虑。此外，阿米替林、异丙嗪等药物能有效减少BN患者的暴食和清除行为。

2）心理治疗：包括认知行为治疗、正念减压治疗、人际关系治疗等技术。认知行为治疗是基于神经性贪食症体象障碍和情绪认知障碍理论发展起来的，广泛应用于神经性贪食。CBT在近几年临床实践中疗效显著，是一种相对简短、主动、有指导性和实用的治疗形式，是指对思维过程进行认识、识别和理解的过程，根本目的在于改变行为，其基本理论是个人行为、态度和思维建立。

### （七）物质滥用相关性睡眠障碍的诊疗

**1. 概述** 精神活性物质是指能够影响人类情绪、行为、改变意识状态，并有致依赖作用的一类化学物质，主要分为中枢神经系统抑制剂如酒精、中枢神经系统兴奋剂如咖啡因、大麻、致幻剂如氯胺酮、阿片类、挥发性溶剂以及烟草。这些精神活性物质的应用或停用会对个体的睡眠造成一定的影响，因此临床医生在做出相应的诊治前，应仔细寻找患者睡眠障碍的真正病因。

**2. 流行病学** 物质滥用患者会普遍出现不同程度的睡眠障碍，包括总睡眠时间减少、睡眠效率降低、浅睡眠时间增加、日间嗜睡等。睡眠障碍可能诱发了物质滥用的发生，也会因长期使用该类物质而恶化，且在戒断期常持续存在。国外一项研究显示，未接受正规治疗的失眠患者常寻求非处方治疗，发生物质滥用的风险增加。28%的未经治疗的失眠患者曾使用酒精助眠，使用酒精可能在短期内会缩短睡眠潜伏期，长期来看会导致失眠加重。酒精使用障碍患者戒断期间复饮，最重要的危险因素是睡眠紊乱，如入睡困难，这些失眠个体比不失眠个体更倾向于入睡前饮酒。

**3. 临床特征** 物质滥用相关性睡眠障碍患者的临床特征因具体的滥用物质及个体是正在使用物质、处于急性戒断期还是保持戒瘾状态而异。

**（1）酒精：**酒精使用障碍患者及戒酒期间最常见的睡眠问题是入睡困难、睡眠持续困难或两者兼有，通常情况下，这些睡眠问题长时间持续存在。正常饮用酒精的个体也可能出现正常睡眠-觉醒昼夜节律模式紊乱。一些个体可出现多相睡眠-觉醒周期，特征是多次短暂的酗酒诱导性睡眠后出现短暂的觉醒。纵向研究发现，在戒酒第1年，患者的睡眠潜伏期、总睡眠时间和睡眠效率可恢复到健康水平，但异常的REM睡眠期持续存在。

**（2）大麻：**对正在使用大麻的患者而言，大麻很可能缩短睡眠潜伏期，但其他睡眠方面的客观变化尚不明确。大麻戒断患者易出现失眠症状，包括入睡困难、睡眠维持困难、早醒以及睡眠时间比平时少，这些睡眠问题可持续长达2年。在一项关于长期大麻滥用者的多导睡眠图研究中发现，与基线相比，停用后最初 2d 表现为总睡眠时间减少、睡眠效率下降、睡眠潜伏期延长、REM 潜伏期缩短以及慢波睡眠减少。这些影响与大麻使用的量或持续时间、戒断症状的严重程度、渴求程度或者心境无关。

**（3）可卡因：** 和其他兴奋剂一样，急性可卡因中毒与睡眠困难相关。可卡因急性戒断期间，个体会出现睡眠紊乱、嗜睡和不愉快的梦境。停用初期患者的睡眠质量会有所改善，但睡眠潜伏期、睡眠效率、REM 睡眠潜伏期、总睡眠时间及 REM 睡眠时间等客观指标在恶化。

**（4）阿片类物质：** 虽然阿片类物质有一定的镇静作用，但短期使用仍会导致睡眠状态及睡眠结构的变化，如总睡眠时间减少、觉醒次数增多及 REM 睡眠期减少。长期使用阿片类药物可影响睡眠质量，睡眠效率变差，日间嗜睡及疲劳的情况加重。突然停止长期使用的阿片类药物同样也会导致失眠，觉醒时间增加及慢波睡眠减少，且这些睡眠紊乱可能会长期持续存在。另外短期和长期使用阿片类物质的患者中枢性睡眠呼吸暂停和呼吸模式不规律的发生风险增加，而这些呼吸紊乱可能会进一步干扰睡眠。

**4. 评估**　在对睡眠滥用相关性患者的睡眠问题进行多维度评估时，应特别注意睡眠紊乱的发作和过程与物质使用模式的关系。

**（1）睡眠病史：** 详细的睡眠病史有助于辨清睡眠紊乱与物质滥用之间的关系，相关的问题包括两者出现的先后顺序、是否专门使用这些物质来辅助睡眠、是否存在行为认知因素（睡眠环境、睡眠习惯等），这些问题有助于临床医生确定睡眠障碍为原发性还是继发性的。

**（2）睡眠日记：** 睡眠日记可以帮助临床医生更好地了解患者突出的睡眠问题，同时也可让患者参与到治疗过程中。

**（3）临床问卷：** 失眠量表或问卷可以让医生客观地了解患者睡眠紊乱的严重程度及对治疗的反应，包括匹兹堡睡眠质量指数和失眠严重程度指数。对于物质滥用的患者，在正式开始治疗前也应该接受客观地评估，如酒精使用障碍识别测试、物质滥用筛查测试等。

**（4）多导睡眠图：** 由于物质滥用患者尤其是阿片类物质，出现睡眠相关呼吸障碍的风险增加，若患者出现打鼾、睡眠中被人发现呼吸暂停等症状和体征时，建议进行多导睡眠图检查。

**5. 诊断**　所有的滥用物质在使用期间、急性戒断期和戒瘾期均会直接、不同程度地影响睡眠。因此，鉴别与物质使用或急性戒断直接相关的失眠与可能持续存在并需要单独治疗的失眠十分困难。药物或物质滥用导致的失眠诊断标准（ICSD-3）如下：

（1）患者的症状符合失眠标准。

（2）失眠病程至少 1 个月。

（3）符合下列表现之一。

a. 正在依赖或滥用某种可以导致睡眠紊乱的药物或物质，可以处在用药期、中毒期或撤药期。

b. 易感的患者正在应用或暴露于具有扰乱睡眠作用的药物、食物或者毒素。

c. 失眠与暴露、应用、滥用或急性停用某些物质有关。

（4）睡眠紊乱不能用另一种睡眠疾病、内科或神经科疾病、心理疾病、药物，或者某些物质滥用更好地解释。

**6. 治疗**　治疗目标是改善患者主观睡眠质量及持续控制合并的物质使用障碍。对于物质滥用合并睡眠障碍的患者，其睡眠问题往往长期存在，要前往专业诊疗机构戒断物质滥用并通过简单的日记或经改良的睡眠工具来间接收集患者的睡眠质量和物质使用情况。

**（1）非药物治疗：** 物质滥用相关性睡眠障碍患者首选非药物治疗，同时还需接受针对成瘾的治疗。对于所有睡眠障碍患者而言，保持良好的睡眠卫生尤为重要，这也是认知行为治疗（CBTI）的一部分。治疗过程中，患者需接受多次的认知行为治疗，包括睡眠卫生教育、放松、刺激控制、睡眠限制和认知治疗。

**（2）药物治疗：** 物质滥用患者应该避免使用苯二氮䓬受体激动剂，因为这类药物滥用的可能性增加，且与酒精或其他物质合用时可能过量。目前针对该类患者，可以选用的药物有：具有镇静作用的抗抑郁药如曲唑酮、抗惊厥药如加巴喷丁、褪黑素受体激动剂如雷美替胺和抗精神病药喹硫平。

### （八）具有镇静作用的抗抑郁药、抗精神病药和抗惊厥药对睡眠的影响

#### 1. 具有镇静作用的抗抑郁药对睡眠的影响

**（1）曲唑酮：** 一种 5-HT$_{2A}$ 拮抗剂和 5-HT 再摄取抑制剂（SARIs）类抗抑郁药，剂量通常较大为 150 ~ 400mg/d。而小剂量的曲唑酮可发挥其抗组胺 H$_1$ 和 α$_1$ 的拮抗作用，具有较强的镇静作用。当曲唑酮作为单药治疗时，能增加慢波睡眠，并且与 SSRIs 合用时能阻断 SSRIs 对慢波睡眠的干扰。曲唑酮的半衰期为 6 ~ 8h，若仅在晚上服用 1 次，可改善睡眠而白天无镇静作用。常用剂量为每晚睡前 25 ~ 150mg。其常见的不良反应是镇静、直立性低血压及阴茎异常勃起。

**（2）米氮平：** 一种去甲肾上腺素能和特异性 5- 羟色胺能抗抑郁药（NaSSA），有研究认为其 5-HT$_{2A}$/5-HT$_{2C}$ 拮抗作用与睡眠改善相关，已有多项研究显示米氮平可显著改善睡眠的持续时间及睡眠结构。常用剂量为每晚睡前 7.5 ~ 15mg。其常见的不良反应是嗜睡、食欲及体重增加和口干。

**（3）多塞平和阿米替林：** 均为三环类抗抑郁药（TCAs），这两种药物被作为催眠药物使用时，均采用小剂量给药。低剂量的多塞平能选择性拮抗 H$_1$ 受体，而产生良好的镇静效果。FDA 批准多塞平用于睡眠维持障碍性失眠，剂量为 3mg 和 6mg。三环类抗抑郁药最常见的不良反应是口干、便秘、尿潴留等抗胆碱能不良反应。

#### 2. 抗精神病药对睡眠的影响　抗精神病药在某些特殊情况下，会将镇静作为一种短期

治疗手段，而在长期治疗中，镇静是不可避免的不良反应。

喹硫平：一种非典型抗精神病药，主要成分为富马酸喹硫平，为二苯并噻氮䓬类衍生物，可以拮抗组胺、多巴胺 $D_2$ 和 $5-HT_2$ 受体，可用于控制物质戒断期间的抑郁心境及激越。有研究认为可利用其 $H_1$ 抗组胺作用引起的镇静效应来治疗失眠，但目前的研究有限。治疗失眠时的推荐剂量为每晚临睡前 12.5～50mg，但不推荐作为失眠的常规用药。常见不良反应是嗜睡、头晕、口干和体重增加。

### 3. 抗惊厥药对睡眠的影响

（1）**加巴喷丁**：一种 γ- 氨基丁酸（GABA）类似物，主要用于治疗癫痫，对合并疼痛、焦虑、震颤或失眠的情感障碍或物质滥用的疗效较肯定。加巴喷丁可增加个体的慢波睡眠，对其他药物无反应或耐受的患者也可将加巴喷丁作为一种催眠药物的选择，常用剂量为睡前口服 300～900mg。最常见的不良反应是镇静、困倦和眩晕。

（2）**普瑞巴林**：作用机制与加巴喷丁类似，同样可增加个体的慢波睡眠，可用于治疗癫痫、纤维肌痛及神经痛。

（张斌执笔，贾福军审校）

## 第十六章　神经疾病睡眠医学中心的发展与建设

在 2021 年前后，在我国综合医院神经内科培养一批具备专业知识与技能的神经疾病睡眠医师队伍，建立完善神经疾病睡眠医学中心的全国网络，提高对睡眠障碍的识别和诊治率，完善睡眠障碍相关疾病的全程管理。神经疾病睡眠医学中心将成为继"脑卒中中心""癫痫中心"之后的第三个惠及广大患者的神经疾病睡眠医学中心。真正做到提高睡眠障碍的诊治效率并改善神经系统疾病的预后，降低医疗成本、减轻社会负担，用一件简单易行的举措达到利国利民的目的。

## 一、神经疾病睡眠医学临床中心

神经疾病睡眠医学中心建设的核心内容，是拥有神经疾病睡眠医学临床中心和神经疾病睡眠医学科研和培训中心。神经疾病睡眠医学临床中心的核心内容，是能够开展睡眠监测与评估，并且能够进行临床睡眠疾病诊断与治疗；神经疾病睡眠医学科研培训中心的核心内容，是能够开展睡眠相关的临床研究，并且能够培训睡眠医师与睡眠技师。睡眠检查室是神经疾病睡眠医学中心建设的重要基础，也是进行睡眠评估与培训的主要场所。

### （一）人员设置

神经疾病睡眠医学中心的人员设置应包括：1 名神经疾病睡眠医学中心主任或科室负责人（副主任医师以上执业医师），至少 3 名睡眠医师，睡眠技师，护理人员团队和后勤人员。详见第一章。

### （二）神经疾病睡眠医学中心建设设备标准

神经疾病睡眠医学中心专病门诊硬件设备应包括：至少两间诊室两台电脑、接诊室（接诊病例最好采用格式化病历，便于后期数据统计）、量表评估室、量表评估软件及电脑（建议使用平板电脑，方便患者自评）和打印机（打印量表评估结果）。根据需要，应该备置上传数据专用电脑（拟有区域性或者全国性统一的上传路径，每个中心拥有一个上传账号，便于临床与科研资料的交流与管理）。

睡眠检查室的空间布局通常可以区分为监测区域和办公区域两部分。办公区域是睡眠医师和睡眠技师通过视频观察和判读多导睡眠图（PSG）的工作场所。神经睡眠监测区域应具备 2 台以上多导睡眠图检测设备，以进行夜间睡眠监测、MSLT、压力滴定等检查（MWT、经皮二氧化碳分压，儿童多导及食管压测定等检查可以开展，但不是必备条件）。

### （三）建立神经疾病睡眠医学中心数据库

建立临床睡眠障碍患者相关资料的数据库，及时进行相关资料的录入和管理。包括睡眠日记、睡眠问卷、病史、查体、辅助检查、标本留取，诊断和治疗及随访情况等，保存所有的原始数据资料备查备用。专病登记网络：参考脑卒中救治网络，各省市均设高级中心与辐射网络单位。高级中心由该地区三甲医院（大学附属医院优先）承担并由中国医师协会认证。高级中心承担培训、规范制定、数据收集及向中国医师协会网络登记系统上传的任务。同时实现与辐射网络单位的患者"双向转诊"和病患资料交流。高级中心与辐射网络单位均需要使用中国医师协会统一发布的数据登记系统进行资料交流。每个专病门诊中心设一名有资质的管理员（建议神经睡眠专科中心主任），具有上传端口，以及筛选病例及导出病例的权限。

### （四）神经疾病睡眠医学中心的管理制度

制定神经疾病睡眠医学中心相应的规章制度，包括各级工作人员的职责、交接班制度、设备维护和故障登记制度、各种检查及仪器的操作规程、神经疾病睡眠医学中心的感控和各种意外的应急预案等；对睡眠医师及技师定期进行培训，采用现场培训、网络培训相结合的形式。不定期举办现场培训，网络培训需要进行过现场培训并获得资质的医师推荐。网络培训结束后需进行线上考核。参加培训的医师和技师可根据自身实际情况申请或者更新"神经疾病睡眠医师执业许可证书"和"神经疾病睡眠技师执业许可证书"。获得执业许可后的执业医师需每 5 年进行重新考核评估，更新执业资质证书。

## 二、神经疾病睡眠医学中心的门诊与病房设置

### （一）门诊设置

1. 门诊人员应包括至少 3 名以上医师，其中高级职称医师至少 1 名。

2. 门诊频次应 ≥ 2d/周。

3. 门诊睡眠健康教育：应有宣传栏，睡眠障碍患者教育手册等。

4. 门诊睡眠相关检查及评估：

（1）睡眠日记。

（2）多导睡眠图监测（Ⅰ～Ⅳ级 PSG）及 CPC、脑功能状态等相关试验与评估。

（3）睡眠及神经心理测评：包括但不限于 PSQI、HAMA、HAMD、Beck 焦虑抑郁量表、ISI 指数量表、艾普沃斯量表（Epworth）、清晨型 - 夜晚型问卷（MEQ）及常见睡眠障碍疾病问卷及评估，如快速眼动睡眠行为问卷、睡眠呼吸暂停问卷（STOP-BANG 问卷、柏林问卷）、RLS 问卷等。

（4）备选：体动监测、必要血生化、影像学、脑脊液 Hypocretin 及基因检测等。

5. **门诊治疗**　应能提供中国指南或共识所推荐常用中西药物，能开展睡眠障碍疾病的

非药物治疗，包括失眠认知行为治疗、经颅磁刺激或经颅电刺激、失眠治疗仪、针灸等相关物理治疗方法。

### （二）病房建设

1. 病床 ≥ 2 张（单独睡眠单元或混合单元），应远离嘈杂区，病室保持安静，有必要安全保护设施；

2. 非单列病区，全年出院患者睡眠疾病诊断率 >20%（包括共患睡眠障碍者）；

3. 住院部睡眠监测评估：

（1）有条件中心可在病房或毗邻区设多导睡眠监测区（包括单间睡眠监测室、中心监控室、候诊区），开展多导睡眠监测（包括 Ⅰ - Ⅳ级标准多导睡眠监测）及相关试验、评估。

（2）应能开展睡眠日记，睡眠及神经心理测评：包括但不限于 PSQI、HAMA、HAMD、Beck 焦虑抑郁量表、ISI 指数量表、Epworth 思睡量表、清晨型 - 夜晚型问卷（MEQ）及常见睡眠障碍疾病问卷及评估，如快速眼动睡眠行为问卷、睡眠呼吸暂停问卷、RLS 问卷等。

（3）根据需要开展体动仪、血生化、生物学标记、影像学、脑脊液基因等相关检查等。

4. 住院睡眠障碍疾病治疗　应特别关注睡眠障碍疾病及共患睡眠障碍疾病者的健康教育、病因筛查、规范及个体化治疗。应能根据需要开展多学科会诊。应能提供中国指南或共识所推荐常用中西药物，能开展睡眠障碍疾病的非药物治疗，如失眠认知行为治疗，经颅磁刺激或经颅电刺激及其他中西医治疗或手术治疗等。

5. 出院后应定期随访。

### （三）应急预案设备及流程管理

1. 突发内外科情况参照相关急诊处理。

2. 睡眠疾病相关的紧急情况常见睡眠呼吸暂停、发作性睡病及异态睡眠处理流程。

3. 常规处理路径见附件。

## 三、神经疾病睡眠医学中心睡眠监测室设置

### （一）人员设置

睡眠监测室的人员设置应包括 1 名睡眠室负责人（主治医师或主治以上执业医师）、至少 2 名睡眠医师、睡眠技师和护理人员团队。

1. **睡眠室负责人**　睡眠监测室的负责人应是具有主治医师或以上资格的专业职业医师，其需要处各种睡眠障碍，同时还需制定睡眠室各项操作规程及工作细则，保证工作规范化、流程化，制定和完善 PSG 检查和分析质量控制制度，积极参加国内外学术会议及培训，了解目前该领域最新科研动态、医疗进展及新技术、新项目，扩大本学科的诊疗范围，提高医疗质量、社会效益与经济效益。

**2. 睡眠医师**　全面了解睡眠的基础生理医学知识及各种睡眠障碍性疾病发生、发展的病理机制；掌握必要的 PSG 知识、PSG 判读分析方法和不同人群的 PSG 特征变化；处理各种睡眠障碍性疾病以及与之相关疾病的诊断、鉴别诊断，掌握常规治疗方案和一般疑难、危重症的识别和处理；具有一定的科研水平，能进行相关课题的临床科研活动。

**3. 睡眠技师**　值班技师和患者的理想比例应为 1∶2，即 1 位技师采用分屏监视同时观察 2 例患者的情况。条件许可时，除常规值班技师外，可设立备班技师，负责轮流替换值班技师，尤其在进行 PAP 压力滴定或发生意外情况时便于紧急处理。

（1）每名技师必须持有有效的心肺复苏证书（CPR）。

（2）每名技师必须能够承担"多导睡眠监测技师岗位描述"中所述的职责。

（3）必须安排足够的技师岗位，以适应睡眠中心的工作量并确保患者的安全；在通常情况下，进行 PSG 的患者与技师的最大人数比例为 2∶1。

（4）技师的工作受医疗主管监督。

## （二）场地设置

睡眠监测实验室的房间设置应包括睡眠监测室、中心监控室、治疗观察室（接受 MSLT 和 MWT 等日间检查或超低频经颅磁刺激治疗和心理治疗等治疗）、消毒处置室（用于电极清洗消毒、呼吸机面罩管道消毒等）、医师值班室、技师值班室、候诊区（可以用来对患者进行睡眠疾病基础教育以及 CPAP 基础知识教育和使用方法说明等）、示教室（交接班和病例讨论）和储存间等。睡眠监测室最好设有淋浴，但不是硬性要求。

**1. 中心监控室**　监控室必须建在合理的位置、拥有充分的功能设计和足够大的面积，以确保其功能的有效性和操作技师工作环境的舒适性。

（1）中心监控室不能少于 $12m^2$，房间颜色以浅色温馨色调为主，配有监控桌，最好设有网线接口，同各个监测室相连，用来实时接收睡眠监测数据，睡眠设备计算机单独使用。

（2）配有办公使用计算机。

（3）单独视频系统用于监控睡眠室和患者。

（4）睡眠系统配有视频用于监测患者和数据同步。

（5）对讲系统用于与患者交流和生物定标。

**2. 监测室**　必须满足舒适、私密、安全以及易适应的要求，便于数据获取。

（1）监测室不能少于 $6m^2$，房间颜色温馨。

（2）监测床不能小于标准的医疗床，监测床的三面必须有不少于 60cm 的无障碍空间。

（3）监测室必须有实时监测而非图像延迟的视频监测和记录设备。

（4）PSG 监测室和监控室必须建立双向对讲系统。

### （三）睡眠实验室设备

睡眠中心应配备足够和安全的睡眠监测和治疗设备。

**1. 标准多导睡眠监测设备至少2台** 必须满足《美国睡眠医学会睡眠及其相关事件判读手册规则、术语和技术规范》的最低要求。

（1）具有脑电图导联（至少6导），眼动图导联2导，颏肌导联3导，下肢肌电图导联2导，呼吸气流信号，呼吸努力信号，血氧饱和度，体位，心电图导联。

（2）脑电图的采样频率大于等于500Hz。

（3）具有多导睡眠图显示和操作规则应用系统。

（4）标识睡眠分期判读是人工分图还是计算机系统自动完成。

**2. 便携式睡眠呼吸监测设备** 必须符合AASM推荐《成人家庭睡眠呼吸暂停监测》的标准。

（1）设备需满足

1）FDA认证的设备。

2）各部件唯一的标识符。

3）必须达到CPT编码958000，95801或95806最低标准。

4）能够记录血氧饱和度。

5）能够监测心率。

6）回放、人工判图或编辑自动分析结果时能够显示原始数据。

7）能够基于时间（MT）计算呼吸事件指数（REI），替代PSG监测时的呼吸暂停低通气指数（AHI）。

（2）满足AASM关于报告数据的推荐参数

**3. 压力滴定设备** 应当配置各种类型气道正压通气呼吸机以及遥控调压设备。

**4. 睡眠障碍治疗设备** 经颅磁刺激仪、经颅电刺激仪、失眠治疗仪等。

### （四）工作制度与管理规范

睡眠室具有单独的负责人、完善的操作规程及工作细则、PSG检查和分析质量控制制度、病案管理、感染控制等。

**1. 具有完善的睡眠室各项操作规程及工作制度** 睡眠室负责人应根据本中心的具体情况制定详细的工作准则，使整个中心的工作规范、流程包括：

（1）睡眠医师职责（门诊及住院）。

（2）睡眠技师职责。

（3）日间及夜间睡眠技师操作规程。

（4）患者知情同意及人身安全规则。

（5）PAP压力滴定及患者随访流程。

（6）PSG 使用保养及故障报修规程。

（7）PSG 判读细则。

**2. 制定和完善 PSG 检查和分析质量控制制度**　为保证 PSG 检查和分析的质量标准，睡眠室负责人需进行。

（1）睡眠技师上岗前培训和在职培训。

（2）睡眠技师交接班制度、观察日志制度和质控记录制度。

（3）病例讨论制度：组织睡眠医师和技师定期参加病例讨论。

（4）定期（每 3 个月）抽查和评估 PSG 监测和分析质量。

（5）多导睡眠图报告规范制度。

**3. 病案管理**　PSG 资料的管理是神经疾病睡眠医学中心管理中极为重要的环节，须具备以下条件：

（1）PSG 监测时实测数据一般同时储存于检查仪主机记忆卡以及监视电脑的硬盘、外置硬盘、光盘或软盘中。中心监控室还应该设置一台 Host 主机，用于储存来自各监视电脑的原始资料和分析后的资料，将分析后的数据自动输入数据库中以便于诊疗和总结时使用。

（2）除另存档的 PSG 资料外，每份病历还应包括：外院或院内检查申请单以及外院转诊病情介绍、门诊记录、患者填写的各种问卷表、打印图表、值班技师观察报告、分析师技术报告、医师的临床报告和诊疗报告，相应其他实验室检查报告等。

**4. 感染控制**　睡眠实验室除应该严格遵守医院的感染控制制度外，还需特别注意：

（1）所有非一次性使用的表面电极、PAP 鼻面罩及管路应清洗消毒。

（2）非一次性使用的气流传感电极应用 75% 乙醇清洗后送消毒灭菌部门进行消毒 / 灭菌处理。

（3）胸腹呼吸运动带、PAP 头带以及下颌托带等应用清洗剂清洗，清水漂洗干净后干燥备用。

（4）特殊电极，如食管压、食管 pH 电极等应按照使用说明要求进行相应消毒和 / 或灭菌处理。

## （五）患者收治及其病程管理要求

神经疾病睡眠医学中心的诊治范围包括：

**1. 失眠障碍的诊断与鉴别诊断与治疗**　主要用于临床症状不典型或治疗效果不明确的失眠障碍患者的临床评估。以明确是否存在主观性失眠，鉴别是否合并睡眠呼吸障碍、周期性肢体运动障碍、其他异态睡眠等影响睡眠的其他睡眠疾病。

**2. 睡眠呼吸障碍的诊断及治疗效果评估**

（1）OSA 的诊断，并明确睡眠呼吸暂停低通气事件的类型（阻塞性 / 中枢性 / 混合性）。

（2）阻塞性睡眠呼吸暂停（obstructive sleep apnea，OSA）或鼾症患者的术前评估。

（3）应用持续正压通气（continuous positive airway pressure，CPAP）治疗的 OSA 患者的复查，以评估是否需要调整 CPAP 治疗。

（4）高度疑似 OSA，但首次多导睡眠图结果阴性患者的复查。

3. **中枢性睡眠增多疾病的诊断及鉴别诊断与治疗**　主要用于发作性睡病的诊断、鉴别诊断以及治疗效果评估，以及特发性睡眠增多的诊断及鉴别诊断。一般在监测室第一晚进行多导睡眠监测，次日开始进行多次睡眠潜伏时间试验（multiple sleep latency test，MSLT）。

4. **异态睡眠与癫痫的诊断、鉴别诊断及治疗评估**　主要用于各种夜间发作性疾病的鉴别诊断。怀疑为异态睡眠或癫痫，特别是临床症状不典型、治疗效果不明确或对自身及他人造成伤害等情况下，推荐进行多导睡眠监测加长程脑电图检查。

5. **睡眠相关运动障碍的诊断及治疗评估**　用于怀疑周期性肢体运动障碍患者的诊断评估，以及同不宁腿综合征（restless legs syndrome，RLS）、快速眼动期睡眠行为障碍（REM sleep behavior disorder，RBD）等疾病的鉴别。

6. **昼夜节律失调性睡眠觉醒障碍的诊断与治疗评估**　主要用于明确患者的睡眠结构和昼夜节律变化，同时排除其他睡眠障碍。

7. **精神与神经心理疾病相关睡眠障碍的评估及疗效观察**　一些精神与神经心理疾病可以表现为睡眠结构变化，特别是 REM 睡眠相关的改变，可以通过多导睡眠图进行早期评估和治疗随访观察。

## （六）紧急事件应急预案和处理流程

睡眠监测实验室必须备案一套紧急状况处理预案及配套的急救设备。此紧急状况处理预案必须具备下列情况：

**1. 确定紧急状况处理流程应予实施的特定状况**

（1）患者突然发生病情变化时应急预案及流程

1）应立即通知值班医生。

2）立即准备好抢救物品及药品。

3）积极配合医生抢救。

4）密切观察记录患者的病情变化。

（2）患者跌倒（坠床）处置预案及流程

1）发现患者不慎发生跌倒（坠床）后，立即赶到现场，同时通知医生。

2）初步评估患者的意识、受伤情况，测量生命体征。必要时进行紧急救。

3）协助医生检查患者，为医生提供信息，遵医嘱进行正确处理。

4）如病情允许，将患者移至床上进行救治。

（3）患者发生猝死时的应急预案及流程

1）发现后立即抢救，同时通知值班医生，通知主管领导。

2）向总值班或医务科汇报情况。

3）做好病情记录。

**2. 列举当紧急状况发生时所应联系的相关人员**　如制定详细的应对火警、自然灾害以及犯罪对策及患者和工作人员疏散计划。

（1）确定所应联系的急救人员的机构。

（2）描述技术人员的特定职责。

这些预案应明确记录在睡眠实验室管理章程中，并且将流程图张贴于睡眠监测室醒目处。

# 四、神经疾病睡眠医学中心规范化培训中心设置

神经疾病睡眠医学中心医师与技师规范化培训中心，是承担对神经内科医师进行睡眠医师和睡眠技师规范化培训的医疗机构。为保证神经疾病睡眠医学中心医师与技师规范化培训工作的顺利进行，特制订本办法。

## （一）神经疾病睡眠医学中心医师与技师规范化培训基地入选条件

**1. 基本条件**　满足以下条件的三级甲等医院可申请成为神经疾病睡眠医学中心医师与技师规范化培训中心。

（1）神经内科睡眠医学专科设备及设施条件

1）临床诊疗设备和设施条件：需具备开展睡眠监测常用诊疗技术的设备及硬件条件。包括：PSG、体动记录仪、无创呼吸机、家庭睡眠呼吸监测等，设备种类及数量应满足睡眠神经医学专科睡眠监测室设置基本要求与管理规范内容中要求。具备呼吸内科、耳鼻喉科等临床科室，具备肺功能、CT、核磁、脑电图等辅诊科室。

2）教学设备与设施：需具备开展神经疾病睡眠医学中心诊疗技术培训的设备条件。包括教学电脑及相关睡眠监测分析软件，同时还应具备可随时安排使用的会议室或示教室以及相应的数字投影系统，需具备 wi-fi 或其他即时上网设备；须具备中英文期刊全文数据库和检索平台（可依托于学院校或研究所）。

（2）神经疾病睡眠医学中心临床诊疗技术条件

1）神经疾病睡眠医学诊疗中心能够开展国内已经开展的各类睡眠障碍诊疗技术 50% 以上的技术种类，年 PSG 监测人次 >500 例，多次睡眠潜伏时间试验 >40 例（按每周至少 1 例计算），人工压力滴定 >100 例，自动压力滴定 >50 例，体动记录仪监测 >40 例。年门诊数量：失眠 >2 000 例，中枢性睡眠增多 >300 例，睡眠呼吸障碍 >200 例，睡眠异常行为 >100 例。

2）神经疾病睡眠医学中心规范化培训医师师资条件

①神经疾病睡眠医学中心规范化培训师资标准：其中睡眠监测技术员要求专科或护师

以上学历，在本院或规范的三级甲等教学医院从事睡眠障碍疾病技术检测工作累积超过 3 年，熟练操作 PSG、人工压力滴定、家庭睡眠呼吸监测、体动记录仪设备；专科规范化培训医师硕士以上学历，神经内科主治医师及以上专业职称，在本院或规范的三级甲等教学医院从事睡眠障碍疾病诊疗工作累积超过 3 年。

②神经疾病睡眠医学中心规范化培训核心医师师资标准：需具备博士以上学历或副主任医师及以上专业职称，在本院或规范的三级甲等教学医院从事睡眠障碍临床诊疗、科研和教学工作超过 5 年以上。

③神经疾病睡眠医学中心规范化培训医师师资（包括核心师资）≥ 3 人。

④每名神经疾病睡眠医学中心规范化培训医师师资同时指导的受训专科规范化培训医师不得超过 3 名，每名规范化培训技术员同时指导的受训专科规范化培训医师或睡眠技师不能超过 3 人。

3）招生容量条件：专科规范化培训医师招生人数需大于 6 人 / 年，技术员大于 8 人。

**2. 组织管理条件**

（1）神经疾病睡眠医学中心规范化培训医师基地的规范化工作实行中心主任负责制。

（2）神经疾病睡眠医学中心规范化培训医师核心师资应直接负责规范化培训中心的建设和管理，掌握规范化培训医师培训进度，收集规范化培训医师对于培训工作的意见并及时予以反馈，以保证培训工作的进度和质量。科室应保证核心师资用于培训工作的时间。

（3）神经疾病睡眠医学中心规范化培训医师师资直接负责专科规范化培训医师的教学和业务指导，执行培训计划，监督专科规范化培训医师培训进度。

## （二）专科规范化培训医师基地遴选程序

神经疾病睡眠医学中心规范化培训医师基地遴选认定由中国医师协会神经内科医师分会睡眠障碍专委会（简称专委会）负责，其主要职责包括：专科规范化培训医师基地的遴选认证，制定培训制度，制定专科规范化培训医师计划，确立培训内容，建立考核题库，组织考核，建议授予证书。神经疾病睡眠医学中心规范化培训医师基地遴选认定程序如下：

**1. 申请** 由符合神经疾病睡眠医学中心规范化培训医师基地认定条件的医疗机构自愿申请参加。有关医疗机构填报《神经疾病睡眠医学规范化基地申请表》和《神经疾病睡眠中心规范化进修基地自评表》，基地申请表需医院法人代表审核并签字、盖章，在规定时间内上报中国医师协会管理部门。

**2. 专家组审批** 专委会组织专家对申请材料进行审核，包括申请表和其他支撑材料，可以结合实地考察，中国医师协会保留最终解释权。

**3. 通过** 专家委员会讨论并通过基地名单。

**4. 备案** 专委会将单修基地认定名单报中国医师协会备案。

**5. 公布** 由中国医师协会神经内科医师专委会公布单修基地名单。

### （三）神经疾病睡眠医学中心医师和技师规范化培训基地的再认定与退出机制

**1. 神经疾病睡眠医学中心医师和技师规范化培训基地的再认定**　神经疾病睡眠医学医师和技师规范化培训基地认定有效期为 3 年，由专委会随机抽查 1 个月的基地 PSG 报告及所培训单位的 PSG 报告，并通过云端上传以持续进行质控评估；期满后，由专委会对基地条件及培训工作完成情况进行审核，合格后予以再认定。

**2. 神经疾病睡眠医学中心医师和技师规范化培训基地的退出机制**　神经疾病睡眠医学中心医师和技师规范化培训基地主动提出退出单修医师培训的，需向专委会提出正式书面申请，经专业委员会批准后方可退出，并报中国医师协会备案；在神经疾病睡眠医学中心医师和技师规范化培训过程中，神经疾病睡眠医学中心医师和技师规范化培训基地未能按照培训基地要求高质足量完成单修医师培训工作的，经专业委员会核实，提出警告，且在警告后六个月内未能整改合格的，由专委会讨论决定取消其神经疾病睡眠医学中心医师和技师规范化培训基地资格，并报中国医师协会备案。

## 五、神经疾病睡眠医学中心医师与技师规范化培训方案

随着神经疾病睡眠医学中心医师规范化培训的顺利推进，为保证神经疾病睡眠医学中心医师与技术规范化培训的同质化，根据《教育部等六部门关于医教协同深化临床医学人才培养改革的意见》（教研〔2014〕2 号）以及《国务院办公厅关于深化医教协同进一步推进医学教育改革与发展的意见》（国办发〔2017〕63 号），中国医师协会神经医师分会特制定本规范化进修培训与结业考核方案。

### （一）培训对象

**1. 申请睡眠监测技术员的资质要求**　有学习和从事睡眠监测技术员的意愿，有护士、医师职业证书。

**2. 申请睡眠专科医师人员的资质要求**　有学习和从事神经内科睡眠专科医师的意愿；有医师执业证书并有神经内科工作经验 1 年或以上。

### （二）培训目标

通过系统的理论知识、睡眠监测技能和临床培训，掌握睡眠医学的基础知识、睡眠监测技术原理和基本规则、常见睡眠疾病的管理，睡眠疾病与全身各系统疾病，特别是神经内科疾病的关系和管理。

### （三）培训方案

**1. 培训时间及要求**

（1）睡眠监测技术员：3 ～ 6 个月

睡眠医师：6 ~ 12 个月

（2）睡眠监测技师

初级：3 个月（掌握成人 PSG 的检查方法、质量控制和判读规则，掌握 PSG 监测人工压力的操作，MSLT 的操作规范）。

中级：6 个月（掌握成人和儿童 PSG 的检查方法、质量控制和判读规则，掌握 PSG 监测人工压力的操作，掌握自动压力滴定操作和分析，MSLT 的操作规范，睡眠呼吸初筛设备的使用和分析，体动记录仪的使用规范）。

（3）睡眠专科医师

初级：3 个月（掌握成人 PSG 的检查方法、质量控制和判读规则，掌握 PSG 监测人工压力的操作，MSLT 的操作规范，掌握常见睡眠疾病的诊断和管理临床路径，能够初步审核睡眠监测报告和指导睡眠技术员的工作）。

中级：6 ~ 12 个月（掌握成人和儿童 PSG 的检查方法、质量控制和判读规则，掌握 PSG 监测人工压力的操作，掌握自动压力滴定操作和分析，MSLT 的操作规范，睡眠呼吸初筛设备的使用和分析，体动记录仪的使用规范，掌握常见睡眠疾病的诊断和管理临床路径，能够审核睡眠监测报告和指导睡眠技术员的工作，长期管理和随访睡眠疾病患者，了解如何开展睡眠疾病临床研究）。

所有培训证书有效期为 5 年，5 年后需重新认证。

**2. 培训内容**　培训内容包括基础知识、相关专业知识、专业知识及专业实践能力 4 部分内容。具体培训量化指标见表 16-1 和表 16-2。

（1）基础知识：PSG 监测原理，呼吸机压力模式和参数、体动记录仪的原理、睡眠呼吸家庭监测的原理、睡眠生理、睡眠药理。

（2）相关知识：脑电图基本原理、颅脑核磁、血气分析、肺功能、胸部 CT。

（3）专业知识：失眠、睡眠呼吸障碍、中枢性睡眠增多、昼夜节律障碍、异态睡眠、睡眠运动疾病、睡眠中精神行为异常等症状和疾病的诊断、鉴别及处理原则。

（4）专业实践能力：睡眠监测技术的操作和分析（整夜 PSG 监测、MSLT、家庭睡眠呼吸监测、体动记录仪）、呼吸机人工和自动压力滴定和分析，睡眠监测设备的消毒。

表 16-1　睡眠监测技师培训内容及要求

| 必须完成项目 | 数量要求（初级培训 3 个月） | 数量要求（中级培训 6 个月） |
| --- | --- | --- |
| PSG 监测 / 个 | 30 | 60 |
| PSG 分析 / 个 | 24 | 60 |
| 人工压力滴定 / 个 | 15 | 40 |
| MSLT/ 个 | 10 | 20 |
| 家庭睡眠呼吸监测及人工分析 / 个 | | 20 |

| 必须完成项目 | 数量要求（初级培训 3 个月） | 数量要求（中级培训 6 个月） |
| --- | --- | --- |
| 体动记录仪使用及分析 / 个 | | 10 |
| 自动压力滴定及分析 / 个 | | 10 |
| 睡眠监测设备的消毒 / 次 | 30 | 60 |
| 单独值夜班 / 次 | 10 | 40 |
| 技术学习汇报幻灯片 / 次 | 2 | 5 |
| 参加科室教学讲课 /% | 80 | 80 |

注：PSG. 多导睡眠图；MSLT. 多次睡眠潜伏时间试验。

表 16-2 睡眠医师培训内容及要求

| 必须完成项目 | 数量要求（初级培训 6 个月） | 数量要求（中级培训 1 年） |
| --- | --- | --- |
| PSG 监测 / 个 | 30 | 60 |
| PSG 分析报告 / 个 | 60 | 120 |
| 人工压力滴定 / 个 | 15 | 40 |
| MSLT 分析和报告 / 个 | 10 | 40 |
| 家庭睡眠呼吸监测设备人工分析和报告 / 个 | 20 | 40 |
| 体动记录仪分析和报告 / 个 | 10 | 30 |
| 自动压力滴定、分析和报告 / 个 | 10 | 30 |
| 失眠障碍 / 个 | 100 | 200 |
| OSA/ 个 | 100 | 200 |
| 发作性睡病 / 个 | 5 | 10 |
| RLS/ 个 | 5 | 10 |
| 睡眠行为异常（异态睡眠、睡眠运功疾病、癫痫）/ 个 | 5 | 10 |
| CBT-I/ 个 | 2 | 5 |
| 单独值夜班 / 次 | 12 | 36 |
| 学习汇报幻灯片 / 次 | 4 | 8 |
| 参加科室教学讲课 /% | 80 | 80 |

注：PSG. 多导睡眠图；MSLT. 多次睡眠潜伏时间试验；OSA. 阻塞性睡眠呼吸暂停；RLS. 不宁腿综合征；CBT-I. 认知行为治疗。

### （四）考试考核

1. **考核时间** 由各培训基地根据工作情况安排，建议考核时间尽量安排在每年 3 月、6 月、9 月和 12 月的第四周。

2. **报考资格** 完成规定的培训时间和培训内容，包括临床工作、临床操作；学习考核手册的填写符合要求。

### 3. 考核方式及成绩评定

（1）睡眠技术员考核方式分为三部分内容：平时成绩、理论统考和技能操作，总分100分。

1）平时成绩：涵盖完成规定的培训时间、完成规定例数的技能操作，由指导老师给予评分，满分40分。

2）理论统考：采取1年4次全国统一网络考试。满分30分。

3）技能操作：需要录制培训过程中操作视频，上传至结业考核委员会专家评定，满分30分。技能操作包括PSG的安装和呼吸机的佩戴。

（2）医师考核方式分为三部分内容：平时成绩和理论统考，总分100分。

1）平时成绩：涵盖完成规定的培训时间、完成规定例数的临床实践，由指导老师给予评分，满分40分。

2）理论统考：采取1年2次全国统一网络考试，满分60分。

（3）成绩评定

1）考核成绩满70分及以上为考核合格。

2）考核合格者发《神经内科睡眠专科技师初级/中级培训合格证书》或《神经内科睡眠专科医师初级/中级培训合格证书》。考核不合格者可申请补考1次，合格者发结业证书。

## （五）纪律与权利

神经疾病睡眠医学中心学员应严格遵守国家法律法规和基地的规章制度，执行单修培训计划，按时完成神经内疾病睡眠医学中心日志等培训信息登记，并享受相关待遇。对于在中心培训过程中出现的问题，神经疾病睡眠医学中心学员应与基地协商解决，并有向中国医师协会神经内科医师分会申诉的权利。

## （六）说明

本细则由中国医师协会神经内科医师分会负责修订和解释。

# 六、神经疾病睡眠医学中心档案、数据与网络管理

## （一）神经疾病睡眠医学中心档案融合专科电子病历、健康物联接入平台、区域诊疗平台

通过物联网、移动互联网、数据交换等技术获取院内医疗诊疗数据、院内监测数据、居家监测数据以及睡眠管理的数据，形成可供临床、研究、药物研究项目等所使用的标准数据库。

健康物联接入平台支持多种网络接入协议，轻松接入各种物联网设备、穿戴设备、行业终端如智能床、PSG多导睡眠仪、呼吸机、脑电和心电检测设备等。

区域诊疗平台支持区域内的患者就诊信息的互联互通，患者的分诊转诊，患者与专家的注册接入，后台的数据交换等。

项目以睡眠医学中心档案为切入点，为睡眠障碍如失眠，OSA，发作性睡病，RBD，RLS 提供全病程管理服务，院内睡眠监测和药物治疗，非药物治疗（新型神经调控设备，如磁刺激、电刺激等），以及院后远程管理为手段，以医护患协同为核心，实现患者从在院到家庭到再入院的闭环管理。

### （二）神经疾病睡眠医学中心档案管理

#### 1. 患者评估档案

（1）患者基础信息：档案包含患者基本信息、病史信息、药物信息等以及医生需求的其他信息，支持医生相关人士从后台多维度查看或者筛选患者信息资料，方便日常门诊以及科研需求，支持与医院已有信息化档案通过接口进行数据对接，从而实现一键添加功能。

（2）基础评估量表：档案包含患者常用的自评、他评等多个量表，可根据医院和医生使用特点，定制适用于联盟医院睡眠医学中心档案的电子化评估量表。

（3）评估结果分析报告：档案包含患者在完成量表的评估之后将患者的评估结果和评估报告单发送到神经疾病睡眠医学中心电子病历，方便医生查看以及临床参考，医生也可以打印评估报告。

（4）评估结果趋势分析报告：患者在多个时间点完成量表评估后，档案可以自动生成以时间为维度的患者多次评估趋势图，方便医生查看患者变化趋势，辅助医生制定治疗方案。

（5）评估管理后台：档案管理后台支持医生根据特定条件（姓名、手机号、就诊号）查看患者单次以及多次评估报告信息，支持医生或者科室自定义生成评估随访方案并发送给患者，支持评估报告信息和医院电子病历等档案结合打印。支持医院根据不同维度（患者评估分数段、年龄段、性别等）查看本院患者分布，实现患者归类管理，让管理一目了然。

#### 2. 患者睡眠监测档案

（1）PSG 检查预约：档案支持患者在睡眠医学专科档案微信端进行 PSG 检查预约，预约历史查询，以及 PSG 检查完成之后的报告查询，在线预览以及报告下载。

（2）PSG 检查排班设置：档案支持按照自然年新建预约排班时间表、床位数量设置，以及特定时间点（节假日）预约排班、床位设置信息微调设置，从而实现 PSG 检查全信息化设置。

（3）PSG 检查报告预览、查询、下载：支持 PSG 检查预约成功后短信通知推送，以及短信模板的设置、修改，支持后台修改、重新设置床位信息，支持 PSG 检查相关工作人员对 PSG 检查预约信息的确认，支持 PSG 检查报告查询、预约记录查询，实现 PSG 检查的全信息化管理。

（4）PSG 报告标准化：支持各种 PSG 设备的报告输出，并自动生成符合标准的文档，提供智能化的辅助诊断。

### 3. 治疗档案

（1）患者门诊治疗档案：档案包含患者在门诊过程中医生所记录的患者评估数据，患者病史数据，患者诊断数据，患者检查检验数据，患者治疗方案数据，患者医嘱数据等，有条件的可和医院现有 HIS 系统进行对接，进行数据单方面接收保存。

（2）患者住院治疗档案：档案包含患者在住院治疗过程中医生 / 护士所记录的患者评估数据，患者病史数据，患者诊断数据，患者检查检验数据，患者治疗方案数据，患者医嘱数据等，有条件的可和医院现有住院系统进行对接，进行数据单方面接收保存。

### 4. 患者居家康复治疗档案

档案包含患者在家康复过程中所记录的评估数据、医嘱执行数据、实际服药数据、实际运动数据，以及其他必要环境数据等，可以和居家监测设备、康复设备进行数据单方面接收保存。

### 5. 电子医嘱档案

（1）服药医嘱档案：档案支持和医院 HIS 系统数据结合，根据处方系统复制药物名称、服药时间、服药剂量并以医嘱形式发送给患者，实现服药医嘱电子化，信息直达患者。

（2）复诊医嘱档案：档案支持医生自定义设置患者复诊时间提醒，增强医患黏性。

（3）检查医嘱档案：档案支持患者复诊时候需要做的检查定制化医嘱设置（PSG 监测、来院治疗项目等、血常规、生化全套、肝功能、肾功能、血糖、血脂、电解质等），方便患者复诊时候快速完成检查，节约门诊时间。

（4）评估医嘱档案：档案支持患者复诊前需要做的量表设置医嘱，方便患者复诊时完成，节约门诊时间。

（5）训练医嘱档案：档案支持医生根据患者情况设置睡眠时间（包含上床、起床时间、卧床时间）以及白天时间段适合做的放松训练——全身扫描放松、腹式呼吸、心理紧张放松、身体紧张放松、正念呼吸、不良情绪改善训练等，为患者回家康复提供指引，实现患者的院外信息化管理。

（6）患者全息视图档案：患者全息视图以时间轴为基线充分展示了患者的整个治疗过程。包括门诊与住院信息，每次的诊断、病历、出院记录、处方、检查检验、评估记录等。是医生迅速了解患者的快速通道，也是医生解决疑难问题的知识库；包括患者居家康复信息，患者睡眠日记档案，居家康复监测数据档案等。

（7）病情趋势档案：量表直观显示了患者每次的评估变化趋势，是患者病情发展的关键呈现。

（8）睡眠日记档案：展示了一段时间内患者睡眠状态的详细报告，是医生调整治疗方案的有效参考。

### 6. 睡眠数据中心档案

睡眠数据中心作为区域神经疾病睡眠医学中心档案的信息资

源，它基于平台建设，数据来源于业务信息档案，形成物理或逻辑的信息资源，为睡眠医生的科学研究、医院管理层的决策支持等各种应用提供数据支持。

睡眠数据中心所指数据包括医院内部医疗数据、睡眠监测数据、居家监测健康数据以及远程患者随访数据。建设基于睡眠管理多维健康数据中心，为科研数据的检索和分析提供数据支撑。睡眠数据中心为各种医疗应用平台进行大数据分析提供数据源。

数据中心通过对医学临床数据的采集、清洗、分析、汇总形成原始数据、标准数据、主题数据三层体系，并结合相关数据模型、大数据处理引擎，最终为院内诊疗、科研，院外患者医疗服务提供标准的、可扩展的大数据服务，让数据在限定的环境内安全、高效、连贯地流动与应用。

### （三）远程诊疗平台建设

建议有条件的单位设立神经睡眠医学远程诊疗平台。远程诊疗平台将连接联盟医院、社区医院，甚至形成覆盖整个城市或者某一区域的睡眠医学专科信息平台，可实现信息采集、利用、统计、分析和信息共享等功能，通过建立该平台，整合平台医院卫生信息资源，实现区域内信息平台架构，实现医疗卫生资源的信息共享和业务协同。

基于健康档案存储服务，提供联盟医院之间通过平台实现信息共享服务和业务协同服务。

1. **预约挂号子档案** 统一管理区域联盟医院专家信息；机构、专科、专家信息发布；通过联盟医院接口接收专科、专家排班资源信息；预约登记与确认管理；档案统计；会员管理；医疗机构接口。

2. **转诊档案** 医院向平台注册转诊/转检服务后，依托信息平台，可以实现患者在联盟医院之间的转诊、转检验、转检查以及委托读片等业务；在平台内实现对患者从下级单位转向上级单位确诊和救治，在患者病情稳定后转回下级单位康复的医疗模式管理。

3. **患者就诊信息子档案** 患者在区域联盟内的任何一家医院就诊后，医院的 HIS 档案将生成该患者的就诊履历信息，这些就诊信息通过"就诊流水号"作为主线串联起来。医院每天将产生的就诊履历信息，包括就诊记录、医嘱明细、收费记录和收费明细，上传到数据中心。

4. **远程会诊子档案**

（1）**远程会诊管理：**对整个会诊过程进行控制与管理，包括会诊申请、会诊审核、会诊变更、会诊结果上传，以及会诊过程记录等。

（2）**医学影像管理：**用于会诊相关医学影像的采集、处理、存储及管理，专家在进行远程会诊时，可通过此模块调取患者所在现场的医学影像设备所获得的实时数据，以更好地给出诊断结果或指导意见。

（3）**专家中心：**该模块支持专家对自己可远程诊疗的病种信息和诊疗过的患者档案等

数据进行管理。

（4）**患者档案管理：**用于对所有的患者信息进行集中管理，包括患者的基本资料、健康状况相关数据、会诊情况记录等。

（5）**医院管理：**对远程会诊档案中所有涉及的医院相关信息进行统一管理。

# 七、常见睡眠疾病睡眠监测应急预案与临床路径表单

## （一）睡眠呼吸障碍患者睡眠监测应急预案

见图 16-1。

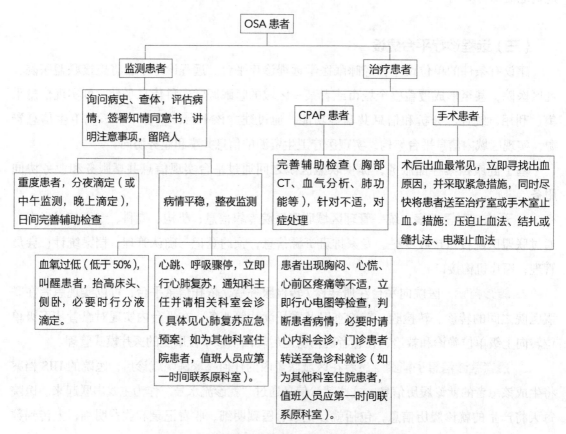

图 16-1　睡眠呼吸障碍患者睡眠监测应急预案

OSA. 阻塞性睡眠呼吸暂停；CPAP. 应用持续正压通气。

## （二）异态睡眠患者睡眠监测应急预案

见图 16-2。

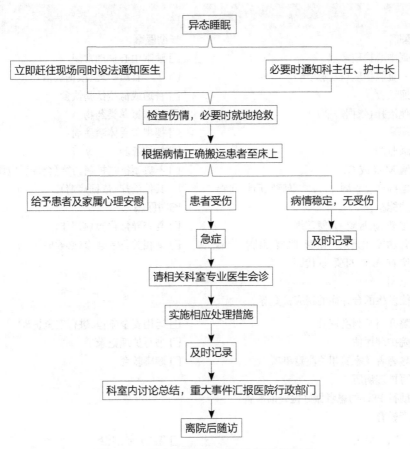

图 16-2　异态睡眠患者睡眠监测应急预案

## （三）失眠临床路径表单

适用对象：第一诊断为失眠（ICD-10：F51.0）（表 16-3）

表 16-3　失眠临床路径表

患者姓名：　　性别：　　年龄：　　门诊号：　　住院号：

住院日期：　年　月　日　　出院日期：　年　月　日　　标准住院日：7～10 天

| 时间 | 住院第 1 天 | 住院第 2 天 |
| --- | --- | --- |
| 主要诊疗工作 | □ 询问病史，体格检查<br>□ 查看既往辅助检查：影像学、睡眠监测等<br>□ 初步诊断，完成首次病程记录等病历书写<br>□ 向患者及家属交代病情，与患者沟通，了解其治疗目的<br>□ 开化验单及相关检查单 | □ 上级医师查房，书写上级医师查房记录<br>□ 向患者及家属介绍病情变化及相关检查<br>□ 根据患者病情、既往辅助检查结果等确认或修正治疗方案<br>□ 继续完善相关检查 |

| 时间 | | 住院第 1 天 | 住院第 2 天 |
|---|---|---|---|
| 重点医嘱 | | **长期医嘱：**<br>□ 睡眠中心护理常规<br>□ Ⅰ～Ⅲ级护理(根据病情)<br>□ 普通饮食<br>□ 其他治疗(依据病情)<br>**临时医嘱：**<br>□ 睡眠监测<br>□ 颅脑 MRI 或 CT<br>□ 焦虑抑郁量表测评、匹兹堡睡眠质量问卷<br>□ 脑功能检查<br>□ 血常规、尿常规、大便常规<br>□ 肝肾功能、电解质、血糖、肌酶、血脂、传染性疾病筛查、凝血四项、铁代谢<br>□ 心电图<br>□ 可能发生的合并症的相应检查等 | **长期医嘱：**<br>□ 睡眠中心护理常规<br>□ Ⅰ～Ⅲ级护理(根据病情)<br>□ 普通或低盐低脂饮食<br>□ 苯二氮䓬类药物<br>□ 褪黑素受体激动剂<br>□ 抗抑郁药<br>□ 不典型抗精神病药物(会诊后应用)<br>□ 其他治疗(依据病情)<br>**临时医嘱：**<br>□ 复查异常化验(必要时)<br>□ 请相关科室会诊(必要时) |
| 主要护理工作 | | □ 入院介绍及制度宣教<br>□ 入院护理评估<br>□ 指导患者及家属相关注意事项<br>□ 书写护理病历<br>□ 协助行 PSG 的患者做好检查前准备<br>□ 健康教育 | □ 运用安全流程，进行安全护理<br>□ 书写护理记录<br>□ 健康教育 |
| 疾病变异记录 | | □ 无 □ 有，原因：<br>1. 2. | □ 无 □ 有，原因：<br>1. 2. |
| 护士签名 | | | |
| 医师签名 | | | |

| 时间 | | 住院第 3～6 天 | 住院第 7～10 天 |
|---|---|---|---|
| 主要诊疗工作 | | □ 上级医师查房，书写上级医师查房记录<br>□ 评估辅助检查的结果<br>□ 注意病情变化，观察治疗反应<br>□ 病情评估，根据患者病情调整治疗方处理可能发生的并发症 | □ 向患者及家属介绍该病出院后注意事项<br>□ 患者办理出院手续，出院 |

| 时间 | 住院第 3 ~ 6 天 | 住院第 7 ~ 10 天 |
|---|---|---|
| 重点医嘱 | **长期医嘱:**<br>□ 睡眠中心护理常规<br>□ Ⅰ ~ Ⅲ级护理(根据病情)<br>□ 普通或低盐低脂饮食<br>□ 苯二氮䓬类药物<br>□ 褪黑素受体激动剂<br>□ 抗抑郁药<br>□ 不典型抗精神病药物<br>□ 其他治疗(依据病情)<br>**临时医嘱:**<br>□ 请相关科室会诊(必要时) | **长期医嘱:**<br>□ 睡眠中心护理常规<br>□ Ⅰ ~ Ⅲ级护理(根据病情)<br>□ 普通或低盐低脂饮食<br>□ 苯二氮䓬类药物<br>□ 褪黑素受体激动剂<br>□ 抗抑郁药<br>□ 不典型抗精神病药物(会诊后应用)<br>□ 其他治疗(依据病情)<br>**临时医嘱**<br>□ 依据病情给予出院带药<br>□ 门诊随诊 |
| 主要护理工作 | □ 根据医嘱督导服药<br>□ 做好安全护理<br>□ 记录思睡、猝倒发作情况<br>□ 健康教育:针对具体情况作个体化指导 | □ 根据医嘱督导服药<br>□ 出院带药服用指导<br>□ 告知复诊时间和地点<br>□ 交代常见的药物不良反应,嘱其定期睡眠中心门诊复诊 |
| 病情变异记录 | □ 无 □ 有,原因:<br>1.<br>2. | □ 无 □ 有,原因:<br>1.<br>2. |
| 护士签名 | | |
| 医师签名 | | |

## (四)睡眠呼吸暂停临床路径表单

适用对象:第一诊断为阻塞性睡眠呼吸暂停(ICD-G47.33)(表 16-4)。

表 16-4 睡眠呼吸暂停临床路径表

患者姓名: 性别: 年龄: 门诊号: 住院号:

住院日期: 年 月 日 出院日期: 年 月 日 标准住院日:≤ 7 天

| 日期 | 住院第 1 ~ 2 天 | 住院后第 3 ~ 7 天 |
|---|---|---|
| 主要诊疗工作 | □ 询问病史及体格检查<br>□ 进行病情初步评估,病情严重程度分级<br>□ 上级医师查房<br>□ 明确诊断,决定诊治方案<br>□ 相关并发症及合并症筛查<br>□ 完成病历书写 | □ 上级医师查房<br>□ 评估辅助检查的结果<br>□ 病情评估,根据患者病情调整治疗方处理可能发生的并发症<br>□ 观察治疗反应<br>□ 住院医师书写病程记录 |

| 日期 | 住院第 1 ~ 2 天 | 住院后第 3 ~ 7 天 |
|---|---|---|
| 重点医嘱 | **长期医嘱:**<br>□ 睡眠神经医学中心护理常规<br>□ Ⅰ~Ⅲ级护理常规(根据病情)<br>□ 普食、糖尿病饮食、低盐低脂饮食、糖尿病低盐低脂饮食、鼻饲饮食(根据病情)<br>□ 氧疗(必要时)<br>□ 心电、血氧饱和度监测(必要时)<br>□ 测血压 b.i.d.<br>□ 测三餐前、餐后 2h、睡前血糖(必要时)<br>□ 根据相关并发症及合并症请求相关科室会诊指导治疗用药<br>**临时医嘱:**<br>□ PSG、思睡量表测评<br>□ 血糖、血脂、肝肾功能、电解质(必要时)<br>□ 糖化血红蛋白、<br>□ OGTT(必要时)<br>□ 血常规(必要时)<br>□ 甲状腺功能(必要时)<br>□ 鼻咽部 CT 或 MRI、□ 心电图、□ 超声心动图、<br>□ MSLT、□ 动态心电图、□ 动态血压、□ 心肌损伤标志物、□ 颅脑 CT、□ 食管测压(必要时)<br>□ 血气分析、□ 常规肺功能、□ 胸部 CT(必要时)<br>□ 可能发生的合并症的相应检查(必要时) | **长期医嘱:**<br>□ 睡眠神经医学中心护理常规<br>□ Ⅰ~Ⅲ级护理常规(根据病情)<br>□ 普食、糖尿病饮食、低盐低脂饮食、糖尿病低盐低脂饮食、鼻饲饮食(根据病情)<br>□ 氧疗(必要时)<br>□ 心电、血氧饱和度监测(必要时)<br>□ 测血压 b.i.d.(必要时)<br>□ 测三餐前、餐后 2h、睡前血糖(必要时)<br>□ 无创辅助通气治疗<br>□ 根据相关并发症及合并症请求相关科室会诊指导治疗用药<br>**临时医嘱:**<br>□ 对症治疗<br>**临时医嘱:**<br>□ 复查动脉血气分析(必要时)<br>□ 异常指标复查<br>□ 无创通气手动压力滴定、分段睡眠监测手动压力滴定<br>□ 相关并发症专业科室会诊及相应诊治(必要时) |
| 病情变异记录 | □ 无□ 有,原因:<br>1.<br>2. | □ 无□ 有,原因:<br>1.<br>2. |
| 护士签名 | | |
| 医师签名 | | |

| 时间 | 出院前 1 ~ 3 天 | 出院前 3 ~ 7 天 |
|---|---|---|
| 主要诊疗工作 | □ 无创辅助通气治疗、持续呼吸功能监测、灭菌注射用水<br>□ 无创通气手动压力滴定、分段睡眠监测手工压力滴定 | |

| 时间 | 出院前 1 ~ 3 天 | 出院前 3 ~ 7 天 |
|---|---|---|
| 主要护理工作 | □ 介绍病房环境、设施和设备<br>□ 入院护理评估,护理计划<br>□ 观察患者情况<br>□ 指导氧疗治疗(必要时)<br>□ 静脉取血,用药指导<br>□ 无创呼吸机应用日常护理<br>□ 进行戒烟酒、减肥建议和健康宣教<br>□ 协助患者完成实验室检查及辅助检查 | □ 观察患者一般情况及病情变化<br>□ 观察治疗反应<br>□ 指导患者预防面部压疮等<br>□ 疾病相关健康教育 |
| 病情变异记录 | □ 无□ 有,原因:<br>1.<br>2. | □ 无□ 有,原因:<br>1.<br>2. |
| 护士签名 | | |
| 医师签名 | | |

## （五）快速眼球运动睡眠期行为障碍临床路径表单

适用对象：第一诊断为 RBD（ICD-10：G47.52）（表 16-5）。

表 16-5　快速眼球运动睡眠期行为障碍临床路径表

患者姓名：　　性别：　　年龄：　　门诊号：　　住院号：

住院日期：　年　月　日　　出院日期：　年　月　日　　标准住院日：4 ~ 5 天

| 时间 | 住院第 1 天 | 住院第 2 ~ 3 天 |
|---|---|---|
| 主要诊疗工作 | □ 询问病史,体格检查<br>□ 查看既往辅助检查:影像学、睡眠呼吸监测等<br>□ 初步诊断,完成首次病程记录等病历书写<br>□ 向患者及家属交代病情,与患者沟通,了解其治疗目的<br>□ 开化验单及相关检查单 | □ 上级医师查房,书写上级医师查房记录<br>□ 向患者及家属介绍病情变化及相关检查<br>□ 根据患者病情、既往辅助检查结果等确认或修正治疗方案<br>□ 继续完善相关检查 |
| 重点医嘱 | **长期医嘱:**<br>□ 睡眠中心护理常规<br>□ Ⅰ ~ Ⅲ级护理(根据病情)<br>□ 普通饮食<br>□ 其他治疗(依据病情) | **长期医嘱:**<br>□ 睡眠中心护理常规<br>□ Ⅰ ~ Ⅲ级护理(根据病情)<br>□ 普通或低盐低脂饮食<br>□ 氯硝西泮(注意副作用,必要时应用苯二氮䓬受体激动剂) |

| 时间 | 住院第 1 天 | 住院第 2～3 天 |
|---|---|---|
| 重点医嘱 | **临时医嘱:**<br>☐ PSG<br>☐ 颅脑 MRI 或 CT<br>☐ RBD 筛查问卷<br>☐ 血常规、尿常规、大便常规<br>☐ 肝肾功能、电解质、血糖、肌酶、血脂、传染性疾病筛查、凝血四项<br>☐ 心电图<br>☐ 以及可能发生的合并症的相应检查等 | ☐ 褪黑素受体激动剂(诊断明确时)<br>☐ 多巴胺受体激动剂(诊断明确时)<br>☐ 其他治疗(依据病情)<br>**临时医嘱:**<br>☐ 复查 PSG(必要时)<br>☐ 复查异常化验(必要时)<br>☐ 请相关科室会诊(必要时) |
| 主要护理工作 | ☐ 入院介绍及制度宣教<br>☐ 入院护理评估<br>☐ 指导患者及家属相关注意事项<br>☐ 书写护理病历<br>☐ 协助行多导睡眠呼吸监测的患者做好检查前准备<br>☐ 健康教育 | ☐ RBD 睡眠环境安全教育<br>☐ 运用安全流程,进行安全护理<br>☐ 书写护理记录<br>☐ 健康教育 |
| 疾病变异记录 | ☐ 无 ☐ 有,原因:<br>1.<br>2. | ☐ 无 ☐ 有,原因:<br>1.<br>2. |
| 护士签名 | | |
| 医师签名 | | |

| 时间 | 住院第 3～4 天 | 住院第 4～5 天 |
|---|---|---|
| 主要诊疗工作 | ☐ 上级医师查房,书写上级医师查房记录<br>☐ 评估辅助检查的结果<br>☐ 注意病情变化,观察治疗反应<br>☐ 病情评估,根据患者病情调整治疗方处理可能发生的并发症 | ☐ 向患者及家属介绍该病出院后注意事项<br>☐ 患者办理出院手续,出院 |
| 重点医嘱 | **长期医嘱:**<br>☐ 睡眠中心护理常规<br>☐ Ⅰ～Ⅲ级护理(根据病情)<br>☐ 普通或低盐低脂饮食<br>☐ 氯硝西泮<br>☐ 褪黑素受体激动剂<br>☐ 多巴胺受体激动剂<br>☐ 其他治疗(依据病情)<br>**临时医嘱:**<br>☐ 请相关科室会诊(必要时) | **长期医嘱:**<br>☐ 睡眠中心护理常规<br>☐ Ⅰ～Ⅲ级护理(根据病情)<br>☐ 普通或低盐低脂饮食<br>☐ 氯硝西泮<br>☐ 褪黑素受体激动剂<br>☐ 多巴胺受体激动剂<br>☐ 其他治疗(依据病情)<br>**临时医嘱**<br>☐ 依据病情给予出院带药<br>☐ 门诊随诊 |

| 时间 | 住院第 3 ~ 4 天 | 住院第 4 ~ 5 天 |
|---|---|---|
| 主要护理工作 | □ 根据医嘱督导服药<br>□ 记录 RBD 发作情况<br>□ 健康教育:针对 RBD 睡眠环境安全<br>□ 书写护理记录 | □ 根据医嘱督导服药<br>□ 出院带药服用指导<br>□ 健康教育:针对 RBD 睡眠环境安全<br>□ 告知复诊时间和地点<br>□ 交代常见的药物不良反应,嘱其定期睡眠中心门诊复诊 |
| 病情变异记录 | □ 无 □ 有,原因:<br>1.<br>2. | □ 无 □ 有,原因:<br>1.<br>2. |
| 护士签名 | | |
| 医师签名 | | |

## （六）不宁腿综合征临床路径表单

适用对象：第一诊断为 RLS（ICD-10：G25.81）（表 16-6）。

表 16-6 不宁腿综合征临床路径表

患者姓名： 性别： 年龄： 门诊号： 住院号：

住院日期： 年 月 日 出院日期： 年 月 日 标准住院日：4 ~ 5 天

| 时间 | 住院第 1 天 | 住院第 2 ~ 3 天 |
|---|---|---|
| 主要诊疗工作 | □ 询问病史,体格检查<br>□ 查看既往辅助检查:影像学、睡眠呼吸监测等<br>□ 初步诊断,完成首次病程记录等病历书写<br>□ 向患者及家属交代病情,与患者沟通,了解其治疗目的<br>□ 开化验单及相关检查单 | □ 上级医师查房,书写上级医师查房记录<br>□ 向患者及家属介绍病情变化及相关检查<br>□ 根据患者病情、既往辅助检查结果等确认或修正治疗方案<br>□ 继续完善相关检查 |
| 重点医嘱 | **长期医嘱:**<br>□ 睡眠中心护理常规<br>□ Ⅰ ~ Ⅲ级护理(根据病情)<br>□ 普通或低盐低脂饮食<br>□ 其他治疗(依据病情)<br>**临时医嘱:**<br>□ 多导睡眠呼吸监测<br>□ 颅脑 MRI 或 CT<br>□ RLS 问卷<br>□ 血常规、尿常规、大便常规、贫血六项<br>□ 肝肾功能、电解质、血糖、肌酶、血脂、传染性疾病筛查、凝血四项<br>□ 心电图<br>□ 以及可能发生的合并症的相应检查等 | **长期医嘱:**<br>□ 睡眠中心护理常规<br>□ Ⅰ ~ Ⅲ级护理(根据病情)<br>□ 普通或低盐低脂饮食<br>□ 多巴胺及多巴胺受体激动剂(诊断明确时)<br>□ 氯硝西泮(诊断明确时)<br>□ 加巴喷丁、普瑞巴林(诊断明确时)<br>□ 其他治疗(依据病情)<br>**临时医嘱:**<br>□ 复查多导睡眠呼吸监测(必要时)<br>□ 复查异常化验(必要时)<br>□ 请相关科室会诊(必要时) |

| 时间 | 住院第 1 天 | 住院第 2 ～ 3 天 |
|---|---|---|
| 主要<br>护理<br>工作 | □ 入院介绍及制度宣教<br>□ 入院护理评估<br>□ 指导患者及家属相关注意事项<br>□ 书写护理病历<br>□ 协助行多导睡眠呼吸监测的患者做好检查前<br> 准备<br>□ 健康教育 | □ 运用安全流程,进行安全护理<br>□ 书写护理记录<br>□ 健康教育 |
| 疾病<br>变异<br>记录 | □ 无 □ 有,原因:<br>1.<br>2. | □ 无 □ 有,原因:<br>1.<br>2. |
| 护士<br>签名 | | |
| 医师<br>签名 | | |

| 时间 | 住院第 3 ～ 4 天 | 住院第 4 ～ 5 天 |
|---|---|---|
| 主要<br>诊疗<br>工作 | □ 上级医师查房,书写上级医师查房记录<br>□ 评估辅助检查的结果<br>□ 注意病情变化,观察治疗反应<br>□ 病情评估,根据患者病情调整治疗方处理可能<br> 发生的并发症 | □ 向患者及家属介绍该病出院后注意事项<br>□ 患者办理出院手续,出院 |
| 重点<br>医嘱 | **长期医嘱:**<br>□ 睡眠中心护理常规<br>□ Ⅰ ～ Ⅲ级护理(根据病情)<br>□ 普通或低盐低脂饮食<br>□ 氯硝西泮<br>□ 加巴喷丁<br>□ 铁剂<br>□ 其他治疗(依据病情)<br>**临时医嘱:**<br>□ 请相关科室会诊(必要时) | **长期医嘱:**<br>□ 睡眠中心护理常规<br>□ Ⅰ ～ Ⅲ级护理(根据病情)<br>□ 普通或低盐低脂饮食<br>□ 多巴胺及多巴胺受体激动剂<br>□ 氯硝西泮<br>□ 加巴喷丁或普瑞巴林<br>□ 铁剂<br>□ 其他治疗(依据病情)<br>**临时医嘱**<br>□ 依据病情给予出院带药<br>□ 门诊随诊 |
| 主要<br>护理<br>工作 | □ 根据医嘱督导服药<br>□ 记录 RLS 改善情况<br>□ 健康教育<br>□ 书写护理记录 | □ 根据医嘱督导服药<br>□ 出院带药服用指导<br>□ 健康教育<br>□ 告知复诊时间和地点<br>□ 交代常见的药物不良反应,嘱其定期睡眠中心<br> 门诊复诊 |

| 时间 | 住院第 3 ~ 4 天 | 住院第 4 ~ 5 天 |
|---|---|---|
| 病情<br>变异<br>记录 | □无 □有,原因:<br>1.<br>2. | □无 □有,原因:<br>1.<br>2. |
| 护士<br>签名 | | |
| 医师<br>签名 | | |

### (七) 发作性睡病临床路径表单

适用对象:第一诊断为发作性睡病(ICD-10:G47.41)(表 16-7)。

**表 16-7　发作性睡病临床路径表**

患者姓名:　　性别:　　年龄:　　门诊号:　　住院号:

住院日期:　年　月　日　　出院日期:　年　月　日　　标准住院日:3 ~ 5 天

| 时间 | 住院第 1 天 | 住院第 2 天 |
|---|---|---|
| 主要<br>诊疗<br>工作 | □ 询问病史,体格检查<br>□ 查看既往辅助检查:影像学、脑电图等<br>□ 初步诊断,完成首次病程记录等病历书写<br>□ 向患者及家属交代病情,与患者沟通,了解其<br>　治疗目的<br>□ 开化验单及相关检查单 | □ 上级医师查房,书写上级医师查房记录<br>□ 向患者及家属介绍病情变化及相关检查<br>□ 根据患者病情、既往辅助检查结果等确认或修<br>　正治疗方案<br>□ 继续完善相关检查 |
| 重点<br>医嘱 | **长期医嘱:**<br>□ 睡眠中心护理常规<br>□ Ⅰ ~ Ⅲ级护理(根据病情)<br>□ 普通饮食<br>□ 其他治疗(依据病情)<br>**临时医嘱:**<br>□ 睡眠监测<br>□ 颅脑 MRI、思睡量表测评<br>□ 血常规、尿常规、大便常规<br>□ 肝肾功能、电解质、血糖、肌酶、血脂、传染性疾<br>　病筛查<br>□ 脑电图,心电图<br>□ 清醒维持试验、腰椎穿刺以及可能发生的合并<br>　症的相应检查等 | **长期医嘱:**<br>□ 睡眠中心护理常规<br>□ Ⅰ ~ Ⅲ级护理(根据病情)<br>□ 普通饮食<br>□ 其他治疗(依据病情)<br>**临时医嘱:**<br>□ 多次睡眠潜伏时间试验<br>□ 复查异常化验(必要时)<br>□ 相关基因检测(必要时)<br>□ 脑脊液下丘脑分泌素检测(必要时)<br>□ 请相关科室会诊(必要时) |

续表

| 时间 | 住院第 1 天 | 住院第 2 天 |
|---|---|---|
| 主要护理工作 | □ 入院介绍及制度宣教<br>□ 入院护理评估<br>□ 指导患者及家属相关注意事项<br>□ 书写护理病历<br>□ 协助行 PSG 的患者做好检查前准备<br>□ 健康教育 | □ 运用安全流程,进行安全护理<br>□ 书写护理记录<br>□ 健康教育 |
| 疾病变异记录 | □ 无 □ 有,原因:<br>1.<br>2. | □ 无 □ 有,原因:<br>1.<br>2. |
| 护士签名 | | |
| 医师签名 | | |

| 时间 | 住院第 3 天 | 住院第 4 ~ 5 天 |
|---|---|---|
| 主要诊疗工作 | □ 上级医师查房,书写上级医师查房记录<br>□ 评估辅助检查的结果<br>□ 注意病情变化,观察治疗反应<br>□ 病情评估,根据患者病情调整治疗方处理可能发生的并发症 | □ 向患者及家属介绍该病出院后注意事项<br>□ 患者办理出院手续,出院 |
| 重点医嘱 | **长期医嘱:**<br>□ 睡眠中心护理常规<br>□ Ⅰ ~ Ⅲ级护理(根据病情)<br>□ 普通饮食<br>□ 精神振奋剂<br>□ 抗猝倒药物(必要时)<br>□ 其他治疗(OSA、RLS、RBD 依据病情)<br>**临时医嘱:**<br>□ 请相关科室会诊(必要时) | **长期医嘱:**<br>□ 睡眠中心护理常规<br>□ Ⅰ ~ Ⅲ级护理(根据病情)<br>□ 普通饮食<br>□ 精神振奋剂<br>□ 抗猝倒药物(必要时)<br>□ 其他治疗(依据病情)<br>**临时医嘱**<br>□ 依据病情给予出院带药<br>□ 门诊随诊 |
| 主要护理工作 | □ 根据医嘱督导服药<br>□ 做好安全护理<br>□ 记录思睡、猝倒发作情况<br>□ 健康教育:针对具体情况作个体化指导 | □ 根据医嘱督导服药<br>□ 出院带药服用指导<br>□ 告知复诊时间和地点<br>□ 交代常见的药物不良反应,嘱其定期睡眠中心门诊复诊 |
| 病情变异记录 | □ 无 □ 有,原因:<br>1.<br>2. | □ 无 □ 有,原因:<br>1.<br>2. |

续表

| 时间 | 住院第 3 天 | 住院第 4~5 天 |
| --- | --- | --- |
| 护士<br>签名 | | |
| 医师<br>签名 | | |

（王赞执笔，宿长军、赵忠新审校）

## 第十七章 心血管疾病睡眠医学中心的发展与建设

睡眠医学在我国经过 20 余年的蓬勃发展，已逐渐从多种学科中独立，并逐渐发展为睡眠医学学科。心血管疾病睡眠诊疗中心是进行睡眠疾病与心血管疾病相关性研究的重要机构。鉴于睡眠障碍与心血管疾病的密切关系，心血管疾病睡眠诊疗中心的建立，将有利于研究睡眠障碍，尤其是与睡眠呼吸障碍相关的高血压、心力衰竭（HF）、冠心病、心房颤动（AF）和 2 型糖尿病等多种疾病的诊断及治疗的临床基础。

## 一、场地条件要求

**1. 场地要求** 我国心血管疾病睡眠诊疗中心的建立和管理仍处于起步阶段，没有相应的标准，理想的心血管睡眠医学中心内房间的设置包括睡眠监测室、中心监控室、心血管功能监测室、生物反馈治疗室、抽血室、治疗观察室（接受 MSLT 和 MWT 等日间检查）、医师值班室、技师值班室、候诊区（可以用来对患者进行睡眠疾病基础教育以及 CPAP 基础知识教育和使用方法说明等）、示教室（交接班和病例讨论）和储存间等。

睡眠监测室必须建立在环境相对独立、安静的地方，每个监测房间应具有隔音、避光的基本条件，房间温度应保持在 20～25℃，监测室内部装修应尽可能营造家庭氛围，环境应整洁、舒适，减少医用检查设施的暴露（如急救设备等尽可能安置在床头柜或壁橱内），以减轻患者的心理压力，利于患者入睡，使患者在监测期间的睡眠更接近平常。每个监测房间应装设红外监控探头，并应与中心监控室相连。中心监控室和心血管功能监测室建议与所有监测房间连接局域网络，监控室禁止非工作人员入内。

**2. 设备配置** 作为统一的睡眠中心应保有共同特性，但同时有特殊性。睡眠监测室必须满足舒适、私密、安全及易适应的要求，且便于数据获取。监测室应当具有足够的面积，建议面积不少于 12m²。房间必须可以使光线和声音减弱，必须配备温度和通风调节装置。为了能在白天进行检查试验，如多次小睡试验，房间在白天也必须可以达到足够的黑暗。睡眠监测室每个房间都应安装配套的监视系统和心电、血压、血氧、血糖、心率变异性连续动态监测，须安装双向通信系统，以使患者和夜间值班的技术人员彼此通话，以及时校准患者的生理信号。

睡眠中心应配备足够的和安全的睡眠研究设备和心血管代谢功能监测设备，包括：

①标准多导睡眠呼吸监测设备，必须满足《美国睡眠医学会睡眠及其相关事件判读手册规则、术语和技术规范》的最低要求。

②便携式睡眠呼吸监测设备，必须符合《成人阻塞性睡眠呼吸暂停应用便携式监测临床指南》的标准。

③CPAP 应当配置各种类型气道正压通气呼吸机以及遥控调压设备。

④实时多导心电、血压、血氧、血糖和心率变异性监测设备。

⑤建议配备血管内皮功能检测仪、动脉硬化检测仪、中心动脉压监测仪、无创血流动力学监测仪。

⑥精神心理状态评估工具。

⑦生物反馈治疗仪。

⑧配备一台除颤器、气管插管设备、呼吸球囊、吸氧设施、常用急救药品和急救包。

⑨每一监测室必须有实时监测而非图像延迟的视频监测和记录设施。监测室和监控室必须建立双向对讲系统。

## 二、人员设置要求

**1. 人员配置** 建立一个心血管疾病睡眠医学中心专业人员队伍，必须有心血管医师作为中心负责人，同时包括睡眠专科医师、睡眠技师、心电技师、护士等。

中心负责人应接受睡眠医学相关知识培训，负责组织制定睡眠室各项操作规程及工作细则，保证工作规范化、流程化，制定和完善 PSG 检查和分析质量控制制度，筛查有适应证患者，识别睡眠障碍对患者心血管系统的影响，制定有针对性的治疗策略，确定本学科的诊疗范围和科学研究计划，提高医疗质量、社会效益与经济效益。

目前我国睡眠专科医师和睡眠技师尚没有认证机构，但需要接受专业培训，美国睡眠医学委员会（American Academy of Sleep Medicine，AASM）、美国注册 PSG 技师委员会（Board of Registered Polysomnographic Technologists，BRPT）或美国医学会认可的其他专业学会有相关认证考试。睡眠专科医师对实验中心（室）日常业务工作和诊疗质量负责。睡眠中心所有医务人员应持有有效的心肺复苏（CPR）证书，睡眠技师承担 PSG 技师岗位职责，并能够识别致命性心律失常和异常血压升高。其工作内容是：PSG 监测前的准备工作，启动和校正检查设备的步骤，PSG 监测过程中睡眠技师应密切观察并记录，PSG 监测过程中应注意观察并可能需要采取相应措施的事件。心电技师做连续动态心电、血压、血糖、心率变异性分析，以及血管内皮功能、动脉硬化检测、血流动力学监测等，并与血氧和脑电指标相匹配；护士负责制定患者档案、与患者沟通协调检查和治疗相关事宜、抢救重患、抽血检查等。

**2. 制度和流程** 睡眠中心必须在中心监控室准备一套随手可得的《制度与流程手册》，文字稿和电子文档均可。内容包括所有适当的制度、流程、协议以及临床标准。必须包括以下内容：紧急状况处理预案、每项技术的流程、定期检查所有与患者相关设备的书面计划、质量保证、《美国睡眠医学会实用参数手册》。

**3. 质量保证** 质量保证计划必须规定由心血管专科医师和睡眠专科医师共同开展基于逐帧对比的交叉评判，评估至少三项其他质量保证指标，以保证结果的可靠性，重点分析睡眠障碍对心血管疾病状态和治疗效果的影响。

## 三、心血管疾病睡眠诊疗中心的记录技术和标准

**1. 多导睡眠图** 多导睡眠图诊断技术可在整夜周期同时记录神经生理的、心肺的和其他生理信号，表 17-1 列出了睡眠医学中心应该用到的最少的 PSG 记录的组合。表 17-2 列出了根据睡眠医学中心的临床专业需要增加的记录信号。

多导睡眠图可作纸记录，也可以作数字化记录。无论怎样，如果采用数字记录，则必须在纸上打印输出，数字记录装置在记录过程中必须能够用来观测以前的某个时间点。监视屏必须有足够的高的解析分辨率来完成对全部生理信号记录的正确评价。

如上所述，应该由受过训练的技师或护士对记录进行监控。

**表 17-1　多导睡眠图最低组合配置标准**

| |
| --- |
| 2 导脑电图（例如 C3-A2,C4-A1） |
| 2 导眼电图 |
| 1 导颌 / 颌下肌电图 |
| 血氧饱和度 |
| 鼾声信号 |
| 体位传感器 |
| 鼻压力 / 气流信号（不再允许对成年人用热敏传感记录信号） |
| 辅助呼吸的有效方法 |
| 胫前 2 导肌电图 |
| 1 导心电图 |
| 能够刻录的电视监控器 |

**表 17-2　完整辅助记录清单**

| |
| --- |
| 睡眠医学中心的临床特征 |
| 食道压 |
| 食道酸碱度 |
| 身体核心温度 |
| 阴茎勃起 |
| 非创伤性血压 |
| 长期血压 |
| 延伸的多导心电图 |
| 皮下氧、二氧化碳 |

| |
|---|
| 延伸的心电图 |
| 延伸的眼电图(垂直眼活动) |
| 多导延伸的肌电图(另外的四肢) |
| 电视机(同步影像和信号记录) |
| 脉搏体积描记器和压力测量 |
| 脉搏传送时间 |

2. **其他技术和试验简单描述** 多导描记图:一种同时记录多项指标的诊断技术,通常不被专门考虑。在整晚的睡眠周期里,它可以记录心肺和其他生理信号,但没有脑电图。

多次睡眠潜伏时间试验:一种神经生理测试,包括脑电图、眼动图和眼电图,持续时间为 20min,每间隔 2h 测试 4 或 5 次。它主要评价入睡的倾向。

清醒维持试验:一种神经生理测试,包括脑电图、眼动图和眼电图,持续时间 40min,每间隔 2h 测试 4 或 5 次。主要测试评价维持醒觉的能力。

## 四、心血管疾病睡眠诊疗中心患者管理

1. **患者接收** 应建立健全患者接收的制度,并制定相关流程的文件,充分保证患者的安全和患者评估结果的有效性。"患者接收"书面标准文件内容包括患者姓名、性别、年龄、操作方法、除外条件,以及做 PSG 前门诊医师所需了解的信息。

2. **数据获取** 多导睡眠图数据采集、判读和报告必须依照睡眠及其相关事件判定手册的规则、术语和技术规范标准进行,要求技术员整夜值守,精准定标,人工判读睡眠分期、觉醒、呼吸事件和肢体运动。便携式监测设备必须按照成人阻塞性睡眠呼吸暂停应用便携式监测临床指南的要求,具有原始数据显示、判读、编辑功能。全面的 PSG 必须记录充足的数据以进行睡眠分期并对主要睡眠疾病进行评估。参数必须包括脑电、眼电、肌电、呼吸、腿动、血氧饱和度、心电、血压和血糖。

技师日志包括患者的体位与患者活动度都应纳入 PSG 记录。多次睡眠潜伏时间试验应遵从《美国睡眠医学会实用参数手册》。

睡眠中心应制定以下书面协议:CPAP 滴定;若应用,在 PSG 诊断期间的正压通气滴定;双水平正压通气法的应用;若应用,活动变化描记图记录、清醒状态维持能力检查、温度监测或者其他相关的监测流程。

应对所有 PSG 参数进行可靠的、精确的、详细的评判。每个 PSG 记录上的每一帧,必须根据 R-K 标准判别其睡眠分期;若应用,电脑辅助评判必须逐帧复审以保证其精确性;记录的样本必须在所有评判员及鉴定委员会睡眠专家间进行交叉评判,以确定记录的可靠性;每个 PSG 记录中的睡眠相关呼吸事件的数量必须按其事件类型分类统计,并用于推导

其指数。每个PSG记录中的肢体运动的数量必须进行统计，并用于推导周期性肢体运动指数。

PSG记录必须详细复审。评注医师或睡眠专科医师必须复审每个患者的全部原始数据，且对每个记录进行充分详细的复审，以确保评注的质量。

应为每位患者保存一份合理编排的医疗图表。患者图表必须包括：患者病史、体检或患者调查问卷、其他初筛评估，及后续评估报告。图表必须反映患者在睡眠中心的所有相关情况，包括初始评估、监测、诊断、治疗及后续医疗服务。由其他相关从业人员提供的报告亦应纳入患者图表。睡眠中心必须为每位做过评估的患者保留一份关于最终诊断和检查流程的累积记录。

**3. 患者评估**　心血管医学睡眠中心不仅评估睡眠紊乱相关疾病的诊断和治疗，为需要持续照管的患者进行适当的后续医疗服务，同时应评估睡眠障碍对心血管疾病发病和预后的可能影响，评估睡眠干预对心血管疾病的治疗效果，以及针对心血管疾病的治疗和生活方式干预对睡眠障碍的影响。心血管医学睡眠中心可以最新版本的美国睡眠医学学会的诊断和疾病分类手册作为其所用术语及诊断的依据。依据《美国睡眠医学会实用参数手册》制定治疗标准，并由睡眠中心工作人员实施。

**4. 资料管理**　应将所有患者的检查原始资料进行存盘管理，监视的录像资料应根据患者的夜间行为情况酌情进行保存。根据监测中心的具体情况建议建立资料管理数据库，将患者的检查结果和问诊情况及个人资料输入数据库，以便查阅和统计。资料的保存应有专人负责，严格执行存档、借阅制度，以免造成资料丢失等不良后果。有条件的中心可利用"云技术"对患者进行远程管理，为睡眠呼吸疾病患者的慢病诊治探索新模式。

**5. 完整系统的随访**　睡眠疾病大多为慢性疾病，治疗需要一个长期的过程，规律系统的随访是保证患者治疗效果的重要环节。睡眠中心的随访系统包括资料的保存、查询及定期随访提醒等。完整系统的随访，可以提高患者治疗的依存性，保证治疗效果，同时工作人员可以从中更好地了解疾病的转归，提高疾病的认识及诊疗水平，不断地总结经验。

PSG资料的管理是睡眠医学中心资料管理中极为重要的环节。目前几乎所有睡眠医学中心均仅使用数字化设备（在一些兼有教学目的的中心可能仍然保留模拟信号检查设备）。中心监控室应该设置一台主机，用于储存来自各监视电脑的原始资料和分析后的资料，将分析后的数据自动输入数据库中以便于诊疗和总结时使用。进入数据库的密码应由少数管理者（检查部门负责人）掌握，存盘中的资料也应该妥善管理，以免资料流失。

## 五、心血管疾病睡眠诊疗中心的紧急状况处理流程与应急措施

睡眠中心必须备案一套紧急状况处理预案及配套的急救设备。此紧急状况处理预案必须：确定紧急状况处理流程应予实施的特定状况；列举当紧急状况发生时所应联系的相关

人员；确定所应联系的急救人员的机构；描述技术人员的特定职责。相关设施必须使急救人员能够迅速抵达患者处。

睡眠中心的应急措施大体分为以下4部分：①工作人员定期进行心肺复苏培训；②定期检查急救设施，确保其良好的备用状态，并保证所有工作人员能熟练使用；③制定心血管相关急症救治流程，包括但不限于：心搏骤停、急性心肌梗死、心绞痛、高血压、脑卒中、低血压、晕厥、心力衰竭、呼吸困难、癫痫发作、高度房室传导阻滞、室性心动过速等；④制定详细的火警、自然灾害以及犯罪对策及患者和工作人员疏散计划。这些对策和计划应该明确记录在睡眠实验室管理章程中，并且张贴于醒目处。

PSG监测过程中，还需特别对出现的各种危急值及时认识、判断和处理：①血氧饱和度持续性降低；②异常睡眠行为；③包括心律失常、心力衰竭、血压升高、突然窒息、心跳呼吸骤停、脑卒中、癫痫发作、肺动脉高压等在内的突发事件。若患者出现紧急情况需要进行急救时，PSG监测记录患者的生命体征，启动心肺复苏，必要时行气管插管或气管切开术。

## 六、心血管疾病睡眠诊疗中心的工作范围

睡眠中心应当能诊治大部分睡眠相关的心血管疾病，包括内源性睡眠疾患、外源性睡眠疾患、睡眠节律失调性睡眠疾患、睡眠期的觉醒疾患、睡眠-觉醒转换疾患、REM期相关性睡眠疾患、睡眠期其他形式的睡眠疾患等影响心血管疾病的各种睡眠障碍。但一般以失眠和睡眠呼吸暂停为主。可以开展的项目包括：多导睡眠图监测、多导心电血压血糖监测、心肺运动耐力评估、多次小睡试验、睡眠觉醒试验、OSA的初筛检查、OSA患者CPAP治疗前的压力滴定、失眠量化分析、认知记忆评估、个性评估、精神检查、药物治疗（中药、西药）、行为治疗、放松治疗、催眠治疗、认知行为治疗、生物反馈治疗、物理治疗、OSA的CPAP治疗、针对OSA的阻鼾器治疗和外科治疗等。

## 七、心血管疾病睡眠诊疗中心的工作流程

睡眠中心的工作以门诊为主，门诊设置包括心血管睡眠障碍专病门诊、睡眠障碍评估中心、睡眠障碍干预中心以及心血管相关睡眠障碍会诊中心等。

心血管睡眠障碍专病门诊：由经过睡眠障碍专科培训的心血管专业背景的医师承担。

心血管睡眠障碍评估中心：由心血管医生、睡眠专科医师、睡眠技师、心电技师、护士共同组建，负责评估睡眠功能及与睡眠功能相关的心血管功能和代谢状态。

睡眠障碍干预中心：由心血管科、睡眠专科医师、心脏康复治疗师、护士、口腔科和耳鼻喉科专业背景的医师共同承担。采用无创和微创的干预方法改善睡眠障碍以及相关的心血管代谢功能。

对于一些疑难病症，必要时，组织医学中心内部各专业背景的医师进行会诊，并可邀

请中心外相关专业医师参与讨论。

# 八、相关睡眠疾病的诊断、评估与治疗

## （一）阻塞性睡眠呼吸暂停（OSA）

阻塞性睡眠呼吸暂停（OSA）是一种以睡眠打鼾伴呼吸暂停和日间嗜睡为主要临床表现的睡眠呼吸疾病，患病率为 2%~4%。该病可引起间歇性低氧、高碳酸血症以及睡眠结构紊乱，并可导致高血压、冠心病、心律失常、脑血管病、认知功能障碍、2 型糖尿病等多器官多系统损害。研究表明，未经治疗的重度 OSA 患者病死率比普通人群高 3.8 倍。国内 20 家医院的数据证实，我国 OSA 患者高血压患病率为 49.3%，而顽固性高血压患者中 OSA 患者占 83%，治疗 OSA 对这部分患者血压的下降效果肯定。此外，OSA 人群发生脑卒中的概率是对照组的 4.33 倍，病死率是对照组的 1.98 倍。OSA 对身体多个系统都会造成损害，是一种名副其实的全身性疾病。因此，对于 OSA 对身体危害的广泛性和严重性，医师、患者及全社会都应予以重视。

### 1. 体格检查及评估

常规体格检查包括：身高、体质量和计算体重指数（BMI）、血压、心率以及动态血压、动态心电图和动态血糖监测；其他还需检查颌面形态、鼻腔、口腔、咽喉部及心肺检查等。

【推荐意见】①从鼻腔到下咽任何部位的相对狭窄都可能导致 OSA 的发生，需要对颌面、鼻腔、咽腔阻塞与狭窄程度进行评价【1B】；②对肥胖（BMI ≥ 25kg/m²）患者除颈围外，建议补充测量胸围、腹围、臀围、肘围【2C】。

### 2. 辅助检查

### （1）睡眠监测

**1）多导睡眠监测（PSG）：**值守整夜 PSG 是确诊 OSA 及其严重程度分级的金标准，睡眠分期及睡眠相关事件的判读推荐采用 AASM 判读手册。判读 PSG 结果时需充分考虑患者的个体差异，结合年龄、睡眠习惯及基础疾病等情况进行个体化诊断和分析。若患者病情较重和/或未能进行整夜 PSG，则可通过分夜监测的 PSG 结果诊断 OSA。分夜监测诊断要求 PSG 睡眠时间 ≥ 2h，且呼吸暂停低通气指数（AHI）≥ 40 次/h；如果 PSG 睡眠时间 < 2h，但呼吸事件次数达到 2h 睡眠的要求（80 次），也可诊断 OSA。

**2）睡眠中心外监测（OCST）：**也称家庭睡眠监测，适用于以下情况：①因行动不便或出于安全考虑不适合进行 PSG 监测；②无实施 PSG 监测的条件，临床情况紧急；③高度怀疑 OSA，无复杂共患疾病；④不采用 PSG，不影响并存睡眠障碍的诊断。OCST 通常不用于具有严重心肺疾病、神经肌肉疾病、使用阿片类药物或怀疑并存其他严重睡眠障碍者。

应用 PSG 及 OCST 进行 OSA 实验室诊断流程见图 17-1。

【推荐意见】①对于有典型表现的中重度 OSA 且无严重基础疾病或阿片类药物使用的患者，使用 PSG 或 OCST 均足以诊断【1B】；②若 OCST 阴性或与临床不符，推荐追加 PSG【1A】；③对于合并严重心肺疾病、神经肌肉疾病、清醒时通气不足或睡眠低通气风险较高、慢性阿片类药物使用或严重失眠的患者，采用 PSG 而非 OCST【1C】；④第 1 次 PSG 结果阴性且仍可疑 OSA 时追加第 2 次 PSG【2D】。

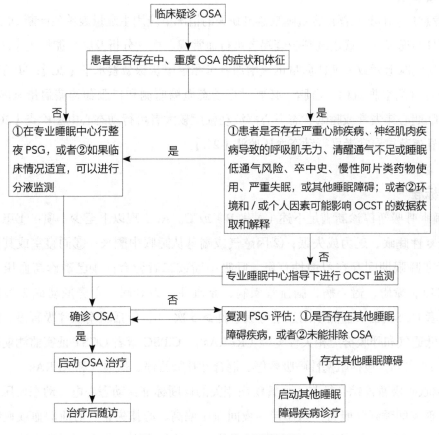

图 17-1　OSA 的临床评估流程

OSA. 阻塞性睡眠呼吸暂停；PSG. 多导睡眠监测；OCST. 睡眠中心外监测。

**3）多次睡眠潜伏时间试验（MSLT）：**为评估日间嗜睡程度的客观指标，但不作为评估和诊断 OSA 的常规手段。已经得到最优治疗的患者若仍伴有严重日间嗜睡，可通过该检查辅助判断是否共患其他睡眠疾病。

**（2）气道评估：**对 OSA 患者进行气道评估有利于排除气道占位性病变，并已作为外科治疗的常规术前评估项目。

【推荐意见】①鼻咽内镜检查及 Müller 试验有助于初步评价上气道解剖异常程度以及上气道易塌陷部位【1B】；②头颅定位测量分析有助于评价是否存在颅颌面骨骼结构的异常【1B】；③对于考虑 OSA 外科治疗以及可疑上气道占位患者，推荐治疗前完善上气道三维

CT 重建或上气道磁共振检查【1A】；④食管压测量以及药物诱导睡眠纤维喉镜检查有助于精准判断患者睡眠期气道塌陷部位，建议用于上气道手术的术前评估，有利于提高手术有效率【2B】。

### （3）其他相关评估

常用主观量表有：艾普沃斯嗜睡评分（ESS）量表、鼾声量表、柏林问卷（BQ）、STOP-Bang 量表。

【推荐意见】①不推荐在客观睡眠监测缺失的情况下应用主观量表单独诊断 OSA【1B】；②可疑有日间通气不足或出现呼吸衰竭者可行血常规、血气分析及肺功能检查【2C】；③可疑甲状腺功能减退者或短期体质量迅速增加者可测定甲状腺激素水平【2C】；④可疑患有代谢综合征者可测空腹血糖、血脂、必要时行动态血糖监测和口服葡萄糖耐量试验【2C】；⑤可疑睡眠期心律失常或睡眠状态下心率波动幅度较大者可行动态心电图检查【2C】；⑥可疑血压的昼夜节律异常者可行动态血压监测【2C】。

### 3. 诊断

**诊断标准**

1）睡眠呼吸暂停诊断满足下述（A + B）或 C。A. 出现以下至少 1 项：①患者主诉困倦、非恢复性睡眠、乏力或失眠；②因憋气或喘息从睡眠中醒来；③同寝室或其他目击者报告患者在睡眠期间存在习惯性打鼾、呼吸中断或二者皆有；④已确诊高血压、心境障碍、认知功能障碍、冠心病、脑血管疾病、充血性心力衰竭、心房颤动或 2 型糖尿病。B.PSG 或者 OCST 证实监测期间发生呼吸事件 ≥ 5 次 / h，包括阻塞性呼吸暂停、混合性呼吸暂停、低通气和呼吸努力相关性觉醒（RERAs）。C.PSG 或者 OCST 证实监测期间发生呼吸事件 ≥ 15 次 /h，包括阻塞性呼吸暂停、混合性呼吸暂停、低通气和 RERAs。

2）睡眠呼吸暂停综合征与心血管疾病相关的诊断标准：动态心电、动态血压、动态血糖监测发现夜间睡眠呼吸暂停状态伴随夜间血压偏高、心律失常、心肌缺血或血糖紊乱，动态血压多表现为反勺形夜间血压升高，动态心电监护多表现为夜间频发房性或室性心律失常或房室传导阻滞，或出现 ST-T 动态改变。上述问题在改善睡眠呼吸暂停后，血压、心律 / 率或血糖、心肌缺血得到改善，可进一步验证睡眠障碍与心血管疾病相关关系。

以上呼吸事件的判读参照 AASM 手册。

OCST 通常不监测脑电图，而睡眠事件主要根据脑电图判断。因此，与 PSG 相比，OCST 会低估每小时呼吸事件的次数且无法判断 RERAs 和依据觉醒判读的低通气事件；呼吸事件指数所指的呼吸事件频率基于监测时间，而非基于总睡眠时间。

### 4. OSA 的治疗

**一般治疗：** 对 OSA 患者均应进行多方面的指导。根据患者病情特点，提倡实施多学科个体化联合治疗（图 17-2）。

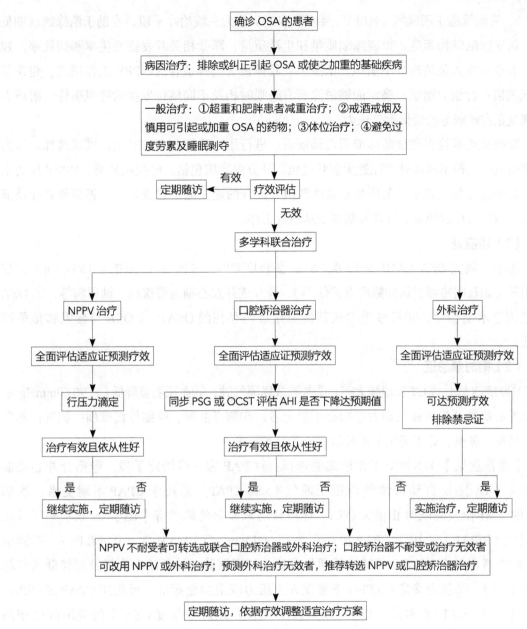

图 17-2 OSA 多学科联合治疗路径图

注：OSA.阻塞性睡眠呼吸暂停；NPPV.无创气道正压通气；PSG.多导睡眠监测；OCST.睡眠中心外监测；
　　AHI.呼吸暂停低通气指数。不同外科手术治疗 OSA 的机制、优先选择人群和手术创伤，详见前文。

【推荐意见】①推荐对所有超重患者（BMI ≥ 24kg/ m² ）应鼓励其减重；肥胖患者根据不同病情，减重方法可分为非手术治疗和手术治疗【1B】；②推荐 OSA 患者戒烟【1B】、戒酒、慎用镇静催眠药物及其他可引起或加重 OSA 的药物【2D】；③建议体位治疗，包括侧卧位睡眠、适当抬高床头【2C】；④建议避免日间过度劳累，避免睡眠剥夺【2B】。

**5. 无创气道正压通气（NPPV）治疗** NPPV 作为一线治疗手段，有助于消除睡眠期低氧，纠正睡眠结构紊乱，提高睡眠质量和生活质量，降低相关并发症发生率和病死率。建议在专业医务人员的指导下实施，依照患者具体情况选择适合的 NPPV 工作模式。建议首次佩戴前进行压力滴定，确定能够消除所有睡眠时相及不同体位发生的呼吸事件、鼾声以及恢复正常睡眠等的最低治疗压力。

应根据规范检查和诊断标准明确诊断后，进行压力滴定和 NPPV 工作模式选择。压力滴定完成后，根据医师处方配置无创呼吸机。处方内容应包括：呼吸机种类、NPPV 压力水平、是否需要备用频率、备用频率具体数值及适合的连接面罩建议等，是否需要氧疗及流量等。做好治疗后随访、管理及提高依从性等工作。

**（1）适应证**

①中、重度 OSA（AHI ≥ 15 次 / h）；②轻度 OSA（5 次 /h ≤ AHI < 15 次 / h）但症状明显（如日间嗜睡、认知障碍及抑郁等），合并或并发心脑血管疾病、糖尿病等；③ OSA 患者围手术期治疗；④经过手术或其他治疗后仍存在的 OSA；⑤ OSA 与慢阻肺重叠综合征。

**（2）相对禁忌证**

①胸部 X 线片或 CT 发现肺大疱；②气胸或纵隔气肿；③血压明显降低（< 90/60mmHg）；④急性心肌梗死患者血流动力学指标不稳定者；⑤脑脊液漏、颅脑外伤或颅内积气；⑥急性中耳炎、鼻炎、鼻窦炎感染未控制者；⑦青光眼等。

【推荐意见】① NPPV 工作模式的选择：a.CPAP 为一线治疗手段，包括合并心功能不全者【1A】；b. 自动持续气道正压通气（auto-CPAP）适用于 CPAP 不耐受者、饮酒后 OSA、体位及睡眠时相相关 OSA、体质量增减显著的患者等【1B】；c. 双水平气道正压通气（BiPAP）适用于 CPAP 治疗压力超过 15cmH_2O（1cmH_2O = 0.098kPa）、不能耐受 CPAP 者以及合并 CSA 或肺泡低通气疾病，如慢阻肺、神经肌肉疾病及肥胖低通气综合征【1B】。②压力滴定：a.PSG 下整夜人工压力滴定为金标准，可选用 CPAP 或 BiPAP 进行【1A】；b.APAP 和人工 CPAP 滴定对于无合并症的中重度 OSA 中的应用价值相同【1A】。

【推荐意见说明】分夜压力滴定实施的前提条件：① PSG 监测至少 2h，且 AHI ≥ 40 次 /h，此时即可行 PSG 下的 CPAP 滴定；②滴定时间 >3h；③滴定期间 PSG 证实 CPAP 滴定消除或几乎消除睡眠中的呼吸事件，包括仰卧位及 REM 睡眠期的呼吸事件。若 PSG 符合标准①，但不能满足以上②③标准，应再次行整夜压力滴定。对于存在明显睡眠呼吸障碍临床表现急需采取治疗者，以及前半夜监测显示呼吸暂停事件持续时间延长，引发严重低氧，可能发生意外者，分夜方案为有效的应急措施之一；不推荐直接采用分夜压力滴定结果指导中重度患者的治疗。

APAP 压力滴定，滴定当晚对患者进行治疗相关知识教育并选择合适的鼻面罩连接

APAP 后让患者入睡，第 2 天根据自动分析报告确定治疗压力。实验室外或居家 APAP 也可用于压力滴定和治疗。APAP 不推荐用于 OSA 伴血流动力学不稳定、CSA 或夜间低通气等疾病的治疗，对该类患者应进行 PSG 下整夜人工压力滴定。另外，若滴定压力已达到 15cmH$_2$O 仍不能消除阻塞性呼吸事件，应考虑更换为 BiPAP 模式，但为获取 BiPAP 理想压力值，需另一夜压力滴定。

6. **氧疗**　大多数 OSA 患者在接受 CPAP 治疗时无须辅助氧疗。

【推荐意见】①CPAP 治疗消除所有呼吸事件后，若 SaO$_2$ 仍有较大波动，尤其是在 REM 睡眠期 SaO2 ≤ 88%，可辅以氧疗【2B】；②对于合并慢阻肺、心力衰竭或神经肌肉疾患的 OSA 患者，首先需给予有效的治疗模式如 BiPAP，解除患者上气道塌陷，消除阻塞性与中枢性呼吸事件及肺泡低通气，可在此基础上适当辅以氧疗【2B】。

【推荐意见说明】OSA 患者夜间氧疗需在 NPPV 支持下进行，氧疗期间需警惕肺泡低通气的发生。

7. **OSA 合并其他睡眠障碍疾病的治疗**

（1）**OSA 合并失眠：**临床上以 OSA 症状为主诉就诊的患者中 39%～68% 同时患有失眠，以失眠就诊的患者中约 1/2 经 PSG 监测后确诊为 OSA。失眠可能通过减弱咽肌张力加重 OSA，而 OSA 也可能因反复睡眠片段化、下丘脑 - 垂体 - 肾上腺轴功能亢进等复杂机制导致失眠，仅极少患者得到诊断。

OSA 合并失眠患者的临床表现多以失眠为主。与单纯 OSA 患者相比，OSA 合并失眠患者较年轻，且女性较多，睡眠感降低（而单纯 OSA 患者正常），睡眠紊乱和睡眠相关性日间功能损害更重，生活质量更差，共患精神疾病、心血管疾病和肺部疾病更常见。OSA 合并失眠患者使用精神或催眠药比单纯失眠者多。失眠亚型主要是睡眠维持困难型或混合型，单纯入睡困难型比例小。

OSA 合并失眠的治疗需兼顾 OSA 和失眠两个方面。治疗成功是否取决于失眠和 OSA 间关系的性质。若失眠继发于 OSA，则经 CPAP 治疗可减轻。若失眠独立存在，则 CPAP 治疗改善睡眠效果差，而针对失眠的治疗可能有效，包括认知行为治疗（CBT-I）及药物治疗。

【推荐意见】①对于 OSA 继发失眠患者推荐使用 CPAP 治疗【1B】；②建议失眠的治疗在 CPAP 之前进行【2C】；③失眠治疗首选 CBT-I，其疗效可能不受 OSA 的影响【1B】；④推荐使用非苯二氮䓬类药物（non-BZDs）中的唑吡坦和右佐匹克隆，常规剂量使用可改善睡眠质量而不恶化 OSA 患者的 AHI 和最低 SaO$_2$【1A】；⑤药物治疗失眠可改善 CPAP 滴定期间的睡眠质量（延长睡眠时间、增加睡眠效率）、改善 CPAP 的依从性【1B】。

【推荐意见说明】不推荐药物用于 OSA 本身的治疗。有失眠（入睡难、维持睡眠难和早醒）和对睡眠质量不满意的患者接受 CPAP 治疗的依从性欠佳，但 1/4 患者耐受性好且失眠改善。OSA 合并失眠患者的 OSA 越严重，醒来越频繁，使用 CPAP 后失眠越可能改善或缓解。

药物治疗失眠可能会恶化 OSA 症状，要避免使用苯二氮䓬类（BZDs）和巴比妥类药物。右佐匹克隆可减少 AHI，不改变最低 $SaO_2$，尤其在上呼吸道解剖受损较轻者。唑比坦也可能会恶化呼吸紊乱。曲唑酮也能够降低 AHI、减少非快速眼动（NREM）1 期睡眠。小剂量米氮平可改善即刻睡眠、降低 AHI，但长期使用增加体质量效应明显，故不推荐使用。

在 CPAP 滴定前使用右佐匹克隆可改善睡眠质量，减少重复滴定次数。在进行 CPAP 的开始 2 周使用右佐匹克隆可改善半年后的依从性、降低脱落率。

**（2）OSA 合并 REM 期行为障碍（RBD）：** RBD 是一种异态睡眠，特征是 REM 期间肌肉失弛缓，导致过度运动和梦境扮演。约 2/3 以上诊断为特发性 RBD 的患者在晚年演变为痴呆和 / 或帕金森病。RBD 患者有 34% ~ 61% 合并 OSA。另一方面，许多严重的 OSA 患者在呼吸事件终止时可出现 RBD 样症状。鉴于 REM 期间持续高肌电活动的典型特征，RBD 可能是 OSA 的保护因素。RBD 合并 OSA 患者的呼吸暂停相关参数可较单纯 OSA 患者轻。

【推荐意见】①有 RBD 症状者必须进行 PSG 监测以明确是否合并 OSA【1C】；②除了标准 RBD 治疗，CPAP 治疗可一定程度上改善 RBD 症状【1C】；③ RBD 的药物治疗可选择氯硝西泮，但因可降低呼吸肌张力而加重 OSA，因此需慎用【1C】。

【推荐意见说明】临床上须正确区分 OSA 患者合并 RBD 和 OSA 相关 RBD 样症状，后者可因 CPAP 治疗而消失。RBD 患者接受 CPAP 治疗 OSA 后 RBD 症状有改善者可达 45.6%。

## （二）失眠

**1. 失眠的定义与分类**  失眠是指尽管有合适的睡眠机会和睡眠环境，依然对睡眠时间和 / 或质量感到不满足，并且影响日间社会功能的一种主观体验。主要症状表现为入睡困难（睡眠潜伏时间超过 30min）、睡眠维持障碍（整夜觉醒次数 ≥ 2 次）、早醒、睡眠质量下降和总睡眠时间减少（通常少于 6.5h），同时伴有日间功能障碍。失眠引起的日间功能障碍主要包括疲劳、情绪低落或激惹、躯体不适、认知障碍等。失眠根据病程分为：短期失眠（病程 < 3 个月）和慢性失眠（病程 ≥ 3 个月）。有些患者失眠症状反复出现，应按照每次出现失眠持续的时间来判定是否属于慢性失眠。

失眠是一种主观体验，不应单纯依靠睡眠时间来判断是否存在失眠。部分人群虽然睡眠时间较短（如短睡眠者），但没有主观睡眠质量下降，也不存在日间功能损害，因此不能视为失眠。失眠常伴随其他健康问题，有时很难确定两者之间的因果关系，无论属于"原发性"还是"继发性"，均需要针对失眠本身进行独立的临床干预，防止症状迁延或反复。因此，本版指南不再划分原发性失眠、继发性失眠以及各种亚型，这不影响针对失眠的临床评估和处置。

**2. 失眠的临床评估**　失眠的临床评估包括病史采集、睡眠日记、量表评估和客观评估等手段。对于每一例患者都应仔细进行病史采集。推荐患者或家人记录睡眠日记。鉴别诊断和疗效评估时可以纳入量表和其他客观评估方法。

**（1）病史采集：**临床医师需要仔细询问病史，包括具体的睡眠情况、用药史、可能存在的物质依赖情况、其他躯体疾病史，以及妊娠、月经、哺乳和围绝经期等躯体状态，并进行体格检查和精神心理状态评估，获取睡眠状况的具体内容，如失眠的表现形式、作息时间、与睡眠相关的症状以及失眠对日间功能的影响等。可以通过自评量表、症状筛查表、精神筛查测试、家庭睡眠记录（如睡眠日记）以及家庭成员陈述等多种手段收集病史资料。

**（2）睡眠日记：**由患者本人或家人协助完成为期2周的睡眠日记，记录每日上床时间，估计睡眠潜伏时间，记录夜间觉醒次数以及每次觉醒的时间，记录从上床开始到起床之间的总卧床时间，根据早晨觉醒时间估计实际睡眠时间，计算睡眠效率[（实际睡眠时间 / 卧床时间）× 100%]，记录夜间异常症状（异常呼吸、行为和运动等），记录日间精力与社会功能受影响程度的自我体验，记录午休情况、日间用药和饮料品种。

**3. 量表测评：**辅助失眠诊断与鉴别诊断的自评与他评量表包括如下。

（1）匹兹堡睡眠质量指数（Pittsburgh Sleep Quality Index，PSQI）。

（2）失眠严重程度指数（Insomnia Severity Index）。

（3）广泛焦虑量表（Generalized Anxiety Disorder）。

（4）状态特质焦虑问卷（State Trait Anxiety Inventory）。

（5）艾普沃斯嗜睡量表（Epworth Sleepiness Scale，ESS）。

**4. 失眠的诊断与鉴别诊断**

**（1）慢性失眠的诊断标准（必须同时符合 1～6 项标准）**

1）存在以下一种或者多种睡眠异常症状（患者自述，或者照料者观察到）：①入睡困难；②睡眠维持困难；③比期望的起床时间更早醒来；④在适当的时间不愿意上床睡觉。

2）存在以下一种或者多种与失眠相关的日间症状（患者自述，或者照料者观察到）：①疲劳或全身不适感；②注意力不集中或记忆障碍；③社交、家庭、职业或学业等功能损害；④情绪易烦躁或易激动；⑤日间嗜睡；⑥行为问题（如多动、冲动或攻击性）；⑦精力和体力下降；⑧易发生错误与事故；⑨过度关注睡眠问题或对睡眠质量不满意。

3）睡眠异常症状和相关的日间症状不能单纯用没有合适的睡眠时间或不恰当的睡眠环境来解释。

4）睡眠异常症状和相关的日间症状至少每周出现 3 次。

5）睡眠异常症状和相关的日间症状持续至少 3 个月。

6）睡眠和觉醒困难不能被其他类型的睡眠障碍更好地解释。

**（2）短期失眠的诊断标准：** 符合慢性失眠第 1～3、6 条标准，但病程不足 3 个月和 / 或相关症状出现的频率未达到每周 3 次。

**（3）失眠的鉴别诊断：** 失眠需要与精神障碍、躯体疾病、药物或物质滥用，以及其他类型的睡眠障碍相鉴别。需要鉴别的其他睡眠障碍类型包括睡眠呼吸障碍、不宁腿综合征、周期性肢体运动障碍、CRSWDs、环境性睡眠困难、睡眠不足综合征、短睡眠者等。确定失眠诊断时还应针对可以确定的精神或躯体障碍给予相应的诊断。

推荐意见：①如有可能，在首次系统评估前最好记录睡眠日记（Ⅰ级推荐）；②诊断失眠时应关注共存的其他疾病和症状，并给予相应的诊断（Ⅰ级推荐）；③鉴别其他睡眠障碍如睡眠呼吸障碍、周期性肢体运动障碍时应进行 PSG 检查（Ⅰ级推荐）；④失眠患者伴随日间过度嗜睡，特别是在需要鉴别发作性睡病时，应当同时进行 PSG 和 MSLT 检查（Ⅱ级推荐）；⑤失眠患者接受合理干预后疗效反应不理想时，应进行 PSG 检查排除其他类型睡眠障碍（Ⅱ级推荐）。

### 5. 失眠的治疗

**（1）总体目标和干预策略**

1）总体目标：①改善睡眠质量和 / 或增加有效睡眠时间；②恢复日间社会功能，提高生活质量；③防止短期失眠转化成慢性失眠；④减少与失眠相关的躯体疾病或与精神疾病共病的风险；⑤尽可能避免包括药物在内的各种干预方式带来的负面效应。

2）干预方式：失眠的干预方式主要包括心理治疗、药物治疗、物理治疗和中医治疗。心理治疗主要包括睡眠卫生教育和针对失眠的认知行为治疗（cognitive behavioral therapy for insomnia，CBT-I）。应强调睡眠卫生教育的重要性，即在建立良好睡眠卫生习惯的基础上，开展其他治疗手段。CBT-I 能够有效纠正失眠患者错误的睡眠认知与不恰当的行为因素，有利于消除心理生理性高觉醒，增强入睡驱动力，重建正确的睡眠觉醒认知模式，持续改善失眠患者的临床症状，且没有不良反应。药物治疗失眠的短期疗效已经被临床试验所证实，但是长期应用仍需承担药物不良反应、成瘾性等潜在风险。物理治疗如光照疗法、经颅磁刺激、生物反馈治疗、经颅微电流刺激疗法等，以及饮食疗法、芳香疗法、按摩、顺势疗法等，均缺乏令人信服的大样本对照研究，只能作为可选择的补充治疗方式。中医治疗失眠的历史悠久，但囿于特殊的个体化医学模式，难以用现代循证医学模式进行评估。

3）不同类型失眠的干预策略：短期失眠患者应该积极寻找并消除可能的诱发因素，同时积极处置失眠症状。相当一部分的短期失眠患者首选自我调适，但是由于睡眠认知错误或者应对的行为方式不当，可能导致短期失眠转化成慢性失眠。短期失眠患者在无法完成 CBT-I 时应早期应用药物治疗。药物治疗能发挥良好的催眠效能，快速消除失眠症状，避免病程迁延。慢性失眠患者在建立良好睡眠卫生习惯的基础上，应当首选 CBT-I。药物治疗慢性失眠缺乏符合标准的长程临床对照研究。已经接受药物治疗的慢性失眠患者，除无法依从者之外，应当同时给予心理治疗，即使是那些已经长期服用镇静催眠药物的失眠患者亦是如此。

**（2）失眠的药物治疗：** 目前临床治疗失眠的药物，主要包括苯二氮䓬类受体激动剂（benzodiazepine receptor agonists，BZRAs）、褪黑素受体激动剂、食欲素受体拮抗剂和具有催眠效应的抗抑郁药物。处方药加巴喷丁、喹硫平、奥氮平治疗失眠的临床证据薄弱，不推荐作为失眠治疗的常规用药。抗组胺药物（如苯海拉明）、普通褪黑素以及缬草提取物等非处方药虽然具有催眠作用，但是现有的临床研究证据有限，不宜作为治疗普通成人失眠的常规用药。酒精（乙醇）不能用于治疗失眠。

1）BZRAs：分为苯二氮䓬类药物（BZDs）和非苯二氮䓬类药物（nonbenzodiazepine drugs，non-BZDs）。BZDs于20世纪60年代开始使用，可非选择性激动γ-氨基丁酸受体A上不同的γ亚基，具有镇静、催眠、抗焦虑、肌肉松弛和抗惊厥的药理作用。20世纪80年代以来，以唑吡坦（zolpidem）和右佐匹克隆（eszopiclone）为代表的non-BZDs先后应用于失眠的临床治疗，它们对γ氨基丁酸受体A上的α1亚基选择性激动，主要发挥催眠作用，不良反应较BZDs轻，已经逐步成为治疗失眠的临床常用药物。

① non-BZDs：唑吡坦、右佐匹克隆和佐匹克隆属于快速起效的催眠药物，能够诱导睡眠始发，治疗入睡困难和睡眠维持障碍。扎来普隆的半衰期较短，仅适用于治疗入睡困难。虽然non-BZDs具有与BZDs类似的催眠疗效，但是由于non-BZDs半衰期相对较短，次日残余效应被最大限度地降低，一般不产生日间困倦，产生药物依赖的风险较传统BZDs低，治疗失眠安全、有效，无严重药物不良反应。近年来不同剂型的non-BZDs，如唑吡坦控释剂、含化剂和喷雾剂，为临床需要提供更多的选择。需要注意，non-BZDs有可能会在突然停药后发生一过性的失眠反弹。

② BZDs：美国FDA批准了5种BZDs（艾司唑仑、氟西泮、夸西泮、替马西泮和三唑仑）用于治疗失眠，其中三唑仑属于唯一的短半衰期催眠药物，但是由于其成瘾性和逆行性遗忘发生率高，已被我国列为一类精神药品管理。国内常用于治疗失眠的BZDs还包括阿普唑仑、劳拉西泮和地西泮。BZDs药物可以改善失眠患者的入睡困难，增加总睡眠时间，不良反应包括日间困倦、头昏、肌张力减低、跌倒、认知功能减退等。持续使用BZDs后，在停药时可能会出现戒断症状和反跳性失眠。对于有物质滥用史的失眠患者需要考虑到潜在的药物滥用风险。肝肾功能损害、重症肌无力、中重度阻塞性睡眠呼吸暂停（obstructive sleep apnea，OSA）以及重度通气功能障碍患者禁用BZDs。

2）褪黑素和褪黑素受体激动剂：褪黑素参与调节睡眠觉醒周期，可以改善时差变化所致睡眠觉醒障碍、睡眠时相延迟综合征等昼夜节律失调性睡眠觉醒障碍，但使用普通褪黑素治疗失眠尚无一致性结论。故不推荐将普通褪黑素作为催眠药物使用。褪黑素受体激动剂雷美替胺（ramelteon）属于褪黑素$MT_1$和$MT_2$受体激动剂，能够缩短睡眠潜伏时间、提高睡眠效率、增加总睡眠时间，可用于治疗以入睡困难为主诉的失眠以及昼夜节律失调性睡眠觉醒障碍。雷美替胺对于合并睡眠呼吸障碍的失眠患者安全有效，由于没有药物依赖性，也不会产生戒断症状，故已获准长期治疗失眠。阿戈美拉汀既是褪黑素受体激动剂也是5-HT$_{2c}$受体拮抗剂，因此具有抗抑郁和催眠双重作用，能够改善抑郁障碍相关的失眠，缩短睡眠潜伏时间，增加睡眠连续性。褪黑素受体激动剂可以作为不能耐受前述催眠药物的患者和已经发生药物依赖患者的替代治疗。

3）食欲素受体拮抗剂：食欲素又称下丘脑分泌素，具有促醒作用。针对食欲素双受体发挥抑制作用的拮抗剂苏沃雷生（suvorexant），已获得美国食品药品监督管理局批准用于治疗成人失眠（入睡困难和睡眠维持障碍）。其发挥催眠作用的靶点不同于其他催眠药，现有研究数据显示其具有较好的临床疗效和耐受性。

4）抗抑郁药物：部分抗抑郁药具有镇静作用，在失眠伴随抑郁、焦虑心境时应用较为有效。

①三环类抗抑郁药物：小剂量的多塞平（3～6mg/d）因有特定的抗组胺机制，可以改善成年和老年慢性失眠患者的睡眠状况，具有临床耐受性良好，无戒断效应的特点，近年已作为治疗失眠的推荐药物之一。阿米替林能够缩短睡眠潜伏时间、减少睡眠中觉醒、增加睡眠时间、提高睡眠效率，但其同时减少慢波睡眠和快速眼动睡眠，不良反应多（如抗胆碱能作用引起的口干、心率加快、排尿困难等），因此，老年患者和心功能不全患者慎用，不作为治疗失眠的首选药物。

②曲唑酮：小剂量曲唑酮（25～150mg/d）具有镇静催眠效果，可改善入睡困难，增强睡眠连续性，可以用于治疗失眠和催眠药物停药后的失眠反弹。

③米氮平：小剂量米氮平（3.75～15.00mg/d）能缓解失眠症状，适合睡眠表浅和早醒的失眠患者。

④选择性5-羟色胺再摄取抑制剂（selective serotonin reuptake inhibitor，SSRI）：虽无明确催眠作用，但可以通过治疗抑郁和焦虑障碍而改善失眠症状。部分SSRI能够延长睡眠潜伏时间，增加睡眠中的觉醒，减少睡眠时间和睡眠效率，减少慢波睡眠，多用于治疗共病抑郁症状的失眠患者；SSRI可能增加周期性肢体运动，某些患者在服用时甚至可能加重其失眠症状。因此，一般建议SSRI在白天服用。

⑤选择性5-羟色胺和去甲肾上腺素再摄取抑制剂：包括文拉法辛和度洛西汀等可通过治疗抑郁和焦虑障碍而改善失眠症状，更适用于疼痛伴随失眠的患者，不足之处与SSRI相似。

⑥抗抑郁药物与BZRAs联合应用：慢性失眠常与抑郁症状同时存在，部分SSRI与短效BZRAs（如唑吡坦、右佐匹克隆）联用，可以快速缓解失眠症状，提高生活质量，同时协同改善抑郁和焦虑症状。

推荐意见：

1）失眠患者药物治疗的具体策略（可视为序贯方案）：①首选 non-BZDs，如唑吡坦、右佐匹克隆；②如首选药物无效或无法依从，更换为另一种短 - 中效的 BZRAs、褪黑素受体激动剂、食欲素受体拮抗剂；③添加具有镇静催眠作用的抗抑郁药物（如多塞平、曲唑酮、米氮平或帕罗西汀等），尤其适用于伴随焦虑和抑郁症状的失眠患者（Ⅱ级推荐）。

2）长期应用 BZRAs 的慢性失眠患者至少每 4 周进行 1 次临床评估（Ⅰ级推荐）。

3）推荐慢性失眠患者在医师指导下采用间歇治疗或按需治疗方式服用 non-BZDs（Ⅰ级推荐）。

4）抗组胺药物、抗过敏药物以及其他辅助睡眠的非处方药不宜用于慢性失眠的治疗（Ⅰ级推荐）。

**（3）失眠的心理治疗：** 心理治疗的本质是改变患者的信念系统，发挥其自我效能，进而改善失眠症状。要完成这一目标，常常需要专业医师的参与。心理治疗通常包括提高睡眠率，改善睡眠质量，对老年失眠亦有治疗效果，并可以长期维持疗效。

1）睡眠卫生教育：大部分失眠患者存在不良睡眠习惯，破坏正常的睡眠模式，形成对睡眠的错误概念，从而导致失眠。睡眠卫生教育主要是帮助失眠患者认识不良睡眠习惯及其在失眠发生与发展中的重要作用，重塑有助于睡眠的行为习惯。睡眠卫生教育的主要内容包括：①睡前 4～6h 内避免接触咖啡、浓茶或吸烟等兴奋性物质；②睡前不要饮酒，特别是不能利用酒精帮助入睡；③每日规律安排适度的体育锻炼，睡前 3～4h 内应避免剧烈运动；④睡前不宜暴饮暴食或进食不易消化的食物；⑤睡前 1h 内不做容易引起兴奋的脑力劳动或观看容易引起兴奋的书刊和影视节目；⑥卧室环境应安静、舒适，保持适宜的光线及温度；⑦保持规律的作息时间。保持良好的睡眠卫生是消除失眠的前提条件，但是单纯依靠睡眠卫生教育治疗失眠是不够的。

2）放松疗法：应激、紧张和焦虑是诱发失眠的常见因素，放松治疗可以缓解这些因素带来的不良效应，已经成为治疗失眠最常用的非药物疗法。其目的是降低卧床时的警觉性及减少夜间觉醒。减少觉醒和促进夜间睡眠的技巧训练，主要包括渐进性肌肉放松、指导性想象和腹式呼吸训练。放松训练的初期应在专业人员指导下进行，环境要求整洁、安静，患者接受放松训练后应坚持每天练习 2～3 次。

3）刺激控制疗法：刺激控制疗法是一套行为干预措施，目的在于改善睡眠环境与睡眠倾向（睡意）之间的相互作用，恢复卧床作为诱导睡眠信号的功能，消除由于卧床后迟迟不能入睡而产生的床与觉醒、焦虑等不良后果之间的消极联系，使患者易于入睡，重建睡眠觉醒生物节律。刺激控制疗法具体内容：①只在有睡意时才上床；②如果卧床 20min 不能入睡，应起床离开卧室，可从事一些简单活动，等有睡意时再返回卧室睡觉；③不要在床上做与睡眠无关的活动，如进食、看电视、听收音机及思考复杂问题等；④不管何时入睡，应保持规律的起床时间；⑤避免日间小睡。

4）睡眠限制疗法：睡眠限制疗法通过缩短卧床清醒的时间，增加入睡驱动能力以提高睡眠效率。睡眠限制疗法的具体内容：①减少卧床时间以使其和实际睡眠时间相符，在睡眠效率维持85%以上至少1周的情况下，可增加15~20min的卧床时间；②当睡眠效率低于80%时则减少15~20min的卧床时间；③当睡眠效率在80%~85%之间则保持卧床时间不变；④可以有不超过半小时的规律的午睡，避免日间小睡，并保持规律的起床时间。

5）认知治疗（CBT）：失眠患者常对失眠本身感到恐惧，过分关注失眠的不良后果，常在邻近睡眠时感到紧张，担心睡不好。这些负性情绪使失眠症状进一步恶化，失眠的加重又反过来影响患者的情绪，形成恶性循环。认知治疗目的就是改变患者对失眠的认知偏差，改变对于睡眠问题的非理性信念和态度。认知行为疗法的基本内容：①保持合理的睡眠期望，不要把所有的问题都归咎于失眠；②保持自然入睡，避免过度主观的入睡意图（强行要求自己入睡）；③不要过分关注睡眠，不因为一晚没睡好就产生挫败感，培养对失眠影响的耐受性。

6）CBT-I与药物联合治疗：CBT-I不仅具有短期疗效，只要患者坚持应用，可以长期保持疗效。CBT-I治疗的初期阶段联合应用non-BZDs可以在短期内改善失眠症状，提高患者的依从性，当联合治疗的效果稳定后，将non-BZDs改为间断治疗或者逐步停药，继续坚持CBT-I仍然能够维持疗效，充分体现这种优化组合治疗的远期效果。

推荐意见：①睡眠卫生教育需要同其他干预方式同时进行，不推荐将其作为独立的干预方式实施（I级推荐）；②放松疗法与刺激控制疗法可以分别作为独立的干预措施或参与到其他的CBT-I之中（I级推荐）；③睡眠限制疗法可作为独立的干预措施或参与到其他的CBT-I之中（Ⅱ级推荐）；4）CBT-I联合药物（首选non-BZDs）治疗可以发挥更好的效果（Ⅱ级推荐）。

国外对睡眠呼吸这一方面的问题极为重视，他们的睡眠医学中心相关的机构相当普及与发达，美国还成立了睡眠基金会，其中明确指示成年人每天的睡眠时间要达到7~9h。睡眠障碍会严重影响损害人们的健康，加大患心血管疾病、抑郁症、糖尿病和肥胖的风险，损害认知功能、记忆力和免疫系统等。心血管疾病睡眠诊疗中心的建立就与CVD和睡眠问题息息相关，对于一个优良的心血管疾病睡眠诊疗中心来说，它能为合并睡眠呼吸障碍的CVD患者带来福音，改善心血管疾病的治疗效果和预后。但就我国基层医院睡眠医学中心的现状来看，其中还存在着许多不足，有待人们通过对心血管疾病睡眠诊疗中心进行规范化的建设与管理来提高其服务与治疗的水平。除了规范好心血管疾病睡眠诊疗中心队伍建设、设施装备处理和应急措施方面的内容以外，要想把睡眠诊疗中心建设得更好，我们还应当把关注的焦点多放在睡眠质量的监测和护理问题上。

总而言之，规范化的建设与管理对于提高一个心血管疾病睡眠诊疗中心的诊治水平与质量有着极大的促进作用，它对护理质量、优质服务、优良设施以及管理模式等都有一定的要求，需要相关人员在这些规范化的建设与管理的实施中不断摸索与创新，进一步去完善睡眠诊疗中心的各个方面，更好地推动基层医院心血管疾病睡眠诊疗中心的建设与发展，为睡眠呼吸障碍的患者提供更为有效的治疗、更为优质的服务，以促进他们的疾病早日康复。

（丁荣晶执笔，胡大一审校）

## 第十八章　儿童睡眠医学中心的发展与建设

睡眠问题不仅仅是儿科门诊中常见的家长主诉之一，且与许多儿科疾病的诊断和治疗密切相关。尽管与成人有很多相同之处，但儿童睡眠医学中心的发展与建设具有一定的独特性。本章节重点围绕儿童睡眠医学中心的诊疗范围、评估工具、治疗方法、多学科团队构成、诊疗模式，以及睡眠实验室建设方面展开论述。

## 一、诊疗范围

儿童睡眠医学中心的诊疗范围包含所有发生在 0 ~ 18 岁儿童青少年各种睡眠障碍，其中包括原发性睡眠障碍，也包括继发性睡眠障碍，以及共患睡眠障碍。

**1. 失眠**　儿童失眠是指，在睡眠时间安排符合该年龄儿童需求且睡眠环境条件适合的情况下，儿童持续存在睡眠启动、睡眠持续或睡眠质量等问题，并导致儿童及家庭的白天功能受损。这是儿童保健科、发育行为儿科、儿童神经科以及精神心理科最常见的睡眠问题，发生率为 20% ~ 30%。不同年龄儿童失眠的症状表现不同。在年幼儿童中更多属于行为性失眠，主要表现为就寝问题和夜醒问题，往往与不恰当的养育习惯和缺乏足够的就寝行为限制有关。青少年失眠与成人失眠相似，最典型的表现是心理生理性失眠，与众多的生理 - 心理 - 社会因素有关，包括生理性的节律延迟、躯体疾病、心理或情绪障碍、学业压力，以及不良睡眠卫生习惯等。

**2. 生物节律睡眠觉醒障碍**　生物节律睡眠觉醒障碍（circadian rhythm sleep-wake disorders）包含了睡眠觉醒时相延迟障碍、睡眠觉醒时相提前障碍等，通常在青春期起病。睡眠觉醒时相延迟障碍是青少年中较为常见的一类睡眠障碍，患病率为 3.3% ~ 4.6%，特别容易与失眠混淆。睡眠时相延迟障碍是一种昼夜节律紊乱，表现为个体倾向的睡眠觉醒时间显著而持久的延迟 2h 或以上，同周围环境的要求相冲突，从而引起失眠的症状、严重的白天嗜睡以及学习和行为问题。睡眠时相延迟障碍可开始于儿童期，但很少在 30 岁以后才出现症状。该障碍病因尚不明确，可能与青春期开始的生物钟发育变化有一定关系。通常在青春期开始后，人体的生物钟会逐渐延后 2h，但睡眠时相延迟障碍的青少年将会延后更多时间。

**3. 睡眠呼吸障碍**

**（1）阻塞性睡眠呼吸暂停：** 在儿童中最常见的睡眠呼吸障碍类型是阻塞性睡眠呼吸暂停（obstructive sleep apnea，OSA），其患病率为 1.2% ~ 5.7%。儿童 OSA 是指睡眠过程中频繁发生部分或全部上气道阻塞，扰乱儿童正常通气和睡眠结构而引起的一系列病理生理变化。典型病史是家长观察到异常睡眠行为，包括睡眠时打鼾、张口呼吸、呼吸费力、出汗、胸腹矛盾运动，以及日间的晨起头痛、早上迟醒、情绪上的改变、注意缺陷、多动及学习成绩受影响等。与成人 OSA 不同，造成儿童上气道阻塞的主要原因是腺样体和 / 或扁桃体肥大。此外，肥胖、颅面畸形、神经肌肉疾病等因素也可能与儿童 OSA 的发病有关。儿童 OSA 如果得不到及时的诊断和有效的干预，将导致一系列严重的并发症，如颌面发育异常（腺样体面容）、行为异常、学习障碍、生长发育落后、神经认知损伤、内分泌代谢失调、高血压及肺动脉高压，甚至增加成年期心血管事件的风险等。这一疾病往往因为病因的不同需要呼吸科、耳鼻咽喉科、口腔科等多学科联合诊疗，以拟定最佳方案。

**（2）中枢性睡眠呼吸暂停：** 在儿童中，中枢性睡眠呼吸暂停主要包括婴儿原发性中枢性呼吸暂停与早产儿原发性中枢性呼吸暂停。流行病学资料显示，不足 0.5% 的足月新生儿有呼吸暂停。研究表明，在生后最初的 6 个月内，2% 健康足月婴儿可能发生至少 1 次中枢性睡眠呼吸暂停，表现为持续 30s 或以上的睡眠呼吸暂停或者呼吸暂停持续至少 20s 并伴有心率降至 ≤ 60 次 /min。随着年龄的增长，呼吸中枢发育逐渐成熟，婴儿发生中枢性呼吸暂停的风险会逐渐降低。早产儿呼吸暂停的发病率与孕周呈反比。研究表明，约 25% 出生体重不足 2 500g 的婴儿以及 84% 体重不足 1 000g 的婴儿在新生儿期有睡眠呼吸暂停。孕 37 周后，92% 的早产儿没有症状；孕 40 周后，98% 的早产儿没有症状；孕 43 周后绝大多数婴儿症状消失。中枢性睡眠呼吸暂停的诊断主要依赖多导睡眠监测，同时应进行其他检查包括血生化、胸部 X 线、颅脑 CT 等，以排除其他情况引起的中枢性睡眠呼吸暂停。

**（3）睡眠低通气疾病：** 睡眠低通气疾病是指由于肺泡通气不足，导致患者睡眠中的 $PaCO_2$ 高于 50mmHg 的一类疾病，这种病理状态可见于许多种不同的疾病，统称为低通气疾病。低通气疾病是一组非常重要的但未引起广泛重视的疾病，包括肥胖低通气综合征、先天性中枢性低通气综合征（congenital central hypoventilation syndrome，CCHS）、迟发性中枢低通气伴下丘脑功能障碍、特发性中枢肺泡低通气、药物性睡眠低通气、疾病相关性睡眠低通气。这一类疾病的诊治需要有经验的儿科呼吸专科医师参与，若涉及神经肌肉病所致的睡眠呼吸问题，还需要神经科医生的协助。

**4. 日间过度嗜睡** 日间过度嗜睡是指在一天中主要的清醒时段不能保持清醒和警觉，伴随不可抗拒的睡眠需求，或不自主地陷入嗜睡或睡眠状态。根据界定标准不同，儿童青少年日间过度嗜睡的发生率为 10% ~ 20%。儿童青少年出现异常的日间过度嗜睡需要引起重视，提示可能存在引发睡眠不足或睡眠质量下降的原发性睡眠障碍（如阻塞性睡眠呼吸暂停、不宁腿综合征等），同时还需要考虑发作性睡病、特发性嗜睡等嗜睡症。

**5. 异态睡眠** 异态睡眠是指在睡眠中出现的异常发作事件，多为良性，在儿童青少年中较为常见，有 15% ~ 20% 的儿童受累，在 0 ~ 10 岁期间发作频率逐渐降低。例如睡惊症（又称夜惊）、睡行症、梦魇、梦呓（俗称说梦话）、睡眠遗尿等。这些疾病往往就诊于神经科、儿童保健科与发育行为儿科，诊断的核心是与睡眠相关的癫痫鉴别。

**6. 睡眠相关运动障碍** 该类障碍是指在睡眠中发生的一些简单、刻板的躯体或肢体活动，影响了睡眠启动或者睡眠质量。儿童中最常见的有睡眠磨牙，发生率为 14% ~ 17%。

还有一些睡眠相关的节律性运动障碍，如节律性摇头、撞头、翻身等现象，主要发生在睡眠起始阶段，通常是良性、自限性的，在婴幼儿中更为常见，且在自闭症谱系障碍和智力障碍等发育障碍儿童中的发生率明显更高。

## 二、评估工具

临床上对睡眠情况的全面评估十分重要，目前常用的睡眠评估工具主要包含以下几种：

1. **"BEARS" 筛查访谈**　睡眠门诊问诊可采用 "BEARS" 筛查访谈，包括入睡问题（bedtime issues）、白天过度嗜睡（excessive daytime sleepiness）、夜醒（night awakenings）、睡眠规律及持续时间（regularity and duration）、打鼾（snoring）这五个方面。一般在临床门诊，尤其是看诊时间有限的情况下，可以利用这个工具对儿童睡眠问题进行简单筛查。

2. **标准化睡眠问卷 / 量表**　标准化问卷或量表对于评估儿童睡眠障碍具有广泛的临床应用价值。目前，国内已经标准化的儿童青少年睡眠障碍筛查和评估问卷 / 量表有儿童睡眠习惯问卷（children's sleep habits questionnaire，CSHQ）和儿童睡眠紊乱量表（sleep disturbance scale for children，SDSC）。CSHQ 适用于 4 ～ 10 岁儿童，而 SDSC 适用于 6 ～ 14 岁儿童。失眠严重程度指数量表（insomnia severity index，ISI）、清晨型与夜晚型评定量表（morningness/eveningness questionnaire，MEQ）以及匹兹堡睡眠质量指数量表（pittsburgh sleep quality index，PSQI）可用于评估青少年的失眠障碍、昼夜节律类型，以及睡眠质量等方面。简明婴儿睡眠问卷（brief infant sleep questionnaire，BISQ）可用于了解 0 ～ 3 岁婴幼儿的睡眠状况，但尚未建立评分系统及划界值。

国内儿童 OSA 的问卷包括儿童睡眠问卷（pediatric sleep questionnaire，PSQ）中的 SRBD 问卷和睡眠呼吸生活质量问卷（OSA-18）。SRBD 问卷内容涵盖了 OSA 儿童睡眠打鼾、嗜睡、多动和其他四个方面问题，该问卷有效、便捷、可行性强，其简体中文版经验证，具有良好的信度和效度；OSA-18 作为目前特异性调查 OSA 儿童生活质量的量表之一，应用较为广泛，其内容涵盖 5 个维度（18 个条目）：睡眠障碍，身体症状，情绪不佳，白天状况，对监护人的影响程度。但是，目前循证医学证据提示上述两种问卷尚不能替代 PSG 或其他客观检查成为儿童 OSA 独立的诊断工具，应结合其他方法进行临床诊断。

3. **睡眠日记**　睡眠日记（sleep diary/log）能够反映儿童入睡潜伏期过长（入睡或睡眠发起困难）、夜醒和早醒（睡眠维持困难）方面的情况，帮助确定儿童的失眠症状和严重程度、睡眠节律以及睡眠时间等。在怀疑失眠的情况下，睡眠日记还可提供就寝或睡前活动、药物使用和白天活动等方面的信息。此外，患儿或家长对睡眠困难的主观感知有时比睡眠日记显示的结果严重得多，则提示睡眠错感（sleep misperception）。睡眠日记通常需要持续记录两周或以上，至少也要记录一周以确认儿童的睡眠觉醒规律和变动性。

4. **睡眠活动仪（actigraphy）**　可用于客观评估儿童夜间的睡眠模式（如睡眠时间、睡眠潜伏期和夜醒等），是一种简便的儿童睡眠 / 觉醒评估工具。腕表式睡眠活动仪外观类似手表，通过检测身体活动评估睡眠，适用于各年龄儿童。

5. **多导睡眠监测**（polysomnography，PSG）　与成人一样，PSG 是儿童睡眠障碍诊断的金标准。当儿童可能存在睡眠呼吸障碍、睡眠相关运动障碍和嗜睡障碍等时，需采用 PSG 进行评估诊断。但是，这一检测技术应用于儿童时，对场地以及技术的要求较成人睡眠检查的要求更高，而且小年龄儿童的睡眠分期、睡眠期间各生理参数的判断以及如何让儿童适应并接受大量电极接在头面部及躯干等都是很具有挑战的问题。美国睡眠医学会（American Academy of Sleep Medicine，AASM）于 2011 年和 2013 年先后发表了基于循证实践的针对儿童呼吸系统和非呼吸系统疾病进行 PSG 监测的指征。呼吸系统疾病主要包括临床怀疑 OSA 者、OSA 儿童术后残留症状的临床评估、接受口腔矫治器治疗的 OSA 儿童残留症状及随访评估、婴儿原发性睡眠呼吸暂停、经历明显危及生命事件且有临床证据证实存在睡眠相关呼吸异常婴儿的评估、先天性中枢性肺泡低通气综合征、神经肌肉疾病或胸壁畸形造成的睡眠相关低通气、各种睡眠相关呼吸疾病需要接受无创通气治疗的压力滴定及随访评估，以及接受气管切开术者拔管前评估等；非呼吸系统疾病进行 PSG 监测的指征主要包括周期性肢体运动障碍、不宁腿综合征、过度嗜睡及发作性睡病、异态睡眠、睡眠相关癫痫或夜间遗尿频繁怀疑可能合并睡眠障碍儿童的评估。不推荐 PSG 常规用于评估儿童睡眠相关磨牙症以及失眠。

6. **脉氧监测**　对于没有条件开展 PSG 的机构，可以使用脉氧仪等经过临床使用和相关研究验证的便携式监测设备对儿童的睡眠呼吸情况进行客观评估和初步诊断，并充分结合病史、体格检查等临床信息进行综合诊断，必要时转诊到上级医疗机构完善 PSG 进行确诊。脉氧仪的局限主要在于监测指标单一，无法判断除血氧外其他生理指标的变化，无法分辨睡眠与觉醒状态，无法判定与觉醒相关但不伴血氧下降的呼吸事件，因此结果准确性相对较差。但近年来有研究指出将机器学习与脉氧信号结合的智能算法可以提高诊断的准确性，尤其适用于中重度 OSA 儿童的初筛、诊断，也可用于疾病的疗效评估。

7. **其他智能睡眠监测设备**　基于上述睡眠评估工具，尤其是睡眠活动仪的原理，目前市场上出现了许多其他智能睡眠监测设备，有些设备甚至只需要放在床垫下方，就能侦测出用户的睡眠周期（包括深度睡眠、浅度睡眠、快速眼动睡眠），跟踪心率和监测打鼾情况，看似使睡眠监测设备的使用变得更便捷、更舒适，但其实这些工具的准确性大多无法达到诊断睡眠障碍的标准，只能作为诊疗时的参考，而无法进一步应用于临床。

## 三、儿童常见睡眠障碍的治疗

儿童在不同年龄阶段会面临很多不同的睡眠问题，其干预和治疗方式也有所不同，需要多学科的诊疗思维和模式。现将儿童期常见的睡眠障碍的治疗进行如下介绍。

1. **失眠**　婴幼儿阶段的失眠主要表现为入睡问题和夜醒问题，通常与照养人不当就寝安排和养育行为有关，其行为治疗的方法主要包括标准消退法和渐进消退法。前者通过完全忽视婴幼儿从上床到起床期间的不当行为（如哭闹和叫喊）而使问题减少或消失。后者则是在预设的一段时间内先忽视婴幼儿的睡前不当行为，然后提供最低程度的安抚，逐渐培养其自我安抚能力，能够在不依赖外界特定条件下独立入睡。

失眠是儿童青少年较为常见的睡眠问题，发病率随年龄增长而增加。针对儿童青少年失眠，推荐的一线治疗方法是失眠的认知行为治疗（cognitive behavioral treatment for insomnia, CBT-I）主要包括以下技术：

①建立良好的睡眠习惯。

②建立固定顺序、愉快、安静的睡前程序。

③提前唤醒，即详细记录儿童的夜醒规律后，在常规夜醒之前 15 ～ 30min，轻拍唤醒患儿，再让其重新入睡，避免出现常规夜醒的现象。

④向家长和儿童青少年进行睡眠健康宣教。

⑤指导患儿及家长调整失眠有关的消极思维，改变对睡眠的负面想法。

⑥放松训练。

⑦睡眠限制法，即限制卧床时间，使卧床时间尽量接近实际睡眠时间，提高睡眠效率。

⑧刺激控制法，即建立并强化睡眠与床及卧室间的条件化。

**2. 睡眠觉醒时相延迟障碍**　该障碍的特征是昼夜节律紊乱，表现为个体倾向的睡眠觉醒时间显著而持久的延迟，同周围环境的要求相冲突，从而引起失眠的症状，严重的白天嗜睡以及学习和行为问题。青少年最常见的是睡眠觉醒节律（内在生物钟）向后推迟 2h 或以上。睡眠觉醒时相延迟障碍的治疗比较困难，需要患儿的充分配合和支持。治疗目标是将患者的生物节律调整至正常的作息时间上来。治疗过程中面临的最大的困难是维持已经调节好的节律。治疗方法包括：①建立良好的睡眠习惯；②调整生物钟，具体方法通常有两种，即持续几天提前或推迟上床睡觉时间；③光照疗法，在早上接触 20 ～ 30min 的亮光，而在晚上尽量把光线调暗。

**3. 睡眠呼吸障碍**

**（1）OSA：**　OSA 是儿童期最常见的睡眠呼吸疾病，PSG 是 OSA 诊断、严重程度判断和临床随访的重要检查方式。腺样体和 / 或扁桃体肥大是造成儿童 OSA 最主要的原因。

临床根据 PSG 监测结果对 OSA 进行严重度的区分，然后进一步治疗。目前关于儿童 OSA 的多导睡眠监测诊断标准尚不统一，2007 年，我国发表《儿童阻塞性睡眠呼吸暂停低通气综合征诊疗指南草案（乌鲁木齐）》中，建议采用的标准是，每夜睡眠过程中呼吸暂停、低通气指数（apnea hypopnea index, AHI）> 5 次 /h 或阻塞性呼吸暂停指数（obstructive apnea index, OAI）> 1 次 /h，且同时满足最低动脉血氧饱和度（lowest oxygen saturation, LSaO$_2$）低于 0.92。但是，2014 年美国睡眠医学会制定的《国际睡眠疾病分类》（第 3 版）（ICSD-3）指出，儿童 OSA 的 PSG 诊断标准为阻塞性睡眠呼吸暂停低通气指数（obstructive apnea hypopnea index, OAHI）≥ 1 次 /h。研究显示，介于 ICSD-3 和乌鲁木齐诊疗草案诊断标准之间的打鼾儿童夜间症状明显、日间行为表现受到影响、PSG 参数与 OSA 相似，因此参照 ICSD-3 标准，把 OAHI>1 次 /h 作为儿童 OSA 的诊断界值，将更有利于早期发现需要干预治疗的睡眠呼吸障碍儿童。2020 年，我国《儿童阻塞性睡眠呼吸暂停诊疗指南》工作组，按照循证医学指南的制定方法，对儿童 OSA 的诊治指南进行了修订和更新，该指南推荐将 OAHI>1 次 /h 作为儿童 OSA 的诊断界值。

儿童 OSA 治疗的总体原则是早诊断、早治疗，解除上气道梗阻因素，预防和治疗并发症。治疗方法分为手术治疗和非手术治疗。对于腺样体和 / 或扁桃体肥大造成 OSA 的病例，腺样体和 / 或扁桃体切除术是中重度 OSA 的一线治疗方案；对于轻度 OSA 的患儿，如果同时有合并症如颅面部畸形、神经肌肉疾病和唐氏综合征等也需要积极的干预。

腺样体和 / 或扁桃体肥大造成的轻度 OSA 病例，可以尝试使用白三烯受体调节剂和 / 或鼻部激素局部使用缓解症状，同时需要密切随访，症状加重需要再次评估，必要时需要接受手术治疗。对于中重度 OSA 儿童，当有外科手术禁忌证、腺样体、扁桃体切除后仍然存在 OSA、外科手术围手术期，以及选择非手术治疗或其他治疗无效的患儿，可以选择持续气道正压通气（continuous positive airway pressure，CPAP）治疗。不能耐受 CPAP 压力者，可试用双水平正压通气治疗。对于可能合并口腔及颌面发育问题的 OSA 儿童，尤其是不伴有腺样体和 / 或扁桃体肥大、术后 OSA 持续存在、不能手术或不能耐受无创正压通气治疗的 OSA 患儿，建议进行口腔评估，必要时进行口腔矫治器治疗。对于过敏性鼻炎、鼻窦炎等鼻部疾病导致上气道阻塞者，应系统、规范地对症治疗。此外还可采用体位治疗、肥胖患者减肥、吸氧治疗等。

**（2）中枢性呼吸暂停：** 婴儿及早产儿中枢性呼吸暂停主要是由于其呼吸中枢发育不成熟导致一系列呼吸事件调控紊乱，诱因包括胃食管反流、颅内病变、药物、麻醉、代谢性疾病、缺氧以及各种感染。治疗主要应对原发疾病进行治疗，并加强监护，适当给予物理刺激；也可选择一些兴奋呼吸中枢的药物，例如茶碱类、咖啡因类等；若呼吸暂停出现频繁或持续时间较长，应选择无创通气治疗。

**（3）睡眠低通气疾病：** 睡眠低通气在儿童呼吸系统疾病中一般不单独存在，往往是一些疾病的合并症或远期并发症。本病所造成的病理生理变化可能是导致患儿最终死亡的主要原因，及时干预可以减缓患儿呼吸、心血管系统并发症的进展并减少最终病死率。主要的治疗方法包括吸氧、辅助通气治疗、植入膈肌起搏器及呼吸肌训练。吸氧能防止某些缺氧所致并发症的发生，但不能纠正基础疾病。而在某些疾病如神经肌肉病、胸廓畸形，吸氧会加重已存在的高碳酸血症。因此，在这类患者，应慎重给予吸氧治疗。辅助通气治疗主要为双水平正压通气，吸气相正压可以帮助患儿克服呼吸阻力、增大通气量、减少呼吸做功，呼气末正压可以增加功能残气量、改善氧合。膈肌起搏器对于高位脊髓损伤的患儿较为适宜，但费用昂贵，需要手术，且有可能突然出现故障，可导致上气道梗阻，还可能导致膈肌疲劳。呼吸肌训练可用于某些呼吸肌无力的患儿。

**4. 发作性睡病（Narcolepsy）** 儿童发作性睡病的最主要的治疗方式是行为治疗，包括建立良好的睡眠卫生习惯，例如保持规律的睡眠安排和至少在午餐后和下午增加两次 15～20min 的日间小睡，可以帮助降低日间嗜睡程度，改善日间行为和增强记忆。同时，身体活动也可以帮助促进上述效应。到目前为止，尚无药物治疗通过美国食品药品管理局和欧洲药品管理局批准应用于 16 岁以下的发作性睡病的患儿。根据在成人发作性睡病中药物使用的经验，国际上儿童睡眠疾病专家在儿童发作性睡病中应用药物进行超适应证治疗的现象广泛存在。通常可以尝试使用的药物包括莫达非尼、哌甲酯和羟丁酸钠等。建议当行为干预治疗效果不佳时，转诊至儿童睡眠专科门诊，由专科医生决定后续治疗的选择和随访。

**5. 异态睡眠** 儿童期常见的异态睡眠包括睡惊症、睡行症、梦魇和复杂性觉醒等。任何破坏正常睡眠节律的情况包括疾病、离家或者破坏睡眠节律的小睡等都有可能触发上述睡眠问题的发生。异态睡眠症状出现的时候，避免唤醒患儿，如果被强迫唤醒会影响患儿再次的入睡。确保发作的时候环境安全（防止跌倒，锁好门窗，以免走出家门或者跌落），保持良好的睡眠习惯，避免睡眠不足。家长需要了解上述问题通常是良性的、自限性的睡眠障碍。计划唤醒被证明是一种有效的治疗异态睡眠行为技术，可以让父母根据既往发作规律，在晚上第 1 次典型发作前 15～30min 完全唤醒孩子；但是也有部分文献报道上述治疗的效果有限。在频繁或严重发作、存在受伤风险、暴力行为或严重扰乱家庭正常生活的情况下，可能需要药物治疗，最常用的药物是氯硝西泮口服治疗。

# 四、多学科团队

儿童睡眠中心主要是由睡眠实验室和睡眠门诊两部分共同组成。睡眠实验室人员相对固定，主要包括睡眠实验室负责人和睡眠技师。根据儿童睡眠疾病的临床多学科交叉的特点，儿童睡眠中心的睡眠门诊部分需要组建跨学科的睡眠医学团队开展临床工作。

**1. 睡眠实验室** 睡眠实验室负责人应由具有主治医师或以上资格的专业职业医师担任。具备良好的儿童睡眠及相关疾病的知识，掌握儿童 PSG 知识和判读分析方法，充分了解睡眠基础生理医学知识。除此之外，睡眠室负责人还需承担下述职能。

**（1）制定睡眠实验室操作规程及工作细则：** 睡眠实验室负责人需要对睡眠实验室的质控和标准化负责。需要制定的实验室规则和细则主要包括睡眠技师人员资质要求和工作职责、睡眠技师操作规程、睡眠实验室应急事件处理规程、医院内感染预防和处理流程、患者知情同意及人身安全细则、儿童 PSG 监测判读和分析规则、儿童多次睡眠潜伏期试验操作流程、儿童无创呼吸机治疗压力滴定操作流程、PSG 设备使用保养及故障报修流程等。睡眠实验室负责人应根据本中心的具体情况制定具体细则和流程，保证日常工作的顺利和规范化的开展。

**（2）制定 PSG 检查和分析的质控制度：** 为达到实验室质控的目的，应制定相应的管理制度。主要包括睡眠技师岗前培训和在职培训制度、睡眠技师交接班制度、PSG 观察日志和质控记录制度、病例讨论制度、定期抽查和评估 PSG 监测和分析质量制度、制定睡眠技师的定期培训和考核制度、规范化睡眠监测报告格式及报告内容制度。同时要求睡眠实验室负责人或其他睡眠医师出具诊疗报告时要先通读整夜 PSG 监测情况，如果遇到 PSG 监测质量问题，就相关问题与睡眠技师沟通，并记录在册，共同提高睡眠实验室的工作质量。

**（3）定期向管理机构回顾、报告和质量保证和改进计划：** 睡眠实验室负责人需要定期向管理机构回顾和报告睡眠实验室的运行情况、存在的问题和相应的改进计划、新技术的开展情况和前序改进计划执行后的改进结果。

儿童专科睡眠实验室需要至少具备 1 名睡眠技师，睡眠技师需获得医学相关专业的大专以上文凭，具备基础生命支持证书。随着睡眠中心的建设，专职的睡眠技师应该通过国际注册多导睡眠技师的考试并获得认证。

①睡眠技师需要熟悉 PSG 操作原则，掌握 PSG 判读方法，根据操作规范完成 PSG 设备的连接和监测结果的准确分析，及时发现监测过程中需要处理的问题，能自行解决和处理 PSG 检查过程中的常见的技术故障，识别和排除常见的干扰伪迹，必要时请示睡眠实验室负责人。

②睡眠技师需要具备基本的儿童睡眠医学知识，具有相关的专业知识和沟通能力，能够与进行 PSG 监测和无创呼吸机压力滴定的患儿及监护人进行良好的沟通，进行健康宣教，缓解家长和患儿的焦虑情绪。

③熟悉无创正压通气的基本工作原理，无创呼吸机通气类型和面罩的选择，无创呼吸机压力滴定基本操作流程。

**2. 睡眠门诊**　根据儿童睡眠疾病的临床多学科交叉的特点，儿童睡眠中心的睡眠门诊部分需要组建跨学科的睡眠医学团队开展临床工作。团队内需要包含儿童睡眠专家，呼吸科、耳鼻喉科、神经科及发育行为科医师，儿童精神心理科专家，以及睡眠实验室负责人，睡眠技师及护士等，条件许可时可配备呼吸治疗师。该团队以睡眠专家领衔，作为主要沟通负责人，其他各个专业领域的专科医生和专家作为重要参与者，护士负责病例资料管理和病例随访。建议以儿童最常见的睡眠疾病覆盖的临床专业范围搭建基本团队框架，主要由 3～4 个专业的专科医师共同组成，定期以多学科联合门诊的形式出诊。联合门诊无法解决的问题，团队以定期例会的形式组织疑难复杂疾病的讨论，参与人员包括儿童睡眠中心睡眠实验室和睡眠门诊团队内的所有人员，共同制定进一步的诊疗方案，进行诊疗决策，逐步形成诊疗规范。

# 五、睡眠实验室建设

## 1. 儿童睡眠中心环境及物品要求

**（1）环境要求：** 美国睡眠医学会推荐睡眠实验室为单间、尺寸至少为 3.0m×4.3m

（10ft×14ft），有患儿及家属所用衣橱以及桌椅，不要求设有卫生间，但必须方便使用，并且要注意避免影响患儿的睡眠。儿童睡眠中心的装修设计应该更偏向于童真、童趣风格。家具应尽量选用圆头家具，避免儿童磕碰造成危险。如果不可避免尖锐物品，可以选择放在儿童接触不到的高处，或者在外面包上柔软的外层。房门需要拆除锁舌，防止刮伤儿童及儿童独处时意外锁住房门。环境设置尽量能够缓解患儿对医院的恐惧，使其感受到家的温馨。为保证患儿的安全，应配备有护栏的儿童床并在明显位置贴上警示标志。

**（2）辅助物品：** ①网帽／胶布。因患儿夜间睡眠过程中容易出汗、较多动或哭闹等可以导致电极脱落，应使用胶布和网帽帮助进一步固定电极，以保证夜间的良好监测信号，不因过多地去调整电极而影响患儿的睡眠。②小圆凳。患儿个子较小，需坐在小凳子上贴电极，所以睡眠中心需配备小凳子，颜色尽量鲜艳以吸引患儿的注意，助于技术人员粘贴电极。有些患儿需要在家长的陪伴下才能配合，所以小板凳的数量不能少于两个。③玩具／电视。儿童智力、心理发育尚不成熟，可能无法正确理解多导睡眠监测的目的及意义，极易因陌生环境而产生焦虑情绪或恐惧心理。在监测室放置一些玩偶、卡通玩具，可以使环境温馨、有趣；安装电视、播放儿童动画短片可以使患儿放松，有利于技术人员与患儿进行沟通。

**（3）注意事项：** ①为了提高监测的成功率，在监测前，告知家长一些注意事项，例如监测当天尽量不要午睡，不要进食含咖啡因的食物，如茶、咖啡或可乐等，不要进行过于兴奋的游戏，以免造成夜间睡眠质量下降，影响监测结果。同样，应避免出现发热、感冒、咳嗽等上呼吸道感染症状。如果方便，可携带孩子常用的睡衣、枕头、小被子等床上用品，这样有助于患儿入睡，提高睡眠质量。②鉴于儿童年龄较小、新生儿及婴儿的喂奶问题等情况，建议在一名家长的陪同下完成监测。如遇到患儿不配合、哭闹等情况，医护人员应协助家长一起安抚患儿，平复其情绪，对一些处在叛逆期的青少年，应进行心理疏导，使其配合，完成监测。③监测过程中，应让孩子独立在床上睡觉，家长可在床旁进行安抚，如遇到年龄较小的患儿哭闹严重、或因恐惧导致长时间无法安稳入睡，可先让家长上床陪睡或抱起哄睡，但尽量保证患儿有独立的睡眠。④PSG佩戴不建议在镇静、限制约束或儿童入睡后进行，而是在儿童清醒时完成。需要的情况下，由心理专家提前采用模拟或实际的PSG设备和材料进行每次30～60min的门诊脱敏和行为训练。

**2. 儿童睡眠中心监测设备及无创通气治疗特点**

**（1）监测设备硬件要求：** 睡眠监测设备必须满足《美国睡眠医学会睡眠及其相关事件判读手册—规则、术语和技术规范》的最低要求。睡眠中心应配备多导睡眠监测仪、便携睡眠监测仪，气道正压通气治疗设备应当配置各种类型气道正压通气呼吸机（包括CPAP、BPAP），不同大小\类型的面罩（如鼻罩、口鼻面罩、鼻枕）及调控压力设备模块，呼气末$CO_2$监测仪或经皮$CO_2$监测仪、脉氧监测等。

**（2）电极及传感器安置特点：** 儿童睡眠监测操作步骤及方法与成人大致相同，此处仅列出在儿童睡眠监测过程中电极及传感器安装与成人不同之处：

①眼动电图（EOG）：眼动电极 E1 安置于左眼外眦外 0.5cm、下 0.5cm 处，E2 安置于右眼外眦外 0.5cm、上 0.5cm 处。推荐导联：E1-M2 和 E2-M2；可接受 EOG 导联和电极位置：E1-Fpz 和 E2-Fpz，其中 E1 置于左眼外眦外 0.5cm、下 0.5cm 处，E2 置于右眼外眦外 0.5cm、下 0.5cm 处。

②颏肌电图（EMG）：颏肌（Chin）Z 安置于下颌骨中线下缘上 1cm。Chin1 安置于下颌骨中线下缘下 1cm，向左 1cm。Chin2 安置于下颌骨中线下缘下 1cm，向右 1cm。

③下肢肌电图（EMG）：电极沿胫骨前肌中段长轴对称放置，两电极相距 2 ~ 3cm 或间隔 1/3 肌肉长度。应监测双侧下肢 EMG。安装完毕后可设置减压环，避免因患儿动作过度剧烈造成电极线的损坏。

④呼吸气流传感器：诊断研究需同时使用口鼻温度传感器和鼻压力传感器。口鼻温度传感器佩戴时一部分置于鼻孔内或鼻孔附近，另一部分位于口唇上，诊断研究时用于判读呼吸暂停；鼻压力传感器：佩戴时两个气流管深入鼻孔内，诊断研究时用于判读低通气。正确的佩戴方式为口鼻温度传感器在上，鼻压力传感器在下。

**（3）儿童无创正压通气治疗的特点：**儿童无创正压通气治疗的压力滴定必须在睡眠中心进行。无创正压通气治疗常用的治疗模式包括持续气道正压通气（CPAP）和双水平气道正压通气（BPAP）两种模式。压力滴定方法以 12 岁为界，有不同的升压、降压指征，具体参见《无创正压通气治疗儿童阻塞性睡眠呼吸暂停综合征专家共识（草案）》。

儿童对于无创正压通气治疗的依从性和配合程度远不如成人，可以通过以下几方面来提高依从性。首先，持续无创正压通气治疗常因送气量过大、气体未经鼻黏膜的充分湿化而引起患儿鼻黏膜干燥、充血及呼吸道黏膜损伤，可能影响儿童对呼吸机的耐受性。可使用加温加湿型无创呼吸机以改善患儿咽喉干燥及喉部肿痛等症状，提高患儿依从性。其次，呼吸面罩的选择非常重要，应根据患儿面部情况选择质地柔软、舒适的面罩以减少皮肤损伤。目前使用较多的是不同型号的鼻罩，其优点是无效腔较小，可随时排痰或进食，减少佩戴恐惧。最后，可通过心理专家提供的门诊脱敏和行为训练，以及治疗初期每月进行 1 次电话随访，提高呼吸机使用依从性，此后可根据患儿年龄和临床表现每 2 ~ 6 个月复诊 1 次，复诊内容包括患儿的症状、体格检查（包括身高、体质量、行为发育，特别注意颌面部情况）及睡眠监测。

无创正压通气的疗效评价，除了关注患儿的临床症状、呼吸暂停低通气指数、血氧饱和度、需要无创正压通气的时间和压力之外，还需要关注患儿的体格发育及行为认知能力的改善。

儿童无创正压通气治疗一定要在有经验的专业医疗中心进行长期的监测和随诊。应由呼吸、耳鼻喉科、精神心理、甚至营养专业的医务人员共同参与。该中心应与儿童颌面外科专业医师有密切联系，以防止和及时发现面罩相关的颜面发育异常。

（王广海 许志飞 执笔，倪鑫 江帆 审校）

# 第十九章　中医睡眠医学中心发展与建设

　　睡眠诊疗中心是进行睡眠相关障碍诊断及治疗的重要医疗机构。健全、有效的睡眠诊疗中心应在睡眠检查的基础上全面了解患者的睡眠状况，进行临床诊断与治疗。目前我国的临床睡眠诊疗中心建设正处在快速发展中，但是仍存在着各种各样的问题，尤其是以中医为特色的睡眠诊疗中心，缺乏统一的发展思路与建设模式，本文就此问题将从以下几方面阐述一些看法，以抛砖引玉。

## 一、建设目标

　　建设以中医为特色的睡眠障碍诊疗中心，利用中医理论指导临床，结合先进的现代医学诊查技术，充分发挥中医药或中西医结合的治疗优势，有效治疗睡眠障碍，提升目标人群睡眠质量，促进睡眠医学临床研究，帮助后备人才快速成长。

## 二、人员配置

　　基础人员配置应包括：具有中医学背景或受过中医药相关培训且考核合格的睡眠专业医师、针灸医师，以及具备中医素养的睡眠监测技术员、睡眠专业护士、心理治疗师、物理治疗师等。

　　基于多学科、多维度发展的原则，需配备具有中医背景的神经内科、耳鼻喉科、内分泌科等相关人员。每位人员要求具备至少1项中医医疗技能。

## 三、功能分区

　　睡眠诊疗中心应包括门诊部及住院部，以应对不同诊疗需求的患者（图19-1）。

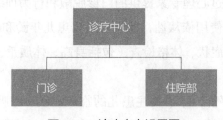

图 19-1　诊疗中心设置图

### （一）门诊区域

　　设置办公区、专科诊室、中医体质辨识及神经心理测量室、中医传统疗法治疗区、物理治疗区、临床心理治疗中心和会诊联络中心。各区域布局合理，兼顾医护工作流程的效率和患者就诊体验，保护患者隐私（图19-2）。

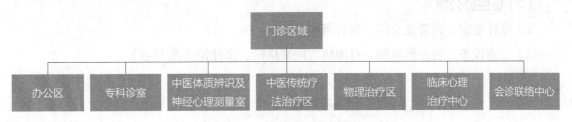

**图 19-2　门诊区域设置图**

1. **办公区**　设立主任办公室、医生办公室、联络会诊中心、业务学习室、护士站。为门诊诊疗提供环境支持（图 19-3）。

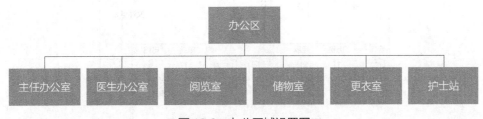

**图 19-3　办公区域设置图**

**（1）主任办公室**

1）设计要求：设置安全门、安装警铃。

2）设施设备：内外网电脑各 1 台、打印机 1 台、桌椅 2 套、沙发 1 套、书柜 2 套、洗手间配套装置 1 套、床具 1 套（图 19-4）。

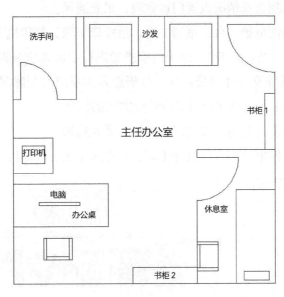

**图 19-4　主任办公区设计图**

### （2）医生办公室

1）设计要求：设置安全门、安装警铃。

2）设施设备：内外网电脑、打印机、配套桌椅、文件柜（图 19-5）。

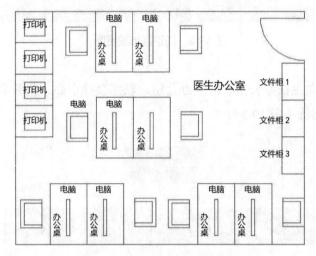

图 19-5　医生办公区域设计图

### （3）护士站

1）设计要求：无特殊要求。

2）设施设备：内网电脑、桌椅。

**2. 专科门诊**　根据患者睡眠障碍的严重程度和复杂程度不同，可设立普通睡眠门诊、难治性睡眠障碍门诊、睡眠心身疾病门诊。

（1）设计要求：根据自身情况设置门诊数间，采光通风。

（2）设施设备：内网电脑1台、桌椅1套，治疗床1张，打印机1台。

**3. 神经心理测量及中医辨识室**　用于门诊患者进行中医体质辨识及心理测量，应配备完备的中医体质辨识系统及心理测量系统。分析患者体质以及与睡眠相关的认知、情绪、社会关系等因素，以及采集有助于形成综合治疗方案的信息。

（1）设计要求：根据自身情况设置门诊数间，采光通风。

（2）设施设备：内网电脑1台、桌椅1套、治疗床1张、打印机1台。

**4. 中医传统疗法治疗室**

见图 19-6。

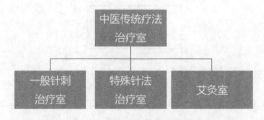

图 19-6　中医传统疗法治疗室设计图

**（1）一般针刺治疗室**

1）设计要求：多人及单人治疗室各数间，多人间需设置隔断，保护隐私。

2）设施设备：多人治疗室需要针灸推拿床共 5～10 张，计时器 5～10 个，红外线治疗仪 5～10 台，火罐针灸器材若干；单人治疗室需要针灸推拿床 1 张，计时器 1 个，红外线治疗仪 1 台，火罐针灸器材若干（图 19-7）。

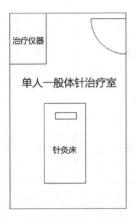

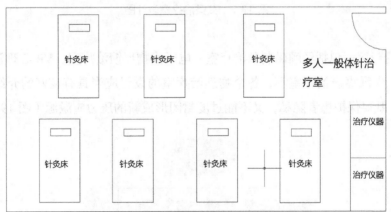

图 19-7　一般针刺治疗室设计图

**（2）特殊针法治疗室**

1）设计要求：通风采光，保护隐私。

2）设施设备：针灸推拿床 1 张，计时器 1 个，红外线治疗仪 1 台，特殊针器相应设备 1 套（图 19-8）。

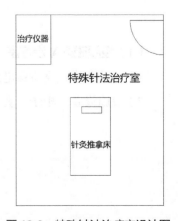

图 19-8　特殊针法治疗室设计图

**（3）艾灸治疗室**

1）设计要求：通风采光。

2）设施设备：艾灸床4张，通风设备4套，计时器6个，椅子数张，艾灸盒若干（图19-9）。

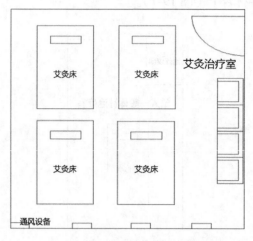

图 19-9　艾灸治疗室设计图

5. **物理治疗区**　包括经颅磁刺激治疗室、电子生物反馈治疗室、VR心理治疗室、子午流注治疗室、失眠疼痛治疗室等，各个物理治疗室的设置应当具有良好的介绍、指示和值班应答功能，既要保护患者隐私，又不能过度封闭形成新的压力应激源（图19-10）。

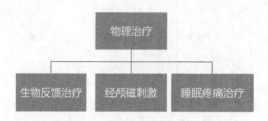

图 19-10　物理治疗区域设计图

**（1）经颅磁刺激治疗室**

1）设计要求：需特殊电源设备，避光隔音。

2）设施设备：柜子1套，经颅磁刺激仪器1套，沙发床1张（图19-11）。

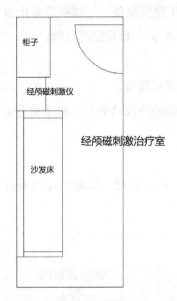

图 19-11 经颅磁刺激治疗室设计图

**（2）电子生物反馈治疗室**

1）设计要求：2～6间，避光隔音。

2）设施设备：桌椅1套，生物反馈治疗仪至少一套，电脑1台，沙发床1套、储物柜1套（图 19-12）。

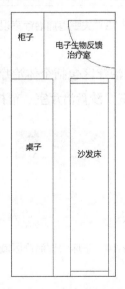

图 19-12 电子生物反馈治疗室设计图

**（3）VR 心理治疗室**

1）设计要求：电源设备，避光隔音。

2）设施设备：VR设备 [VR建模设备、三维视觉显示设备、VR声音设备（三维立体声和语音识别）以及交互设备等 ] 至少一套及配套桌椅。

**（4）子午流注治疗室**

1）设计要求：电源设备，避光隔音。

2）设施设备：子午流注低频治疗仪器数台，椅子数张。

**（5）失眠疼痛治疗室**

1）设计要求：避光隔音。

2）设施设备：长沙发1套，椅子数张，低频治疗仪数台，低频电子脉冲治疗仪数台（图19-13）。

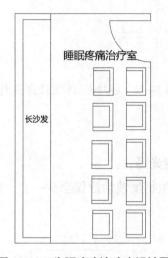

**图 19-13 失眠疼痛治疗室设计图**

**6. 临床心理治疗区** 临床心理治疗区包括个体治疗室、团体治疗室、家庭治疗室、催眠治疗室、运动治疗室、艺术治疗室、沙盘治疗室、精神心理康复治疗室（图19-14）。

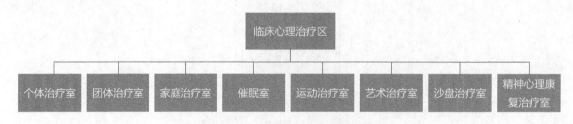

**图 19-14 临床心理治疗区域设置**

**（1）个体治疗室**

1）设计要求：个体治疗室数间，儿童用治疗室可适当装饰。采光尽量隔音，尽量配备单向教学玻璃及录音视频设备。

2）设施设备：长沙发1张、桌椅1套、内外网电脑各1台、录音视频设备1套

（图 19-15）。

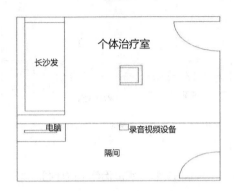

图 19-15　个体治疗室设计图

**（2）团体治疗室**

1）设计要求：团体治疗室 1～2 间，采光隔音，尽量配备单向教学玻璃及录音视频设备。

2）设施设备：椅子 20 张，桌椅 1 套，内外网电脑各 1 台，录音视频设备 1 套（图 19-16）。

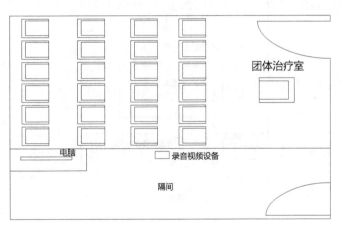

图 19-16　团体治疗室设计图

**（3）家庭治疗室**

1）设计要求：家庭治疗室数间，采光、隔音，尽量配备单向教学玻璃及录音视频设备。

2）设施设备：桌椅 1 套，长沙发 1 张，内外网电脑各 1 台，录音视频设备 1 套（图 19-17）。

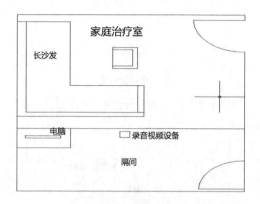

图 19-17　家庭治疗室设计图

**（4）催眠治疗室**

1）设计要求：催眠治疗室 2～3 间，透光隔音，设置隔间。

2）设施设备：桌椅 1 套，内外网电脑各 1 台，催眠椅 1 张，音响设备 1 套，录音视频设备 1 套（图 19-18）。

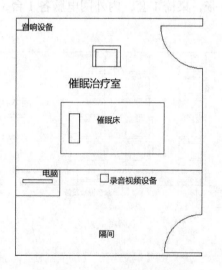

图 19-18　催眠治疗室设计图

**（5）运动治疗室**

1）设计要求：采光隔音。

2）设施设备：沙发 1 张，运动器材若干（图 19-19）。

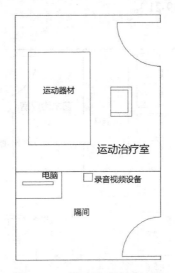

图 19-19　运动治疗室设计图

**（6）精神心理康复治疗室**

1）设计要求：精神心理康复治疗室 1～2 间，采光隔音，设置隔间。尽量配备单向教学玻璃及录音视频设备。

2）设施设备：各配备沙发 1 张，桌椅 1 套，内外网电脑各 1 台，录音视频设备 1 套（图 19-20）。

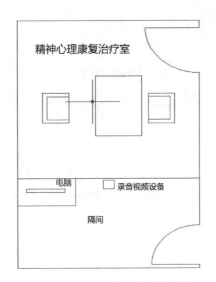

图 19-20　精神心理康复治疗室设计图

**（7）艺术治疗室**

1）设计要求：艺术治疗室 2～3 间，采光隔音。

2）设施设备：各配备沙发 1 张，桌椅 1 套，外网电脑 1 台，乐器若干，小长桌 1 张，椅子5张，书画器具2套（图19-21）。

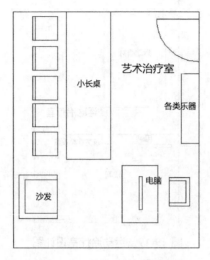

图 19-21　艺术治疗室设计图

**（8）沙盘治疗室**

1）设计要求：个人沙盘治疗室、家庭沙盘治疗室各1间，要求采光隔音，设置隔间并尽量配备单向教学玻璃及录音视频设备。

2）设施设备：各配备长沙发1套，桌椅1套，内外网电脑1台，箱庭治疗设备1套，录音视频设备1套（图19-22）。

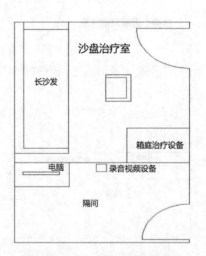

图 19-22　沙盘治疗室设计图

**7. 会诊联络中心（兼业务学习区）** 用于 MDT 会诊及业务学习

（1）设计要求：避光、隔音。

（2）设施设备：内外网电脑、投影仪、音箱、会议桌、椅子等（图19-23）。

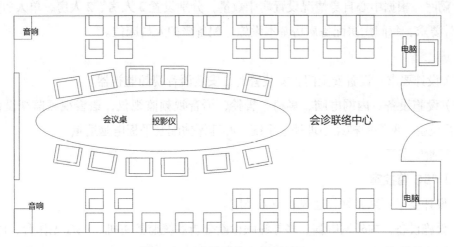

图 19-23 会诊联络中心设计图

## （二）住院部

住院部设办公区、病房、护士站、多导睡眠呼吸监测及呼吸机压力滴定室、值班室、储物更衣室、谈话室等配套设施。

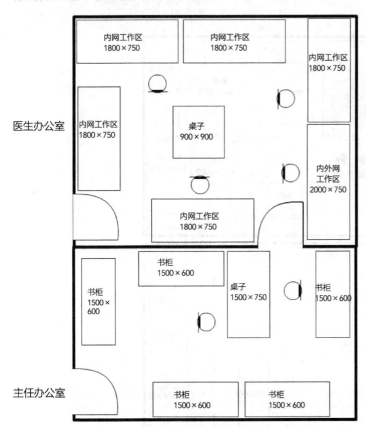

图 19-24 住院部办公区域设置图（单位：cm）

### 1. 办公区

#### （1）主任办公室

1）设计要求：**（同门诊的主任办公室）**设置安全门、安装警铃，采光隔音。

2）设施设备：内外网电脑 1 台、打印机 1 台、桌椅 1 套、沙发 1 套、书柜 2 套、洗手间配套装置 1 套、床具 1 套。

#### （2）医生工作区

1）设计要求：设置安全门、安装警铃；病例输入安装语音录入系统。

2）设施设备：内网电脑、外网电脑、打印机、电子病历语音录入系统，书柜（图 19-24）。

**2. 病房** 根据中心自身情况设置病床数量，分别设置3人房、2人房、单人房数间。

设计要求：每间病房配备病房基本设施，配备陪护人员床位。

**3. 护士站**

（1）设计要求：设置安全门，安装警铃，安装语音视频监视器。

（2）设施设备：内网电脑、桌椅，警铃，语音视频监视仪，语音视频监视设备，心电血氧监视设备、网络版神经心理评估系统、心理评估配套平板电脑适量。

**4. 睡眠监测区**

**（1）PSG 监控室**

1）设计要求：采光好、通风；单人单间。

2）设施设备：内外网电脑、多导睡眠诊断分析系统监控主机、PSG工作台、值班床。

**（2）设备放置区**

1）设计要求：保证隐私。

2）设施设备：柜子、移动式多导睡眠诊断分析系统、便携式睡眠呼吸诊断分析系统、正压呼吸治疗机、无创呼吸机（图19-25）。

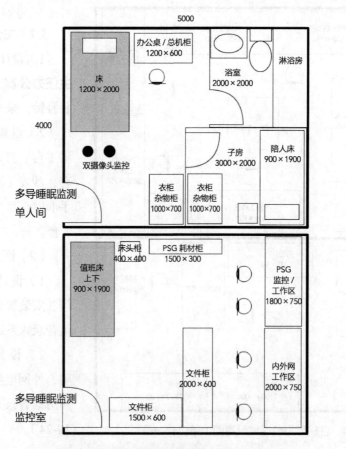

**图 19-25　睡眠监测区设计图（单位：cm）**

5. **值班室（男、女）** 设计要求：设置男女值班室各 1 间。

6. **储物更衣室（男、女）** 设计要求：设置男女更衣室各 1 间。

7. **谈话区**

（1）设计要求：设置安全门，安装警铃，安装语音视频监视器。

（2）设施设备：内网电脑 1 台，桌椅各 1 张，沙发 1 张，警铃 1 个，语音视频监视仪 1 个。

# 四、诊疗思路

中医为主，先中后西，能中不西，中西结合，对于急危重症患者、单纯性失眠患者，心身疾病患者给予个性化施治。加强慢性失眠症管理，除医生诊疗外，强调患者睡眠自我管理。

## （一）纯中医治疗

对于以下情况，建议可暂予中医治疗为主：

1. 年龄 < 18 周岁者。

2. 情绪稳定，尚未连续服用西药者。

3. 拒绝或不适宜服用西药者。

4. 主要由生活工作方式导致失眠者。

5. PSQI 分值小于 15 分者。

## （二）中医治疗结合心理治疗

出现以下情况时，建议联合心理治疗：

1. 当患者的失眠由应激事件诱发（如改变居住地点，入学或毕业，改换工作或失业，及家庭重要成员的离别、出生和亡故等）。

2. 对睡眠有着不恰当的认知观念，存在不良的睡眠卫生习惯。

3. 具有明显的心理治疗指征（存在严重的心理反应、神经症性障碍、心身疾病、社会适应不良或行为问题等）。

## （三）以西药治疗为主，联合中医治疗

以下情况，建议开始即联合西药治疗，减轻患者症状，避免产生不良情绪和认知。

1. 难治性失眠，即病程大于 6 个月，服用 2 种或以上西药失眠改善不明显者。

2. 失眠症状严重（PSQI 分值为 16 ~ 21 分），或具有明显的社会功能障碍时。

3. 以失眠为主诉伴有明显焦虑抑郁情绪，必要时可联合具有镇静作用的精神类药物。

4. 既往长期服用精神类或镇静催眠类药物疗效欠佳，短期内难以减药或停药。

治疗原则：在中医药治疗的基础上，联合西医治疗。西医诊疗参照《中国失眠障碍综合防治指南》。

# 五、诊疗流程

## （一）门诊区域

**1. 分诊**　前台护士根据患者情况分别分诊至不同的门诊，并根据患者提前开具匹兹堡睡眠质量指数量表、康奈尔健康指数等常规量表，指引患者完成相关基础测评。

**2. 完善评估**

主要评估的维度包括睡眠情况、躯体症状、行为、性格及关系等。

（1）睡眠严重程度评估：失眠严重程度量表、匹兹堡睡眠质量指数量表、Epworth 嗜睡量表等。

（2）睡眠呼吸障碍，如原发性打鼾、睡眠呼吸暂停低通气综合征等：STOP-Bang 量表、睡眠障碍筛查问卷、睡眠呼吸监测等。

（3）睡眠行为障碍，如睡行症、REM 行为异常、不宁腿综合征等：RBD 睡眠行为障碍问卷、不宁腿综合征患者严重程度评定。

（4）睡眠节律障碍评估：清晨型 - 夜晚型自评量表。

（5）心身疾病评估：MMPI、简明精神病评定量表、父母养育方式量表、婚姻质量量表、防御方式量表、焦虑自评量表、抑郁自评量表等评估患者情绪状态、性格及社会关系等。

（6）精神症状评估：如简明精神病评定量表。

（7）性格与关系评估：MMPI、父母养育方式量表、婚姻质量量表、防御方式量表等。

（8）其他睡眠障碍，如伴有内科疾病的睡眠障碍等：颅脑 MRI、脑电图、甲状腺功能等内科相关检查明确内科情况。

**3. 制定诊疗方案**　门诊医生根据患者情况为患者开具检查及相关测评，并制定合适的治疗方案，常规治疗方案如下。

**（1）一般治疗**

**1）睡眠认知团体：**可以团体治疗的形式进行，通过健康教育、睡眠日记等管理由于睡眠卫生不良、睡眠日夜颠倒、紧张害怕失眠等问题引起失眠的患者。包括以下几个方面：

**①睡眠卫生教育**

a. 避免饮酒和含咖啡因的饮品以及吸烟，尤其在傍晚以后。

b. 在睡前 2h 内，避免进食难以消化的食物。

c. 晚饭后，不可大量饮水，以减少夜尿。

d. 下午五点以后，不参与过度兴奋和活跃的环境。

e. 床只能用来睡觉，如果只是休息和放松，可以坐在椅子上。

f. 建立一套准备就寝的程序。

g. 卧室的环境要有利于睡眠，如适宜的温度，光线和声音。

h. 睡前放松精神，如听舒缓的音乐、深沉而缓慢的呼吸、想一些愉快美好的事情等。

i. 每天在同一时间上床和起床，周末也不例外，可以使用闹钟达到这一目的。

②**睡眠认知治疗：**失眠的认知治疗是指用认知理论来纠正患者对睡眠和失眠的不良认知信念及态度偏差，通过解释、指导，使患者了解有关睡眠的一些基本知识，减少不必要的焦虑反应，帮助患者寻找失眠的原因，从而诱导出适宜的理性反应，以此来代替不良信念和不良的情绪及行为反应。

③**情志调养**

a. 应培养豁达乐观的生活态度，不可过度劳神，避免过度紧张，保持稳定平和的心态，精神愉快的人患失眠少。

b. 培养"不以物喜，不以己悲"的良好品德，保持稳定的心态，情绪稳定的人相对减少患失眠的机会。

④**运动以及饮食调养**

a. 保持规律的体育锻炼，以早晨和上午为宜。

b. 运动种类、强度、时间应因人、因时、因地制宜。

c. 科学饮食，少食辛辣、油炸、油腻、水滑等食物。

本团体作为具有睡眠障碍患者的基础治疗，用于帮助患者了解睡眠知识，缓解由于错误的认知而带来的焦虑情绪，养成良好的睡眠卫生习惯，从而更好地改善睡眠。

2）**吐纳疗法（调息疗法）：**是通过调整自身的呼吸，让自己的情绪得到缓解，从而促进睡眠的一种治疗。广泛适用于临床上有一定认知能力的各种类型的失眠症患者、焦虑患者。方法简单易学，临床效果明显，可作为基础治疗在临床运用。

一般由医师为主导，带领患者进行调息训练。治疗可以个体治疗或团体治疗的形式进行，对象可为1名或多名失眠症患者。在科室进行1次治疗后，患者回家可自行训练，可长久受益。

（2）**药物治疗**

1）**中药治疗：**维持治疗4~8周或以上。

①**失眠症：**属于中医"不寐"范畴，中药的辨证论治，可分为以下几类：

a. **心脾两虚证**

证候特点：不易入睡，睡而不实，多眠易醒，醒后难以复寐，心悸健忘，神疲乏力，四肢倦怠，纳谷不香，面色萎黄，口淡无味，腹胀便溏，舌质淡苔白，脉细弱。

治法：补益心脾。

方药：归脾汤加减。

### b. 心胆气虚证

证候特点：不易入睡，寐后易惊，遇事善惊，心悸胆怯，气短倦怠，自汗乏力，舌质淡苔白，脉弦细。

治法：益气镇惊。

方药：安神定志丸加减。

### c. 心肾不交证

证候特点：夜难入寐，甚则彻夜不眠，心中烦乱，头晕耳鸣，潮热盗汗，男子梦遗阳痿，女子月经不调，健忘，口舌生疮，大便干结，舌尖红少苔，脉细。

治法：交通心肾。

方药：六味地黄丸合交泰丸或黄连阿胶汤或当归六黄汤加减。

### d. 肝火扰心证

证候特点：突发失眠，不易入睡或入睡后多梦惊醒，性情急躁易怒，胸胁胀闷，善太息，口苦咽干，头晕头胀，目赤耳鸣，便秘溲赤，舌质红苔黄，脉弦数。

治法：疏肝泻火。

方药：龙胆泻肝汤或丹栀逍遥散或越鞠丸加减。

### e. 肝郁脾虚证

证候特点：夜间眠差、纳呆、胃部时有不适，喜太息，脘痞嗳气，大便时溏时干，消瘦，身重乏力，或咽中不适，舌苔薄白，脉弦细或弦滑。

治法：疏肝健脾。

方药：逍遥散加减。

### f. 胃气失和证

证候特点：失眠多发生在饮食后，脘腹痞闷，食滞不化，嗳腐酸臭，大便臭秽，纳呆食少，舌质红苔厚腻，脉弦或滑数。

治法：和胃降逆。

方药：保和丸或平胃散加减。

### g. 痰热扰心证

证候特点：失眠时作，噩梦纷纭，易惊易醒，头目昏沉，脘腹痞闷，口苦心烦，饮食少思，口黏痰多，舌质红苔黄腻或滑腻，脉滑数。

治法：清化痰热。

方药：黄连温胆汤加减。

### h. 寒热错杂证

证候特点：夜间眠差，纳呆，胃部时有不适，身重乏力，口淡，或兼见恶心欲呕、心下痞闷不适、腹胀肠鸣、腹泻等不适。

治法：平调寒热。

方药：半夏泻心汤合理中汤加减。

**②嗜睡症：属于中医"多寐""嗜卧"范畴，辨证如下。**

**a. 脾气虚弱症**

证候特点：精神倦怠，嗜睡，饭后尤甚，四肢困乏，纳少便溏，舌质淡，苔薄白而润，脉沉弱无力等。

治法：益气健脾。

方药：香砂六君子汤加减。

**b. 痰湿内困证**

证候特点：困倦欲睡，伴头重如裹，四肢困重，纳食减少，胸闷欲呕，口黏不渴，咳吐白痰，舌苔白腻，脉滑等症。

治法：健脾燥湿、理气化痰。

**c. 肾阳虚弱型**

证候特点：因老年肾气虚衰，或久病体弱，引起肾阳虚所致。主要表现：疲惫欲卧，懒言纳少，腰膝冷痛，畏寒蜷缩，尿少水肿，夜尿多，舌淡黯，苔白润，脉微细。

治法：宜温补肾阳。

方药：右归丸或肾气丸加减。

**2）西药治疗**

①失眠症

a. 非苯二氮䓬类药物：酒石酸唑吡坦、右佐匹克隆等。

b. 苯二氮䓬类药物：阿普唑仑、艾司唑仑、劳拉西泮、氯硝西泮等。

c. 部分抗抑郁药、非典型抗精神病药物、抗组织胺类药物等。

d. 褪黑素类药物：阿戈美拉汀等。

②嗜睡症

a. 安非他命和安非他命化合物。

b. 非安非他命促觉醒剂：莫达非尼等。

**3）其他类型睡眠障碍**

①睡眠-觉醒节律障碍：如果患者发作频繁，可以适当给予中枢兴奋剂，如哌甲酯、匹莫林等，一些三环类抗抑郁药有抑制快速眼动睡眠的作用。

②睡行症：无特效治疗方法。药物治疗通常用于发作十分频繁的患者，如苯二氮䓬类药物、阿米替林等。

③夜惊、梦魇：可使用苯二氮䓬类药物，适量服用可以加深睡眠；若夜惊伴有明显的焦虑、惊恐等情绪，可给予抗焦虑或抗抑郁药。

④快眼动期睡眠行为障碍（RBD）：以氯硝西泮作为首选，丙米嗪为次选。

⑤不宁腿综合征（RLS）：RLS的治疗曾一度以氯硝西泮和部分BZD药物为主。近年

来 L- 多巴胺制剂逐渐占据重要位置。

**（3）非药物治疗**

**1）中医传统疗法**

**①针灸治疗**

**a. 针刺治疗：以"镇静安神"为原则。**

主穴：神门、内关、百会、四神聪、安眠；

辨证选穴：肝火扰心者，加太冲、行间、风池；痰热扰心者，加太冲、丰隆；胃气失和者，加足三里、中脘、天枢；瘀血内阻者，加血海；心脾两虚者，加阴陵泉、三阴交；心胆气虚者，加外关、足临泣；心肾不交者，加太溪。

操作：留针 30min，隔日 1 次，10 次为 1 个疗程。

**b. 耳穴疗法**

取穴：神门、心、脾、肾、皮质下。

配穴取枕、交感、内分泌、神经衰弱点。主穴配穴合用，随证加减。

操作：每天自行按压 2～3 次，每次每穴 30s。隔日进行 1 次，10 次为 1 个疗程。

**c. 拔罐疗法：** 拔罐是以罐为工具，利用负压，使罐吸附于体表，造成局部瘀血，以达到通经活络、行气活血、祛风散寒等作用的疗法。适用于实证或虚实夹杂的患者。

**d. 放血疗法：** 用三棱针取耳尖穴，点刺出血，每周 1 次，10 次为 1 个疗程。适用于瘀血阻络或热象明显的患者。血虚、心气虚、脾肾虚者不适宜行该疗法。

**e. 穴位贴敷：** 是以中医经络学说为理论依据，把药物调成糊状、膏状等，贴敷于穴位，用来治疗疾病的一种无创痛穴位疗法。根据临床辨证选穴及用药。

**f. 艾灸疗法：** 运用艾绒或其他药物在体表的穴位上烧灼、温熨，借灸火的热力以及药物的作用，通过经络的传导，以温通气血、扶正祛邪，达到防治疾病的一种治法。

**②中医保健方法**

**a. 每日睡前烫足搓涌泉穴：** 睡前热水烫脚，烫脚时随加热水，先温后热，使足部烫得发红。随即搓脚心，脚心有人字纹处为涌泉穴，属肾经。先以右脚足趾着盆底，使足跟露在水上，用左足心擦搓右足后跟，起到擦搓左足涌泉穴的作用。这样日数擦搓 100 次，再换擦搓右涌泉穴 100 次为 1 轮。兑热水使水温烫足。如此做 3 轮共左右 300 次即得。本治疗可加快入睡过程。

**b. 梳头法：** 宋代著名文学家苏轼把梳头当作"安眠药"。他说："梳头百余梳，散头卧，熟寝至明。"通过梳头，能提神醒脑，消除疲劳，提高思维能力和工作效率。此外，还有防治失眠、神经性头痛及秃发的功效。操作方法：用梳子梳头，方向为①前发际、头顶、后头、项部，左中右三行；②从头顶中央作为起点，呈放射状分别向头角、太阳穴、耳上发际、耳后发际放射。左右相同。每天 3～5 次，每次至少 5min。如无梳子，可用指叩，双手弯曲，除拇指外，余四指垂直叩击头皮，方向与要求同梳子梳法。

### 2）物理治疗

#### ①经颅磁刺激疗法

原理：运用其产生的脉冲磁场在皮质表层的神经组织中产生感应电流，这个继发型的电流可使神经细胞发生去极化，产生兴奋或抑制作用。磁刺激通过抑制皮质电流的兴奋性来缓解初发性或维持性睡眠障碍（不寐）伴有的焦虑症状。

根据患者病情可尝试按以下执行方案：伴有焦虑症状时，选择 80% ~ 120%MT 的强度，高频（1Hz）刺激其前额，刺激时间 4s，等待时间 56s，序列数为 20，总时间 20min800脉冲，每周 3 ~ 5 次，10 次为 1 个疗程。

#### ②电子生物反馈治疗

原理：生物反馈治疗是一种引导机体进行放松的方法，通过自我调节，可降低自主神经的兴奋性，把平时察觉不到的微弱生物信号加以放大，患者可通过操纵这种信号，达到控制全身肌肉活动，使之紧张或放松的目的。通过有意识的训练，降低了肌肉兴奋水平，抑制了神经中枢的觉醒水平，从而达到改善睡眠的目的。

执行方案：选择睡眠障碍模式，按照基线测试、训练和休息 3 项步骤进行，每次治疗时间约 25min，每周 3 ~ 5 次，10 次为 1 个疗程。同时配合在家训练每日 1 ~ 2 次更佳。

### 3）心理治疗

#### ①中医心理疗法

**a. 调息疗法：** 调息疗法是通过调整呼吸，让呼吸达到一种深慢状态的放松方法。通过调息可达到身体放松、缓解情绪的作用，进而改善睡眠。调息治疗需要患者坚持练习，一般起效时间需 1 ~ 2 周，伴有焦虑抑郁情绪的患者起效时间则可能需 3 周左右。

调息治疗每天至少做 3 次，每次做 10 ~ 15min。调息操作过程使用鼻子深慢的吸气，吸气饱满之后憋气 1 ~ 2s，憋气完后则用嘴巴进行呼气，呼气则比吸气更深更慢。

**b. 松弛疗法：** 应激、紧张和焦虑是诱发失眠的常见因素。放松治疗可以缓解上述因素带来的不良效应，因此是治疗失眠最常用的非药物疗法，其目的是降低卧床时的警觉性及减少夜间觉醒。减少觉醒和促进夜间睡眠的技巧训练包括渐进性肌肉放松、指导性想象和腹式呼吸训练。患者计划进行松弛训练后应坚持每天练习 2 ~ 3 次，环境要求整洁、安静，初期应在专业人员指导下进行。松弛疗法可作为独立的干预措施用于失眠治疗。

**c. 低阻抗意念导入疗法：** 低阻抗意念导入技术，即 TIP 技术，是建立在低阻抗学说和意念导入学说的基础上，把中国的导引、气功疗法与西方的暗示、催眠疗法相融通，通过语言和行为的诱导，使被治疗者进入从清醒到睡眠的中间状态，将治疗者根据需要构成的，由言语和行为信息组成的某种"思想、理念、观念"导入给被治疗者。失眠患者往往伴有错误的认知、不良的情绪体验等影响睡眠的因素，而 TIP 技术中的意念导入性睡眠调控技术是一种专门针对失眠的治疗技术，包含睡眠环境适应技术、情绪 - 睡眠玻璃技术、睡眠信心增强技术、睡眠认知技术等。专科目前开展 TIP 个体和团体治疗失眠，可有效改善失眠等不适。

**d. 静坐冥想：** 受到先秦儒家、道家的影响，中医传统的静坐冥想在先秦时期已经成形，并在一直到当代的漫长历史过程不断吸收儒释道等传统文化的经验，以及受到现代正念疗法等相关实证研究成果的证据支持。

同时，基于修身、预防、治疗疾病等实践的连续性，中医传统的静坐冥想在医生个人体验和患者防治疾病中受到了同等重视，在生理疾病和心理疾病的防治中应用同样广泛。

临床上，睡眠相关障碍常常合并相关情绪症状，以及病因与心理 - 社会因素相关，所以静坐冥想适合以团体的形式开展，以门诊或个体治疗形式为辅助，并需要医师、治疗师有一定的心理咨询治疗经验基础和个人体验。

**e. 导引功法：** 导引是中医对运动防治方法的称谓，常见且简单易学的术式有八段锦、十二段锦、易筋经等，在推拿功法学、中医康复学、中医养生学、中医气功学、体育总局健身气功等学科领域都有收录，也有许多公开发表的研究证实其对失眠、情绪障碍、慢性病等具有很好的调治作用。

②**常规心理治疗：** 针对伴有情绪或人格障碍的患者可予辅助心理治疗。

**a. 个体治疗：** 是指咨询者与来访者一对一地进行的心理咨询方式。目的是帮助来访者自助，即通过咨询，使来访者被压抑的情绪得以释放疏泄，并增加对自我或情境的了解，增强自信心与主动性，学会自己作出判断和决定，从而使人格得到成长。

**b. 婚姻家庭治疗：** 婚姻治疗是一项针对爱情，婚姻开展的有助于协调伴侣和婚姻关系，排除因婚姻问题而造成的心理障碍的咨询业务工作。治疗可以单个家庭或多个家庭的团体治疗的形式进行。通过多种模式帮助个人成长，帮助解决婚姻或家庭问题。

**c. 亲子关系治疗：** 亲子关系治疗是以家庭为单位，以家庭治疗理论为基础，通过多种互动模式，呈现及处理亲子关系问题、青少年情绪行为问题等，这是增强家庭功能的一种心理治疗方法。

**d. 人际关系治疗：** 通过人际间的互动，体验关系最真实的接纳、支持与关爱，调整人际关系相处模式，提升人际沟通能力，缓解因关系引起的各种情绪等症状。

**e. 催眠治疗：** 催眠治疗是通过积极的暗示性语言技术帮助来访者疏导情绪、缓解疼痛、改善睡眠的一种心理治疗形式。可以个体或团体的形式进行。

**f. 沙盘治疗：** 沙盘治疗是指在心理治疗师的带领下，来访者在沙箱中摆放沙具，并对其进行体验、探讨与分析的一种心理治疗方法，对于儿童青少年因各种关系问题（如亲子关系、兄弟姐妹关系、同学关系等）而出现的情绪、压力及行为困扰有明显的疗效。

**4）治疗分诊：** 前台文员根据医生开具的诊疗方案为患者执行治疗或预约心理治疗。

## （二）住院部区域

**1. 患者预约**　门诊患者收住院或患者自行预约床位。

**2. 检查与治疗**　基本同门诊。

# 六、管理模式

以中医为特色的睡眠诊疗中心的管理模式应当以引领区域内乃至全国睡眠疾病中西医结合防治体系建设及睡眠学科医疗、教学、科研、预防等工作为目标。要求具备睡眠疑难病及危重症的诊疗能力，在区域内乃至全国推广、示范高水平睡眠疑难危重症的具有中医特色的诊疗技术；开展睡眠专科医师及技师培训，培养区域内睡眠学科带头人和临床医疗骨干；开展睡眠疾病相关研究，促进临床实践 - 科研成果双向转化；具备区域内对慢性睡眠疾病早诊早治的引领能力，推动睡眠疾病预防体系的建立；积极参与睡眠疾病卫生政策制定；推动睡眠疾病的科普宣传及健康教育。其针对分级设置、医疗能力、医疗质量安全、医疗技术、科研教学、科普宣教等方面的管理能力应达到国内外先进水平。

## 1. 医疗服务能力管理

（1）睡眠疾病分级诊疗管理：以中医为特色的睡眠诊疗中心秉承"中西医结合、优势互补"的管理理念，建立分级诊疗、重视心身同治的中西医结合诊疗模式，突出中西结合诊治睡眠疾病的优势。以失眠障碍诊治为例，在睡眠认知行为治疗基础上，采用中药复方治疗轻、中度失眠（PSQI 小于 15 分），以中医为主、按需服用短效安眠药治疗重度睡眠障碍（PSQI 大于 15 分，PSG 提示三期睡眠小于 10% 或缺乏三期睡眠）。

睡眠疾病分级诊疗模式涵盖睡眠疾病全病程、全链条，分级、分层管理，分级诊疗管理有助于整体提高诊治疗效和诊疗服务能力。

（2）睡眠疑难病与危重症诊治管理：以中医为特色的睡眠诊疗中心须具备适应的睡眠疾病管理模式，包括睡眠疑难危重疾病的防治能力建设、具有提供专业优质的睡眠疑难危重疾病诊疗服务的能力。针对疑难性、危重性睡眠疾病，构建早发现、早治疗、早康复的全链条式管理体系，引进的中西医前沿适宜技术，应用于疑难危重疾病睡眠的评估及诊疗，以提高疑难危重性睡眠疾病的治疗效果。

（3）多学科立体交融的现代睡眠学科管理：睡眠诊疗中心管理体系的建立基于神经内科、心血管科、消化科、内分泌科、耳鼻喉科、口腔科、检验科等多学科的支撑协作体系，如联合多学科成立难治性睡眠障碍多学科联合会诊平台，多学科、多系统的睡眠疾病诊疗管理有助于提升解决伴有躯体疾病的睡眠障碍及急危重疑难复杂睡眠疾病的诊疗能力。

## 2. 医疗质量安全管理

以中医为特色的睡眠诊疗中心实行临床医生及睡眠技师分级管理，形成上级医生及技师带教年轻医生及技师的系统化培训及管理模式。

住院医师及初级技师为一级，主治医师及中级技师为二级，中心主任、主任医师或副主任医师及高级技师为三级。三级医师及技师负责中心医疗质量和安全质控，主导诊疗方案及流程的制定及优化；一级及二级医师和技师按照职责，根据各睡眠病种规范的诊疗方案及流程，执行专业的疾病诊治及随访。

对于疑难危重症，各级医师及技师逐级及时汇报，共同参与诊治计划的制订及实施，最大程度降低诊疗风险，提高诊疗质量及效果。

**3. 医疗技术实施管理** 具有中医特色的诊疗中心应发挥中医特色优势，每个级别的诊疗中心均可设置纯中医睡眠门诊、非药物疗法睡眠门诊等。

结合医疗质量安全要求、诊治规范及患者意愿，轻中度的睡眠障碍和／或拒绝使用西药的患者可尝试使用纯中医治疗方案；对于拒绝药物治疗的患者可通过睡眠认知治疗、针灸治疗、物理治疗、中医心身调治技术如 TIP 团体、调息团体、养生气功等进行非药物治疗。

**4. 科研管理** 立足于创新驱动发展与科研创新，以中医为特色的睡眠诊疗中心以临床需求为牵引，以课题项目为纽带，通过协同创新，促进中心发展。

加强睡眠诊疗中心科研管理，积极推动区域内乃至全国范围内多级中心的科研联动与合作，承担国家级科研项目，牵头国内外多中心临床研究，取得具有国际影响力的高质量科研成果，并实现与临床实践的双向转化，在睡眠临床研究体系建设中树立标杆、发挥广泛而具有示范性的贡献。

**5. 教学管理** 建设及管理以中医为特色的睡眠诊疗中心的过程，也是打造高层次、高水平中医临床人才队伍的过程，中心的教学管理须具备完备的中医临床医学人才培养体系，例如打造医学院校临床实践教育基地：①承担医学院校的医学教育和临床实践培训，为区域内乃至全国培养并输送高质量睡眠学科人才；②承担各医学专科学生毕业后医学教育和继续医学教育，引领我国睡眠学科高水平人才培养。

**6. 睡眠疾病预防管理** 睡眠疾病预防管理侧重于促进国民睡眠健康，提高社会、医疗行业对睡眠疾病的认知。以中医为特色的睡眠诊疗中心须采取一些具有中医特色的管理策略，包括：①建立患者随访制度，开展患者家庭化的监测，利用先进的通信技术，通过远程监控手段，整合睡眠诊疗中心和家庭的医疗资源，建立网络式医疗管理模式；②大力开展具有中医特色的睡眠认知行为治疗及传统疗法，例如教授患者中医调息及六字诀、八段锦等，以促进患者日常自我管理；③开展全国性睡眠疾病健康教育、健康咨询、健康筛查等工作，通过地面、网络等多种途径开展面向公众及患者的睡眠疾病预防管理、中医特色医疗保健等科普教育。

# 七、如何发挥中医特色

以中医为特色的睡眠诊疗中心应从以下几个方面发挥中医特色：

**1. 检测与评估项目的中医特色** 结合中医四诊、中医体质辨识、中医亚健康辨识、中医技术等知识范畴，以临床需要为依据，在检测与评估项目逐渐体现越来越多的中医特色。例如可以运用中医特色的失眠问卷，汪氏失眠综合问卷（WⅡQ）等。以中医特色的临床实践，要主动带动检测与评估项目的中医特色；检测与评估项目，也要主动考虑中医特色的临床实践需要。

**2. 治疗方案的中医特色** 在治疗中可以体现中医的整体观与辨证思想，强调药物治疗与非药物治疗是一个治疗方案的整体，中西医结合的方案是一个整体，根据患者个体情况制定合适的治疗方案，因人制宜。

3. **中医特色疗法**　中医药方面，除了内服中药外，中药的外用也可作为中医特色的一个鲜明特点，如中药沐足、中药热敷包等，简便廉验，群众接受度高。非药物疗法方面，针刺治疗、艾灸疗法、耳穴压豆、放血疗法、砭石疗法等均可在临床上广泛使用。

4. **精神心理干预的中医特色**　睡眠相关障碍是一个与精神心理因素密切相关的疾病类别，常伴有焦虑、抑郁、恐惧等情绪，结合中医情志疗法，能发挥心身兼调的优势并提高疗效。中医传统观念与心理疗法的结合催生了一系列具有中医特色的心理疗法，如汪卫东教授的 TIP 治疗、调息治疗、静坐冥想、导引功法等身心技术的恰当运用能够对伴有情绪症状的睡眠障碍起到很好的治疗效果。

5. **随访收集信息的中医特色**　随访信息，可以在常规随访信息的基础上，以中医四诊、中医体质与亚健康辨识为内容范本，尽可能地收集中医特色的患者健康资料，有助于准确评估患者诊疗效果和健康状态，并为完善诊疗方案和中心的建设提供信息。

# 八、人才培养与科学研究

现行诊疗结构是睡眠诊疗中心的基石，而人才培养与科学研究是诊疗中心可持续发展的动力。做好人才培养工作，培养睡眠医学高层次人才，为睡眠医学的可持续发展补充新鲜血液至关重要。

对于独立的睡眠中心来讲，建设具有中医特色的睡眠诊疗中心应重视中医药的临床运用，强调中医理论及技能的培养与精进，要求具有中医背景的人员加强交流，不断提升自身中医修养，西医背景的医务人员当进行中医理论及技能的培训及考核，掌握中医药在睡眠障碍治疗中的临床运用。

对于设立在综合医院的睡眠诊疗中心来说，睡眠医学并不是一个独立的学科，坚持多学科共同发展，要加强与各心身疾病高发科室如心血管科、神经科、消化科、内分泌科的协同工作，本科室医生应不断学习相关交叉内容，加强对于共病内科疾病的睡眠障碍的诊治水平，同时协助内科医生增加对睡眠医学的了解，从而形成多学科，多维度的发展局面。

同时，各中心应重视心身共建，加强对于心理治疗相关人才的培养，提升对于心身疾病所致睡眠障碍的诊疗水平。

人才的培养是学科长远发展的需要，各中心应努力寻求政策支持，如对于中医背景医生从事精神心理行业相关资质的认定，对于医务人员继续教育的财政支持等。

科研方面，具有科研条件的诊疗中心应重视临床与科研的相互转化，通过临床发现问题，通过科学的方法解决或阐明问题。中医睡眠医学的科学研究起步时间短，发展不均衡，在研究中当以临床为导向，以中医经典论著《黄帝内经》《脾胃论》等为理论基石，以先进的现代科研技术为依托，不断发展，取得成果同时注重进行成果转化，使科研真正造福临床。

# 九、结语

睡眠障碍是临床常见病，发病率高，病程反复，患者尤其是心身共病者经济负担重，建设以中医为特色的睡眠诊疗中心，是患者的需要，是学科的需要，是时代的需要，我们应当以现代医学为基石，依托于发展中医的伟大政策，弘扬祖国传统医学，为睡眠障碍患者提供优质的医疗服务，在继承中发展，在创新中建设。

（李艳执笔，仝小林、汪卫东审校）

# 附录

睡眠研究室的标准化建设

## 一、人睡眠研究实验室建设

人标准化睡眠研究实验室是集诊断、治疗和开展研究工作为一体的实验室，所开展的实验工作须征得患者同意并完成相应的伦理审批程序。标准实验室建立在医院的专门病区，除具备普通病区、病房的要求和功能外，还应包括以下三大基本的功能分区：预备室、睡眠监测/治疗室、睡眠分析室。实验室的人员配备、环境设施与布局、工作制度与检测规范，研究数据采集、判读、分析，治疗流程和原则可参考本指南上篇。

### （一）预备室

预备室主要用于记录电极的清洗和消毒，同时兼顾部分设备的存放。标准化的预备室应包含独立的供水/下水系统和清洗消毒设备，使用面积的大小视床位和仪器设备的数量，患者的周转率等因素而定。

### （二）睡眠监测/治疗室

#### 1. 房间建设标准

（1）睡眠监测室可在医院标准病房的基础上建立，使用面积不低于 $9m^2$，围绕睡眠记录床的 3 面应留有不小于 60cm 的过道。

（2）房间布局舒适。

（3）房间应保证安静，具有较好的隔音效果，保证实验对象远离噪声。

（4）房门直接开向过道或公共区域，避免与其他睡眠监测/治疗室共用通道和房门。

（5）睡眠监测设备信号传输线缆隐蔽布置，以免损坏。

（6）房间尽可能设在阳面，保证白天有充足的自然光进入。

（7）房间留有紧急通道，避免放置任何障碍物。

（8）睡眠记录床不小于标准病床。

（9）远离电磁干扰。

（10）单独设立具备热水系统的卫生间。

（11）房间设施和卫生间设施应同时满足儿童和残疾人的需求。

### 2. 基本设施和设备

**（1）多导睡眠监测：** PSG 是在睡眠监测室中应用多导睡眠仪连续同步采集、记录和分析多项睡眠生理参数及病理事件的一项检查技术，是临床监测和诊断睡眠及睡眠相关疾病的金标准。其采集和记录的参数包括脑电图、眼动电图、肌电图、心电图、口鼻气流、鼾声、呼吸运动、脉氧饱和度、体位、视频音频采集、食管压力、食管 pH、经皮或呼气末 $CO_2$ 分压、阴茎勃起功能等。这些记录参数形成的信息数据即为多导睡眠图（polysomnogram, PSG）。PSG 是分析睡眠结构、评估睡眠疾病的常用客观检查，是睡眠医学临床和科研的基本工具。

**（2）监控设备：** 用以记录患者的睡眠行为，监控视野要覆盖整个睡眠记录床，其数据传输线隐蔽布置并传向睡眠分析室。监控设备应满足无延时的条件，保证与 PSG 数据向睡眠分析室的同步实时传递。

（3）房间应同时配有气道正压（positive airway pressure，PAP）治疗设备，用以治疗睡眠呼吸暂停。

（4）其他急救和辅助设备，保证突发情况的紧急救治和具备恒定舒适的温度、湿度等。

### 3. 睡眠分析室

睡眠分析室的规模视睡眠监测 / 治疗室的规模而定。一般情况下睡眠分析室建立在病区相对中间的位置，如果睡眠监测 / 治疗室分布较远，则按照 1 间标准睡眠监测 / 治疗室应配有使用面积不低于 $3.7m^2$ 的睡眠分析室进行建立。

（1）PSG 分析专用计算机。

（2）PSG 记录和分析的专用软件。

（3）足够大小的数据存储硬件。

（4）同步录像显示和回放设备。

（5）睡眠分析室和睡眠监测 / 治疗室间另置一套备用数据传输线缆。

### 4. 人员设置要求

在人员设置上，除医院科室常规的设置外，还应当根据开展研究的规模设置如下睡眠研究技术人员：

（1）睡眠分析医师：须具备 PSG 采集和分析的能力，能够鉴别和划分复杂情况下影响脑电的疾病及各睡眠时相。

（2）设备维护工程师：为满足开展睡眠实验工作，相关的仪器设备会根据实验的需求再搭建和连接，因此，需要专业工程师来完成。

### 5. 数据存储及管理原则

数据是睡眠研究的重要资料，须严格做好存储和备份。在数据的存储上要保证文件的规范化命名和患者病历资料的统一。实验室除配备足够大小的数据存储空间外，应当定期进行数据备份，以免因为硬件损坏而丢失数据。目前，可供数据备份的渠道较多，可以依托所在医院的数据存储平台，亦可通过商业数据存储平台。在保证数据不被丢失和防止篡改的前提下，能够做到专人管理、归类整理和方便检索等。

### 6. 紧急事件处理的基本要求

在实际工作中，难免会遇到患者突发疾病（如心跳、呼吸骤停）的紧急情况。睡眠实验室医生、护士等工作人员须遵守"以病人为中心"和坚持"救死扶伤的人道主义精神"设法抢救患者生命。基本要求如下。

（1）建立完善的紧急抢救预案，遇到突发情况能够迅速启动紧急抢救流程并在第一时间通知相关科室医护人员参与抢救工作。

（2）实验室常备紧急抢救设备和药品，定期检查设备和药品是否过期等情况并做好维护与更换。

（3）实验室工作人员须经过专业培训并具备紧急抢救的能力，熟练掌握抢救流程。

（4）一旦患者病情允许，在保证安全的条件下立即转送相关科室进行诊治。

# 二、猫、大小鼠睡眠研究实验室建设

记录动物，如猫、大小鼠的脑电（electroencephalogram，EEG）和肌电（electromyogram，EMG）对于研究睡眠觉醒调控机制具有重要作用，大多数睡眠觉醒研究室是基于自由活动的动物进行有线的睡眠觉醒记录，本标准化睡眠研究实验室建设主要基于有线记录系统。

## （一）动物饲养环境

睡眠研究实验动物对温度、湿度和光照条件要求较高，建设动物房时，应通过温湿度控制仪和空调等设备保持成年猫和大小鼠处于恒定温度（22℃±1℃）和湿度（50%），自动光控的 12h/12h 明暗周期（光照强度≈100lux）的环境内。所有实验动物的饲养及使用应遵循相应的动物使用指南，如 *National Institutes of Health Guide for the Care and Use of Laboratory Animals*、*European Community guidelines for the use of experimental animals* 等规范饲养，且经伦理委员会伦理审查批准。

## （二）猫、大小鼠 EEG/EMG 电极植入手术

**1. 手术室及手术器械**　猫、大小鼠进行 EEG/EMG 电极植入手术应满足准洁净手术室要求，术前需进行紫外消毒 20 ～ 30min。

电极植入手术所需手术设备和器械：

脑立体定位仪；微型手持式颅骨钻；体温维持仪；气体麻醉机（备选）；眼科剪；眼科镊；蚊式止血钳（直、弯）；微型血管夹；手术刀柄；持针器。

**2. 电极准备**　电极用来采集实验动物的 EEG、EMG、眼肌电（EOG）和脑桥膝枕电（PGO）等生物电信号。最好的生物电记录应是干扰噪声最小，波幅最大的信号，因此，选用电极时，应降低电极阻值。脑电（新皮质）和眼肌电记录电极，多使用不锈钢螺丝或镀金、银螺丝电极（直径 0.8～1.2mm，长度 2～6mm）；肌电记录使用金属丝（如钢丝或铜镀银）电极；深层脑电（海马、PGO 等）镀绝缘层的金属记录电极丝，各电极焊接于微型插座，焊接时应使用等长导线，避免虚焊，以保持各电极之间具有相同的电阻。去除肌电电

极末端 1 ~ 2mm 的绝缘层，可提高肌电信号质量，焊接后的微型插座应使用环氧树脂胶等覆盖，以减少噪声干扰。电极为一次性使用，用于 1 只动物。

**3. 大、小鼠电极植入手术** 大、小鼠麻醉后，固定于脑立体定位仪，头部手术区常规备皮，碘伏消毒，切开头部皮肤（约 2cm），暴露颅骨，使用消毒棉球擦除颅骨表面骨膜，3% $H_2O_2$ 溶液清洁颅骨表面。在大鼠颅骨冠状缝前约 2mm（小鼠约 1mm）和矢状缝左右两侧 2mm（小鼠约 1mm）交点处（位于额叶），以及人字缝前 2mm（小鼠约 1mm）和矢状缝左右两侧 2mm（小鼠约 1mm）交点处（位于顶叶），分别置入 4 个 EEG 电极（直径 0.8 ~ 1.2mm），深达硬脑膜，记录 EEG 活动；3 根 EMG 电极植入大鼠项肌深筋膜下，记录 EMG 活动，脑电电极和肌电电极连于微型插座，为保证获得更好质量的信号，应尽可能地保持各电极的阻抗一致。使用牙科水泥将电极及微型插座固定于颅骨表面，待其完全凝固后，消毒，缝皮。手术过程应遵循无菌操作，术后给予青霉素 3 ~ 5d，恢复 5 ~ 7d。记录脑电和肌电的电极可安置 3 ~ 4 个，以备用，此外也可在大、小鼠枕部安置参考电极。

**4. 猫电极植入手术** 猫麻醉后，固定于脑立体定位仪，头部手术区备皮，碘伏消毒，切开头部皮肤（4 ~ 6cm），暴露颅骨，去除颅骨表面骨膜，3% $H_2O_2$ 溶液清洁颅骨表面，确定两耳棒中点的连线与矢状缝的交点为 0 点，在猫颅骨 bregma 点向后约 2mm，矢状缝左、右旁开 8mm 处，以及 0 点向后约 4mm，矢状缝左右旁开 2 ~ 3mm 处，分别置入 4 个 EEG 电极（直径 1.2 ~ 1.4mm），深达硬脑膜，记录 EEG 活动；3 根 EMG 电极植入猫项肌深筋膜下，记录 EMG；2 个 EOG 电极通过额窦植入猫眶上壁，记录 EOG；以 0 点为参照点，向前 6.5mm，向外侧（左侧或右侧）旁开 9.5mm，向下 13.5mm 植入记录电极至外侧膝状体，记录猫 PGO，电极和肌电电极连于微型插座，为保证获得更好质量的信号，应尽可能地保持各电极的阻抗一致。使用牙科水泥将电极及微型插座固定于颅骨表面，待其完全凝固后，消毒，缝皮。手术过程应遵循无菌操作，术后给予青霉素 3 ~ 5d，恢复 5 ~ 7d。

## （三）猫、大小鼠 EEG/EMG/EOG/PGO 信号采集及分析

**1. 信号记录室环境** 生物电信号（EEG、EMG、EOG、PGO）采集室对温度、湿度、光照、声音和电磁屏蔽条件要求较高，建设睡眠 - 觉醒研究记录室时，应使记录室内保持恒定温度（22 ± 1℃）和湿度（50%）以及自动光控的 12h/12h 明暗周期（光照强度≈100lux），同时，记录室还应具备隔音和电磁屏蔽效果。

**2. 制备连接电缆** 连接电缆用于连接电极和滑环（slip ring），可重复使用，线缆长度为 25 ~ 30cm，一端焊接于滑环上，另一端焊于微型插头（与动物头部植入的微型插座连接），线缆应注意屏蔽，连接电缆应保证动物可在记录桶内自由活动。

**3. 生物电（EEG、EMG、EOG、PGO）信号采集所需设备和仪器**

放大器：放大器一般选用具有高共模抑制比的低噪声差分放大器，放大倍率 1 000 ~ 10 000 倍，滤波范围 0.5 ~ 500Hz（一般情况下采集 EEG 的滤波范围为 0.5 ~ 60Hz，EMG

的滤波范围 30 ~ 300Hz，EOG 的滤波范围 0.5 ~ 100Hz，PGO 滤波范围 0.5 ~ 60Hz），具有 50Hz 滤波自陷功能的放大器可得到更好的信号。

模数转换及信号采集：EEG、EMG、EOG、PGO 信号采样频率一般为 100 ~ 600Hz，常用信号采集软件有 Sleepsign，Spike2，LabView 等，配以相应的模数转换器采集上述生物电信号，放大器和模数转换器使用时应注意接地，尽可能降低噪声干扰。

红外监视器：红外监视器可实时记录动物的行为，用以辅助睡眠 - 觉醒时相的分析。

猫、大鼠或小鼠记录电极植入手术恢复 1 周后，将动物转移至恒温、恒湿、12h/12h 明暗周期自动光控、隔音、通风和静电屏蔽的睡眠 - 觉醒记录实验室，通过带有滑环的微型插座连接至记录系统，适应睡眠记录系统 2 ~ 3d，进行 EEG/EMG/EOG/PGO 信号采集。

**4. 大、小鼠睡眠觉醒时相解析**　利用 Sleepsign、Spike2 等软件进行睡眠 - 觉醒时相解析，借助快速傅里叶变换（fast Fourier transform，FFT）进行功率谱（power spectral density analysis）分析。睡眠 - 觉醒时相分为觉醒（wakefulness，W）、非快速动眼睡眠（NREM）和快速动眼睡眠（REM）。

W：EEG 为低幅快波，主要为 14.5 ~ 60Hz 的非同步化 beta 和 gamma 波，伴有明显的肌电活动。

NREM：EEG 为高幅慢波，主要为 0.5 ~ 4Hz 的同步化 delta 波，该波出现前期夹杂有 9 ~ 14Hz 的 alpha 波，同时 EMG 消失或减弱。

REM：EEG 以低幅高频快波和 theta 波（4.5 ~ 8.5Hz），EMG 消失（附图 -1）。

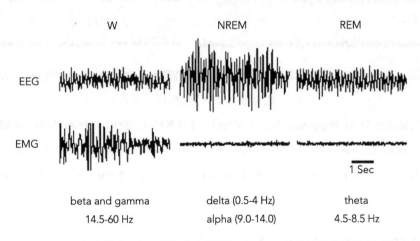

附图 -1　EEG 和 EMG 在觉醒（W）、非快速动眼睡眠（NREM）和快速动眼睡眠（REM）的特征

W：EEG 为低幅快波（beta 和 gamma，14.5 ~ 60Hz），伴显著肌电活动；NREM：EEG 以 delta 波（0.5 ~ 4Hz）为主，前期夹杂 alpha 波，同时 EMG 消失或减弱；REM：EEG 以 theta 波（4.5 ~ 8.5Hz）为主，EMG 消失。

**5. 猫睡眠觉醒时相解析**　利用 Sleepsign、Spike2 等软件进行睡眠 - 觉醒时相解析，借助 FFT 进行功率谱分析。睡眠 - 觉醒时相分为 W、浅慢波睡眠（light slow wave sleep，

SWS1）、深慢波睡眠（deep slow wave sleep，SWS2）和 REM 睡眠（也称异相睡眠，paradoxical sleep，PS）。

W：EEG 为低幅快波，主要为 14.5～60Hz 的非同步化 beta 和 gamma 波，伴有明显的肌电、EOG 和 PGO 活动。

SWS1：EEG 以 9～14Hz 的 alpha 波为主，delta 波占比少于 50%，同时 EMG、EOG 消失或减弱。

SWS2：EEG 为高幅慢波，主要为 0.5～4Hz 的同步化 delta 波，EMG 和 EOG 消失或减弱。

REM：EEG 以低幅高频的 theta 波（4.5～8.5Hz）为主，EMG 消失，伴有显著的 EOG 和 PGO 活动（附图 -2）。

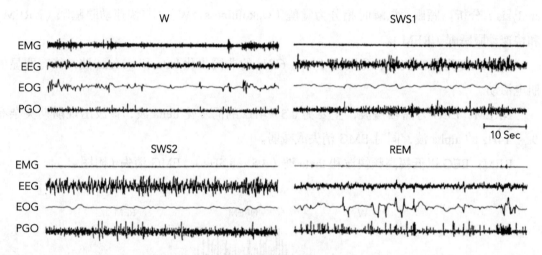

**附图 -2** EEG、EMG、EOG 和 PGO 在觉醒（W）、浅慢波睡眠（SWS1）、深慢波睡眠（SWS2）和快动眼睡眠（REM）的特征。

W：EEG 为低幅快波（beta 和 gamma，14.5～60Hz），伴显著肌电、EOG 和 PGO 活动；SWS1：EEG 多为 alpha 波，伴有 delta 波，同时 EMG、EOG 和 PGO 消失或减弱；SWS2：EEG 以 delta 波（0.5～4Hz）为主，同时 EMG、EOG 和 PGO 消失或减弱；REM：EEG 以 theta 波（4.5～8.5Hz）为主，EMG 消失，伴有 EOG 和 PGO 活动。

## 三、斑马鱼睡眠研究室建设

斑马鱼属于热带淡水鱼，成年斑马鱼活动具有明显的昼夜节律性，光照期活动显著增加，黑暗期活动减少。幼年期斑马鱼颅骨几乎呈透明状，利于使用激光共聚焦或双光子显微镜等直接观察脑内神经元活动，此外斑马鱼基因图谱已绘制完成，转基因斑马鱼品系越来越丰富，因此近年来斑马鱼在睡眠 - 觉醒的研究应用中逐渐增加。

### （一）斑马鱼饲养环境

斑马鱼对水质的温度、酸碱度、清洁度和盐度均有较高要求，饲养过程中，通过水循环、过滤和加热等使水族箱内维持恒定的温度（28.5℃±1℃）、酸碱度（pH = 7.0）和盐度（电导率 = 500μS/cm），并保持饲养水质清洁。饲养环境处于自动光控的 14h/10h 明暗周期，水面光照强度约为 150lux。

### （二）斑马鱼睡眠觉醒记录

睡眠-觉醒记录水箱，应能屏蔽外界光线和声音，记录水箱内水质、温度、酸碱度和盐度与饲养环境相同，水深可保证成年斑马鱼上下自由活动。记录水箱外安装红外摄像头和背光照明，以便能够清晰记录到斑马鱼活动，用于分析睡眠觉醒状态。

### （三）斑马鱼睡眠觉醒时相解析

通过视频分析软件计算斑马鱼移动速度和距离，以判定其睡眠觉醒状态。

睡眠状态：身体不动、头朝向下方呈现漂浮或水平躺在池底，幼鱼安静状态下可伴有眼球活动。

觉醒状态：鱼鳍摆动并上下游动。

## 四、果蝇睡眠研究室建设

### （一）果蝇饲养环境

果蝇饲养需要保持在恒定温度（23℃±2℃）和湿度（50%～60%），以及自动光控的 12h/12h 明暗周期环境，食物自由获取。饲养环境避免拥挤，在产卵 3～5 天后可将亲代果蝇移出饲养瓶。

### （二）果蝇睡眠记录

将新孵化的日龄相同（通常 3～6 日龄）健康未交配过的果蝇，经 $CO_2$ 麻醉后，转移至记录瓶内，果蝇在瓶内可自由饮食。将记录瓶转移记录仓中，记录仓环境应维持与饲养环境相同，同时具备隔音效果。果蝇在记录仓中适应 1～2 天后，通过红外摄像头记录果蝇活动用于分析睡眠觉醒状态。

### （三）果蝇睡眠觉醒时相解析

果蝇保持 5min 及以上不活动即判定为睡眠状态，否则判定为觉醒。

（侯一平执笔，胡志安、时杰、黄志力审校）

# 附录二　量表附录

## 附录 2-1　急性应激障碍量表（Acute Stress Disorder Scale，ASDS）

姓名：_____　日期：_____年_____月_____日

请简要描述一下您最近的创伤经历：_____

创伤经历是否令您感到恐惧　□是　□否

请逐条阅读下列问题，根据创伤事件发生后您的感受进行回答，在相应的空格处画圈选出最适合您的感受程度。

1. 无；2. 轻度；3. 中度；4. 相当多；5. 很多。

| 条目 | 无 | 轻度 | 中度 | 相当多 | 很多 |
|---|---|---|---|---|---|
| 1. 在创伤发生时或之后,您曾感觉到麻木或疏离的情绪吗? | | | | | |
| 2. 在创伤发生时或之后,您曾感到茫然吗? | | | | | |
| 3. 在创伤发生时或之后,您曾感到周围的事物不真实,或者像梦一般吗? | | | | | |
| 4. 在创伤发生时或之后,您是否感到远离了正常的自我,或是好像从外界观看正在发生的事情? | | | | | |
| 5. 您曾有过不能回忆创伤事件的重要方面吗? | | | | | |
| 6. 有关创伤事件的记忆曾不断地涌入您脑海里吗? | | | | | |
| 7. 您有过关于创伤事件的不好梦境,或者噩梦吗? | | | | | |
| 8. 您感觉创伤事件会再一次地发生吗? | | | | | |
| 9. 当回忆起创伤经历时,您曾经感到难过吗? | | | | | |
| 10. 您试图不去想创伤事件吗? | | | | | |
| 11. 您试图不去谈创伤事件吗? | | | | | |
| 12. 您试图回避那些能够唤起创伤事件的场所和人吗? | | | | | |
| 13. 您试图不对创伤事件感到难过或悲伤吗? | | | | | |
| 14. 在创伤事件后,您出现过睡眠困难吗? | | | | | |
| 15. 在创伤事件后,您变得更加易怒吗? | | | | | |
| 16. 在创伤事件后,您集中注意力困难吗? | | | | | |
| 17. 在创伤事件后,您变得对危险更加警觉了吗? | | | | | |
| 18. 在创伤事件后,您变得神经质了吗? | | | | | |
| 19. 当想起创伤事件时,您会出汗,发抖或者心跳加快吗? | | | | | |

## 附录 2-2 阿森斯失眠量表（Athens Insomnia Scale，AIS）

指导语：这个量表是记录您自我评估的睡眠困难情况，请根据您在睡眠中体验到的困难，圈出下面符合您情况的选项。评估上个月的情况，至少每周出现 3 次才进行评分。

---

**1. 睡眠延迟（关灯后到入睡的时间）**

0：没有问题　1：轻微　2：明显　3：显著或基本没睡

**2. 夜间睡眠中断**

0：没有问题　1：轻微　2：明显　3：显著或基本没睡

**3. 早醒**

0：没有问题　1：轻微　2：明显　3：显著或基本没睡

**4. 总睡眠时间**

0：没有问题　1：轻微不足　2：明显不足　3：显著不足或基本没睡

**5. 对总体睡眠质量评价（不论睡眠时间长短）**

0：没有问题　1：轻微不满　2：明显不满　3：极度不满

**6. 对白天情绪的影响**

0：没有问题　1：轻微影响　2：明显影响　3：显著影响

**7. 对白天功能的影响（身体与心理）**

0：没有问题　1：轻微影响　2：明显影响　3：显著影响

**8. 白天睡意情况**

0：没有问题　1：轻微　2：明显　3：强烈

---

**评分说明：** 0 ~ 3 分：无睡眠障碍；4 ~ 5 分：可能有睡眠问题，需要寻求治疗；6 分及以上：失眠，需要寻求治疗。

## 附录 2-3 青少年睡眠 - 觉醒量表（Adolescent Sleep-Wake Scale，ASWS）

**上床睡眠**

1. 到了上床的时间，我想熬夜做其他事情（如：看电视，玩游戏，打电话）

　　1. 总是　　2. 经常，但不总是　　3. 常常　　4. 有时　　5. 偶尔　　6. 从不

2. 我在睡眠时间让自己上床睡觉有困难

　　1. 总是　　2. 经常，但不总是　　3. 常常　　4. 有时　　5. 偶尔　　6. 从不

3. 我能准时上床睡眠

    1. 总是    2. 经常，但不总是    3. 常常    4. 有时    5. 偶尔    6. 从不

4. 我享受睡眠时间

    1. 总是    2. 经常，但不总是    3. 常常    4. 有时    5. 偶尔    6. 从不

5. 我试着"推迟"或"延迟"睡眠时间

    1. 总是    2. 经常，但不总是    3. 常常    4. 有时    5. 偶尔    6. 从不

## 入睡

6. 到了该睡觉的时间（关灯），我难以启动去睡觉

    1. 总是    2. 经常，但不总是    3. 常常    4. 有时    5. 偶尔    6. 从不

7. 到了该睡觉的时间（关灯），我感觉困倦

    1. 总是    2. 经常，但不总是    3. 常常    4. 有时    5. 偶尔    6. 从不

8. 到了该睡觉的时间（关灯），我躺下后会起床，到卧室外面

    1. 总是    2. 经常，但不总是    3. 常常    4. 有时    5. 偶尔    6. 从不

9. 我入睡困难

    1. 总是    2. 经常，但不总是    3. 常常    4. 有时    5. 偶尔    6. 从不

10. 我需要帮助才能睡着（例如：听音乐，看电视，服药或者有其他人陪我睡）

    1. 总是    2. 经常，但不总是    3. 常常    4. 有时    5. 偶尔    6. 从不

11. 我很快就可以入睡

    1. 总是    2. 经常，但不总是    3. 常常    4. 有时    5. 偶尔    6. 从不

## 睡眠维持

12. 晚上我在床上辗转反侧

    1. 总是    2. 经常，但不总是    3. 常常    4. 有时    5. 偶尔    6. 从不

13. 晚上我感到不安

    1. 总是    2. 经常，但不总是    3. 常常    4. 有时    5. 偶尔    6. 从不

14. 晚上睡眠中，我有呻吟、抽搐和说梦话的行为

    1. 总是    2. 经常，但不总是    3. 常常    4. 有时    5. 偶尔    6. 从不

15. 晚上睡眠中，我有踢腿或腿部痉挛的情况

    1. 总是    2. 经常，但不总是    3. 常常    4. 有时    5. 偶尔    6. 从不

16. 晚上睡觉中，我醒来 1 次以上

    1. 总是    2. 经常，但不总是    3. 常常    4. 有时    5. 偶尔    6. 从不

17. 我晚上睡得很香

    1. 总是    2. 经常，但不总是    3. 常常    4. 有时    5. 偶尔    6. 从不

**再次入睡**

18. 晚上醒来后，再入睡困难

　　1. 总是　　　2. 经常，但不总是　　　3. 常常　　　4. 有时　　　5. 偶尔　　　6. 从不

19. 晚上醒来后，我感到不舒服

　　1. 总是　　　2. 经常，但不总是　　　3. 常常　　　4. 有时　　　5. 偶尔　　　6. 从不

20. 晚上醒来后，我会叫醒其他家庭成员

　　1. 总是　　　2. 经常，但不总是　　　3. 常常　　　4. 有时　　　5. 偶尔　　　6. 从不

21. 晚上睡醒后，我需要帮助才能回去再睡（如：看电视，阅读，其他人陪伴）

　　1. 总是　　　2. 经常，但不总是　　　3. 常常　　　4. 有时　　　5. 偶尔　　　6. 从不

22. 晚上醒来，我感到恐惧

　　1. 总是　　　2. 经常，但不总是　　　3. 常常　　　4. 有时　　　5. 偶尔　　　6. 从不

23. 晚上醒来，我翻个身后继续入睡

　　1. 总是　　　2. 经常，但不总是　　　3. 常常　　　4. 有时　　　5. 偶尔　　　6. 从不

**清晨醒来**

24. 早上，我醒来而且准备好起床

　　1. 总是　　　2. 经常，但不总是　　　3. 常常　　　4. 有时　　　5. 偶尔　　　6. 从不

25. 早上，我醒后感到恢复了精力和清醒

　　1. 总是　　　2. 经常，但不总是　　　3. 常常　　　4. 有时　　　5. 偶尔　　　6. 从不

26. 早上，我醒后并不清醒

　　1. 总是　　　2. 经常，但不总是　　　3. 常常　　　4. 有时　　　5. 偶尔　　　6. 从不

27. 我早上需要帮助才能醒来（如：闹钟或其他人叫醒）

　　1. 总是　　　2. 经常，但不总是　　　3. 常常　　　4. 有时　　　5. 偶尔　　　6. 从不

28. 我早上起床有困难

　　1. 总是　　　2. 经常，但不总是　　　3. 常常　　　4. 有时　　　5. 偶尔　　　6. 从不

　　计算出每个分量表的平均分，反映受试者在五个维度睡眠行为的情况。将五个维度的总分求平均值，获得的分数代表睡眠质量相关的整体得分。

## 附录 2-4  BEARS 睡眠筛查工具（BEARS Sleep Screening Tool）

| BEARS 睡眠筛查工具 | 学龄前(2 ~ 5岁) | 学龄期(6 ~ 12岁) | 青少年(13 ~ 18岁) |
|---|---|---|---|
| 入睡情况 | 您的孩子上床睡觉有困难吗？或入睡困难吗？（P） | 您的孩子在睡眠时间上床睡觉有困难吗？（P）<br>你上床睡觉有任何困难吗？（C） | 你在睡眠时间有入睡困难吗？（C） |
| 日间过度嗜睡 | 您的孩子白天看起来过度劳累，经常嗜睡吗？（P）<br>您的孩子还会白天打盹吗？（P） | 您的孩子早上起床困难吗？整日困倦吗？（P）<br>你觉得特别疲劳吗？（C） | 你在学校会一整天都感觉疲劳吗？（C） |
| 夜间觉醒 | 您的孩子在夜间经常醒来吗？（P） | 您觉察到孩子夜间经常醒来吗？有梦游或梦魇吗？（P）<br>你会夜间经常醒来吗？醒后还能再睡吗？（C） | 你会在夜间经常醒来吗？醒后不容易再睡？（C） |
| 睡眠规律和时间 | 您的孩子上床睡觉、起床时间有规律吗？是怎样的？（P） | 您的孩子在上学期间睡眠和起床时间分别是几点？周末呢？您认为他的睡眠时间足够吗？（P） | 你在上学期间通常晚上几点睡觉？周末呢？<br>你通常每晚能睡多长时间？（C） |
| 呼吸相关睡眠障碍 | 您的孩子经常打鼾或出现夜间呼吸困难吗？（P） | 您的孩子在夜里经常响亮打鼾或每夜打鼾吗？有夜间呼吸困难吗？（P） | 您的孩子鼾声响亮或几乎每晚打鼾吗？（P） |

注：P. parent，父母回答；C. child，儿童自己回答。

**评分说明：** BEARS 睡眠筛查工具是一个包含 5 个条目的快速筛查量表，在初级保健机构应用于 2 ~ 18 岁儿童睡眠障碍的筛查。5 个问题的首字母组成缩略语 BEARS：入睡情况（bedtime）、日间过度嗜睡（excessive daytime sleepiness）、夜间觉醒（night awakening）、睡眠习惯和时间（regularity and duration of sleep）、打鼾（snoring）。尽可能询问受试者的父母每个问题；如果回答"是"，需要引起医生注意，进一步询问（例如：频率和问题的性质）。需要受过培训的临床医生对量表的评分进行解释，该工具可以帮助临床医生从儿童父母和家庭成员中了解更多的儿童睡眠信息，对提高初级保健机构儿童睡眠障碍的识别和治疗起到作用。

# 附录 2-5 简明婴儿睡眠问卷（Brief Infant Sleep Questionnaire，BISQ）

以下这些问题，请您选择最适合的一个。

回答者姓名：_____　　日期：_____

回答者角色：□父亲　□母亲　□祖父母　□其他，请描述：_____

儿童姓名：_____　　出生日期：_____年_____月_____日

性别：□男　□女　　同胞排行：□最大的　□中间的　□最小的

睡眠安排

□婴儿床单独在一个房间　□婴儿床在父母的房间

□和父母睡　　　　　　　□婴儿床在兄弟姐妹的房间

□其他情况，请描述_____

儿童大多数时间的睡眠姿势是：

□趴着　□侧着　□平躺

您的孩子晚上睡眠时间有几个小时？（从晚上7点到早上7点之间）

_____小时_____分钟

您的孩子白天睡几个小时？（从早上7点到晚上7点之间）

_____小时_____分钟

每晚平均觉醒几次：_____

您的孩子每晚觉醒多长时间？（从晚上10点到早上6点之间）

_____小时_____分钟

晚上需要多长时间哄您的孩子入睡？

_____小时_____分钟

您的孩子怎样入睡？

□吃奶时　□摇晃着　□抱着

□自己在床上　□在床上靠近父母

您的孩子通常晚上何时入睡？

_____时_____分

您认为您的孩子睡眠是个问题吗？

□非常严重的问题　□小问题　□根本不是问题

**评分说明：**量表作为一种筛查工具应用于各类儿科机构。作者建议临床中应用以下几个标准：如果孩子一晚上醒3次，清醒时间超过1h，24h内有睡眠时间不超过9h，以上情况应该考虑临床转诊。

## 附录 2-6 柏林问卷（Berlin Questionnaire，BQ）

身高（m）＿＿＿＿＿＿ 体重（kg）＿＿＿＿＿＿ 年龄＿＿＿＿＿＿ 男性／女性

请选择以下问题的正确答案

◎ **第一部分**

1. 你睡觉打呼噜吗？（最好问家人或者同屋的人）

   a. 是          b. 否          c. 不知道

2. 如果您睡觉打呼噜，您的鼾声有多响亮？

   a. 比正常呼吸时响      b. 同说话时一样声响

   c. 比说话更声响       d. 非常响，其他房间都能听到

3. 您打呼噜的次数多吗？

   a. 几乎每天        b. 1周3～4次       c. 1周1～2次

   d. 1个月1～2次      e. 没有或者几乎没有／不知道

4. 您的鼾声影响其他人吗？

   a. 是的          b. 不影响        c. 不知道

5. 在您睡觉时，您的爱人，家属或朋友注意到您有呼吸间歇／停止现象吗？

   a. 几乎每天都有     b. 1周3～4次       c. 1个月1～2次

   d. 1周1～2次       e. 没有或几乎没有／不知道

◎ **第二部分**

6. 你早晨醒来感觉睡觉不解乏吗？

   a. 几乎每天都有     b. 1周3～4次       c. 1个月1～2次

   d. 1周1～2次       e. 没有或者几乎没有／不知道

7. 白天您还有疲劳，乏力或精神不够吗？

   a. 几乎每天都有（1）    b. 1周3～4次（1）    c. 1个月1～2次（0）

   d. 1周1～2次（0）     e. 没有或者几乎没有／不知道（0）

8. 当你开车的时候你会打盹或者睡觉吗？

   a. 是          b. 否

   如果是

9. 这次现象多吗？

   a. 几乎每天都有     b. 1周3～4次       c. 1个月1～2次

   d. 1周1～2次       e. 没有或者几乎没有／不知道

## ◎ 第三部分

10. 您有高血压吗?

    a. 有                          b. 没有                      c. 不知道

$$BMI = \frac{体重\,(kg)}{身高\,(m) \times 身高\,(m)} =$$

| 请在合适的选项打 × | 几乎每天 | 经常 | 有时 | 根本不会 |
|---|---|---|---|---|
| 你通常醒来时口干吗? | ☐ | ☐ | ☐ | ☐ |
| 你通常醒来时喉咙痛吗? | ☐ | ☐ | ☐ | ☐ |
| 您夜里会流口水到枕头上吗? | ☐ | ☐ | ☐ | ☐ |
| 男性:您是否有勃起障碍(如:阳痿)? | ☐ | ☐ | ☐ | ☐ |
| 您频繁起床排尿吗? | ☐ | ☐ | ☐ | ☐ |
| 您夜里经常胃痛或反酸吗? | ☐ | ☐ | ☐ | ☐ |
| 您早上起床会头痛吗? | ☐ | ☐ | ☐ | ☐ |
| 您有过下巴骨折、鼻骨骨折或口腔问题吗? | ☐ | ☐ | ☐ | ☐ |
| 您曾经做过重体力锻炼或手工劳动吗? | ☐ | ☐ | ☐ | ☐ |

**评分说明:** 该量表用于评估个体是否存在睡眠呼吸暂停的高风险,针对呼吸暂停的三类体征和症状进行评估:鼾声、日间嗜睡以及肥胖 / 高血压。该量表的评分过程相较于其他呼吸暂停评估量表更为复杂,因此建议由睡眠专家或者接受过类似相关培训的人员使用。该调查有的条目应用"是或否"来回答问题,有的是多项选择,还需要在空白处计算受试者的体重指数(body mass index,BMI)。评分将根据受试者症状的严重程度进行评定。针对"是或否"的问题,每回答"是"则计 1 分。在多项选择部分,选择呼吸暂停高度严重的两个选项各计 1 分。如果受试者得到 2 分及以上的分数则认为其具有高度风险,有第一部分和第二部分障碍。第三部分(肥胖和高血压),受试者出现血压高或者 BMI > 30kg/m$^2$ 则认为其具有高度风险。

## 附录 2-7 CAGE 问卷

**这是用于筛查酒依赖的一个工具。**

1. 是否想戒过酒(cutoff)?

2. 是否因饮酒惹来过麻烦(annoyance)?

3. 对饮酒是否有愧疚感(guilt)?

4. 是否有晨起空腹饮酒习惯(morning eye opener)?

**评分说明**

2 个条目回答"是",提示需要深入检查。

## 附录 2-8 儿童睡眠习惯问卷 ( Children's Sleep Habits Questionnaire,CSHQ )

（学龄前和学龄期）

编码：＿＿＿＿＿＿＿＿

以下所陈述的是有关您孩子睡眠习惯和可能存在的睡眠问题。当回答问题的时候，请回想一下您孩子在过去一周内的生活情况。如果因为特殊的原因这一周与以往不同（例如您的孩子因为耳部感染而睡眠不好，或者电视机坏了），请根据最近典型的一周来的情况来完成测评。**经常**是指该行为在一周内发生 5 次或 5 次以上；**有时**是指在过去一周内出现该行为的次数为 2~4 次；**很少**提示该行为一周内最多出现 **1 次或者没有**。还要请您在"是"，"否"，"不适用"所对应的选项上画圈来表明睡眠习惯是否存在问题。

### 上床时间

写下孩子的上床时间：＿＿＿＿＿＿＿＿＿＿＿＿＿

| | 3 经常 (5~7) | 2 有时 (2~4) | 1 很少 (0~1) | 存在问题? | | |
|---|---|---|---|---|---|---|
| 1. 孩子每天都在同一时间上床睡觉 | ☐ | ☐ | ☐ | 是 | 否 | 不适用 |
| 2. 孩子在上床后 20min 内能入睡 | ☐ | ☐ | ☐ | 是 | 否 | 不适用 |
| 3. 孩子能单独在自己的床上入睡 | ☐ | ☐ | ☐ | 是 | 否 | 不适用 |
| 4. 孩子能在父母或兄弟姐妹床上入睡 | ☐ | ☐ | ☐ | 是 | 否 | 不适用 |
| 5. 孩子能在摇晃或有节奏运动中睡着 | ☐ | ☐ | ☐ | 是 | 否 | 不适用 |
| 6. 孩子需要特定的物品才能睡着（如:布娃娃、特定的毛毯等） | ☐ | ☐ | ☐ | 是 | 否 | 不适用 |
| 7. 孩子需要父母在房间才能入睡 | ☐ | ☐ | ☐ | 是 | 否 | 不适用 |
| 8. 到了睡觉时间,孩子能做好准备睡觉 | ☐ | ☐ | ☐ | 是 | 否 | 不适用 |
| 9. 到了睡觉时间,孩子抵触上床睡觉 | ☐ | ☐ | ☐ | 是 | 否 | 不适用 |
| 10. 孩子在睡觉时间会挣扎(哭,拒绝上床睡觉等) | ☐ | ☐ | ☐ | 是 | 否 | 不适用 |
| 11. 在黑暗中,孩子害怕睡觉 | ☐ | ☐ | ☐ | 是 | 否 | 不适用 |
| 12. 孩子害怕自己一个人睡觉 | ☐ | ☐ | ☐ | 是 | 否 | 不适用 |

## 睡眠行为

每天孩子通常睡眠时间是：＿＿小时＿＿分钟

（包含晚上睡眠和小睡时间）

| | 3<br>经常<br>(5 ~ 7) | 2<br>有时<br>(2 ~ 4) | 1<br>很少<br>(0 ~ 1) | 问题？ |
|---|---|---|---|---|
| 孩子睡眠太少 | ☐ | ☐ | ☐ | 是　否　不适用 |
| 孩子睡眠太多 | ☐ | ☐ | ☐ | 是　否　不适用 |
| 孩子拥有合适的睡眠时间 | ☐ | ☐ | ☐ | 是　否　不适用 |
| 孩子每天的睡眠时间大致一样 | ☐ | ☐ | ☐ | 是　否　不适用 |
| 孩子晚上会尿床 | ☐ | ☐ | ☐ | 是　否　不适用 |
| 孩子说梦话 | ☐ | ☐ | ☐ | 是　否　不适用 |
| 孩子睡眠不宁,动作很多 | ☐ | ☐ | ☐ | 是　否　不适用 |
| 晚上孩子会梦游 | ☐ | ☐ | ☐ | 是　否　不适用 |
| 夜里孩子会转移到其他人(父母,兄弟姐妹等)的床上睡觉 | ☐ | ☐ | ☐ | 是　否　不适用 |
| 孩子说在睡着时感觉身体疼痛 | ☐ | ☐ | ☐ | 是　否　不适用 |
| 如果是这样,是哪个部位呢? | | | | |
| 孩子睡眠中磨牙 | ☐ | ☐ | ☐ | 是　否　不适用 |
| 孩子鼾声响亮 | ☐ | ☐ | ☐ | 是　否　不适用 |
| 孩子在睡着时似乎停止呼吸 | ☐ | ☐ | ☐ | 是　否　不适用 |
| 孩子睡着的时候鼻息重和/或喘息 | ☐ | ☐ | ☐ | 是　否　不适用 |
| 孩子离开家后会睡眠困难(拜访亲戚,度假) | ☐ | ☐ | ☐ | 是　否　不适用 |
| 孩子抱怨睡眠问题 | ☐ | ☐ | ☐ | 是　否　不适用 |
| 孩子深夜里会因尖叫,盗汗而惊醒,难以安慰 | ☐ | ☐ | ☐ | 是　否　不适用 |
| 孩子会被噩梦惊醒 | ☐ | ☐ | ☐ | 是　否　不适用 |

## 夜间醒来

| | 3<br>经常<br>(5 ~ 7) | 2<br>有时<br>(2 ~ 4) | 1<br>很少<br>(0 ~ 1) | 问题？ |
|---|---|---|---|---|
| 孩子深夜会醒来一次 | ☐ | ☐ | ☐ | 是　否　不适用 |
| 孩子深夜会醒来一次以上 | ☐ | ☐ | ☐ | 是　否　不适用 |
| 没有帮助,孩子夜间醒后能再次入睡 | ☐ | ☐ | ☐ | 是　否　不适用 |
| 请写下孩子夜间持续数分钟觉醒的次数：＿＿＿＿ | | | | |

**清晨觉醒**

写下孩子经常早晨起床的时间：_____

| | 3<br>经常<br>(5 ~ 7) | 2<br>有时<br>(2 ~ 4) | 1<br>很少<br>(0 ~ 1) | 问题？ | | |
|---|---|---|---|---|---|---|
| 孩子能自己醒来 | ☐ | ☐ | ☐ | 是 | 否 | 不适用 |
| 孩子被闹钟叫醒 | ☐ | ☐ | ☐ | 是 | 否 | 不适用 |
| 孩子起床有负性情绪 | ☐ | ☐ | ☐ | 是 | 否 | 不适用 |
| 家长或兄弟姐妹叫孩子起床 | ☐ | ☐ | ☐ | 是 | 否 | 不适用 |
| 孩子早上起床困难 | ☐ | ☐ | ☐ | 是 | 否 | 不适用 |
| 早上孩子需要花很长时间才能醒 | ☐ | ☐ | ☐ | 是 | 否 | 不适用 |
| 孩子早上醒的特别早 | ☐ | ☐ | ☐ | 是 | 否 | 不适用 |
| 孩子早上胃口好 | ☐ | ☐ | ☐ | 是 | 否 | 不适用 |

**日间嗜睡**

| | 3<br>经常<br>(5 ~ 7) | 2<br>有时<br>(2 ~ 4) | 1<br>很少<br>(0 ~ 1) | 问题？ | | |
|---|---|---|---|---|---|---|
| 孩子白天会打瞌睡 | ☐ | ☐ | ☐ | 是 | 否 | 不适用 |
| 孩子在活动中，会突然睡着 | ☐ | ☐ | ☐ | 是 | 否 | 不适用 |
| 孩子看起来疲倦 | ☐ | ☐ | ☐ | 是 | 否 | 不适用 |

**在过去 1 周内，您的孩子表现出困倦，或者会在以下情况下睡着（检查所有选项）**

| | 1<br>不困 | 2<br>非常困 | 3<br>睡着 |
|---|---|---|---|
| 单独玩的时候 | ☐ | ☐ | ☐ |
| 看电视的时候 | ☐ | ☐ | ☐ |
| 坐车的时候 | ☐ | ☐ | ☐ |
| 吃饭的时候 | ☐ | ☐ | ☐ |

**评分说明：** 由 33 个评分条目和几个额外条目组成，该问卷在 8 个不同的分量表中评估儿童的睡眠行为情况，包括：睡眠抵抗，睡眠启动延迟，睡眠时程，睡眠焦虑，睡行，异态睡眠，睡眠呼吸障碍和白天嗜睡。要求父母根据他们孩子在过去典型的一周内出现某种与睡眠相关行为的频率。"经常"提示儿童该行为在一周内发生的频度为 5 ~ 7 次，"有时"提示儿童在过去一周内出现该行为的次数为 2 ~ 4 次，"很少"提示孩子该行为一周内最多出现 1 次。不同选项赋予 1 ~ 3 分不同的分值。大多数情况下，"经常"评为 3 分，然而在一些条目中，选项为反向评分。总分 41 分作为筛查目的的划界值。

## 附录 2-9 Epworth 嗜睡量表（Epworth Sleeping Scale，ESS）

姓名：_____ 性别：_____ 年龄：_____ 评定日期：___/___/___

在下列情况下你打瞌睡（不仅仅是感到疲倦）的可能性如何，根据你最近几个月的一般的生活情况进行选择；假如你最近没有做过其中的某些事情，请试着填写这些事情造成瞌睡的可能性。根据你的情况，在下列量表中选出最适当的数字，数字代表的嗜睡的程度如下：

0 = 从不打瞌睡；1 = 轻度可能打瞌睡；2 = 中度可能打瞌睡；3 = 很可能打瞌睡。

| 情况 | 打瞌睡的可能 | | | |
|---|---|---|---|---|
| 坐着阅读书刊 | 0 | 1 | 2 | 3 |
| 看电视 | 0 | 1 | 2 | 3 |
| 在公共场所坐着不动（例如在剧场或开会） | 0 | 1 | 2 | 3 |
| 作为乘客在汽车中坐 1h，中间不休息 | 0 | 1 | 2 | 3 |
| 在环境许可时，下午躺下休息 | 0 | 1 | 2 | 3 |
| 坐下与人谈话 | 0 | 1 | 2 | 3 |
| 午餐不喝酒，餐后安静地坐着 | 0 | 1 | 2 | 3 |
| 遇堵车时停车数分钟 | 0 | 1 | 2 | 3 |

谢谢您的配合！

**评分说明：** 总分为 24 分，> 6 分提示瞌睡，> 11 分提示过度瞌睡，> 16 分提示有危险性的瞌睡。

## 附录 2-10 疲劳评定量表（Fatigue Assessment Scale，FAS）

以下 10 个陈述是指您平常的感觉。在每一句陈述后，您可以从五个答案中选择一个，频度从"从来没有"到"总是"递增的。1 = 从来没有；2 = 有时；3 = 通常；4 = 经常；5 = 总是。

| 条目 | 从来没有 | 有时 | 通常 | 经常 | 总是 |
|---|---|---|---|---|---|
| 1. 我被疲劳所困扰（WHOQOL） | 1 | 2 | 3 | 4 | 5 |
| 2. 我很快感觉到累（CIS） | 1 | 2 | 3 | 4 | 5 |
| 3. 我白天做的事情不多（CIS） | 1 | 2 | 3 | 4 | 5 |
| 4. 我在日常生活中有足够的精力（WHOQOL） | 1 | 2 | 3 | 4 | 5 |
| 5. 体力上，我感觉精疲力竭（CIS） | 1 | 2 | 3 | 4 | 5 |
| 6. 我做事情有启动困难（FS） | 1 | 2 | 3 | 4 | 5 |
| 7. 我思路不够清晰（FS） | 1 | 2 | 3 | 4 | 5 |
| 8. 我没有愿望做任何事情（CIS） | 1 | 2 | 3 | 4 | 5 |

| | | | | | |
|---|---|---|---|---|---|
| 9. 精神上,我感觉精疲力竭(?) | 1 | 2 | 3 | 4 | 5 |
| 10. 做事情时,我能够很好的集中注意力(CIS) | 1 | 2 | 3 | 4 | 5 |

注:条目后面的字母缩写是该条目所摘录量表的缩写。如下是涉及的量表:

WHOQOL.World Health Organization quality of life assessment instrument,世界卫生组织生活质量评估工具;CIS.checklist individual strength,个人强度清单;FS.Fatigue Scale,疲劳量表。

**评分说明:** FAS 评估慢性疲劳的症状,包含 10 个条目,每一个条目都用 Likert 5 分法作答,量表评分范围是 1("从来没有")到 5("总是")。条目 4 和条目 10 是反向评分。总分范围是 10~50 分,10 分代表疲劳程度最低,50 分是指疲劳程度最高。

## 附录 2-11 睡眠结局的调查问卷(Functional Outcomes of Sleep Questionnaire, FOSQ)

(由于版权问题,仅列出量表中的部分条目)

| 条目 | 非常困难 | 中等困难 | 稍有困难 | 毫无困难 |
|---|---|---|---|---|
| 1. 跟上同龄人的节奏 | 1 | 2 | 3 | 4 |
| 2. 进行一般活动 | 1 | 2 | 3 | 4 |
| 3. 与家庭 / 朋友关系受影响 | 1 | 2 | 3 | 4 |
| 4. 看电视困难 | 1 | 2 | 3 | 4 |
| 5. 长距离驾车困难 | 1 | 2 | 3 | 4 |
| 6. 参加小组会议困难 | 1 | 2 | 3 | 4 |
| 7. 性唤起能力受影响 | 1 | 2 | 3 | 4 |
| 8. 亲密 / 性关系的愿望受影响 | 1 | 2 | 3 | 4 |
| 9. 难以集中注意力 | 1 | 2 | 3 | 4 |
| 10. 由于嗜睡无法开车,做不了事情 | 1 | 2 | 3 | 4 |
| 11. 上班和志愿工作受影响 | 1 | 2 | 3 | 4 |
| 12. 走访亲戚或朋友受影响 | 1 | 2 | 3 | 4 |

**评分说明:** 睡眠结局的调查问卷包含了与疲劳、日间功能相关的条目,设计用于评估受试者过度嗜睡相关的生活质量,从日常生活的 5 个维度进行评估:活动水平、警觉程度、亲密关系和性关系、生育能力和社会功能。对 5 个维度中的每个维度进行评估,受试者指出他们因嗜睡或疲劳,在试图做某活动时经历的困难程度。分数越低代表嗜睡影响越严重:4 = 毫无困难;3 = 稍有困难;2 = 中等困难;1 = 非常困难。

## 附录 2-12 疲劳严重度量表（Fatigue Severity Scale，FSS）

| 在过去 1 周,我发现 | 非常<br>不同意 | | | 可能同意 /<br>不同意 | | | 非常<br>同意 |
|---|---|---|---|---|---|---|---|
| 1. 当我感到疲劳时,我就什么事都不想做了 | 1 | 2 | 3 | 4 | 5 | 6 | 7 |
| 2. 锻炼让我感到疲劳 | 1 | 2 | 3 | 4 | 5 | 6 | 7 |
| 3. 我很容易疲劳 | 1 | 2 | 3 | 4 | 5 | 6 | 7 |
| 4. 疲劳影响我的体能 | 1 | 2 | 3 | 4 | 5 | 6 | 7 |
| 5. 疲劳带来频繁的不适 | 1 | 2 | 3 | 4 | 5 | 6 | 7 |
| 6. 疲劳使我不能保持体能 | 1 | 2 | 3 | 4 | 5 | 6 | 7 |
| 7. 疲劳影响我从事某些工作 | 1 | 2 | 3 | 4 | 5 | 6 | 7 |
| 8. 疲劳是最影响我活动能力的症状之一 | 1 | 2 | 3 | 4 | 5 | 6 | 7 |
| 9. 疲劳影响了我的工作、家庭,社会活动 | 1 | 2 | 3 | 4 | 5 | 6 | 7 |

**评分说明：** 总分为各条目分数相加之和，< 36 分提示可能并未感到疲劳，≥ 36 分时需要找医生进行进一步评估。

## 附录 2-13 医院焦虑抑郁量表（Hospital Anxiety Depression Scale，HADS）

指导语：请您阅读以下各个项目，在其中最符合你过去一个月的情绪评分上画一个圈。对这些问题的回答不要做过多的考虑，立即作出的回答会比考虑后再回答更切合实际。

**基本信息**

姓名 _____

年龄 _____

性别 _____

1. 我感到紧张（或痛苦）A

   几乎所有时候　　　大多时候　　　　　有时候　　　　　根本没有

2. 我对以往感兴趣的事情还是有兴趣 D

   肯定一样　　　　不像以前那样多　　只有一点　　　　基本上没有了

3. 我感到有点害怕，好像预感到有什么可怕的事情要发生 A

   非常肯定和十分严重　　　　　　　　是有，不太严重

   有一点，但并不使我苦恼　　　　　　根本没有

4. 我能够哈哈大笑，并看到事物好的一面 D

    像平常一样多          现在没那么多了        现在肯定不多了        根本没有

5. 我的心中充满烦恼 A

    大多数时间          时常如此        时时，但并不经常      偶然如此

6. 我感到愉快 D

    根本没有          并不经常        有时          大多数时间

7. 我能够安闲而轻松地坐着 A

    肯定            经常          并不经常        根本没有

8. 我好像感到情绪在渐渐低落 D

    几乎所有时间        很经常          有时          根本没有

9. 我感到有点害怕，心里发慌，忐忑不安 A

    根本没有          有时          经常          很经常

10. 我对自己的仪容失去兴趣 D

    肯定                            不像我应该做的那样关心

    我可能不是非常关心               我仍然像以往一样关心

11. 我有点坐立不安，好像非要活动不可 A

    确实很多          不少          不多          根本没有

12. 我对一切都是乐观地向前看 D

    和以前差不多        比以前略少        肯定比以前少        几乎不

13. 我会突然有恐慌感 A

    确实很经常         很经常          不常有          根本没有

14. 我能欣赏一本好书或好的广播、电视节目 D

    经常            有时          并不经常        很少

有关的焦虑问题是标记为"A"，抑郁症的标记为"D"。

HADS 条目 1、3、5、6、8、10、11 和 13 评分顺序为：3、2、1、0；条目 2、4、7、9、12 和 14 评分顺序为：0、1、2、3；计算标有 D- 抑郁症状的条目总分：      。计算标有 A- 焦虑症状的条目总分：      。以上量表的分值为 0~7 分为无症状，8~10 分为边缘／可疑，11~21 分为异常。

# 附录 2-14 国际不宁腿综合征研究组评估量表（International Restless Legs Syndrome Study Group Rating Scale，IRLS）

## （一）国际不宁腿综合征研究组评估量表（IRLS）（研究者版 2.2）

请患者根据自己的症状对如下的 10 个问题进行评估。患者自己评估，而不是访谈者，但是需要访谈者对患者任何有歧义的问题进行解释。访谈者需要将患者的回答记在表格中。

（1）在过去的 1 周内，总的来讲，您对不宁腿综合征给您的腿部或者胳膊带来的不舒服如何评价？

$^4$□ 非常严重　　$^3$□ 严重　　　　$^2$□ 中度　　　　$^1$□ 轻度　　　　$^0$□ 无

（2）在过去的 1 周内，总的来讲，您怎样评价因为不宁腿综合征而不得不移动肢体的感觉？

$^4$□ 非常严重　　$^3$□ 严重　　　　$^2$□ 中度　　　　$^1$□ 轻度　　　　$^0$□ 无

（3）在过去的 1 周内，总的来讲，当您活动肢体后，不宁腿综合征带来的胳膊或腿部的不适感会缓解多少？

$^4$□ 没有缓解　　$^3$□ 轻度缓解　　$^2$□ 中度缓解　　$^1$□ 几乎完全或完全缓解

$^0$□ 没有不宁腿综合征的症状需要缓解

（4）在过去的 1 周内，不宁腿综合征给您的睡眠造成的影响有多严重？

$^4$□ 非常严重　　$^3$□ 严重　　　　$^2$□ 中度　　　　$^1$□ 轻度　　　　$^0$□ 无

（5）在过去的 1 周内，不宁腿综合征给您带来的日间疲劳或嗜睡感觉有多严重？

$^4$□ 非常严重　　$^3$□ 严重　　　　$^2$□ 中度　　　　$^1$□ 轻度　　　　$^0$□ 无

（6）在过去的 1 周内，总的来讲，您的不宁腿综合征有多么严重？

$^4$□ 非常严重　　$^3$□ 严重　　　　$^2$□ 中度　　　　$^1$□ 轻度　　　　$^0$□ 无

（7）在过去的 1 周内，您的不宁腿综合征发作有多么频繁？

$^4$□ 非常频繁（6～7d/周）

$^3$□ 经常（4～5d/周）

$^2$□ 有时（2～3d/周）

$^1$□ 偶尔（1d/周）

$^0$□ 从不

（8）在过去的 1 周内，当不宁腿综合征发作时，平均有多严重？

$^4$□ 非常严重（大于等于 8h/24h）　　　　　　$^3$□ 严重（3～8h/24h）

$^2$□ 中度（1～3h/24h）　　　　　　　　　　$^1$□ 轻度（小于 1h/24h）

$^0$□ 无

（9） 在过去的 1 周内，总的来讲，不宁腿综合征的症状给您的日常生活造成的影响有多严重，例如：家庭生活满意度、家务、社会、学校或工作生活。

　　⁴□ 非常严重　　³□ 严重　　　²□ 中度　　　¹□ 轻度　　　⁰□ 无

（10） 在过去的 1 周内，总的来讲，不宁腿综合征的症状给您的情绪紊乱造成的影响有多么严重，例如：愤怒、抑郁、悲伤、焦虑或者易激惹？

　　⁴□ 非常严重　　³□ 严重　　　²□ 中度　　　¹□ 轻度　　　⁰□ 无

**评分方法：** 用于评估不宁腿综合征（RSL）的严重程度，共 10 个条目。要求受试者使用 Likert 式评分法评定过去 1 周内不宁腿综合征对患者的影响程度。条目可以分为两个维度：一是评估症状严重程度（性质、强度和频率），另一个是评估症状对患者造成的影响（睡眠问题，日间功能紊乱和情绪的改变）。评分范围为 0 ~ 4 分，4 分表示不宁腿的症状最严重、最频繁，0 分表示最轻。所有条目的评分总和作为该量表的总分，总分范围 0 ~ 40 分。得分越高表示受损更多，严重度更高。

## （二）国际不宁腿综合征研究组评估量表的评分与级别评定表（International Restless Legs Syndrome Study Group Rating Scale）

国际不宁腿综合征研究组评估量表（IRLS）　　　　　　　　　　　　　**MAPI 研究信托**

IRLS 一共包括 10 个条目。所有条目的总分作为症状总体严重程度的评分。

10 个条目中的 9 个条目分别从两个维度评估了不宁腿综合征的严重程度。

### 问卷的描述

| 维度 | 条目的数量 | 条目的分类 | 条目反向计分 | 维度评分意义 |
| --- | --- | --- | --- | --- |
| 症状严重程度 | 6 | 1,2,4,6,7 和 8 | 不 | 高分 = 严重 |
| 日常生活影响 | 3 | 5,9 和 10 | 不 | 高分 = 影响大 |

　　条目 3 是诊断标准的一部分，不属于两个维度中的任何一个维度。总分代表不宁腿综合征的总体严重程度。

### 维度评分

| | |
| --- | --- |
| 条目评分 | Likert 量表 5 分评分法，0 代表"无"，4 代表"非常严重" |
| 条目权重 | 无 |
| 量表评分范围 | 症状严重程度分量表：0 ~ 24 分；对日常生活影响分量表：0 ~ 12 分；诊断条目 3 : 0 ~ 4 分。<br>总分：0 ~ 40 分 |

| 评分步骤 | 计算每个维度下所有条目的得分之和,得到分量表总分,所有 10 个条目得分之和为量表总分 |
|---|---|
| 评分缺失的解释与分析 | 总分应该为 10 个条目评分之和,症状分量表总分应该为所有 6 个条目的总分;日常生活影响分量表总分应该为所有 3 个条目的总分 |
| 对"不相关"的解释分析 | 该量表不涉及该情况。只有受试者符合该量表 4 条不宁腿综合征的标准,才可使用该量表评估受试者 |

**评分说明:** 量表应该让患者阅读回答,接受过培训的评分员对患者提出的问题可以给予口头答复。由评分员记录患者回答,评估中不应缺项,如果患者回答缺项,研究人员不能核实确切的评分,那么这份问卷无效。本量表不允许用缺项比例的方法来计算总分。

## 附录 2-15 失眠严重程度指数量表(Insomnia Severity Index,ISI)

姓名:_____ 日期:_____

对下面每一个问题,圈出选定答案的相应数字:

1. 描述您最近(例如:最近 2 周)失眠问题的**严重程度**:

|  | 无 | 轻度 | 中度 | 重度 | 极重度 |
|---|---|---|---|---|---|
| a. 入睡困难 | 0 | 1 | 2 | 3 | 4 |
| b. 维持睡眠困难 | 0 | 1 | 2 | 3 | 4 |
| c. 早醒 | 0 | 1 | 2 | 3 | 4 |

2. 对您当前睡眠模式的**满意度**:

| 很满意 | 满意 | 一般 | 不满意 | 很不满意 |
|---|---|---|---|---|
| 0 | 1 | 2 | 3 | 4 |

3. 您认为您的睡眠问题在多大程度上**干扰**了您的日间功能(如:日间疲劳、处理工作和日常事务的能力、注意力、记忆力、情绪等):

| 没有干扰 | 轻微 | 有些 | 较多 | 很多干扰 |
|---|---|---|---|---|
| 0 | 1 | 2 | 3 | 4 |

4. **与其他人相比**，您的失眠问题对您的生活质量有多大程度的影响或损害：

| 没有 | 一点 | 有些 | 较多 | 很多 |
|---|---|---|---|---|
| 0 | 1 | 2 | 3 | 4 |

5. 您对自己当前睡眠问题有多大程度的**担忧**/沮丧：

| 没有 | 一点 | 有些 | 较多 | 很多 |
|---|---|---|---|---|
| 0 | 1 | 2 | 3 | 4 |

　　**评分说明：** 该量表是一个用于筛查失眠的简便工具，包括 7 个条目，应用 Likert 式量表评分法评估受试者睡眠障碍的性质和症状。所有 7 个条目评分相加（1a + 1b + 1c + 2 + 3 + 4 + 5）获得总分，范围 0 ~ 28 分，分数越高表明失眠症状越严重。

　　0 ~ 7 分 = 无临床意义的失眠

　　8 ~ 14 分 = 亚临床失眠

　　15 ~ 21 分 = 临床失眠（中度）

　　22 ~ 28 分 = 临床失眠（重度）

## 附录 2-16 Jenkins 睡眠量表（Jenkins Sleep Scale）

　　在过去 1 个月中，您发生以下事件的频率：

| | 0 | 1 | 2 | 3 | 4 | 5 |
|---|---|---|---|---|---|---|
| | （从不） | （1 ~ 3 天） | （4 ~ 7 天） | （8 ~ 14 天） | （15 ~ 21 天） | （22 ~ 31 天） |
| 1. 有入睡困难? | 0 | 1 | 2 | 4 | 5 | 6 |
| 2. 每夜醒来几次? | 0 | 1 | 2 | 4 | 5 | 6 |
| 3. 有睡眠维持困难(包括早醒) | 0 | 1 | 2 | 4 | 5 | 6 |
| 4. 睡眠如常,但醒后仍感疲乏或筋疲力尽? | 0 | 1 | 2 | 4 | 5 | 6 |

　　**评分说明：** 该工具包含 4 个条目，评估某种睡眠障碍发生的频度和强度，涉及入睡困难、夜间频繁觉醒、睡眠维持困难和睡后仍感疲惫/嗜睡。受试者应用 Likert 式评分法对他们经历的某种睡眠障碍近一月来发生的频率进行评分，0 分表示"从不"，5 分表示有"22 ~ 31 天发生"。分数越高，睡眠障碍越严重。

## 附录 2-17 Leeds 睡眠评价量表（Leeds Sleep Evaluation Questionnaire, LSEQ）

本问卷目的是用来评估治疗 / 干预对您睡眠的效果。

每一个问题的回答是通过在直线上做一垂直线的标记，如果没有体验什么变化，那就在线的中间做上标记。如果体验到有变化，那么你标记的位置将表明变化的性质和强度，即大的变化靠近末端，小的变化靠近中间。

---

与您平时相比较,入睡情况如何?

1. 比平常_____比平常
   更困难　　　　　　　　　　　　更容易

2. 比平常_____比平常　　　　　　入睡情况（GTS）
   更慢　　　　　　　　　　　　　更快

3. 不比平常_____比平常
   感到困倦　　　　　　　　　　　感到困倦

与您平时比较,睡眠质量如何?

4. 不比平常_____比平常
   休息的好　　　　　　　　　　　休息的好　　　　睡眠质量（QOS）

5. 比平常_____比平常
   更多次觉醒　　　　　　　　　　觉醒次数少

与您平时比较,清醒方面如何?

6. 比平常_____比平常
   不容易清醒　　　　　　　　　　容易清醒　　　　觉醒（AFS）

7. 比平常清醒_____比平常清醒
   花时间更长　　　　　　　　　　花时间较短

您在清醒时感觉如何?

8. 疲劳_____清醒

您现在感觉如何?

9. 疲劳_____清醒　　　　　　　醒后行为（BFW）

您清醒后平衡性和协调性如何?

10. 比平常_____不比平常
    笨拙　　　　　　　　　　　　　笨拙

---

GTS 评分 = 问题 1、2、3 的平均分

QOS 评分 = 问题 4、5 的平均分

AFS 评分 = 问题 6、7 的平均分

BFW 评分 = 问题 8、9、10 的平均分

**评分说明：**该量表共有 10 个条目，是主观的、自我报告式量表，设计用于评估精神药物治疗干预前后睡眠质量改变的情况。主要评估四个维度：入睡情况、睡眠质量、觉醒和醒后行为。受试者使用视觉模拟量表进行自评，在 10cm 长度的直线上根据症状变化的情况，在相应的位置进行标记，代表从治疗开始到评估时，不同症状改变的情况。线段两端

的极端点代表"比平常更困难"和"比平常更容易"（条目 6，仅询问容易觉醒）。评估人员应用 100mm 的尺子进行度量，每个维度所有条目测量值的平均值为该维度评分。本量表不仅可以评估药物治疗的有效性，还可以评估药物治疗相关的副反应。

## 附录 2-18 Mayo 睡眠问卷 - 信息提供者（Mayo Sleep Questionnaire-Informant）

您是否与患者一起生活？　　　　　　是　　　不是　　（如果不是，请您停止答题）

您是否与患者住同一个房间？　　　　是　　　不是

如果不是，原因是他 / 她的睡眠问题吗？（如打鼾等）　　　　　　　　　　是　　　不是

当下述情况出现至少 3 次时，请您在"是"上打√。

1. 患者是否会演绎他的梦境（如挥拳、尖叫、大哭等）　　　　　　　　　是　　　不是

　　·如果您选择了"是"，那么

　　　1.1 这种情况出现多久了？＿＿＿＿＿年＿＿＿＿＿月

　　　1.2 患者是否因此为受过伤（如摔伤等）？　　　　　　　　　　　是　　不是

　　　1.3 患者的床伴是否曾经因此受过伤（如被打伤、咬伤等）？　　是 / 不是 / 没有床伴

　　　1.4 患者是否向您讲述过关于被追赶，被攻击的梦境，且他在梦中做出了相应的动作？

　　　　　是　　　不是　　　从未讲过他的梦

　　　1.5 如果患者向您讲述了他梦境，梦境是否与他夜间的动作相符？

　　　　　是　　　不是　　　从未讲过他的梦

2. 患者在睡眠中或刚刚要入睡时，总是反复的抽动双腿？　　　　　　　是　　　不是

3. 患者是否抱怨过双腿诸如虫爬、刺痛等不适感，影响他的睡眠？　　　是　　　不是

　　·如果您选择了"是"，那么

　　　3.1 这种不舒适感是否在活动后减轻？　　　　　　　　　　　　　是　　不是

　　　3.2 这种不舒适感什么时候最重？　　　　　　　　　　　　6pm 前 /6pm 后

4. 患者是否出现过梦游？　　　　　　　　　　　　　　　　　　　　　是　　　不是

5. 患者是否出现过在睡眠中由于呼吸不畅而醒过来？　　　　　　　　　是　　　不是

6. 您是否观察到患者睡眠中有呼吸暂停？　　　　　　　　　　　　　　是　　　不是

　　如果您选择了"是"，那么

　　6.1 患者目前是否已接受相应治疗（如持续气道正压通气治疗）？　　是　　　不是

7. 患者夜间是否出现过小腿痉挛疼痛？　　　　　　　　　　　　　　　是　　　不是

8. 请根据患者过去 3 周的清醒程度作答

0　　　1　　　2　　　3　　　4　　　5　　　6　　　7　　　8　　　9　　　10

整天睡觉　　　　　　　　　　　　　　　　　　　完全 / 正常的保持清醒

# 附录 2-19 清晨型 - 夜晚型量表（Morningness-Eveningness Questionnaire, MEQ）

**指导语:**

1. 请在回答问题前仔细阅读每一个问题。

2. 请认真回答所有问题，既不要有遗漏，也不要重复答题。

3. 请按照题目的先后顺序答题。

4. 每个问题都是相互独立的，不要从头检查您的答案。

5. 所有问题都有一组答案。对于每项问题，只选择一个答案。有些问题需要您填写一个最符合您真实情况的时间或时间范围。请用 24h 制方法表达。

6. 请按您最真实的情况回答每一个问题，您的答案或回答结果应保证绝对真实。

7. 您的答案和结果都会**绝对保密**。

**问题 1**

根据您自己的感觉，如果完全由您自己安排您的一天，您将何时起床?

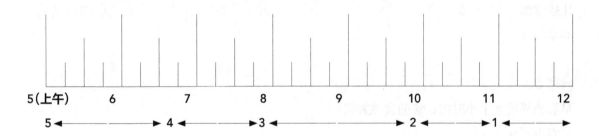

**问题 2**

根据您自己的感觉，如果完全由您自己安排您的一天，您将何时睡觉?

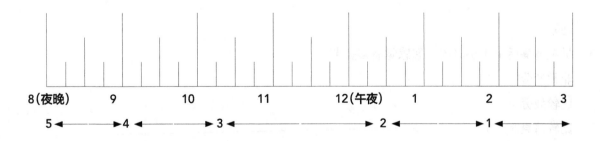

**问题 3**

如果第二天早上某特定时间要做某事，您在多大程度上需要依靠闹钟将您叫醒?

根本不需要　　　4

轻度依赖　　3

比较依赖　　2

非常依赖　　1

## 问题 4

假如有适宜的环境条件，您清晨起床是否容易？

一点也不容易　　1

不太容易　　2

比较容易　　3

非常容易　　4

## 问题 5

早晨醒后的半个小时内，您觉得您有多清醒？

一点也不清醒　　1

轻度清醒　　2

比较清醒　　3

非常清醒　　4

## 问题 6

早晨清醒后半个小时内，您的食欲如何？

一点也不好　　1

比较差　　2

比较好　　3

非常好　　4

## 问题 7

早晨清醒后半个小时内，您感觉有多疲劳？

非常疲劳　　1

比较疲劳　　2

比较清爽　　3

非常清爽　　4

**问题 8**

如果第二天没有什么特殊事情，与平时相比，您会何时上床睡觉？

很少或从不推迟　　　　4

推迟不足 1 个小时　　　3

推迟 1～2 个小时　　　　2

推迟 2 个小时以上　　　1

**问题 9**

假设您决定进行体育锻炼，朋友建议您每周做 2 次，每次 1 个小时，对于您的朋友来说最好的时间段是早晨 7：00-8：00。按照您自己的生活习惯，这样的时间安排，您觉得执行起来如何？

很好执行　　　　4

较好执行　　　　3

难以执行　　　　2

非常难以执行　　1

**问题 10**

晚上您什么时间感觉到疲劳，且需要睡觉？（具体时间）

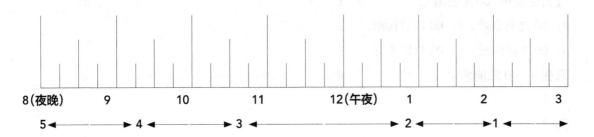

**问题 11**

您希望在状态最佳时进行难度很大，且持续两个小时的测试。如果完全由您自己安排您的时间，这个测试您将何时进行？

08：00－10：00　　　6

11：00－13：00　　　4

15：00－17：00　　　2

19：00－21：00　　　0

## 问题 12

如果您在晚上 11：00 上床睡觉，在这个时间您疲劳的程度是多少？

| | |
|---|---|
| 一点也不疲劳 | 0 |
| 轻度疲劳 | 2 |
| 比较疲劳 | 3 |
| 非常疲劳 | 5 |

## 问题 13

因为某种原因您比平时推迟了几个小时上床睡觉，但是您没有必要在第二天任何特定时间起床。您将：

| | |
|---|---|
| 和平常一样的时间起床，且不会再睡 | 4 |
| 和平常一样的时间起床，然后小睡 | 3 |
| 和平常一样的时间起床，然后再睡 | 2 |
| 比平常晚一些起床 | 1 |

## 问题 14

某天夜里因为值夜班，您在凌晨 4：00-6：00 之间必须保持清醒，第二天您没有特殊的事情要做，下列情景您最有可能选择：

| | |
|---|---|
| 直到凌晨 6：00 才去睡觉 | 1 |
| 4：00 之前小睡，6：00 以后再睡 | 2 |
| 4：00 之前睡觉，6：00 以后小睡 | 3 |
| 只在 4：00 之前睡觉 | 4 |

## 问题 15

假如您必须做 2 小时的体力活动，如果您能完全自由地计划白天的时间，且仅需考虑您自己的生活习惯，您会选择下列哪个时间段：

| | |
|---|---|
| 08：00 – 10：00 | 4 |
| 11：00 – 13：00 | 3 |
| 15：00 – 17：00 | 2 |
| 19：00 – 21：00 | 1 |

**问题 16**

您决定进行体育锻炼，一个朋友建议您在晚上 10：00–11：00 进行，一周两次。如果仅需考虑您自己的生活习惯，这样的时间，您觉得执行起来：

| | |
|---|---|
| 很好执行 | 1 |
| 较好执行 | 2 |
| 难以执行 | 3 |
| 非常难以执行 | 4 |

**问题 17**

假定您可以选择您的工作时间，但是一天必须工作 5 小时（包括中间的休息）。您将选择哪个时间开始连续工作 5 小时：

| 12 | 1 | 2 | 3 | 4 | 5 | 6 | 7 | 8 | 9 | 10 | 11 | 12 | 1 | 2 | 3 | 4 | 5 | 6 | 7 | 8 | 9 | 10 | 11 | 12 |
|---|---|---|---|---|---|---|---|---|---|---|---|---|---|---|---|---|---|---|---|---|---|---|---|---|
| 午夜 | | | | | | | | | | | | 中午 | | | | | | | | | | | | 午夜 |

1◄———————► 5◄————► 4◄—► 3◄—————————► 2◄———————► 1◄—————————————►

**问题 18**

一天当中您觉得何时状态最佳？（请写具体时间）

| 12 | 1 | 2 | 3 | 4 | 5 | 6 | 7 | 8 | 9 | 10 | 11 | 12 | 1 | 2 | 3 | 4 | 5 | 6 | 7 | 8 | 9 | 10 | 11 | 12 |
|---|---|---|---|---|---|---|---|---|---|---|---|---|---|---|---|---|---|---|---|---|---|---|---|---|
| 午夜 | | | | | | | | | | | | 中午 | | | | | | | | | | | | 午夜 |

1◄———————► 5◄————► 4◄—► 3◄———————————► 2◄—————————► 1◄—————————►

**问题 19**

人可分为"清晨"型和"夜晚"型，您认为您属于哪种类型？

| | |
|---|---|
| 绝对的"清晨"型 | 6 |
| "清晨"型多过"夜晚"型 | 4 |
| "夜晚"型多过"清晨"型 | 2 |
| 绝对的"夜晚"型 | 0 |

　　**评分方法：**该量表包括 19 个条目，编制该量表是为了评估受试者在清晨和夜晚的特定时间段活跃和清醒的程度。包含 Likert 式和时间尺度两种评分方法。Likert 式评分条目有 4 个选项，最低值表示绝对夜晚型。与之类似，时间尺度评分是把 7 个小时的时间段以 15 分钟为一个刻度划分。量表的每个条目评分范围为 1 ~ 5 分、0 ~ 6 分、0 ~ 5 分和 1 ~ 4 分。把

每个条目得分相加获得总分，五个类型的总分划界范围如下：绝对清晨型（70~86），中度清晨型（59~69），既不是清晨型也不是夜晚型（42~58），中度夜晚型（31~41），绝对夜晚型（16~30）。然而，发现这些划界点在澳大利亚的学生群体中识别绝对清晨型的效力小，研究者 Neubauer 建议对于特定的地区，该量表可能需要调整，以适应该地区昼夜节律的不同。

中文版的 MEQ 已经将相应的条目做了调整。对于中国香港人群，划界范围为：绝对清晨型：70~86，中度清晨型：63~69，中间型：50~62，中度夜晚型：43~49，绝对夜晚型：16~42。对于中国大陆人群，划界范围为：绝对清晨型：70~86，中度清晨型：65~69，中间型：53~64，中度夜晚型：47~52，绝对夜晚型：16~46。

## 附录 2-20 儿科日间嗜睡量表（Pediatric Daytime Sleepiness Scale，PDSS）

请如实回答以下问题，并且用圈画出您的答案。

1. 有多少次您在课上睡着或打瞌睡？

　　总是　经常　有时　很少　从不

2. 您在做作业时有多少次睡着或者打瞌睡？

　　总是　经常　有时　很少　从不

3. 您在一天当中的大部分时间通常是清醒的吗？

　　总是　经常　有时　很少　从不

4. 您一天之中有多少次曾感到疲乏或者脾气暴躁？

　　总是　经常　有时　很少　从不

5. 您有多少次起床困难？

　　总是　经常　有时　很少　从不

6. 您有多少次醒来后再入睡困难？

　　总是　经常　有时　很少　从不

7. 您有多少次需要他人叫您起床？

　　总是　经常　有时　很少　从不

8. 您有多少次认为自己需要更多的睡眠？

　　总是　经常　有时　很少　从不

**评分说明：**量表由 8 个问题组成，用来评估青少年日间嗜睡的主观感受。受试者评分是应用 1~5 分 Likert 式评分方法，评估他们在某种情况下嗜睡或清醒的频率。评分从 0 分（从不）到 4 分（总是）。除了条目 3 以外，其他条目均为正向评分。分数越高，提示日间嗜睡越明显。

# 附录 2-21  帕金森病睡眠量表（Parkinson's Disease Sleep Scale，PDSS）

请根据您过去一周的睡眠情况，在右侧的直线上找到相应的点用竖线标出。

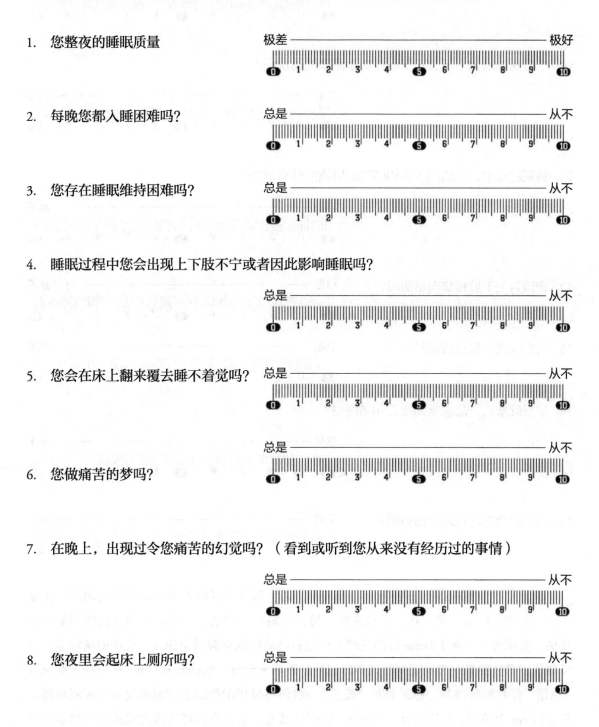

1.  您整夜的睡眠质量　　　　　　　极差 ——————————— 极好

2.  每晚您都入睡困难吗？　　　　　　总是 ——————————— 从不

3.  您存在睡眠维持困难吗？　　　　　总是 ——————————— 从不

4.  睡眠过程中您会出现上下肢不宁或者因此影响睡眠吗？
　　　　　　　　　　　　　　　　　　总是 ——————————— 从不

5.  您会在床上翻来覆去睡不着觉吗？　总是 ——————————— 从不

6.  您做痛苦的梦吗？　　　　　　　　总是 ——————————— 从不

7.  在晚上，出现过令您痛苦的幻觉吗？（看到或听到您从来没有经历过的事情）
　　　　　　　　　　　　　　　　　　总是 ——————————— 从不

8.  您夜里会起床上厕所吗？　　　　　总是 ——————————— 从不

9. 您出现过因为"关"的症状而尿失禁吗?

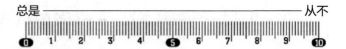

10. 您出现过因为上下肢不宁而在深夜醒来的情况吗?

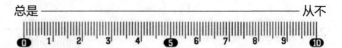

11. 睡眠过程中,您感到手部和腿部的肌肉痛性痉挛吗?

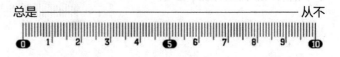

12. 您因为上下肢疼痛而早醒吗?

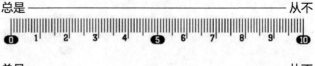

13. 清醒时您出现过震颤吗?

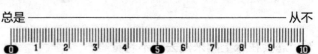

14. 早晨醒来后,您感觉到疲乏和嗜睡吗?

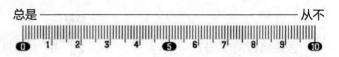

15. 白天您会不经意地打瞌睡吗?

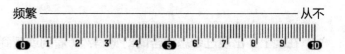

  **评分说明:** PDSS 由 15 个条目组成,评估帕金森病患者的入睡和睡眠维持困难,睡眠不宁,梦魇,幻觉,遗尿症,运动症状,精力恢复和日间嗜睡。量表使用视觉模拟的方法评估,受试者在一条 100mm 长的直线上标记自己的睡眠体验对应的点,直线的两端是两个极端值。通过测量线起始端到受试者标记处的距离来计分,精确到 0.1cm。低分提示受试者"总是"伴有睡眠问题、睡眠质量"极差",然而高分提示受试者"根本没有"睡眠障碍。总分以 cm 为单位,范围为 0~150 分,然而受试者一般不会选择直线两端所对应的最低分和最高分。作者提示条目 1,3,14,15 可能对于需要进一步筛查的患者尤其重要。

# 附录 2-22 儿科睡眠问卷（Pediatric Sleep Questionnaire，PSQ）

## 儿科睡眠问卷（版本号 070424）

儿童姓名：＿＿＿＿＿＿＿＿＿＿＿＿＿＿

问卷回答者姓名：＿＿＿＿＿＿＿＿＿＿＿＿

与儿童的关系：＿＿＿＿＿＿＿＿＿＿＿＿

您的电话号码，白天：＿＿＿＿＿＿＿＿＿＿　夜晚：＿＿＿＿＿＿＿＿＿＿＿＿

如果我们不能及时联系到您，请留下亲属的姓名和电话号码：＿＿＿＿＿＿＿＿＿＿＿

＿＿＿＿＿＿＿＿＿＿＿

**指导语：**

在下一页中，请根据您的孩子在睡眠和清醒时候的行为表现回答下列问题。问卷主要询问过去您的孩子常见的表现，而不是最近几天可能由于孩子不舒服导致的非常规的表现。如果您不确定如何回答某个问题，您可以随时向您的丈夫或妻子、医生求助。请在正确的答案上划圈或在预留的空白处清晰的写上答案。"Y"表示"是"，"N"表示"否"，"DK"表示"不知道"。当您看到"经常的"，它表示"超过一半的时间"或"不超过一半的夜晚"。

儿童的一般信息

今天日期：＿＿＿＿＿＿＿／＿＿＿＿＿／＿＿＿＿＿

您在哪里完成本问卷?＿＿＿＿＿＿＿＿＿＿＿＿＿

孩子的出生日期：＿＿＿＿＿＿＿＿＿＿＿＿＿

性别：＿＿＿＿＿＿＿＿＿＿＿＿

目前身高：＿＿＿＿＿＿＿＿＿＿＿＿（cm）

目前体重：＿＿＿＿＿＿＿＿＿＿＿＿（kg）

学校年级（如果适用）：＿＿＿＿＿＿＿＿＿＿＿

孩子的种族/民族（请圈选）：

1）美裔印第安人　　　　2）亚裔美国人

3）非裔美国人　　　　　4）西班牙裔

5）白/非西班牙裔　　　6）其他或不知道

| 评估员填写 |
| --- |
| G11 |
| G12 |
| G13 |
| G14 |
| G15 |
| G16 |
| G17 |
| G18 |
| G19 |

| A. 夜间和睡眠行为: | | | | 评估员填写 |
|---|---|---|---|---|

**在睡眠的时候,您的孩子是否**

| | | | | |
|---|---|---|---|---|
| 打鼾? | Y | N | DK | A1 |
| 有超过一半的时间在打鼾? | Y | N | DK | A2 |
| 总是打鼾? | Y | N | DK | A3 |
| 鼾声响亮? | Y | N | DK | A4 |
| 有"粗重"或响亮的呼吸音? | Y | N | DK | A5 |
| 有呼吸困难,或者有用力呼吸? | Y | N | DK | A6 |

**你是否曾经……**

| | | | | |
|---|---|---|---|---|
| 看到过孩子在夜间睡眠时停止呼吸? | Y | N | DK | A7 |
| 如果看到过,请描述当时的情况: | | | | |
| 在孩子睡觉时关注孩子的呼吸? | Y | N | DK | A8 |
| 不得不摇晃睡眠中的孩子以让他呼吸,或者叫醒他/她,使其呼吸 | Y | N | DK | A9 |
| 看到您的孩子因为打鼾而觉醒? | Y | N | DK | A11 |

**您的孩子是否……**

| | | | | |
|---|---|---|---|---|
| 睡觉不安静? | Y | N | DK | A12 |
| 曾向你描述睡觉时腿有不自主的运动? | Y | N | DK | A13 |
| 有"生长痛"(无法解释的腿痛)? | | | | A13a |
| 在睡觉的时候"生长痛"加重? | | | | A13b |

**当您的孩子睡觉的时候,你是否看到……** Y N DK A14

| | | | | |
|---|---|---|---|---|
| 晚上,您的孩子是否经常一条腿或两条腿有小幅度的踢动? | | | | A14a |
| 做反复的踢腿或猛地抽动,并有规律的间歇(例如:每20~40s一次) | | | | |

**晚上,您的孩子是否经常……**

| | | | | |
|---|---|---|---|---|
| 出汗,或者睡衣经常被汗液浸湿? | Y | N | DK | A15 |
| 起夜(任何原因导致的)? | Y | N | DK | A16 |
| 下床排尿? | Y | N | DK | A17 |
| 如果有这种情况,平均每晚有几次? | | 次 | | A17a |

| | | | | |
|---|---|---|---|---|
| 您的孩子在睡觉时会张着嘴吗? | Y | N | DK | A21 |
| 您的孩子在晚上会表现鼻子堵塞或"不通气"吗? | Y | N | DK | A22 |
| 过敏反应会影响您的孩子用鼻子呼吸吗? | Y | N | DK | A23 |

**您的孩子是否……**

| | | | | |
|---|---|---|---|---|
| 白天也倾向于用口呼吸? | Y | N | DK | A24 |
| 早晨醒来后感觉口干? | Y | N | DK | A25 |
| 抱怨晚上肚子痛? | Y | N | DK | A27 |
| 喉咙有烧灼感? | Y | N | DK | A29 |
| 晚上磨牙? | Y | N | DK | A30 |
| 偶尔尿床? | Y | N | DK | A32 |

| | | | | |
|---|---|---|---|---|
| 您的孩子曾有过睡眠时行走吗("睡行症")? | Y | N | DK | A33 |
| 您是否曾听到孩子在睡觉时说话("梦呓")? | Y | N | DK | A34 |
| 您的孩子是否每周至少做一次噩梦? | Y | N | DK | A35 |
| 您的孩子是否曾在夜间惊叫而醒? | Y | N | DK | A36 |

| A. 夜间和睡眠行为： | | | | 评估员填写 |
|---|---|---|---|---|
| 您是否见过孩子在夜间的行为或表现，让您感觉孩子既不是完全清醒的也不是完全睡着的？<br>如果有这种情况请描述孩子当时的状态： | Y | N | DK | A37 |
| 您的孩子是否有夜晚入睡困难？ | Y | N | DK | A40 |
| 您的孩子大概夜里需要多长时间才能够入睡？ | | _____分钟 | | A41 |
| 您的孩子睡前是否经常有困难的"例行活动"或"仪式"，争吵很多，甚至不好的行为？ | Y | N | DK | A42 |
| **您的孩子是否……** | | | | |
| 睡觉时撞自己的脑袋或晃动自己的身体？ | Y | N | DK | A43 |
| 平均每晚觉醒时间超过2次？ | Y | N | DK | A44 |
| 晚上觉醒后很难再入睡？ | Y | N | DK | A45 |
| 清晨早醒并且再睡困难？ | Y | N | DK | A46 |
| 您的孩子是否每天上床睡觉的时间相差很多？ | Y | N | DK | A47 |
| 您的孩子是否每天起床的时间相差很多？ | Y | N | DK | A48 |
| **您的孩子经常什么时间……** | | | | |
| 上床睡觉，在上学日的时候？ | | | | A49 |
| 上床睡觉，在周末或假期的时候？ | | | | A50 |
| 起床，在工作日的早晨？ | | | | A51 |
| 起床，在周末或假期的早晨？ | | | | A52 |

| B. 日间活动及其他可能的问题： | | | | 评估员填写 |
|---|---|---|---|---|
| **您的孩子是否** | | | | |
| 早上感觉睡不清醒？ | Y | N | DK | B1 |
| 白天嗜睡？ | Y | N | DK | B2 |
| 抱怨白天感到困倦？ | Y | N | DK | B3 |
| 是否曾有老师或者照料者反映孩子白天嗜睡？ | Y | N | DK | B4 |
| 您的孩子是否白天经常打盹？ | Y | N | DK | B5 |
| 早上，您的孩子是否很难被叫醒？ | Y | N | DK | B6 |
| 您的孩子早上醒后头疼吗？ | Y | N | DK | B7 |
| 您的孩子是否平均每月至少有一次头疼？ | Y | N | DK | B8 |
| 您的孩子出生后某段时间是否曾有过停止生长发育的情况？<br>如果有，请描述当时的情况： | Y | N | DK | B9 |
| 您的孩子是否还有扁桃体？<br>如果没有，请问什么时候，为什么摘除了扁桃体？ | Y | N | DK | B10 |
| 有过导致呼吸困难的情况？<br>如果有，请描述当时的情况： | Y | N | DK | B11 |
| 做过手术？<br>如果有，在手术之前、中、后是否有任何呼吸困难的情况？ | Y | N | DK | B12<br><br>B12a |

| B. 日间活动及其他可能的问题： | | | | 评估员填写 |
|---|---|---|---|---|
| 在大笑或被吓到的情况下，是否突然出现双腿或身体其他地方的无力？ | Y | N | DK | B13 |
| 在床上醒着的时候，虽然双眼能向周围看，但是身体有短暂的时间不能够移动？ | Y | N | DK | B15 |
| 您的孩子是否有难以控制的经常打盹，以至于不得不停下正在做的事情？ | Y | N | DK | B16 |
| 您的孩子是否在清醒的时候感觉在做梦（看到影像或听到声音）？ | Y | N | DK | B17 |
| 您的孩子是否每天喝咖啡因饮料（可乐，茶或咖啡）？ | Y | N | DK | B18 |
| 如果是，每天大概喝多少杯 / 听？ | | _____ 杯 | | B18a |
| 您的孩子是否服用过消遣性毒品？ 如果有，服用的是哪种，多长时间服用一次？ | Y | N | DK | B19 |
| 您的孩子是否吸过香烟、无烟烟草、鼻烟或者其他烟草制品？ 如果有，吸过的是哪一种，多长时间吸一次？ | Y | N | DK | B20 |
| 您的孩子超重吗？ | Y | N | DK | B22 |
| 如果是，孩子是在几岁时开始超重的？ | | _____ 岁 | | B22a |
| 医生是否说过，您的孩子硬腭高拱（口腔上部）？ | Y | N | DK | B23 |
| 您的孩子是否因为行为障碍服用过哌甲酯？ | Y | N | DK | B24 |
| 是否有健康专家说过您的孩子有注意缺陷障碍（ADD）或者注意缺陷多动障碍（ADHD）？ | Y | N | DK | B25 |

## C. 其他信息

1. 如果您目前正带着孩子看医生，您来看的是什么问题？

   _____

   _____

2. 如果您的孩子患有慢性疾病，请列举出三个您认为最明显的问题。

   _____

   _____

   _____

3. 请列出您的孩子目前正在服用的药物名称：

| 药物名称 | 每日服用剂量（mg）或片数 | 服用时间 | 疗效 |
|---|---|---|---|
| _____ | _____ | _____ | _____ |
| _____ | _____ | _____ | _____ |
| _____ | _____ | _____ | _____ |

4. 如果您的孩子曾经服用过改善行为、注意力或者睡眠方面的药物，请列出来：

  药物名称    每日服用剂量(mg)或片数    服用时间    疗效

  _____  _____  _____  _____

  _____  _____  _____  _____

  _____  _____  _____  _____

  _____  _____  _____  _____

5. 请列出医生针对您孩子怀疑或确诊过的任何一种睡眠障碍，描述每一种障碍诊断的时间以及目前是否还存在这样的障碍。

  _____

  _____

6. 请列出医生针对您孩子怀疑或确诊过的任何精神、心理、情绪或行为方面的障碍。描述每一种障碍开始的时间及目前是否还存在。

  _____

  _____

7. 请列出孩子的兄弟姐妹或父母曾经诊断或怀疑的任何睡眠或者行为障碍：

  亲属      疾病

  _____  _____

  _____  _____

  _____  _____

## D. 其他

请在下面的空白处写下您认为重要的任何情况。也请对上面问题进行详细描述。

指导语：

阅读下面的表格，请选择最适合孩子的描述，在方框中标记：

| 这个孩子经常 | 不适用 | 小部分时间适用 | 大部分时间适用 | 几乎总是 |
| --- | --- | --- | --- | --- |
| 对他说话时好像没有听到。 | | | | |
| 规划任务或活动有困难。 | | | | |
| 很容易因外界的刺激而分散注意力。 | | | | |
| 手脚不停地动或坐不住。 | | | | |

| 这个孩子经常 | 不适用 | 小部分时间适用 | 大部分时间适用 | 几乎总是 |
|---|---|---|---|---|
| 总是"忙碌"或表现像"发动机不停运转"。 | | | | |
| 打断 / 打扰他人（如：不合时宜地打断他人的对话或游戏）。 | | | | |

**评分方法：** 包含 22 个父母完成的条目，用于筛查儿童睡眠问题，主要了解儿童打鼾及其他呼吸问题、日间嗜睡、注意力不集中、多动，以及睡眠呼吸暂停相关的症状与体征，例如：肥胖和遗尿。大多条目以"是"或"否"作答，评分："是" = 1，"否" = 0。在有关注意力不集中和多动的条目中，回答方式又采用 Likert 式 4 级法：不适用、小部分时间适用、大部分时间适用和几乎总是。但其评分还是采用了二分法进行评分—"不适用"或"小部分时间适用"的得分 = 0 分，"大部分时间适用"和"几乎总是"的得分 = 1 分。本量表采用"是 / 否"评分，适用于那些经常回避极端选项的人群，也避免了量表对疾病不同严重程度的区分。

## 附录 2-23 匹兹堡睡眠质量指数（Pittsburgh Sleep Quality Index，PSQI）

填表注意事项：以下的问题仅与您过去一个月的睡眠习惯有关。您应该对过去一个月多数白天和晚上的睡眠情况进行准确的回答，要回答以下所有的问题。

1. 近一个月，您晚上上床睡觉的时间通常是_____点钟

2. 近一个月，每晚通常要_____分钟才能入睡

3. 近一个月，每天早上通常_____点钟起床

4. 近一个月，每夜实际睡眠_____小时（注意：不等于卧床时间）

从以下每一个问题的答案选项中选择一个最符合您的情况，打"√"

5. 近一个月，您是否因为以下问题影响睡眠而烦恼：

　　a）入睡困难（不能在 30 分钟内入睡）

　　　　无　　　< 1 次 / 周　　　1 ~ 2 次 / 周　　　≥ 3 次 / 周

　　b）夜间易醒或早醒

　　　　无　　　< 1 次 / 周　　　1 ~ 2 次 / 周　　　≥ 3 次 / 周

　　c）夜间起床上厕所

　　　　无　　　< 1 次 / 周　　　1 ~ 2 次 / 周　　　≥ 3 次 / 周

　　d）出现呼吸不畅

　　　　无　　　< 1 次 / 周　　　1 ~ 2 次 / 周　　　≥ 3 次 / 周

e）响亮的鼾声或咳嗽声

　　无　　＜1次/周　　1～2次/周　　≥3次/周

f）感到太冷

　　无　　＜1次/周　　1～2次/周　　≥3次/周

g）感到太热

　　无　　＜1次/周　　1～2次/周　　≥3次/周

h）做噩梦

　　无　　＜1次/周　　1～2次/周　　≥3次/周

i）感到疼痛

　　无　　＜1次/周　　1～2次/周　　≥3次/周

j）其他影响睡眠的事情

　　无　　＜1次/周　　1～2次/周　　≥3次/周

如果存在以上问题，请说明：

6. 近一个月，总的来说，您认为自己的睡眠

　　很好　　较好　　较差　　很差

7. 近一个月，您用药来催眠的情况

　　无　　＜1次/周　　1～2次/周　　≥3次/周

8. 近一个月，您常常感到困倦，难以保持清醒状态吗

　　无　　＜1次/周　　1～2次/周　　≥3次/周

9. 近一个月，您做事情的精力不足吗

　　没有　　偶尔有　　有时有　　经常有

10. 近一个月有无下列情况（请询问同寝室者）：

a）高声打鼾

　　A无　　B＜1次/周　　C1～2次/周　　D≥3次/周

b）睡眠中较长时间的呼吸暂停（呼吸憋气）现象

　　A无　　B＜1次/周　　C1～2次/周　　D≥3次/周

c）睡眠中腿部抽动或痉挛

　　A无　　B＜1次/周　　C1～2次/周　　D≥3次/周

d）睡眠中出现不能辨认方向或意识模糊的情况

　　A无　　B＜1次/周　　C1～2次/周　　D≥3次/周

e）睡眠中存在其他影响睡眠的特殊情况

　　A无　　B＜1次/周　　C1～2次/周　　D≥3次/周

**评分说明：** 主要用于评估总体的睡眠质量，包含19个自评条目，分别归属于7个成分：主观睡眠质量、睡眠潜伏期、睡眠时间、习惯睡眠效率、睡眠紊乱累加问题、睡眠药物使

用以及日间功能紊乱。此外，还有五个问题是询问受试者的同寝室者或床伴，这五个问题有助于临床睡眠障碍诊治，并不参与计分。量表的评分方法在作者最初发表的文章中有详细介绍。该量表评分既包括 Likert 式评分法，又包括开放式问题（应用评分指导转化成量表分）。评估受试者过去的一个月内他们出现这些睡眠问题的频率以及总体的睡眠质量状况。每一个问题的得分从 0 分到 3 分，分数越高代表睡眠紊乱越严重。量表作者在他们进行的效度评估实验中，将划界值定为 5，这样可以正确区分出 88.5% 的患者人群。

## 附录 2-24  基于卡通面孔的嗜睡量表（Pictorial Sleepiness Scale Based on Carton Faces）

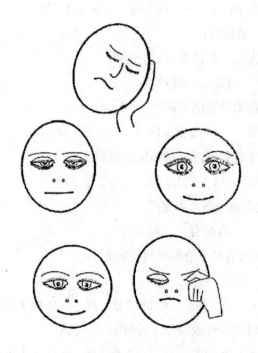

**评分说明：** 作为传统主观评估嗜睡的备选量表，由于大多数自我报告的问卷对于受试者要求有识字能力，因此形象化的面孔识别量表可以适用于更广泛的人群，儿童以及不太擅长读写的成年人均可以完成该量表。给受试者展示 5 张不同嗜睡程度的面孔图片，让他们选择最符合目前状态的一张。用 Likert 式评分来评价每一张面孔图片，方便研究者进行个体间比较和自身对照。

# 附录 2-25 RBD 睡眠行为障碍问卷（RBD Sleep Behavior Disorder Questionnaire）

请根据以往情况回答以下问题，✓ 出适合的选项：

| 表现 | 不知道/不记得 | 没有/不会 | 有/会 | 最近一年有这种情况吗？ | 一年一次或几次 | 每个月1次或几次 | 每星期1~2次 | 每星期3次或以上 |
|---|---|---|---|---|---|---|---|---|
| 1. 你睡觉时会经常做梦吗？ | ☐ | ☐ | ☐ | 有<br>没有（请跳去下一题） | ☐ | ☐ | ☐ | ☐ |
| 2. 你睡觉时会经常做噩梦吗？ | ☐ | ☐ | ☐ | 有<br>没有（请跳去下一题） | ☐ | ☐ | ☐ | ☐ |
| 3. 你的梦境会是一些令你忧伤难过的情景吗？ | ☐ | ☐ | ☐ | 有<br>没有（请跳去下一题） | ☐ | ☐ | ☐ | ☐ |
| 4. 你的梦境会是一些令你激动或愤怒的情景（例如与人争执、打斗）吗？ | ☐ | ☐ | ☐ | 有<br>没有（请跳去下一题） | ☐ | ☐ | ☐ | ☐ |
| 5. 你的梦境会是一些令你害怕或惊恐的情景（例如被鬼怪追逐）吗？ | ☐ | ☐ | ☐ | 有<br>没有（请跳去下一题） | ☐ | ☐ | ☐ | ☐ |
| 6. 你有说梦话的情况吗？ | ☐ | ☐ | ☐ | 有<br>没有（请跳去下一题） | ☐ | ☐ | ☐ | ☐ |
| 7. 当你做梦时，会跟着梦境呼叫、尖叫或叫骂吗？ | ☐ | ☐ | ☐ | 有<br>没有（请跳去下一题） | ☐ | ☐ | ☐ | ☐ |
| 8. 当你做梦时，会跟着梦境做出相应的行为吗？ | ☐ | ☐ | ☐ | 有<br>没有（请跳去下一题） | ☐ | ☐ | ☐ | ☐ |
| 9. 你有睡觉时掉下床的情况吗？ | ☐ | ☐ | ☐ | 有<br>没有（请跳去下一题） | ☐ | ☐ | ☐ | ☐ |
| 10. 你有睡觉时弄伤自己，或者弄伤身边其他人的情况吗？ | ☐ | ☐ | ☐ | 有<br>没有（请跳去下一题） | ☐ | ☐ | ☐ | ☐ |
| 11. 你有在睡觉时企图或有可能弄伤自己或身边其他人的情况吗？ | ☐ | ☐ | ☐ | 有<br>没有（请跳去下一题） | ☐ | ☐ | ☐ | ☐ |

| 表现 | 不知道/不记得 | 没有/不会 | 有/会 | 最近一年有这种情况吗? | 一年一次或几次 | 每个月1次或几次 | 每星期1~2次 | 每星期3次或以上 |
|---|---|---|---|---|---|---|---|---|
| 12. 以上 10 或 11 的情况是否经常与做梦有关? | □ | □ | □ | 有<br>没有(请跳去下一题) | □ | □ | □ | □ |
| 13. 以上描述的情况是否影响了你的睡眠? | □ | □ | □ | 有<br>没有(请跳去第 14 题) | □ | □ | □ | □ |

| 在睡觉中受伤的严重程度 | 没有出现这种情况 | 轻度损伤(如擦伤,瘀伤) | 严重损伤(如骨折,严重出血,头或颈部受伤) |
|---|---|---|---|
| 14. 睡觉弄伤自己时,程度最严重的一次是: | □ | □ | □ |
| 15. 如果睡觉时弄伤身边其他人,他/她受伤程度最严重的一次是: | □ | □ | □ |

| 睡眠环境 | 是 | 否 |
|---|---|---|
| 16. 你是否因为睡觉时掉下床,弄伤自己或者其他人而需作一些防范措施(如:放置一些枕头围绕在床边)? | □ | □ |
| 17. 你是否因为弄伤身边其他人而需要和他/她分床睡觉? | □ | □ |

18. 请问你是在多久以前开始发现自己有掉下床,弄伤自己,或者弄伤身边其他人的情况?
(如没有这些情况,请不必回答):＿＿＿＿＿年前

## 附录 2-26　REM 期睡眠行为障碍筛查问卷（REM Screening Questionnaire）

请根据您的自身情况作答

1. 我有时会做非常生动的梦————————————————————————————是/不是

2. 我的梦境比较暴力或非常令人激动————————————————————是/不是

3. 我的梦境与我夜间发生的行为相关————————————————————是/不是

4. 睡眠中我知道我的手脚在动————————————————————————是/不是

5. 我曾经伤害或几乎伤害到我自己或我的床伴——————————————是/不是

6. 在做梦时我会出现以下情况

　6.1 说话、尖叫或大笑————————————————————————————是/不是

　6.2 突然挥舞手脚,做打斗样————————————————————————是/不是

　6.3 做出某种手势或复杂动作,如挥舞双手、驱赶蚊虫、甚至掉下床————是/不是

6.4 将床旁的东西打落，如床头灯，书或眼镜———————————————是 / 不是

7. 我的动作会弄醒自己———————————————————————————是 / 不是

8. 醒后，我对自己的梦境记忆深刻———————————————————是 / 不是

9. 我睡眠连续性很差———————————————————————————是 / 不是

10. 我有神经系统疾病（如卒中、帕金森病、发作性睡病等），具体是什么？

——————————————————————————————————————是 / 不是

# 附录 2-27  不宁腿综合征问卷（RLS Questionnaire）

请您根据自身的情况作答，圈出最适合的答案。

1. 当坐着 / 躺下时，腿部会出现 / 之前也反复出现过令人不愉快的感觉或刺痛感吗？

是 / 不是

如果选择是，您怎样描述这种感觉？

a. 疼痛感 　　　　　b. 令人不愉快 　　　　　c. 既疼痛又令人不愉快

2. 当坐着 / 躺下时，双腿会 / 之前反复出现过迫切活动腿部的愿望吗？　　　是 / 不是

如果选择是，您需要活动全身而不仅仅是活动腿部吗？　　　　　　　是 / 不是

必须活动的感觉，有时会很急促，以至于您不能抵制它　　　　　　　是 / 不是

或者只是单纯的活动腿部或上肢就可以了　　　　　　　　　　　　　是 / 不是

3. 当坐着 / 躺下时，腿部会不自主的跳动 / 活动吗？　　　　　　　　　　是 / 不是

如果选择是，与双腿的不适感觉是有关的吗？　　　　　　　　　　　是 / 不是

如果选择是，这种不自主运动发生的频率是？（圈出一个选择）

a. 很少 　　　　　b. 偶尔 　　　　　c. 频繁 　　　　　d. 几乎总是

这种不自主运动只发生在您入睡前　　　　　　　　　　　　　　　　是 / 不是

4. 您会感到 / 之前反复出现过，非常痒以至于不能在一个地方待着或必须要活动上肢

或下肢才可以　　　　　　　　　　　　　　　　　　　　　　　　　是 / 不是

当 1 ~ 4 题中至少有一个答案为"是"时，请您继续回答以下的问题。如果上述所有问题您均回答"否"，请停止答题。

5. 当这些感觉 / 运动发生时，静息（坐着 / 躺下）会比活动时更重吗？　　是 / 不是

6. 当这些感觉或运动发生时，起来行走是否减轻 / 消失？请努力回忆，可能观察到这些

感觉 / 运动在您停止行走后又会加重，继续行走又会减轻？　　是 / 不是 / 不太清楚

5 ~ 6 题中至少有一个答案为"是"，请您继续回答以下的问题。如果上述两个问题均回答"否"，请停止答题。

7. 当这些感觉 / 运动发生时，晚上 / 夜间会加重？　　　　　　　　　　　是 / 不是

8. 当这些感觉 / 运动刚开始出现时, 晚上 / 夜里更严重吗? (不是问现在, 了解以前的情况)                                                                                是 / 不是

## 附录 2-28  STOP-Bang 量表 ( STOP-Bang Questionnaire )

姓名＿＿＿＿＿＿    性别＿＿＿＿＿    电话＿＿＿＿＿＿＿＿    填表日期＿＿＿＿＿＿＿

推荐医生姓名＿＿＿＿＿＿＿＿        推荐医生电话＿＿＿＿＿＿＿＿

**STOP**

| | | |
|---|---|---|
| 您打鼾的声音大吗, 比说话的声音大或者关上门都能听见 [Snore] | 是□ | 否□ |
| 您白天感到疲倦、劳累或嗜睡吗 [tired]? | 是□ | 否□ |
| 有人发现您睡眠中有呼吸暂停吗 [observed stop breathing]? | 是□ | 否□ |
| 您有高血压吗 [high blood pressure]? | 是□ | 否□ |

请计算答案为 "是" 的选项个数, 并将数字填写在这个方框里 □

| | | |
|---|---|---|
| 您的体重指数大于 35kg/m$^2$[BMI]? | 是□ | 否□ |
| 您的年龄大于 50 岁 [age]? | 是□ | 否□ |
| 您的颈围超过 40cm[neck size]? | 是□ | 否□ |
| 您的性别 [Gender]? | 男□ | 女□ |

| 如果身高是 | cm | 147 | 152 | 157 | 163 | 168 | 173 | 178 | 183 | 188 | 193 |
|---|---|---|---|---|---|---|---|---|---|---|---|
| 且体重大于 | kg | 76 | 81 | 86 | 92 | 99 | 105 | 111 | 117 | 124 | 130 |

则 BMI>35kg/m$^2$

| 如果身高是 | feet/inch | 4′10″ | 5′0″ | 5′2″ | 5′4″ | 5′6″ | 5′8″ | 5′10″ | 6′0″ | 6′2″ | 6′4″ |
|---|---|---|---|---|---|---|---|---|---|---|---|
| 且体重大于 | 磅 | 167 | 179 | 191 | 204 | 216 | 230 | 250 | 258 | 272 | 287 |

则 BMI>35kg/m$^2$

**评分说明:** 如果前 4 个问题回答 "是" 计 1 分, 得分相加, 总分 ≥ 2 分则认为有高度风险患有 OSA。如果使用完整的 stop-bang 问卷, 满足下列标准, 则每一条目得 1 分: 体重指数大于 35kg/m$^2$, 年龄 ≥ 50 岁, 颈围 > 40cm, 男性, 总分 ≥ 3 分则认为有高度风险患有 OSA。

## 附录 2-29  睡眠信念量表 ( Sleep Belief Scale, SBS )

这是一个调查选择行为对睡眠造成影响的工具。我们旨在了解您认为这些行为是否会影响睡眠质量和 / 或数量。在以下的行为清单中, 请指出您是否认为这些行为对睡眠有 "积

极"影响，"消极"影响或者"没有"影响。请不要回答这些行为在特定情况下如何影响您的睡眠，只需要考虑这些行为在一般情况下会对睡眠造成的影响。请回答下面的所有题目，并在相应的方框中打"√"，即使您不明确描述是否正确，也要做出选择。

| | 积极影响 | 没有影响 | 消极影响 |
|---|---|---|---|
| 1. 晚上饮酒 | ☐ | ☐ | ☐ |
| 2. 晚餐后喝咖啡或者含有咖啡的饮料 | ☐ | ☐ | ☐ |
| 3. 睡觉前做剧烈运动 | ☐ | ☐ | ☐ |
| 4. 白天长时间小睡 | ☐ | ☐ | ☐ |
| 5. 总在固定的时间上床睡眠和起床 | ☐ | ☐ | ☐ |
| 6. 在睡眠前想次日的安排 | ☐ | ☐ | ☐ |
| 7. 规律使用催眠药物 | ☐ | ☐ | ☐ |
| 8. 睡前吸烟 | ☐ | ☐ | ☐ |
| 9. 睡觉前转移注意力和放松 | ☐ | ☐ | ☐ |
| 10. 比习惯睡眠时间迟 2 小时睡觉 | ☐ | ☐ | ☐ |
| 11. 空腹睡眠 | ☐ | ☐ | ☐ |
| 12. 在床上进食、打电话、学习、做其他和睡眠无关的事情 | ☐ | ☐ | ☐ |
| 13. 在没有睡意的时候尝试睡眠 | ☐ | ☐ | ☐ |
| 14. 紧张地学习或工作直到深夜 | ☐ | ☐ | ☐ |
| 15. 睡不着的时候起床 | ☐ | ☐ | ☐ |
| 16. 在习惯睡眠时间之前 2 小时睡眠 | ☐ | ☐ | ☐ |
| 17. 进食后马上上床睡眠 | ☐ | ☐ | ☐ |
| 18. 对不能获得充足的睡眠而感到担心 | ☐ | ☐ | ☐ |
| 19. 在安静和黑暗的房间睡眠 | ☐ | ☐ | ☐ |
| 20. 用延长睡眠时间来补充失去的睡眠 | ☐ | ☐ | ☐ |

## 目的

**评分说明：** SBS 量表是睡眠信念量表是睡眠卫生意识和实践量表（sleep hygiene awareness and practice scale）的修订版本，包含睡眠卫生意识和实践量表的 9 个最突出的问题和 11 项与之相关的补充内容，计分方法简单。每一个条目需要受试者回答某些特定的行为会对睡眠的质和量造成怎样的影响。受试者选择三个答案之一："积极影响"，"消极影响"或者"没有影响"。对于大多数的条目，答案应该是会造成"消极影响"。但是，问题 5，9，15 和 19 的行为对睡眠的影响是积极的。统计回答正确的条目数量，可以和其他参与研究的人群进行比较，或者可用于评估睡眠信念随时间的变化。

# 附录 2-30 儿童睡眠紊乱量表（Sleep Disturbance Scale for Children，SDSC）

**使用说明：** 这份问卷将有助于您的医生对您孩子的睡眠觉醒节律以及睡眠行为问题有更好地了解。请试着回答每一个问题，在答题过程中请结合孩子最近 6 个月的睡眠情况进行选择。请圈出或划出您选择问题的答案，非常感谢您的帮助。

姓名：_____  年龄：_____  日期：_____

| | | | | | |
|---|---|---|---|---|---|
| 1. 大多数情况，每晚孩子睡眠时间有多少小时 | 9～11h ① | 8～9h ② | 7～8h ③ | 5～7h ④ | <5h ⑤ |
| 2. 通常您的孩子上床睡觉后多长时间才能睡着 | <15min ① | 15～30min ② | 30～45min ③ | 45～50min ④ | >60min ⑤ |

| | ① 无 | ② 偶尔（每月少于1或2次） | ③ 有时（每月1～2次） | ④ 经常（每月3或5次） | ⑤ 总是（日常） |
|---|---|---|---|---|---|
| 3. 孩子不愿上床睡觉 | | | | | |
| 4. 晚上孩子入睡困难 | | | | | |
| 5. 孩子入睡时会感到焦虑或恐惧 | | | | | |
| 6. 孩子入睡时会惊吓或抽动 | | | | | |
| 7. 孩子入睡时会出现重复动作，例如频繁摇头或撞击 | | | | | |
| 8. 孩子入睡时会经历鲜明的梦境场景 | | | | | |
| 9. 孩子睡觉时会过度出汗 | | | | | |
| 10. 每晚孩子会醒来两次以上 | | | | | |
| 11. 晚上醒后，孩子很难再入睡 | | | | | |
| 12. 睡着后，孩子频繁出现腿部抽动或痉挛，或者在深夜的时候经常改变睡姿或者踢被子 | | | | | |
| 13. 深夜孩子会出现呼吸困难 | | | | | |
| 14. 孩子睡着的时候会上气不接下气或呼吸停止 | | | | | |
| 15. 孩子打鼾 | | | | | |
| 16. 孩子夜间过度出汗 | | | | | |
| 17. 您发现孩子会梦游 | | | | | |
| 18. 您发现孩子说梦话 | | | | | |
| 19. 孩子睡觉时会磨牙 | | | | | |
| 20. 孩子会大叫而惊醒或者迷糊中您不能叫醒他／她，但是事后不能记起 | | | | | |
| 21. 孩子夜里会尖叫醒来或迷迷糊糊，似乎您帮不到他／她，但第二天早上孩子不记得 | | | | | |
| 22. 孩子早上经常很难醒来 | | | | | |
| 23. 孩子早上醒来后感到疲乏 | | | | | |

| ① | ② | ③ | ④ | ⑤ |
|---|---|---|---|---|
| 无 | 偶尔（每月少于1或2次） | 有时（每月1~2次） | 经常（每月3或5次） | 总是（日常） |

| | | | | |
|---|---|---|---|---|
| 24. 第二天醒来后孩子感到身体不能动 | | | | |
| 25. 孩子会出现白天嗜睡 | | | | |
| 26. 孩子会不分场合突然睡着 | | | | |

注：入睡困难和睡眠维持障碍（将条目1，2，3，4，5，10，11得分求和）

　　睡眠呼吸障碍（将条目13，14，15得分求和）

　　觉醒障碍（将条目17，20，21得分求和）

　　睡眠觉醒转换障碍（将条目6，7，8，12，18，19得分求和）

　　过度嗜睡（将22，23，24，25，26得分求和）

　　夜间多汗（将9，16得分求和）

　　总分（将所有6类别的总分求和）

**评分说明：** 由26个Likert式评分条目组成，既可以评估儿童特定的睡眠障碍，又可以为临床和研究筛查睡眠障碍患者提供全面的方法。儿童青少年的父母采用5级Likert式评分法进行评分，反映他们的孩子某种行为出现的频率：1分提示"无"，5分提示"总是（日常）"。受试者也需要提供估计的睡眠时间和入睡时间。分数越高提示可能存在越严重的睡眠紊乱。所有条目分为6个类别，反映一些影响青少年和儿童最常见的睡眠障碍，包括入睡困难和睡眠维持障碍、睡眠呼吸障碍、觉醒障碍、睡眠觉醒转换障碍、过度嗜睡障碍、睡眠多汗（夜间出汗）。通过分别统计出6个类别的分数，然后计算总分得到结果。Bruni和同事们的研究结果将39分作为总分划界值，他们在对量表进行评估的过程中发现39分与对照组的上四分位数一致，对应的敏感度为0.89以上。

# 附录 2-31　睡眠障碍问卷（Sleep Disorders Questionnaire，SDQ）

**量表英文原文请联系作者。**

　　睡眠障碍问卷作为一种工具，用于筛查睡眠障碍高风险人群，包含175个条目，这些条目是从睡眠问卷和清醒评估（sleep questionnaire and assessment of wakefulness，SQAW）中筛选出最好和最突出的条目构成。SQAW是一种总体评估工具，包括800多个条目。虽然本问卷可以帮助睡眠专家辅助诊断，但是这个量表最初是为全科医生和睡眠医学以外的健康专业人士设计的。量表作者也编制了一个条目较少，含45项条目的版本用于评估4种常见的睡眠障碍：睡眠呼吸暂停，发作性睡病，精神病性睡眠障碍和周期性肢体运动障碍。

　　**评分说明：** 受试者根据睡眠问题出现的频率，对条目同意的程度进行1~5分评估（"从不"到"一直"），（"非常不同意"到"非常同意"），并且对睡眠时间和咖啡因摄入的数量问题进行评估。分数越高，代表症状越严重。总分可以从总量表计算得出，也能从相关的分量表计算得出。

## 附录 2-32 儿科睡眠问卷：睡眠相关呼吸障碍（Sleep-Related Breathing Disorders，SRBD）分量表（简体中文版 PSQ）

儿童姓名：_____　　　　　研究编号：_____

完成表格者：_____　　　　　日期：____ / ____ / ____

请回答您的孩子在清醒和睡眠时行为相关的问题。问卷主要询问过去一个月内您孩子常见的表现，而不是最近几天的情况，因为可能由于孩子不舒服导致最近几天的表现不能代表过去的总体情况。您需要在正确的答案上画圈，或者在提供的空白处写上您的答案。"Y"表示"是"，"N"表示"否"，"DK"表示"不知道"。

| | | | | 评估者填写 |
|---|---|---|---|---|
| 1. 睡觉的时候，您的孩子是否： | | | | |
| 有超过一半的时间打鼾？ | Y | N | DK | A2 |
| 总是打鼾？ | Y | N | DK | A3 |
| 鼾声响亮？ | Y | N | DK | A4 |
| 有"粗重"或响亮的呼吸音？ | Y | N | DK | A5 |
| 有呼吸困难，或者用力呼吸？ | Y | N | DK | A6 |
| 2. 您是否曾经看到孩子在夜间睡眠时停止呼吸？ | Y | N | DK | A7 |
| 3. 您的孩子是否： | | | | |
| 白天倾向于用口呼吸？ | Y | N | DK | A24 |
| 早晨醒来后感觉口干？ | Y | N | DK | A25 |
| 偶尔尿床？ | Y | N | DK | A32 |
| 4. 您的孩子是否： | | | | |
| 早上感觉睡不清醒？ | Y | N | DK | B1 |
| 白天嗜睡？ | Y | N | DK | B2 |
| 5. 老师或者其他照料者反映过孩子白天嗜睡？ | Y | N | DK | B4 |
| 6. 您的孩子是否早上难以叫醒？ | Y | N | DK | B6 |
| 7. 您的孩子早上醒后头疼？ | Y | N | DK | B7 |
| 8. 您的孩子出生后某段时间曾有过停止生长发育？ | Y | N | DK | B9 |
| 9. 您的孩子超重吗？ | Y | N | DK | B22 |
| 10. 孩子经常： | | | | |
| 对他说话时他像没有听到 | Y | N | DK | C3 |
| 规划任务或活动有困难 | Y | N | DK | C5 |
| 很容易因为外界的刺激而分散注意力 | Y | N | DK | C8 |

| | | | | |
|---|---|---|---|---|
| 手脚不停地动或坐不住…………………………… | Y | N | DK | C10 |
| 总是"忙碌"或表现像"有发动机不停运转"………… | Y | N | DK | C14 |
| 打断/打扰别人(如:不合时宜打断别人的对话/游戏)…… | Y | N | DK | C18 |

**评分说明:** SRBD 量表的 22 个条目中,回答"是" = 1,"否" = 0,或者"不知道" = 漏掉。回答肯定("是")的症状条目数除以回答肯定和否定的条目数之和;分母要去掉漏答和回答"不知道"的条目数。最后的结果是一个数字,是范围从 0.0 ~ 1.0 的比值。比值 > 0.33 被认为是阳性的,提示存在儿童睡眠相关呼吸障碍风险较高。这个阈值是依据有效性研究得出的,提示 0.33 是最佳的特异性和敏感度的划界值。但是,在临床中如果需要增加敏感性,此比值就要降低;如果需要增加特异性,这个比值就要升高。

## 附录 2-33 Toronto 医院警觉测试(Toronto Hospital Alertness Test,THAT)

这个问卷是为了评估您所感受到的警觉程度。希望您根据最近一周的情况,报告您的感受,请在每一个问题对应的选项空格中打√。

| 最近 1 周,我感觉 | 根本不 | 少于 1/4 的时间 | 1/4 ~ 1/2 的时间 | 1/2 ~ 3/4 的时间 | 多于 3/4 的时间 | 一直 |
|---|---|---|---|---|---|---|
| | 0 | 1 | 2 | 3 | 4 | 5 |
| 能集中注意力 | | | | | | |
| 警觉 | | | | | | |
| 精神抖擞 | | | | | | |
| 精力充沛 | | | | | | |
| 有创新想法 | | | | | | |
| 视野清晰,能注意到所有细节(如:开车) | | | | | | |
| 能集中精力做手头的事情 | | | | | | |
| 精神状态最佳 | | | | | | |
| 保持警觉需要额外的努力 | | | | | | |
| 无聊时会走神 | | | | | | |

**评分说明:** 医院警觉测试条目的得分为 6 级 Likert 式评分,评估经历某种警觉感的频度。得分范围从 0(指"根本不")到 5("一直"),调查问卷的最后两个条目是反向评分,以确保受试者的依从性。该量表总分范围为 0 ~ 50,得分越高证明警觉水平越高。

## 附录 2-34 统一帕金森病评定量表（Unified Parkinson's Disease Rating Scale, UPDRS 3.0 版）

检查日期：　　　　　　　　　　　　　检查者：

患者姓名：　　　　　　　　　　　　　出生　　年　　月　　日

◎ 第一部分：精神、行为和情绪（1~4）

### 1. 智力损害

0 = 无

1 = 轻微智力损害，持续健忘，能部分回忆过去的事件，无其他困难

2 = 中等记忆损害，有定向障碍，解决复杂问题有中等程度的困难，在家中生活功能有轻度但肯定的损害，有时需要鼓励

3 = 严重记忆损害伴时间及（经常有）地点定向障碍，解决问题有严重困难

4 = 严重记忆损害，仅保留人物定向，不能作出判断或解决问题，生活需要更多的他人帮助，根本不能独处

### 2. 思维障碍（由于痴呆或药物中毒）

0 = 无

1 = 生动的梦境

2 = "良性"幻觉，自知力良好

3 = 偶然或经常的幻觉或妄想，无自知力，可能影响日常活动

4 = 持续的幻觉、妄想或富于色彩的精神病，不能自我照料

### 3. 抑郁

0 = 无

1 = 悲观和内疚时间比正常多，持续时间不超过 1 周

2 = 持续抑郁（1 周或以上）

3 = 持续抑郁伴自主神经症状（失眠、食欲减退、体重下降、兴趣降低）

4 = 持续抑郁伴自主神经症状和自杀念头或意愿

### 4. 动力或始动性

0 = 正常

1 = 比通常缺少决断力（assertive），较被动

2 = 对选择性（非常规）活动无兴趣或动力

3 = 对每天的（常规）活动无兴趣或动力

4 = 退缩，完全无动力

◎ **第二部分：日常活动（5～17，确定"开或关"，由患者填写）**

## 5. 言语（接受）

0 = 正常

1 = 轻微受影响，无听懂困难

2 = 中度受影响，有时要求重复才听懂

3 = 严重受影响，经常要求重复才听懂

4 = 经常不能理解

## 6. 唾液分泌

0 = 正常

1 = 口腔内唾液分泌轻微但肯定增多，可能有夜间流涎

2 = 中等程度的唾液分泌过多，可能有轻微流涎

3 = 明显过多的唾液伴流涎

4 = 明显流涎，需持续用纸巾或手帕擦拭

## 7. 吞咽

0 = 正常

1 = 极少噎食

2 = 偶然噎食

3 = 需进流食

4 = 需要鼻饲或胃造瘘进食

## 8. 书写

0 = 正常

1 = 轻微缓慢，字变小

2 = 中度缓慢，字变小，所有字迹均清楚

3 = 严重受影响，不是所有字迹均清楚

4 = 大多数字迹不清楚

## 9. 切割食物和使用餐具

0 = 正常

1 = 稍慢和笨拙，但不需要帮助

2 = 尽管慢和笨拙，但能切割多数食物，需要某种程度的帮助

3 = 需要他人帮助切割食物，但能自己缓慢进食

4 = 需要喂食

## 10. 着装

0 = 正常

1 = 略慢，不需帮助

2 = 偶尔需要帮助系纽扣，将手臂放进袖里

3 = 需要相当多的帮助，但还能独立做某些事情

4 = 完全需要帮助

### 11. 个人卫生

0 = 正常

1 = 稍慢，但不需要帮助

2 = 需要帮助淋浴或盆浴，或做个人卫生很慢

3 = 洗脸、刷牙、梳头及洗澡均需帮助

4 = 保留导尿或其他机械帮助

### 12. 翻身和整理床单

0 = 正常

1 = 稍慢且笨拙，但无须帮助

2 = 能独立翻身或整理床单，但很困难

3 = 能起始，但不能完成翻身或整理床单

4 = 完全需要帮助

### 13. 跌跤（与"僵住"无关）

0 = 无

1 = 偶有

2 = 有时有，少于每天1次

3 = 平均每天1次

4 = 多于每天1次

### 14. 行走中僵住

0 = 无

1 = 少见，可有启动困难

2 = 有时有僵住

3 = 经常有，偶有因僵住跌跤

4 = 经常因僵住跌跤

◎ 第三部分：运动检测

### 1. 行走

0 = 正常

1 = 轻微困难，可能上肢不摆动或倾向于拖步

2 = 中度困难，但稍需或不需帮助

3 = 严重行走困难，需要帮助

4 = 即使给予帮助也不能行走

## 2. 震颤

0 = 无

1 = 轻微，不常有

2 = 中度，感觉烦恼

3 = 严重，许多活动受影响

4 = 明显，大多数活动受影响

## 3. 与帕金森病有关的感觉异常

0 = 无

1 = 偶然有麻木，麻刺感或轻微疼痛

2 = 经常有麻木、麻刺感或轻微疼痛，不痛苦

3 = 经常的疼痛感

4 = 极度的疼痛

## 4. 言语表达

0 = 正常

1 = 表达、理解和 / 或音量轻度下降

2 = 单音调，含糊但可听懂，中度受损

3 = 明显损害，难以听懂

4 = 无法听懂

## 5. 面部表情

0 = 正常

1 = 略呆板，可能是正常的"面无表情"

2 = 轻度但肯定是面部表情明显减少

3 = 中度表情呆板，有时嘴不能闭合

4 = 面具脸，几乎完全没有表情，口张开在 1/4 英寸（0.6cm）或以上

## 6. 静止性震颤（分别评定）

◆ 面部、嘴唇、下腭：0；1；2；3；4

◆ 左上肢：　　　　　0；1；2；3；4

◆ 右上肢：　　　　　0；1；2；3；4

◆ 左下肢：　　　　　0；1；2；3；4

◆ 右下肢：　　　　　0；1；2；3；4

0 = 无

1 = 轻度，有时出现

2 = 幅度小而持续，或中等幅度间断出现

3 = 幅度中等，多数时间出现

4 = 幅度大，持续出现

### 7. 手部动作或姿势性震颤（分别评定）

◆ 左上肢：0；1；2；3；4

◆ 右上肢：0；1；2；3；4

0 = 无

1 = 轻度，活动时出现

2 = 幅度中等，活动时出现

3 = 幅度中等，持物或活动时出现

4 = 幅度大，影响进食

### 8. 强直（患者取坐位，放松，以大关节的被动活动来判断；分别评定）

◆ 面部、嘴唇、下腭：0；1；2；3；4

◆ 左上肢：　　　　0；1；2；3；4

◆ 右上肢：　　　　0；1；2；3；4

◆ 左下肢：　　　　0；1；2；3；4

◆ 右下肢：　　　　0；1；2；3；4

0 = 无

1 = 轻度，或仅在镜像运动及加强试验时可查出（忽略齿轮样僵直）

2 = 轻到中度

3 = 明显僵硬，但活动范围不受限

4 = 严重僵硬，活动范围受限

### 9. 手指捏合（拇指、示指尽可能大幅度、快速地做连续捏合动作；分别评定）

◆ 左上肢：0；1；2；3；4

◆ 右上肢：0；1；2；3；4

0 = 正常（> 15 次 /5s）

1 = 轻度减慢和 / 或幅度减小（11 ~ 14 次 /5s）

2 = 中等障碍，有肯定的早期疲劳现象，运动中可以有偶尔的停顿（7 ~ 10 次 /5s）

3 = 严重障碍，动作起始困难或运动中有停顿（3 ~ 6 次 /5s）

4 = 几乎不能执行动作（0 ~ 2 次 /5s）

### 10. 手运动（尽可能大幅度地做快速连续的伸掌握拳动作，两手分别做，分别评定）

◆ 左上肢：0；1；2；3；4

◆ 右上肢：0；1；2；3；4

0 = 正常

1 = 轻度减慢或幅度减小

2 = 中度障碍，有肯定的早期疲劳现象，运动中可以有偶尔的停顿

3 = 严重障碍，动作起始时经常犹豫或运动中有停顿

4 = 几乎不能执行动作

**11. 轮替动作（两手垂直或水平作最大幅度的旋前和旋后动作，双手同时动作，分别评定）**

◆ 左上肢：0；1；2；3；4

◆ 右上肢：0；1；2；3；4

0 = 正常

1 = 轻度减慢或幅度减小

2 = 中度障碍，有肯定的早期疲劳现象，偶在运动中出现停顿

3 = 严重障碍，动作起始时经常犹豫或运动中有停顿

4 = 几乎不能执行动作

**12. 腿部灵活性（连续快速地脚后跟踏地，腿完全抬高，幅度约为 7.5cm，分别评定）**

◆ 左下肢：0；1；2；3；4

◆ 右下肢：0；1；2；3；4

0 = 正常

1 = 轻度减慢或幅度减小

2 = 中度障碍，有肯定的早期疲劳现象，偶在运动中出现停顿

3 = 严重障碍，动作起始时经常犹豫或运动中有停顿

4 = 几乎不能执行动作

**13. 起立（患者双手抱胸从直背木或金属椅子站起）**

0 = 正常

1 = 缓慢，或可能需要试 1 次以上

2 = 需双手在扶手上用力站起

3 = 向后倒的倾向，必须试几次才能站起，但不需帮助

4 = 没有帮助不能站起

**14. 姿势**

0 = 正常直立

1 = 不很直，轻度前倾，可能是正常老年人的姿势

2 = 中度前倾，肯定是不正常，可能有轻度的向一侧倾斜

3 = 严重前倾伴脊柱后突，可能有中度的向一侧倾斜

4 = 显著屈曲，姿势极度异常

**15. 步态**

0 = 正常

1 = 行走缓慢，可有拖步，碎步，但无慌张步态或前冲步态

2 = 行走困难，但还不需要帮助，可有某种程度的慌张步态、小步或前冲

3 = 严重异常步态，行走需帮助

4 = 即使给予帮助也不能行走

**16. 姿势的稳定性（患者应睁眼直立，双脚略分开，并做好准备，突然向后拉双肩时所引起姿势反应）**

0 = 正常

1 = 后倾，无须帮助可自行恢复

2 = 无姿势反应，如果不扶可能摔倒

3 = 非常不稳，有自发的失去平衡现象

4 = 不借助外界帮助不能站立

**17. 躯体少动（梳头缓慢，手臂摆动减少，幅度减小，整体活动减少）**

0 = 无

1 = 略慢，似乎是故意的，在某些人可能是正常的，幅度可能减小

2 = 运动呈轻度缓慢和减少，肯定不正常，或幅度减小

3 = 明显缓慢，运动缺乏或幅度小

4 = 严重缓慢，运动贫乏或幅度很小

◎ **第四部分：治疗的并发症（指上周）**

**一、异动症（指左旋多巴诱导的不随意运动）**

**1. 持续的时间（非睡眠时间计算）**

（0）无

（1）每天 1% ~ 25%

（2）每天 26% ~ 50%

（3）每天 51% ~ 75%

（4）每天 76% ~ 100%

**2. 致残度**

（0）无

（1）轻度

（2）中度

（3）重度

（4）完全残疾

**3. 痛性异动症**

（0）无

（1）轻度

（2）中度

（3）重度

（4）难以忍受

**4. 肌肉晨痉挛（痛性痉挛、扭曲，尤其发生在踝关节）**

（0）否

（1）是

## 二、波动现象

**1. "关"状态可预测吗（如服药后的一定时间）？**

（0）是

（1）否

**2. 是否有不可预测的"关"状态发生（如服药后的一定时间）？**

（0）是

（1）否

**3. "关"状态来得突然吗？**

（0）是

（1）否

**4. 患者清醒时平均多长时间处于"关"状态？**

（0）无

（1）每天 1% ～ 25%

（2）每天 26% ～ 50%

（3）每天 51% ～ 75%

（4）每天 76% ～ 100%

## 三、其他并发症

**1. 患者是否厌食、恶心或呕吐？**

（0）是

（1）否

**2. 患者是否存在睡眠紊乱，如失眠或特别倦怠、经常打盹？**

（0）是

（1）否

**3. 站立时是否有低血压或感觉头晕（如 Florinef，请回答"是"）**

（0）是

（1）否

## 附录 2-35 PHQ-9 抑郁症筛查量表（Patient Health Questionnaire）

姓名：_____ 年龄：_____

性别：□男 □女 日期：_____

在**过去的两周**里，你的生活中出现以下症状的频率是多少？把相应的数字综合起来。

| 序号 | 项 目 | 没有 | 有几天 | 一半以上时间 | 几乎天天 |
|---|---|---|---|---|---|
| 1 | 做事时提不起劲或没有兴趣 | 0 | 1 | 2 | 3 |
| 2 | 感到心情低落，沮丧或绝望 | 0 | 1 | 2 | 3 |
| 3 | 入睡困难、睡不安或睡得过多 | 0 | 1 | 2 | 3 |
| 4 | 感觉疲倦或没有活力 | 0 | 1 | 2 | 3 |
| 5 | 食欲缺乏或吃太多 | 0 | 1 | 2 | 3 |
| 6 | 觉得自己很糟或觉得自己很失败，或让自己、家人失望 | 0 | 1 | 2 | 3 |
| 7 | 对事物专注有困难，例如看报纸或看电视时 | 0 | 1 | 2 | 3 |
| 8 | 行动或说话速度缓慢到别人已经察觉？或刚好相反，变得比平日更烦躁或坐立不安，动来动去 | 0 | 1 | 2 | 3 |
| 9 | 有不如死掉或用某种方式伤害自己的念头 | 0 | 1 | 2 | 3 |

**评分说明：**

**1. 计算总分**

0-4 没有抑郁症；5 ~ 9 可能有轻微抑郁症；10 ~ 14 可能有中度抑郁症；15 ~ 19 可能有中重度抑郁症；20 ~ 27 可能有重度抑郁症

**2. 核心项目分**

项目 1，项目 4，项目 9，任何一题得分 > 1（即选择 2、3），需要关注。

项目 1、4，代表着抑郁的核心症状

项目 9 代表有自伤意念

DSM-V 推荐使用，PHQ-9 仅有 9 个条目，与 DSM-V 的 9 条核心症状学标准一致，可用于抑郁筛查，也可用于抑郁严重程度的评估，适合在临床实践中常规使用。中文版 PHQ-9 ≥ 15 的灵敏度：88%，特异度：99%；PHQ-9 ≥ 9 的灵敏度：86%，特异度：77%；11 ~ 17 岁受试者应用，需要 PHQ-9 儿童版。

## 附录 2-36 儿童睡眠类型问卷（Children's Chronotype Questionnaire, CCTQ）

请回答下列问卷的问题或选择最佳选项

回答问卷的人员：□母亲　　　　□父亲　　　　□其他_____

今天的日期：_____/_____/_____（日/月/年）　　孩子的性别：□男□女

孩子的生日：_____/_____/_____（日/月/年）　　孩子的排行：_____

孩子的年龄：_____岁，是独生子吗？□是□否

您的家庭中有几个孩子？_____

您家里的所有孩子都有相同的生父、母吗？□是□否

孩子目前的学历水平：

□学龄前□幼儿园□_____年级

他/她参加日间托管或是放学托管吗？□有□无

如果有，参加过多少天/星期？_____　　　　　　托管多少小时/天？_____

**导语：** 下列问题将问到睡眠/觉醒的频率在工作日相对于休息日的不同。请根据您孩子最近几周的行为回答这些问题。对于可变选择题目（例如：孩子在早7点1天/周和早九点3天/周参加日间托管），请填入或选择最频繁的或是最常见的答案。

---

### 工作日
孩子的睡眠-觉醒周期被个人或者家庭的活动直接影响
（例如：上学、日间托管、工作、运动等）

---

在工作日，我的孩子：

1. 早上在_____:_____醒来

2. 经常□靠自己□靠家庭成员的帮助□靠闹钟醒来

3. 早上在_____:_____起床

4. 在_____:_____完全清醒

5. 睡回笼觉或打盹：　　□有　　　□无

　　如果有，他/她_____天/周会睡回笼觉。如果无，他/她为什么不睡回笼觉？

　　如果有，他/她花_____分钟/觉。_____

在工作日的前一晚……

6. 我的孩子晚上_____ : _____上床（身体已经躺在床上）

7. 我的孩子已经准备入睡（关灯）在晚上_____ : _____

8. 我的孩子需要_____分钟进入睡眠（关灯以后）

---

**休息日**

孩子的睡眠 - 觉醒周期不再被个人或者家庭的活动直接影响

（例如：上学、日间托管、工作、运动等）

---

在休息日，我的孩子：

9. 一般在早上_____ : _____醒来

10. 在他 / 她工作日的起床点醒来，但是醒来会继续睡：☐是　　☐否

如果是，我的孩子在醒来后会继续睡 _____ 分钟

11. 早上在_____ : _____起床

12. 在_____ : _____完全清醒

13. 睡回笼觉或打盹：有 / 无

如果有，他 / 她_____天 / 周会睡回笼觉。如果无，他 / 她为什么不睡回笼觉？

_____

如果有，他 / 她花_____分钟 / 觉。

在休息日的前一晚：

14. 我的孩子晚上_____ : _____上床（身体已经躺在床上）

15. 我的孩子已经准备入睡（关灯）在晚上_____ : _____

16. 我的孩子需要_____分钟进入睡眠（关灯以后）

**导语：** 在下列问题中，请选择能够描述您孩子的最佳选项。请根据您孩子最近几周的行为作为判断根据。选择没有"正确"和"错误"之分。

17. \* 如果您的孩子需要被唤醒，那么唤醒他 / 她需要多难？

a. 非常困难　b. 比较困难　c. 一般困难　d. 不是很困难

e. 一点也不难 / 孩子从不需要被唤醒

18. \* 您的孩子在刚醒来半小时内注意力有多集中？

a. 毫不集中　b. 有些集中　c. 一般集中　d. 比较集中　e. 非常集中

19. 在您孩子完全空闲的一天（例如假期），根据您孩子睡眠 - 觉醒周期的"最佳感觉"，您的孩子会选择何时起床，他 / 她会选择在：

a. 早上 6：30 以前　　b. 早上 6：30 ～ 7：14　　c. 早上 7：15 ～ 9：29

d. 早上 9：30 ～ 10：14　　e. 早上 10：15 以后

20. 在您孩子完全空闲的一天（例如假期），根据您孩子睡眠 - 觉醒周期的"最佳感觉"，您的孩子会选择何时睡觉，他 / 她会选择在

a. 晚上 6：59 之前　　b. 晚上 7：00 ～ 7：59　　c. 晚上 8：00 ～ 9：59

d. 晚上 10：00 ～ 10：59　　e. 晚上 11：00 后

21. 假设您的孩子必须要保持最佳状态来应对一个持续 2 小时的、令人筋疲力尽的考试。根据您孩子的"最佳感觉"，且您可以自由地安排您孩子的时间，您会选择在以下三个时间段中哪个时间段让孩子参加上述考试？

a. 早上 7：00 ～ 11：00　　b. 早上 11：00 ～ 下午 3：00　　c. 下午 3：00 ～ 晚上 8：00

22. 假设让您决定孩子参加学习一项体育运动（例如游泳）。只有一堂课尚可选择，该课从早上 7：00 至 8：00，每周两次。您觉得孩子的表现将会如何？

a. 状态极佳　　b. 状态不错　　c. 平常发挥　　d. 状态欠佳　　e. 差强人意

23. 在夜晚，何时您的孩子感到困倦想要睡觉？

a. 晚上 6：30 以前　　b. 晚上 6：30 ～ 7：14　　c. 晚上 7：15 ～ 9：29

d. 晚上 9：30 ～ 10：14　　e. 晚上 10：15 以后

24. *如果您的孩子需要在每天早上 6 点起床，您觉得对您的孩子来说如何？

a. 非常难　　b. 比较难　　c. 一般难　　d. 有些难，但不成问题　　e. 一点也不难

25. *如果您的孩子需要在每天晚上（2 周岁 - 晚 6：00；2 ～ 4 周岁 - 晚 6：30；4 ～ 8 周岁 - 晚 7：00；8 ～ 11 周岁 - 晚 7：30）睡觉，您觉得对您的孩子来说如何？

a. 非常难　　b. 比较难　　c. 一般难　　d. 有些难，但不成问题　　e. 一点也不难

26. 当您的孩子早上醒来时，需要花费多久完全清醒？

a. 0min（立刻）　　b. 1 ～ 4min　　c. 5 ～ 10min　　d. 11 ～ 20min　　e. 大于 21min

**导语：** 在回答完上面的所有问题之后，您或许对您孩子属于哪一类睡眠类型有一定了解。举例来说，如果您的孩子对比工作日喜欢在休息日睡更长时间或是在周一早上很难起床，那么他 / 她倾向于是一个夜晚型的人（"猫头鹰"）。然而如果您的孩子一直按时醒来并能在起床后非常精神，晚上睡觉时相对于拖晚一点更喜欢早睡，那么他 / 她更倾向于是一个清晨型的人（"百灵鸟"）。请将您的孩子的睡眠类型进行归类，请选且只选一个选项！

27. 我的孩子是……

□ 绝对的清晨型

□ 相较于夜晚型更偏向于清晨型

□ 既不是清晨型也不是夜晚型

□ 相较于清晨型更偏向于夜晚型

□ 绝对的夜晚型

□ 我不知道

**评分说明：** 晨 / 晚（M/E）分数可以使用 17 ~ 26 题的得分相加导出（a = 1 b = 2 c = 3 d = 4 e = 5），* 标识的题反向记分（a = 5 b = 4 c = 3 d = 2 e = 1）。

（王雪芹　唐向东　陆林）

# 附录三 睡眠医学名词[1]

## 1 总论

### 1.1 睡眠医学 sleep medicine

1.1.1 睡眠 - 清醒状态 sleep -wake state

1.1.1.1 睡眠 nocturnal sleep

1.1.1.2 清醒 wakefulness, wake-on, awake

1.1.1.3 觉醒 arousal

1.1.1.4 唤醒 wakening, awaken

1.1.1.5 睡眠始发 REM 睡眠现象 sleep onset rapid eye movement periods（SOREMPs）

1.1.2 时间生物学 chronobiology

1.1.2.1 昼夜节律 diurnal rhythms, circadian rhythm, biological clock

1.1.2.2 睡眠模式 sleep pattern

1.1.3 睡眠病理生理学 sleep pathophysiology, sleep physiology

1.1.3.1 睡眠结构 sleep architecture, sleep structure, sleep construction

1.1.3.2 睡眠效率 sleep efficiency

1.1.3.3 睡眠病因 sleep etiology

1.1.4 睡眠疾病 sleep disorders, somnus disease

1.1.4.1 失眠症 insomnia, agrypnia

1.1.4.2 睡眠呼吸障碍 sleep breathing disorder, sleep disordered breathing

1.1.4.3 中枢性嗜睡症疾病 central disorders of hypersomnolence, central narcolepsy

1.1.4.4 昼夜节律紊乱 circadian rhythm sleep-wake disorders, circadian rhythm sleep disorder, circadian rhythm disorder

1.1.4.5 异态睡眠 parasomnias

1.1.4.6 睡眠运动疾病 sleep related movement disorders, sleep dyskinesia

1.1.5 睡眠疾病诊断学 diagnostics of sleep disorders

1.1.5.1 多导睡眠监测 polysomnography（PSG）

1.1.5.2 体动监测技术 actigraphy

1.1.5.3 时间生物学监测技术 chronobiologic monitoring techniques

1.1.5.4 嗜睡检测技术 sleepiness detection technology, drowsiness detection technology

1.1.5.5 睡眠量表 sleep related scale

1.1.6 睡眠疾病治疗学

1.1.6.1 认知行为治疗 cognitive behavioral therapy（CBT）

1.1.6.2 无创通气 noninvasive ventilation（NIV）, NIPPV

1.1.6.3 口腔矫治器疗法 oral appliance therapy, dental appliance therapy, intra-oral device

1.1.6.4 外科手术治疗 sleep surgery

1.1.6.5 睡眠疾病药物治疗 sleep pharmacology

1.1.7 睡眠环境 sleeping environment

## 2 睡眠医学生理与心理基础

### 2.1 睡眠医学生理

2.1.1 时间生物学 chronobiology

2.1.1.1 生物节律 circadian rhythm, biorhythm, biological clock, 昼夜生物钟

2.1.1.2 夜晚型生物节律 evening chronotype

2.1.1.3 清晨型生物节律 morning chronotype

2.1.1.4 生物钟 circadian clock, internal clock, biochronometer, circadian rhythm, circadian pacemaker

2.1.1.5 中央生物钟 central clock, master clock, 又称近日节律 / 昼夜节律

2.1.1.6 外周生物钟 peripheral circadian clock, peripheral clock

2.1.1.7 昼夜节律模式 circadian pattern, "昼夜模式"

2.1.1.8 内在昼夜节律 inherent circadian rhythmicity, internal circadian rhythm, "内在昼夜节律性"

2.1.1.9 光照昼夜节律 light on circadian rhythms, light-induced shifts of circadian phase

2.1.1.10 睡眠觉醒节律 sleep-wake rhythm

2.1.1.11 摄食节律 feeding rhythm

2.1.1.12 生物节律时间维持系统 circadian timekeeping system，biorhythm time maintenance system

2.1.1.13 生物节律引导机制 circadian entrainment mechanisms

2.1.1.14 授时因子 zeitgeber，昼夜节律时间维持系统

2.1.1.15 明 - 暗周期 light-dark cycle（LD cycle）

2.1.1.16（昼夜节律调控）光暴露 light exposure

2.1.1.17（节律相位）时间型 chronotypes

2.1.1.18（节律）相位延迟 phase delay，时相延迟

2.1.1.19（节律）相位提前 phase advance，时相提前

2.1.1.20 相位反应曲线 phase response curve

2.1.1.21 短日节律 infradian

2.1.1.22 超日节律 ultradian，次昼夜节律

2.1.2 神经解剖生理学 neuroanatomical physiology

2.1.2.1 皮质 cerebral cortex

2.1.2.1.1 前额叶皮质 prefrontal cortex

2.1.2.1.2 前扣带回皮质 anterior cingulate cortex（ACC）

2.1.2.1.3 岛叶皮质 insular cortex

2.1.2.1.4 内嗅皮质 entorhinal cortex（Ect）

2.1.2.1.5 下室旁区 subparaventricular zone（SPZ）

2.1.2.2 皮质下结构 subcortical structures

2.1.2.2.1 基底前脑 basal forebrain（BF）

2.1.2.2.2 杏仁核 amygdala

2.1.2.2.3 纹状体 striatum

2.1.2.2.4 伏隔核 nucleus accumbens（NAc）

2.1.2.2.5 腹侧苍白球 ventral pallidum（VP）

2.1.2.2.6 外侧隔核 lateral septal nucleus（LS）

2.1.2.2.7 海马结构 hippocampus formation，hippocampus structure

2.1.2.3 丘脑 thalamus

2.1.2.3.1 视前区 preoptic area

2.1.2.3.2 腹外侧视前区 ventrolateral preoptic area（VLPO）

2.1.2.3.3 视前正中核 median preoptic nucleus（MnPO）

2.1.2.3.4 外侧下丘脑 lateral hypothalamus（LH）

2.1.2.3.5 下丘脑后部 posterior hypothalamus

2.1.2.3.6 丘脑底核 subthalamic nucleus（STN）

2.1.2.3.7 视交叉上核 superachiasmatic nucleus（SCN）

2.1.2.3.8 下丘脑背内侧核 dorsomedial hypothalamic nucleus（DMH）

2.1.2.3.9 下丘脑腹内侧核 ventromedial hypothalamic nucleus（VMH）

2.1.2.3.10 下丘脑室旁核 paraventricular hypothalamic nucleus（PVN）

2.1.2.3.11 结节乳头体核 tuberomammillary nucleus（TMN）

2.1.2.3.12 缰核 habenular nucleus（Hb）

2.1.2.4 脑干 brainstem

2.1.2.4.1 腹侧被盖区 ventral tegmental area（VTA）

2.1.2.4.2 黑质致密部 substantia nigra pars compacta（SNc）

2.1.2.4.3 黑质网状部 substantia nigra pars reticulata（SNr）

2.1.2.4.4 腹外侧中脑水管周围灰质 ventrolateral periaqueductal gray matter（vlPAG）

2.1.2.4.5 背外侧被盖核 laterodorsal tegmental nucleus（LDT）

2.1.2.4.6 脚桥被盖核 pedunculopontine tegmental nucleus（PPT）

2.1.2.4.7 背外侧被盖核下部 sublaterodorsal tegmental nucleus（SLD）

2.1.2.4.8 中缝核 raphe nuclei

2.1.2.4.9 臂旁核 parabrachial nucleus（PB）

2.1.2.4.10 蓝斑 locus coeruleus（LC）

2.1.2.4.11 面旁核 parafacial zone（PZ）

2.1.2.4.12 巨细胞网状核腹侧部 ventral gigantocellular reticular nucleus（GiV）

2.1.2.5 神经元 neuron

2.1.2.5.1 黑色素聚集激素神经元 melanin-concentrating hormone neurons

2.1.2.6 神经递质及调节蛋白 neurotransmitters and regulatory proteins

2.1.2.6.1 γ- 氨基丁酸 gamma-aminobutyric acid（GABA）

2.1.2.6.2 多巴胺 dopamine（DA）

2.1.2.6.3 5 - 羟色胺 serotonin（5-HT）

2.1.2.6.4 去甲肾上腺素 norepinephrine（NE）

2.1.2.6.5 乙酰胆碱 acetylcholine（ACh）

2.1.2.6.6 组胺 histamine

2.1.2.6.7 谷氨酸 glutamate

2.1.2.6.8 腺苷 adenosine

2.1.2.6.9 腺苷脱氨酶 adenosine deaminase（ADA）

2.1.2.6.10 前列腺素 $D_2$ prostaglandin $D_2$

2.1.2.6.11 甘氨酸　glycine

2.1.2.6.12 甘丙肽　galanin，glycopeptide

2.1.2.6.13 脑源性神经营养因子　brain derived neurotrophic factor（BDNF）

2.1.2.6.14 白细胞介素 -1β　interleukin-1β（IL-1β）

2.1.2.6.15 肿瘤坏死因子 -α　tumor necrosis factor-α（TNF-α）

2.1.2.6.16 干扰素 -δ　interferon-δ（IFN-δ）

2.1.2.6.17 神经肽 Y　neuropeptide Y（NPY）

2.1.2.6.18 神经肽 S　neuropeptide S（NPS）

2.1.2.6.19 P 物质　substance P（SP）

2.1.2.6.20 小清蛋白　parvalbumin（PV）

2.1.2.6.21 血管活性肠肽　vasoactive intestinal polypeptide（VIP）

2.1.2.6.22 生长激素抑制素　somatostatin（SST），growth hormone inhibitor

2.1.2.6.23 多巴胺转运蛋白　dopamine transporter

2.1.2.6.24 双进程模型　two-process model，dual process model

2.1.3 呼吸系统解剖学　anatomy of the respiratory system

2.1.3.1 上气道　upper airway

2.1.3.1.1 上气道阻力　upper airway resistance

2.1.3.1.2 下气道阻力　lower airway resistance

2.1.3.2 颅面形态　craniofacial morphology

2.1.3.2.1 上颌　maxillary，upper jaw，upper mandible

2.1.3.2.2 下颌　mandible，lower jaw

2.1.3.2.3 鼻甲　turbinate

2.1.3.2.4 鼻中隔　nasal septal

2.1.3.2.5 咽　pharynx

2.1.3.2.6 喉　larynx

2.1.3.2.7 舌骨　hyoid bone

2.1.3.3 牙殆形态　dentofacial morphology，orofacial morphology

2.1.3.4 软组织结构　soft tissue structures

2.1.3.4.1 软腭　soft palate

2.1.3.4.2 舌体　tongue

2.1.3.4.3 悬雍垂　uvula

2.1.3.4.4 腱弓　tendinous arch

2.1.3.4.5 腭帆张肌　tensor veli palatini muscle

2.1.3.4.6 腭帆提肌　levator veli palatini muscle

2.1.3.4.7 腭帆间隙　spatium veli palati

2.1.3.4.8 腺样体　adenoid

2.1.3.4.9 扁桃体　tonsils

2.1.3.4.10 扩张肌　dilator muscles

2.1.3.4.11 咽扩张肌　pharyngeal dilator muscle

2.1.3.4.12 环咽肌　cricopharyngeus muscle

2.1.3.4.13 咽缩肌　pharyngeal constrictor muscle

2.1.3.4.14 颏舌肌　genioglossus muscle

2.1.3.4.15 舌骨舌肌　hyoglossus muscle

2.1.3.4.16 下颌舌骨肌　mylohyoid muscle

2.1.3.4.17 肋间肌肉　intercostal muscles

2.1.3.4.18 横膈膜　diaphragm

2.1.3.4.19 舌下神经　hypoglossal nerve

2.1.3.4.20 脂肪细胞　adipocytes

2.1.3.4.21 脂肪组织　adipose tissue

2.1.3.4.22 内脏脂肪　visceral fat

2.1.3.4.23 腹部脂肪　abdominal fat，belly fat

2.1.3.4.24 舌体齿痕　scalloped tongue

2.1.3.5.1 上气道开放性　upper airway patency

2.1.3.5.2 上气道塌陷性　upper airway collapsibility

2.1.4 呼吸生理学　respiratory physiology

2.1.4.1 肺功能　pulmonary function

2.1.4.2 呼吸周期　respiratory cycle

2.1.4.3 胸壁顺应性　chest compliance

2.1.4.4 肺顺应性　lung compliance

2.1.4.5 临界闭合压　pharyngeal critical pressure（Pcrit），又称咽临界压力

2.1.4.6 跨壁压　transmural pressure

2.1.4.7 喉反射　laryngeal reflexes

2.1.4.8 呼吸控制　respiratory control

2.1.4.9 呼吸驱动　respiratory drive

2.1.4.10 呼吸反射　respiratory reflexes

2.1.4.11 呼吸化学反射激活　respiratory chemoreflex activation

2.1.4.12 呼吸神经元中枢神经控制　respiratory neurons central neural control

2.1.4.13 呼吸刺激　respiratory stimulation

2.1.4.14 通气　ventilation

2.1.4.15 通气变异性　ventilatory variability

2.1.5 循环系统解剖生理学　anatomical physiology circulation system

2.1.5.1 心脏电活动稳定性　cardiac electrical stability

2.1.5.2 心脏血流动力学　cardiac hemodynamics

2.1.5.3 心肺反射　cardiopulmonary reflexes

2.1.5.4 心肺功能的动态平衡　cardiorespiratory

homeostasis

2.1.5.5 心肺相互作用 cardiorespiratory interactions

2.1.5.6 压力感受性反射 baroreflex

2.1.5.7 颈动脉体 carotid bodies

2.1.5.8 心肺耦合 cardiopulmonary coupling

2.1.5.9 非杓型血压 nondipping blood pressure

2.1.5.10 杓型血压 dipping blood pressure

2.1.6 内分泌生理学 endocrine physiology

2.1.6.1 生长激素 growth hormone（GH）

2.1.6.2 雌激素 estrogen

2.1.6.3 促性腺激素 gonadotropin

2.1.6.4 促甲状腺素释放激素 thyrotropin releasing hormone（TRH）

2.1.6.5 褪黑素 melatonin

2.1.6.6 食欲素 orexin

2.1.6.7 下丘脑分泌素 hypocretin

2.1.6.8 饥饿激素 ghrelin

2.1.6.9 瘦素 leptin

2.1.6.10 糖皮质激素 glucocorticoid

2.1.6.11 皮质醇 corticosteroids

2.1.6.12 脂肪细胞因子 adipocytokines

2.1.6.13 脂联素 adiponectin

2.2 心理学基础 psychological mechanism

2.2.1 普通心理学 general psychology

2.2.1.1 意识 consciousness

2.2.1.1.1 意识障碍 disturbance of consciousness, conscious disturbance, disorders of consciousness

2.2.1.2 定向 [ 力 ] orientation

2.2.1.2.1 定向障碍 orientation disorder, disorientation

2.2.1.3 认知 cognition

2.2.1.3.1 认知风格 cognitive style

2.2.1.3.2 认知治疗 cognitive therapy

2.2.1.4 感觉 sense, sensation

2.2.1.4.1 错觉 illusion

2.2.1.5 知觉 perception

2.2.1.5.1 知觉扭曲 perceptual distortion

2.2.1.5.2 幻觉 hallucination

2.2.1.6 思维 thinking

2.2.1.6.1 联想 association

2.2.1.6.2 思维风格 thinking style

2.2.1.6.3 妄想 delusion

2.2.1.7 情感 emotion

2.2.1.7.1 心境 mood

2.2.1.7.2 情绪 emotion

2.2.1.8 意志行为 the act of will

2.2.1.8.1 意志 will, volition, willpower

2.2.1.8.2 行为 behavior

2.2.1.8.3 动机 motivation

2.2.1.9 人格 personality

2.2.1.9.1 性格 character

2.2.1.9.2 人格类型 personality style

2.2.1.10 梦 dream

2.2.1.10.1 做梦 dreaming

2.2.1.10.2 梦境 dream content, dreamland

2.2.1.10.3 梦境分析 dream analysis

2.2.2 生理心理学 physiological psychology

2.2.3 临床心理学 clinical psychology

2.2.3.1 应激 stress, stress response

2.2.3.2 应付 coping

2.2.3.3 生活方式 life style

2.2.3.4 心理治疗 psychotherapy

2.2.4 神经心理学 neuropsychology

2.2.5 社会心理学 social psychology

2.2.5.1 社会交往 social interaction, social communications

# 3 睡眠疾病分类 Classification of Sleep Disorders

3.1 失眠症 insomnia disorder

3.1.1 慢性失眠 chronic insomnia disorder, chronic insomnia, 原发性失眠症 / 继发性失眠症 / 共病失眠症 / 睡眠启动和维持障碍 / 睡眠起始相关障碍 / 环境限制性睡眠障碍

3.1.1.1 心理生理性失眠 psychophysiological insomnia

3.1.1.2 特发性失眠 idiopathic insomnia

3.1.1.3 睡眠卫生不良 inadequate sleep hygiene

3.1.1.4 矛盾性失眠 paradoxical insomnia

3.1.1.5 睡眠状态感知错误 sleep state misperception

3.1.1.6 儿童行为相关失眠 behavioral insomnia of childhood

3.1.1.6.1 入睡关联型儿童行为相关失眠 sleep-onset association type

3.1.1.6.2 环境限制型儿童行为相关失眠 limit-setting type

3.1.1.7 精神疾病相关失眠 insomnia due to mental disorder

3.1.1.8 躯体疾病相关失眠 insomnia due to medical condition，somatic diseases related insomnia

3.1.1.9 药物或物质相关失眠 insomnia due to drug or substance，medication or substance related insomnia

3.1.2 急性失眠 acute insomnia，short-term insomnia disorder，adjustment insomnia

3.1.2.1 短睡眠者 short sleeper，又称短期失眠、适应性失眠

3.2 睡眠呼吸障碍

3.2.1 阻塞性睡眠呼吸暂停 obstructive sleep apnea，obstructive sleep apnea syndrome（OSA），又称睡眠呼吸暂停 / 睡眠呼吸暂停综合征 / 阻塞性睡眠呼吸暂停低通气综合征 / 睡眠紊乱性呼吸

3.2.1.1 成人阻塞性睡眠呼吸暂停 obstructive sleep apnea，adult

3.2.1.1.1 匹克威克综合征 Pickwickian syndrome

3.2.1.2 儿童阻塞性睡眠呼吸暂停 obstructive sleep apnea，pediatric，又称睡眠低通气综合征 / 阻塞性肺泡低通气 / 上气道阻塞

3.2.1.2.1 阻塞性睡眠呼吸暂停 obstructive sleep apnea and hypopnea

3.2.1.2.2 阻塞性肺泡低通气 obstructive hypoventilation

3.2.1.2.3 频发呼吸努力相关觉醒 recurrent arousal associated with increased respiratory effort（RERAs）

3.2.2 中枢性睡眠呼吸暂停 central sleep apnea（CSA）

3.2.2.1 原发性中枢性睡眠呼吸暂停 primary central sleep apnea，idiopathic central sleep apnea.，又称特发性中枢性呼吸暂停

3.2.2.2 中枢性睡眠呼吸暂停伴陈施式呼吸 central sleep apnea with Cheyne-Stokes breathing，Cheyne-Stokes respiration

3.2.2.3 疾病所致中枢性睡眠呼吸暂停不伴陈施式呼吸 central apnea due to a medical disorder without cheyne-stokes breathing

3.2.2.4 高海拔周期性呼吸所致中枢性睡眠呼吸暂停 central sleep apnea due to high altitude periodic breathing

3.2.2.5 药物或其他物质所致中枢性睡眠呼吸暂停 central sleep apnea due to a medication or substance，narcotic or opioid induced central sleep apnea，又称麻醉药或阿片导致的中枢性睡眠呼吸暂停

3.2.2.6 婴儿原发性中枢性睡眠呼吸暂停 primary central sleep apnea of infancy，infant sleep apnea，apnea of infancy，primary sleep apnea of the newborn，又称婴儿睡眠呼吸暂停 / 婴儿呼吸暂停 / 新生儿原发性睡眠呼吸暂停

3.2.2.7 早产儿原发性中枢性睡眠呼吸暂停 primary central sleep apnea of rapid eye movement(REM) maturity，apnea of rapid eye movement(REM) maturity，又称早产儿呼吸暂停

3.2.2.8 治疗相关中枢性睡眠呼吸暂停 treatment-emergent central sleep apnea，complex sleep apnea，又称复杂性睡眠呼吸暂停

3.2.3 睡眠相关肺泡低通气综合征 sleep related hypoventilation syndrome or sleep alveolar hypoventilation syndrome

3.2.3.1 肥胖低通气综合征 obesity hypoventilation syndrome，hypercapnic sleep apnea，sleep related hypoventilation associated with obesity，又称高碳酸血症性睡眠呼吸暂停 / 肥胖相关的睡眠相关肺泡低通气

3.2.3.2 先天性中枢性肺泡低通气综合征 congenital central alveolar hypoventilation syndrome，congenital central hypoventilation syndrome.，又称先天性中枢性低通气综合征

3.2.3.3 迟发性中枢性肺泡低通气伴下丘脑功能障碍 late-onset central hypoventilation with hypothalamic dysfunction，late-onset central hypoventilation syndrome，rapid-onset obesity with hypothalamic dysfunction，hypoventilation and autonomic dysregulation（ROHHAD）

3.2.3.4 特发性中枢性肺泡低通气 idiopathic central alveolar hypoventilation，alveolar hypoventilation，central alveolar hypoventilation，idiopathic central alveolar hypoventilation，nonapneic alveolar hypoventilation，primary alveolar hypoventilation，又称肺泡低通气 / 中枢性肺泡低通气 / 特发性中枢性肺泡低通气 / 特发性中枢性肺

泡低通气 / 原发性肺泡低通气

3.2.3.5 药物或其他物质所致睡眠相关肺泡低通气 alveolar hypoventilation due to a medication or substance，alveolar hypoventilation，nocturnal hypoventilation，nonapneic alveolar hypoventilation，secondary alveolar hypoventilation，sleep related hypoventilation，又称肺泡通气不足 / 夜间肺泡低通气 / 非呼吸暂停肺泡低通气 / 继发性肺泡低通气 / 睡眠相关肺泡低通气

3.2.3.6 疾病所致睡眠相关肺泡低通气 alveolar hypoventilation due to a medical disorder

3.2.4 睡眠相关低氧血症

3.2.4.1 睡眠相关低氧 sleep related hypoxemia disorder，nocturnal oxygen(or oxyhemoglobin) desaturation，又称夜间低氧（或氧合血红蛋白）饱和度下降 / 低夜间氧饱和度 / 夜间低氧血症 / 睡眠相关夜间氧饱和度下降

3.2.5 其他睡眠呼吸障碍 other sleep breathing disorders

3.2.5.1 鼾症 snoring，primary snoring，又称单纯鼾症

3.2.5.2 睡眠呻吟 catathrenia，groaning

3.2.5.3 上气道阻力综合征 upper airway resistance syndrome

## 3.3 中枢性嗜睡症 narcolepsy

3.3.1 1型发作性睡病 narcolepsy type 1，hypocretin deficiency syndrome，又称下丘脑分泌素缺乏综合征 / 发作性睡病 - 猝倒型 / 伴猝倒的发作性睡病

3.3.2 2型发作性睡病 narcolepsy type 2，narcolepsy without cataplexy，又称不伴猝倒发作性睡病

3.3.3 特发性嗜睡症 idiopathic hypersomnia，idiopathic CNS hypersomnolence，又称特发性中枢神经系统嗜睡症

3.3.4 克莱恩 - 莱文综合征 Kleine-Levin syndrome，recurrent hypersomnia，periodic hypersomnolence，又称复发性嗜睡症 / 周期性嗜睡症

3.3.5 疾病所致嗜睡症 hypersomnia due to a medical condition(disorder)

3.3.6 药物或物质所致嗜睡症 hypersomnia due to a medication or substance，hypersomnia due to substance abuse，又称物质滥用所致嗜睡症 / 兴奋药物撤药所致嗜睡症 / 镇静药滥用所致嗜睡症 / 中

毒性嗜睡症 / 中毒性脑病

3.3.7 精神疾病相关嗜睡症 hypersomnia due to mental disease，pseudonarcolepsy，又称躯体疾病相关嗜睡症 / 非器质性嗜睡症 / 假性嗜睡症 / 假性发作性睡病

3.3.8 睡眠不足综合征 insufficient sleep syndrome，behaviorally induced insufficient sleep syndrome，又称行为导致的睡眠不足综合征 / 夜间睡眠不足 / 慢性睡眠剥夺 / 睡眠受限

3.3.9 长睡眠者 long sleeper

## 3.4 昼夜节律相关睡眠障碍 sleep phase shift syndrome

3.4.1 睡眠时相延迟综合征 delayed sleep-wake phase disorder，delayed sleep phase syndrome，又称睡眠时相延迟模式 / 主观性睡眠时相延迟

3.4.1.1 主动性睡眠时相延迟综合征 motivated delayed sleep-wake phase disorder

3.4.2 睡眠时相前移综合征 advanced sleep-wake phase disorder，advanced sleep phase type，又称睡眠时相前移类型 / 睡眠时相前移

3.4.3 无规律性昼夜节律相关睡眠障碍 irregular sleep-wake rhythm disorder，又称无规律型睡眠 - 觉醒周期 / 无规律睡眠 - 觉醒节律类型

3.4.4 非 24 小时昼夜节律相关睡眠障碍 non-24-hour sleep-wake rhythm disorder，free-running disorder（N24SWD），又称自由运转障碍 / 无引导型节律 / 超 24 小时综合征

3.4.4.1 全盲者昼夜节律相关睡眠障碍 totally blind patients with N24SWD

3.4.4.2 视力正常者昼夜节律相关睡眠障碍 sighted patients with N24SWD

3.4.5 倒班相关睡眠障碍 shift work disorder，shift work sleep disorder，又称倒班工作睡眠紊乱

3.4.6 时差相关睡眠障碍 jet lag disorder，time zone change syndrome，又称倒时差 / 时区改变综合征 / 时差综合征 / 时差类型

## 3.5 异态睡眠 parasomnia

3.5.1 非快眼动异态睡眠 non-rapid eye movement(NREM)-related parasomnias，NREM sleep arousal parasomnias

3.5.1.1 非快眼动期觉醒障碍 disorders of arousal，

from non-rapid eye movement(NREM) Sleep，NREM arousal disorder，（发生在非快眼动睡眠期）

3.5.1.2 意识模糊性觉醒 confusional arousal, elpenor syndrome.，又称埃尔普诺尔综合征

3.5.1.3 睡行症［梦游］ sleep walking, somnambulism, night-walking，又称睡眠行走，［梦游］

3.5.1.4 睡惊症 sleep terrors, night terrors，又称夜惊

3.5.1.5 睡眠相关异常性交行为 sleep related abnormal sexual behaviors, sexsomnia, Sleep-Sex，又称睡眠期间不典型性行为 / 睡眠性交症 / 睡眠性行为

3.5.1.7 睡眠贪食症 sleep related eating disorder, sleep eating，又称睡眠进食

3.5.2 快眼动异态睡眠 rapid eye movement(REM)-related parasomnias, REM sleep parasomnius（RBD）

3.5.2.1 快眼动期睡眠行为障碍 rapid eye movement(REM) sleep behavior disorder, REM sleep behavior disorder

3.5.2.1.1 复合性异态睡眠 parasomnia overlap disorder, parasomnia (overlap) syndrome（POD）

3.5.2.1.2 分离性异态睡眠 status dissociatus, 交错状态

3.5.2.2 频发性单纯睡瘫 recurrent isolated sleep paralysis, hypnagogic and hypnopompic paralysis，又称睡前和醒后瘫痪

3.5.2.3 梦魇症 nightmare disorder, nightmares, anxiety dreams, dream anxiety attacks，又称梦魇 / 快眼动梦魇 / 复发性梦魇 / 焦虑梦境障碍 / 焦虑梦境

3.5.3 其他异态睡眠 other parasomnias

3.5.3.1 头部爆炸感综合征 exploding head syndrome, sensory sleep shocks，又称睡眠起始异常感觉 / 睡眠起始冲击感

3.5.3.2 睡眠相关幻觉 sleep related hallucinations, hypnagogic hallucinations，又称睡前幻觉 / 醒后幻觉 / 夜间复杂幻视

3.5.3.3 睡眠遗尿症 sleep enuresis, nocturnal bedwetting, night wetting, primary enuresis, nocturnal enuresis, nocturia，又称夜间遗尿 / 夜间尿床 / 原发性遗尿 / 家族性遗尿 / 功能性遗尿 / 特发性遗尿 / 单纯遗尿 / 睡眠相关遗尿

3.5.3.3.1 原发性睡眠遗尿症 primary sleep enuresis

3.5.3.3.2 继发性睡眠遗尿症 secondary sleep enuresis

3.5.3.4 呓语 sleep talking

3.6 睡眠运动疾病 rhythmic movement disorder, sleep related movement disorder

3.6.1 不宁腿综合征 restless legs syndrome, Willis-Ekbom disease，曾称 Willis-Ekbom 病 / 不安腿综合征 / 肢体不宁综合征

3.6.2 周期性肢体运动障碍 periodic limb movement disorder, sleep myoclonus syndrome，又称睡眠周期性运动障碍 / 睡眠肌阵挛综合征 / 夜间肌阵挛综合征

3.6.3 睡眠腿部肌肉痉挛 sleep related leg cramps, charley horse，又称腿部肌肉痉挛 / 股四头肌僵硬 / 夜间腿部肌肉痉挛

3.6.3.1 原发性睡眠相关腿部肌肉痉挛 idiopathic sleep related leg cramps

3.6.3.2 继发性睡眠相关腿部肌肉痉挛 secondary sleep related leg cramps

3.6.4 睡眠磨牙症 sleep related bruxism, nocturnal bruxism, nocturnal tooth grinding, morpheus bruxism，又称夜间磨牙症 / 夜间牙齿研磨 / 咬牙癖好

3.6.4.1 原发性睡眠磨牙症 primary sleep related bruxism

3.6.4.2 继发性睡眠磨牙症 secondary sleep related bruxism

3.6.4.3 治疗所致睡眠磨牙症 treatment-induced sleep related bruxism，又称医源性睡眠磨牙症

3.6.5 睡眠相关节律运动障碍 sleep related rhythmic movement disorder

3.6.5.1 身体摇摆型睡眠相关节律运动障碍 body rocking types rhythmic movement disorder

3.6.5.2 撞头型睡眠相关节律运动障碍 head banging types rhythmic movement disorder

3.6.5.3 晃头型睡眠相关节律运动障碍 head rolling types rhythmic movement disorder（BSMI），又称身体转动 / 睡前摇头 / 睡前辗转 /du sommeil 节律

3.6.6 婴儿睡眠良性肌阵挛 benign sleep myoclonus of infancy, benign neonatal sleep myoclonus，又称良性新生儿睡眠肌阵挛

3.6.7 睡眠起始脊髓固有束肌阵挛 propriospinal myoclonus at sleep onset, plurisegmental myoclonus，又称脊髓性肌阵挛 / 多节性肌阵挛 /

节间性肌阵挛 / 轴向性肌阵挛

## 3.7 睡眠相关内科和神经科疾病

3.7.1 家族致死型失眠　fatal familial insomnia, fatal progressive insomnia with dysautonomia（FFI），又称致死性进展性失眠伴自主神经功能失调 / 家族性丘脑前核和背内侧核退行性变 / 丘脑性失眠

3.7.2 睡眠相关癫痫　sleep related epilepsy, nocturnal seizure，又称睡眠癫痫 / 夜间痫性发作 / 睡眠相关性痫性发作

3.7.2.1 夜间额叶癫痫　nocturnal frontal lobe epilepsy（NFLE）

3.7.2.2 儿童良性癫痫伴中央颞区棘波　benign epilepsy of childhood with centrotemporal spikes, rolandic epilepsy（BECT）

3.7.2.3 发作性良性癫痫伴枕叶爆发　benign epilepsy with occipital paroxysms（BEOP）

3.7.2.4 儿童枕叶癫痫　childhood occipital epilepsy

3.7.2.4.1 早发型儿童枕叶癫痫　early-onset childhood occipital epilepsy

3.7.2.4.2 晚发型儿童枕叶癫痫　late-onset childhood occipital epilepsy

3.7.2.5 青少年肌阵挛性癫痫　juvenile myoclonic epilepsy（JME）

3.7.2.6 觉醒期全身强直 - 阵挛发作　generalized tonic-clonic seizures on awakening

3.7.2.7 Lennox-Gastaut 综合征　Lennox-Gastaut syndrome

3.7.2.8 Landau-Kleffner 综合征　Landau-Kleffner syndrome

3.7.2.9 非快眼动睡眠持续性棘波　continuous spike waves during non-rapid eye movement(NREM) sleep, electrical status epilepticus of sleep（CSWS ESES），又称睡眠脑电性癫痫持续状态

3.7.3 睡眠相关精神疾病　sleep disorder associated with a mental disorder

3.7.3.1 焦虑症　anxiety disorder

3.7.3.2 惊恐症　panic disorder

3.7.3.3 心境障碍（情感障碍）　mood disorders

3.7.3.4 抑郁症　major depressive disorder

3.7.3.5 双相（情感）障碍　bipolar disorder

3.7.4 睡眠相关头痛　sleep related headache

3.7.4.1 偏头痛　migraines, hemicrania

3.7.4.2 丛集型头痛　cluster headaches

3.7.4.3 慢性发作型偏头痛　chronic paroxysmal hemicrania

3.7.4.4 睡眠头痛（清晨头痛）　hypnic headaches, morning headache

3.7.5 睡眠相关喉痉挛　sleep related laryngospasm, stridor, laryngeal dysfunction, nocturnal laryngospasm，又称喘鸣 / 喉功能失调

3.7.6 睡眠相关胃食管反流　sleep related gastroesophageal reflux, nocturnal gastroesophageal reflux，又称胃食管反流 / 夜间胃食管反流 / 仰卧位胃食管反流 / 夜间胃烧灼 / 反流性食管炎 / 食管炎 / 胃烧灼（烧心）

3.7.7 睡眠相关心肌缺血　sleep related myocardial ischemia, nocturnal angina, silent ischemia，又称不稳定心绞痛 / 冠脉急性灌注不足 / 夜间心绞痛 / 卧位心绞痛 / 变异性心绞痛 / 血管痉挛性心绞痛 / 心绞痛 / 动脉粥样硬化性心脏病 / 无症状性心脏缺血 / 安静缺血

# 4 睡眠疾病诊断学

## 4.1 症状与体征

### 4.1.1 神经相关症状与体征

4.1.1.1 失眠　insomnia, hyposomnolence

4.1.1.2 入睡困难　difficulty initiating sleep, bedtime anxiety，又称早段失眠

4.1.1.3 早醒　early morning awakening，又称晚段失眠，末段失眠

4.1.1.4 睡眠维持困难　difficulty maintaining sleep, frequent awakenings

4.1.1.5 拒绝就寝　bedtime refusal, refusal to go to bed or return to bed after awakenning

4.1.1.6 就寝抗拒　bedtime resistance, resistance to going to bed on appropriate schedule

4.1.1.7 就寝拖延　bedtime stalling

4.1.1.8 卧床时间过多　excessive time in bed, spending excessive amount of time in bed

4.1.1.9 睡眠关联不当　inappropriate sleep associations

4.1.1.10 习得性阻睡关联　learned sleep-preventing associations, psychophysiologic insomnia

4.1.1.11 过度警觉　hyperalertness

4.1.1.12 过度觉醒　hyperarousal

4.1.1.13 预期性醒觉　anticipatory awakenings

4.1.1.14 夜间恐惧　nighttime fears

4.1.1.15 境遇性睡眠困难　situational sleep difficulties

4.1.1.16 主客观睡眠不一致　subjective-objective sleep discrepancies

4.1.1.17 习惯性浅睡者　habitual light sleepers

4.1.1.18 睡眠不实　difficulty with sleep consolidation, reduced sleep consolidation

4.1.1.19 非恢复性睡眠　nonrestorative sleep

4.1.1.20 睡后无清爽感　unrefresh sleep

4.1.1.21 夜间睡眠不足　insufficient amounts of nocturnal sleep, inadequate sleep duration

4.1.1.22 睡眠剥夺　sleep deprivation

4.1.1.23 选择性睡眠剥夺　selected sleep deprivation

4.1.1.24 睡眠减少　hyposomnolence

4.1.1.25 疲劳　fatique

4.1.1.26 思睡　sleepiness

4.1.1.27 困倦　drowsiness

4.1.1.28 嗜睡　hypersomnia, hypersomnolence, somnolence, 过度睡眠, 嗜睡症

4.1.1.29 猝倒状态　status cataplecticus

4.1.1.30 猝倒面容　cataplectic facies

4.1.1.30.1 上睑下垂　ptosis, characteristic myopathic facial

4.1.1.31 入睡幻觉　hypnagogic hallucinations

4.1.1.32 复杂性夜间幻视　complex nocturnal visual hallucinations

4.1.1.33 睡瘫　sleep paralysis

4.1.1.34 醒前睡瘫　hypnopompic paralysis

4.1.1.35 睡眠宿醉　sleep drunkenness, confusional arousals, sleep inertia

4.1.1.36 梦样体验　dream-like mentation

4.1.1.37 梦境演绎　dream enactment

4.1.1.38 梦样意识状态　oneirism

4.1.1.39 肌张力增高　increased muscle tone, increased muscular tone

4.1.1.40 肌阵挛　myoclonic, myoclonic jerk, 肌阵挛性抽动

4.1.1.41 颤搐　twitchy

4.1.1.42 睡眠异态性假性自杀　parasomnia pseudo suicide, 睡眠异态症性假性自杀

4.1.1.43 无意识进食　involuntary eating, sleep-related eating disorder

4.1.1.44 睡眠相关发声　sleep related vocalization

4.1.1.44.1 梦呓　sleep talking, somniloquy, 呓语

4.1.1.45 意识性体验　conscious experience

4.1.1.46 自发遗尿　essential enuresis, primary sleep enuresis

4.1.1.47 继发性遗尿　secondary enuresis

4.1.2 精神心理相关症状与体征

4.1.2.1 心境紊乱　mood disturbance

4.1.2.2 心境低落　decreased mood, depressed mood

4.1.2.3 意识模糊　confusion, disturbance of consciousness

4.1.2.4 抑郁　depression

4.1.2.5 焦虑　anxiety

4.1.2.6 恐惧　fear

4.1.2.7 警觉性减低　vigilance deficit, 警觉性受损

4.1.2.8 易激惹　irritability

4.1.2.9 负性预期　negative expectations

4.1.2.10 躁狂　mania

4.1.2.11 轻躁狂　hypomania

4.1.2.12 行为障碍　behavior disorder, behavioral disorder

4.1.2.13 人格障碍　personality disorder

4.1.3 睡眠呼吸相关症状与体征

4.1.3.1 呼吸困难　dyspnea, expiratory dyspnea

4.1.3.2 憋醒　dyspnea on awakening

4.1.3.3 旁证呼吸暂停　witnessed apnea

4.1.3.4 晨起头痛　morning headaches

4.1.3.5 晨起口干　dry mouth in the morning

4.1.3.6 勃起功能障碍　erectile dysfunction, erection dysfunction

4.1.3.7 打鼾　snoring

4.1.3.8 间歇性打鼾　intermittent snoring

4.1.3.9 习惯性打鼾　habitual snoring

4.1.3.10 夜间出汗　nocturnal diaphoresis

4.1.3.11 睡眠气道阻塞　choking during sleep

4.1.3.12 睡眠喘息　gasping during sleep

4.1.3.13 夜间喉鸣　nocturnal stridor

4.1.3.14 认知功能受损　cognitive impairment

4.1.3.15 生长发育迟滞　developmental delay, growth retardation

4.1.3.16 超重　overweight

4.1.3.17 脂肪增多　adiposity

4.1.3.18 肥胖　obesity，obesity

4.1.3.19 腹型肥胖　abdominal obesity，central type of obesity，中心性肥胖

4.1.3.20 肌张力低下　muscle hypotonia

4.1.3.21 下颌后缩　retrognathia, mandibular retrusion

4.1.3.22 小颌畸形　mandibular micrognathia

4.1.3.23 巨舌　macroglossia，glossocele

4.1.3.24 鼻柱压低　depressed nasal bridge

4.1.3.25 鼻中隔偏曲　nasal septal deviation

4.1.3.26 鼻甲肥大　turbinate hypertrophy

4.1.3.27 变应性鼻炎　allergic rhinitis，又称过敏性鼻炎

4.1.3.28 鼻塞　nasal obstruction

4.1.3.29 腺样体肥大　enlarged adenoids

4.1.3.30 腺样体面容　adenoid facies，腺样体面型

4.1.3.31 悬雍垂过长　elongated uvula

4.1.3.32 扁桃体肥大　enlarged tonsils

4.1.3.33 胸腹矛盾运动　paradoxical movement of the chest and abdomen，paradoxical inward rib cage motion（PIRCM），又称胸廓反常内向运动

4.1.3.34 颈过伸　neck extension

4.2 多导睡眠监测技术

4.2.1 多导睡眠监测

4.2.1.1 多导睡眠图　polysomnogram，多导睡眠监测系统

4.2.1.2 多导睡眠监测仪　polysomnograph（PSG）

4.2.1.3 诊断性睡眠监测　diagnostic sleep study，diagnostic PSG，diagnostic polysomnograph

4.2.1.4 滴定式睡眠监测　titration sleep study，titration polysomnograph，titration PSG

4.2.1.5 分段多导睡眠监测　split-night polysomnography

4.2.1.6 模拟信号多导睡眠监测　analogue polysomnography

4.2.1.7 数字信号多导睡眠监测　digital polysomnography

4.2.1.8 注册多导睡眠监测技师　registered polysomnographic technologist（RPSGT）

4.2.1.9 睡眠中控室　control room

4.2.1.10 睡眠监测室　patient's room, monitor room

4.2.1.11 首夜效应　first night effect

4.2.1.12 数据采集系统及技术

4.2.1.12.1 数据采集系统　data acquisition system

4.2.1.12.2 生物电信号　bioelectric signals

4.2.1.12.3 鼻气流　nasal airflow

4.2.1.12.4 体位　body position

4.2.1.12.5 胸部运动　chest movement

4.2.1.12.6 腹部运动　abdomen movement

4.2.1.12.7 （睡眠监测）通道　channel

4.2.1.12.8 （睡眠监测）导联　derivation

4.2.1.12.8.1 参考导联　referential derivation

4.2.1.12.8.2 双极导联　bipolar derivation

4.2.1.12.9 （睡眠监测）蒙太奇　montage

4.2.1.12.10 （睡眠监测）传感器　transducer

4.2.1.12.10.1 鼻压力传感器　nasal pressure transducer

4.2.1.12.10.2 口鼻温度传感器　oronasal thermal flow sensor

4.2.1.12.10.3 热敏传感器　thermoelectric sensor

4.2.1.12.10.4 热电耦传感器　thermocouple sensor

4.2.1.12.10.5 聚偏氟乙烯传感器　polyvinylidene fluoride sensor（PVDF sensor）

4.2.1.12.10.6 呼吸努力测量带　respiratory belt

4.2.1.12.10.7 压电传感器　piezoelectric sensor

4.2.1.12.10.8 鼾声传感器　snore sensor

4.2.1.12.10.9 体位传感器　body position sensor

4.2.1.12.11 电极盒　jackbox，head box，electrode board，头盒，电极板

4.2.1.12.11.1 电极　electrode

4.2.1.12.11.2 备用电极　backup electrode

4.2.1.12.11.3 双极电极　bipolar electrode

4.2.1.12.11.4 探测电极　exploring electrode, recording electrode，记录电极

4.2.1.12.11.5 参考电极　referential electrode

4.2.1.12.11.6 地线参考　ground，patient ground，患者接地

4.2.1.12.12 放大器　amplifier

4.2.1.12.12.1 差分放大器　differential amplifier

4.2.1.12.12.2 直流放大器　direct current amplifier

4.2.1.12.12.3 交流放大器　alternating current amplifier

4.2.1.12.13 滤波　filter，滤波器

4.2.1.12.13.1 低频滤波　low-frequency filter，high-pass filter，高通滤波

4.2.1.12.13.2 高频滤波　high-frequency filter，low-pass filter，低通滤波

4.2.1.12.13.3 陷波滤波 notch filters，50，60-Hz filters，line filter，60Hz 滤波，线路滤波

4.2.1.12.14 模数转换 analog-to-digital conversion（A-to-D conversion）

4.2.1.12.15 模数转换器 analog digital converter

4.2.1.12.16 共模抑制 common mode rejection

4.2.1.12.17 数字分辨率 digital resolution

4.2.1.12.18 信号记录敏感度 sensitivity

4.2.1.12.19 信号增益 gain

4.2.1.12.20 通道阻抗 resistance，impedance

4.2.1.12.21 电极阻抗 electrode impedances

4.2.1.12.22 信号记录带宽 band width

4.2.1.12.23 信号采样频率 sampling rates

4.2.1.12.24 时间常数 time constant

4.2.1.12.24.1 衰减时间常数 decay time constant

4.2.1.12.24.2 递增时间常数 rise time constant

4.2.1.12.25 机械定标 machine calibrations，calibrations

4.2.1.12.26 生物定标 biocalibration，physiological calibration

4.2.1.13 波形分析及睡眠分期

4.2.1.13.1 睡眠分期 sleep scoring

4.2.1.13.2 自动判读 automated scoring

4.2.1.13.3 人工判读 manual scoring

4.2.1.13.4 逐帧判读 epoch-by-epoch

4.2.1.13.5 脑电图 electroencephalogram

4.2.1.13.5.1 国际 10-20 电极安置系统 international 10-20 system of electrode placement

4.2.1.13.5.2 帧 epoch

4.2.1.13.5.3 波峰 peak

4.2.1.13.5.4 波谷 trough

4.2.1.13.5.5 信号周期 cycle

4.2.1.13.5.6 基线 baseline

4.2.1.13.5.7 信号频率 frequency

4.2.1.13.5.8 信号持续时间 duration

4.2.1.13.5.9 峰峰波幅 peak-to-peak amplitude

4.2.1.13.5.10 波形 waveform

4.2.1.13.5.11 优势脑电波采集区 distribution

4.2.1.13.5.12 信号衰减 attenuation

4.2.1.13.5.13 同相偏转 in-phase deflections

4.2.1.13.5.14 异相偏转 out-of-phase deflections

4.2.1.13.5.15 α 波 alpha waves

4.2.1.13.5.16 α 节律 alpha rhythm

4.2.1.13.5.17 β 波 beta waves

4.2.1.13.5.18 β 节律 beta rhythm

4.2.1.13.5.19 β 活动 beta activity

4.2.1.13.5.20 θ 波 theta waves

4.2.1.13.5.21 海马 θ 节律 hippocampal theta rhythm

4.2.1.13.5.22 δ 波 delta waves

4.2.1.13.5.23 δ 频率 delta frequency

4.2.1.13.5.24 慢波 slow waves

4.2.1.13.5.25 脑桥 - 膝状体 - 枕区波 ponto-geniculo-occipital wave（PGO wave）

4.2.1.13.5.26 低波幅混合频率脑电活动 low-amplitude，mixed-frequency (LAMF) EEG activity

4.2.1.13.5.27 顶尖波 vertex sharp waves，vertex waves，又称 V 波

4.2.1.13.5.28 V 波 V waves

4.2.1.13.5.29 K 复合波 K complex

4.2.1.13.5.30 觉醒相关 K 复合波 K complexe associated with arousal

4.2.1.13.5.31 睡眠梭形波 sleep spindle，又称睡眠纺锤波

4.2.1.13.5.32 锯齿波 sawtooth waves

4.2.1.13.5.33 后优势节律 posterior dominant rhythm（PDR）

4.2.1.13.5.34 睡前超同步化 hypnagogic hypersynchrony（HH）

4.2.1.13.5.35 高电压慢波 high voltage slow（HVS）

4.2.1.13.5.36 混合波 mixed waves

4.2.1.13.5.37 交替波 trace alternant（TA）

4.2.1.13.5.38 药物梭形波 drug spindles，beta spindles，excessive pseudo-spindles

4.2.1.13.5.39 α 波侵入 alpha intrusion

4.2.1.13.5.40 α-δ 睡眠 alpha-delta sleep

4.2.1.13.5.41 非快眼球运动睡眠侵入 non-rapid eye movement(NREM) sleep intrusion

4.2.1.13.5.42 K-α 系列波 K-α series

4.2.1.13.5.43 脑桥 - 外侧膝状体 - 枕叶波 ponto-geniculo-occipital waves（PGO waves）

4.2.1.13.6 眼动电图 electrooculogram

4.2.1.13.6.1 共轭眼球运动 conjugate eye movements

4.2.1.13.6.2 眨眼 eye blinks

4.2.1.13.6.3 阅读眼动 reading eye movements

4.2.1.13.6.4 快眼动 rapid eye movement rapid (REM)

4.2.1.13.6.5 慢眼动 slow eye movement（SEM）

4.2.1.13.6.6 扫视眼动　scanning eye movements

4.2.1.13.7 肌电图　electromyogram

4.2.1.13.7.1 颏肌肌电图　chin electromyogram

4.2.1.13.7.2 低颏肌电张力　low chin EMG tone

4.2.1.13.7.3 短暂肌电活动　transient muscle activity

4.2.1.13.7.4 咬肌肌电图　masticatory muscle EMG（mmEMG）

4.2.1.13.7.5 胫骨前肌肌电图　anterior tibialis leg electromyogram

4.2.1.13.7.6 肋间肌肌电图　intercostal electromyogram

4.2.1.13.7.7 膈肌肌电图　diaphragmatic electromyogram

4.2.1.13.8 呼吸电感体描仪　respiratory inductance plethysmography（RIP）

4.2.1.13.9 鼻压力　nasal pressure

4.2.1.13.10 睡眠时相　sleep phase

4.2.1.13.10.1 非快眼动睡眠　non-rapid eye movement(NREM) sleep

4.2.1.13.10.2 快眼动睡眠　rapid eye movement(REM) sleep

4.2.1.13.11 清醒期　stage W

4.2.1.13.12 睡眠期　sleep stage

4.2.1.13.12.1 $N_1$ 睡眠期　stage $N_1$

4.2.1.13.12.2 $N_2$ 睡眠期　stage $N_2$

4.2.1.13.12.3 $N_3$ 睡眠期　stage $N_3$

4.2.1.13.12.4 R 睡眠期　stage R

4.2.1.13.12.5 紧张性快眼动期　tonic rapid eye movement(REM)

4.2.1.13.12.6 时相性快眼动期　phasic rapid eye movement(REM)

4.2.1.13.12.7 明确的 $N_2$ 期　definite stage $N_2$

4.2.1.13.12.8 明确的快眼动期　definite stage R

4.2.1.13.12.9 N 睡眠期　stage N

4.2.1.13.12.10 T 睡眠期　stage T，转换期，不确定睡眠

4.2.1.13.13 睡眠起始　sleep onset

4.2.1.13.14 睡眠期转换　sleep stage shift

4.2.1.13.15 浅睡眠　light sleep

4.2.1.13.16 深睡眠　deep sleep

4.2.1.13.17 矛盾睡眠　paradoxical sleep，又称异相睡眠

4.2.1.13.18 安静睡眠　quiet sleep

4.2.1.13.19 活跃睡眠　active sleep

4.2.1.13.20 快眼动密度　rapid eye movement(REM) density

4.2.1.14 伪迹　artifacts

4.2.1.14.1 60 赫兹伪迹　60-cycle artifact，high impedance artifact，高阻抗伪迹

4.2.1.14.2 60 赫兹干扰　sixty hertz interference

4.2.1.14.3 50 赫兹伪迹　50-cycle artifact，high impedance artifact，高阻抗伪迹

4.2.1.14.4 50 赫兹干扰　fifty hertz interference

4.2.1.14.5 高频伪迹　high-frequency artifact

4.2.1.14.6 低频伪迹　slow-frequency artifact

4.2.1.14.7 心电伪迹　electrocardiogram artifact

4.2.1.14.8 跳跃伪迹　electrode popping artifact

4.2.1.14.9 汗液伪迹　slow-frequency sweat artifact

4.2.1.14.10 呼吸运动伪迹　snoring/respiratory chin EMG artifact

4.2.1.14.11 肌肉活动伪迹　muscle artifact

4.2.1.14.12 运动伪迹　movement artifact

4.2.1.14.13 笔阻伪迹　pen blocking artifact

4.2.1.14.14 慢波伪迹　slow wave artifact，sway artifact

4.2.1.14.15 鼾声伪迹　snore artifact

4.2.1.14.16 脉氧伪迹　oximetry artifact

4.2.1.14.17 信号失真　signal aliasing

4.2.2 家庭睡眠呼吸暂停监测

4.2.2.1 家庭睡眠监测　home sleep testing（HST），居家监测

4.2.2.2 睡眠中心外监测　out of center sleep testing（OCST）

4.2.2.3 远程睡眠呼吸监测　remote sleep monitoring

4.2.2.4 移动式睡眠呼吸监测　ambulatory sleep monitor

4.2.2.5 便携式睡眠呼吸监测　portable sleep monitoring

4.2.2.6 改良便携式睡眠呼吸监测　modified portable sleep-apnea testing

4.2.2.7 全参数便携式多导睡眠监测　comprehensive portable polysomnography

4.2.2.8 单参数持续记录　continuous single bioparameter recording

4.2.2.8 双参数持续记录　continuous dual bioparameter recording

4.2.2.9 脉搏氧饱和度仪　pulse oximeter

4.2.2.10 脉搏氧饱和度监测　pulse oximetry，

Pulse test

4.2.2.11 血氧监测　oximetry test，又称脉氧监测

4.2.2.12 光谱分析　spectral analysis

4.2.2.13 外周动脉张力测量　peripheral arterial tonometry（PAT）

4.2.2.14 外周动脉张力　peripheral arterial tone

4.2.2.15 脉搏波分析　pulse wave analysis

4.2.2.16 脉搏波波幅　pulse wave amplitude（PWA）

4.2.2.17 光学体积描记　Photoplethysmography（PPG）

4.2.2.18 脉搏传导时间　pulse propagation time（PPT）

4.2.2.19 心肺耦联　cardiopulmonary coupling

4.2.2.20 心率变异性　heart rate variability

4.2.2.21 睡眠呼吸监测时间　sleep monitoring time

4.2.2.22 记录开始时间　recording start time

4.2.2.23 记录结束时间　recording end time

4.2.2.24 呼吸事件次数　number of respiratory events

4.2.3 睡眠相关事件判读

4.2.3.1 觉醒事件

4.2.3.1.1 觉醒　arousal

4.2.3.1.2 脑电觉醒　EEG arousal，皮质觉醒

4.2.3.1.3 皮质觉醒　cortical arousal

4.2.3.1.4 皮质下觉醒　subcortical arousal

4.2.3.1.5 微觉醒　micro-arousal

4.2.3.1.6 运动相关觉醒　movement arousal

4.2.3.1.7 行为性觉醒　behavioral arousal

4.2.3.1.8 循环交替模式　cyclic alternating pattern（CAP）

4.2.3.1.9 复合性觉醒　arousal complex

4.2.3.1.10 觉醒后间期　post-arousal interval

4.2.3.1.11 循环交替模式序列　CAP sequences

4.2.3.1.12 循环交替模式周期　CAP cycle

4.2.3.1.13 微睡眠　micro-sleep

4.2.3.1.14 快眼动微睡眠　micro-rapid eye movement(REM) sleep

4.2.3.2 运动事件

4.2.3.2.1 长时程体动　major body movements

4.2.3.2.2 周期肢体运动　periodic limb movements

4.2.3.2.3 持续型颏肌电活动增加　sustained（tonic）elevations of chin EMG activity，又称紧张型颏肌电活动增加

4.2.3.2.4 短暂型颏肌电活动增加　brief (phasic) elevations of chin EMG activity，又称时相型颏肌电活动增加

4.2.3.2.5 时相型肌电活动　phasic EMG activity

4.2.3.2.6 时相型肌电颤搐活动过度　excess of phasic EMG twitch activity

4.2.3.2.7 快眼动期肌电失弛缓　rapid eye movement sleep without atonia（RSWA）

4.2.3.2.8 节律运动　rhythmic movement

4.2.3.2.9 咀嚼肌节律运动　rhythmic masticatory muscle activity（RMMA）

4.2.3.2.10 磨牙　bruxism

4.2.3.2.11 良性运动现象　benign movement phenomenon

4.2.3.2.12 过度片段肌阵挛　excessive fragmentary myoclonus

4.2.3.2.13 交替下肢肌肉活动　alternating leg muscle activation

4.2.3.2.14 睡前足震颤　hypnagogic foot rapid eye movement(REM)

4.2.3.3 脑电事件

4.2.3.3.1 快眼动睡眠侵入　rapid eye movement(REM) sleep intrusion

4.2.3.3.2 快眼动睡眠反跳　rapid eye movement(REM) sleep rebound

4.2.3.3.3 慢波睡眠反跳，深睡眠反跳　slow wave sleep rebound

4.2.3.3.4 片段睡眠　fragmental sleep

4.2.3.4 呼吸事件　respiratory event

4.2.3.4.1 呼吸暂停　apnea

4.2.3.4.2 阻塞性呼吸暂停　obstructive apnea

4.2.3.4.3 混合性呼吸暂停　central apnea

4.2.3.4.4 中枢性呼吸暂停　mixed apnea

4.2.3.4.5 治疗相关中枢性睡眠呼吸暂停　treatment-emergent central sleep apnea

4.2.3.4.6 复杂性呼吸暂停　complex sleep apnea

4.2.3.4.7 低通气　hypopnea

4.2.3.4.8 阻塞性低通气　obstructive hypopnea

4.2.3.4.9 中枢性低通气　central hypopnea

4.2.3.4.9.1 气流受限　flow limitation

4.2.3.4.10 扁平吸气波形　inspiratory flattening

4.2.3.4.11 肺泡低通气　hypoventilation

4.2.3.4.11.1 呼吸努力相关觉醒　respiratory effort related arousal

4.2.3.4.11.2 吸气努力　inspiratory effort

4.2.3.4.11.3 矛盾呼吸　paradoxical breathing

4.2.3.4.11.4 陈 - 施呼吸　Cheyne-Stokes breathing，又称潮式呼吸

4.2.3.4.12 渐升渐降呼吸模式　crescendo/decrescendo breathing pattern

4.2.3.4.12.1 周期性呼吸　periodic breathing

4.2.3.4.13 高海拔周期性呼吸　altitude periodic breathing

4.2.3.4.14 比奥呼吸　Biot breathing

4.2.3.4.14.1 无规律呼吸　dysrhythmic breathing

4.2.3.4.15 共济失调呼吸　ataxic breathing

4.2.3.4.16 长吸呼吸　apneustic breathing

4.2.3.4.17 短吸呼吸　inspiratory gasp

4.2.3.4.18 长呼气　prolonged expiration

4.2.3.4.19 氧饱和度下降　oxygen desaturation

4.2.4 多导睡眠监测参数及报告　parameters of PSG

4.2.4.1 睡眠报告　sleep report

4.2.4.2 关灯时间　light out clock time，light off time

4.2.4.3 开灯时间　light on clock time

4.2.4.4 总睡眠时间　total sleep time（TST）

4.2.4.5 总记录时间　total recording time（TRT）

4.2.4.6 总清醒时间　total wake time

4.2.4.7 睡眠潜伏时间　sleep latency（SL）

4.2.4.8 快眼动期潜伏时间　rapid eye movement(REM) latency（REML）

4.2.4.9 快眼动期起始　rapid eye movement (REM) onset

4.2.4.10 入睡后清醒时间　wake after sleep onset，wakefulness after sleep onset（WASO）

4.2.4.11 各期时间　time in each stage

4.2.4.12 各期睡眠百分比　percent of TST in each stage

4.2.4.13 快眼动睡眠百分比　rapid eye movement(REM) sleep percentage

4.2.4.14 觉醒次数　number of arousals

4.2.4.15 觉醒指数　arousal index（ArI）

4.2.4.16 睡眠周期性肢体运动次数　number of periodic limb movements of sleep

4.2.4.17 睡眠周期性肢体运动指数　periodic limb movements of sleep index

4.2.4.18 觉醒相关周期性肢体运动次数　number of periodic limb movements of sleep with arousals

4.2.4.19 觉醒相关周期性肢体运动指数　periodic limb movements of sleep arousal index

4.2.4.20 阻塞性呼吸暂停次数　number of obstructive apnea

4.2.4.21 混合性呼吸暂停次数　number of mixed apnea

4.2.4.22 中枢性呼吸暂停次数　number of central apnea

4.2.4.23 低通气次数　number of hypopneas

4.2.4.24 阻塞性低通气次数　number of obstructive hypopneas

4.2.4.25 中枢性低通气次数　number of central hypopneas

4.2.4.26 呼吸暂停次数　number of apneas

4.2.4.27 呼吸暂停指数　apnea index

4.2.4.28 低通气指数　hypopnea index

4.2.4.29 呼吸暂停低通气指数　apnea-hypopnea index

4.2.4.30 阻塞性呼吸暂停低通气指数　obstructive apnea-hypopnea index

4.2.4.31 中枢呼吸暂停低通气指数　central apnea-hypopnea index

4.2.4.32 呼吸努力相关觉醒次数　number of respiratory effort-related arousals（RERAs）

4.2.4.33 呼吸努力相关觉醒指数　respiratory effort-related arousal index（RERAI）

4.2.4.34 呼吸紊乱指数　respiratory disturbance index（RDI）

4.2.4.35 氧饱和度下降次数　number of oxygen desaturations，（氧降次数）

4.2.4.36 氧饱和度下降指数　oxygen desaturation index（ODI），（氧降指数）

4.2.4.37 平均动脉氧饱和度　arterial oxygen saturation，mean value

4.2.4.38 睡眠期间最低氧饱和度　minimum oxygen saturation during sleep

4.2.4.39 睡眠趋势图　sleep hypnogram，histogram

4.2.4.40 睡眠片段化　fragmented sleep

4.2.4.41 睡眠片段　sleep fragmentation

4.2.5 其他监测技术

4.2.5.1 二氧化碳描记图　capnography

4.2.5.1.1 二氧化碳监测仪　capnometer

4.2.5.1.2 呼气末二氧化碳监测　end-tidal carbon dioxide monitoring（$ETCO_2$ monitoring）

4.2.5.1.3 经皮二氧化碳分压　transcutaneous $PCO_2$

（tcPCO₂）

4.2.5.1.4 经皮氧分压　transcutaneous oxygen tension
（tcPO₂）

4.2.5.1.5 二氧化碳监测　capnometry

4.2.5.1.6 呼气末二氧化碳　end-tidal PCO₂

4.2.5.2 消化系统监测技术　gastrointestinal monitoring
techniques

4.2.5.2.1 胃食管反流　gastroesophageal reflux（GER）

4.2.5.2.2 食管压　esophageal pressure

4.2.5.2.3 酸暴露时间　acid contact time（ACT）

4.2.5.2.4 动态 pH 监测　ambulatory pH monitoring

4.2.5.2.5 双探头 pH 监测　dual pH probe monitoring

4.2.5.2.6 反流参数　reflux parameters

4.2.5.2.7 反流次数　number of reflux episodes

4.2.5.2.8 反流平均持续时间　average duration of
the reflux episodes

4.2.5.2.9 反流最长持续时间　longest reflux episode

4.2.5.2.10 酸暴露时间百分比　percentage of ACT

4.2.5.2.11 多通道腔内阻抗　multichannel intraluminal
impedance（MII）

4.2.5.2.12 酸廓清时间　acid clearance time

4.2.5.2.13 觉醒反应潜伏时间　arousal response latency

4.2.5.2.14 首次吞咽潜伏时间　latency to the first
swallow

4.2.5.3 夜间阴茎勃起试验　nocturnal penile
tumescence（NPT）

4.2.5.3.1 睡眠相关勃起监测　sleep-related-erections
testing

4.2.5.3.2 睡眠相关勃起　sleep-related-erections

4.2.5.4 夜间癫痫监测　nocturnal seizure study

4.3 体动监测技术

4.3.1 体动图　actigram

4.3.1.1 体动记录仪　actigraph, actigraphy

4.3.1.3 加速度测量器　accelerometer

4.4 核心体温和褪黑素监测技术　core body
temperature and melatonin secretory profile

4.4.1 褪黑素试验　melatonin test

4.4.1.1 唾液褪黑素　salivary melatonin

4.4.1.1.1 唾液褪黑素试验　melatonin salivary assays

4.4.1.1.2 暗光褪黑素始发　dim-light melatonin onset
（DLMO）

4.4.1.1.3 暗光褪黑素消退　dim-light melatonin offset
（DLM offset）

4.4.1.2 血浆褪黑素　plasma melatonin

4.4.1.3 尿褪黑素代谢物　urinary melatonin metabolite

4.4.1.4 褪黑素分泌中点　melatonin midpoint

4.4.2 皮质醇试验　cortisol assay

4.4.3 最低核心体温　minimum of the core body
temperature, core body temperature nadir（CBTmin）

4.5 嗜睡客观评价　objective indicators of
sleepiness

4.5.1 多次睡眠潜伏时间试验　multiple sleep latency
test（MSLT）

4.5.2 平均睡眠潜伏时间　mean sleep latency（MSL）

4.5.3 快眼动期睡眠潜伏时间　rapid eye
movement(REM) sleep latency

4.5.4 睡眠起始快眼动　sleep onset rapid eye
movement periods

4.5.5 清醒维持试验　maintenance of wakefulness test
（MWT）

4.5.6 瞳孔监测　pupil monitoring, pupillography

4.5.7 警觉试验　vigilance test（VT）

4.5.7.1 精神行为警觉测试　psychomotor vigilance
test（PVT）

4.5.8 牛津睡眠抵抗试验　Oxford sleep resistance
test（OSLER test）

4.6 睡眠相关量表和问卷

4.6.1 艾普沃斯嗜睡量表　Epworth sleepiness scale
（ESS）

4.6.2 斯坦福嗜睡量表　Stanford sleepiness scale
（SSS）

4.6.3 睡前问卷　pretest questionnaire

4.6.4 醒后问卷　posttest questionnaire

4.6.5 睡眠日志　sleep logs

4.6.7 STOP 问卷　about snoring, tired, observed sleep
apnea, blood pressure, STOP questionnaire

4.6.8 STOP-BANG 问卷　STOP questionnaire added
BMI, age, neck circumference, gender.

4.6.9 柏林问卷　Berlin questionnaire

4.6.10 功能性结果睡眠问卷　functional outcomes
of sleep questionnaire

4.6.11 睡眠不良信念和态度量表　dysfunctional

beliefs and attitudes about sleep（DBAS）

4.6.12 睡眠卫生意识和习惯量表 sleep hygiene awareness and practice scale（SHAPS）

4.6.13 睡眠信念量表 sleep beliefs scale（SBS）

4.6.14 福特应激性失眠反应测验 Ford insomnia response to stress test（FIRST）

4.6.15 睡前觉醒量表 pre-sleep arousal scale（PSAS），又称睡前激发程度量表

4.6.16 匹兹堡睡眠质量指数 Pittsburgh sleep quality index（PSQI）

4.6.17 失眠严重指数 insomnia severity index（ISI），又称失眠严重 [（程）度 ] 指数（量表）

4.6.18 阿森斯失眠量表 Athens insomnia scale（AIS）

4.6.19 詹金斯睡眠量表 Jenkins sleep scale（JSS）

4.6.20 清晨型 -夜晚型问卷 morningness-eveningness questionnaire（MEQ）

4.6.20.1 清晨型 - 夜晚型问卷 -5 项 morningness-eveningness questionnaire-5（MEQ-5），又称清晨型 - 夜晚型问卷 -5 项

4.6.21 睡眠功能障碍评定量表 sleep dysfunction rating scale（SDRS）

4.6.22 "小熊" 睡眠筛查量表 bedtime issues, excessive daytime sleepiness, night awakenings, regularity and duration of sleep, snoring, BEARS, 又称 BEARS 睡眠筛查工具

4.6.23 儿童睡眠习惯问卷 children's sleep habits questionnaire（CSHQ）

4.6.24 儿童睡眠紊乱量表 sleep disturbance scale for children（SDSC）

4.6.25 简明婴儿睡眠问卷 brief infant sleep questionnaire（BISQ）

4.6.26 线性睡眠等级量表 linear sleepiness rating scale

4.6.27 帕金森病睡眠量表 Parkinson disease sleep scale（PDSS）

## 4.7 睡眠疾病物理诊断

4.7.1 体重指数 body mass index（BMI），又称体块指数

4.7.2 颈围 neck circumference

4.7.3 腰围 waist circumference

4.7.4 Mallampati 分级 Mallampati classification, 玛拉姆巴蒂分级

4.7.5 Friedman 分级 Friedman classification, 弗雷德曼分级

## 4.8 睡眠相关疾病及综合征

4.8.1 唐氏综合征 Down syndrome

4.8.2 库欣综合征 Cushing syndrome，又称库欣病

4.8.3 软骨发育不全 achondroplasia

4.8.4 肢端肥大症 acromegaly

4.8.5 甲状腺功能减退 goiter, hypothyroidism, 又称甲状腺功能减低症 / 甲状腺肿

4.8.6 长面综合征 long face syndrome

4.8.7 短颅 brachycephalic head form

4.8.8 中面部发育不全 midface hypoplasia

4.8.8.1 克鲁宗综合征 Crouzon syndrome, Crouzon Syndrome

4.8.9 先天性下颌骨发育不全 primary mandibular deficiency

4.8.10 小颌畸形 micrognathia

4.8.10.1 皮埃尔·罗宾综合征 Pier Robin Syndrome, 皮埃尔罗宾综合征

## 4.9 睡眠疾病相关影像诊断

4.9.1 头影测量 cephalometry, Cephalography, Cephalometrics

4.9.1.1 鼻腔 nasal cavity

4.9.1.2 鼻咽 nasopharynx, nasopharyngeal

4.9.1.3 口咽部 oropharynx

4.9.1.4 腭咽 velopharynx

4.9.1.5 舌咽 glossopharynx

4.9.1.6 喉咽 hypopharynx，又称下咽部

4.9.1.7 鼻后间隙 retronasal space

4.9.1.8 软腭后间隙 retropalatal space

4.9.1.9 舌后间隙 retroglossal space

4.9.1.10 眶耳平面 orbital plane

4.9.1.11 正中矢状位 mid-sagittal

4.9.1.12 下颌平面角 MP-FH

4.9.1.13 后气道间隙 PAS

4.9.1.14 覆盖 overjet

4.9.1.15 覆（𬌗） overbite

# 5 睡眠疾病治疗学

## 5.1 认知行为治疗

5.1.1 行为激活　behavioral activation

5.1.2 失眠认知行为治疗　cognitive behavioral therapy for insomnia（CBTI）

5.1.3 意象引导　guided imagery

5.1.3.1 意象预演治疗　imagery rehearsal therapy (IRT)

5.1.4 精神静默　mental silence

5.1.5 冥想　meditation

5.1.6 正念　mindfulness

5.1.6.1 正念干预　mindfulness-based intervention

5.1.6.2 正念减压治疗　mindfulness-based stress reduction（MBSR）

5.1.7 放松训练　relaxation training

5.1.7.1 渐进式放松　progressive relaxation

5.1.8 心理行为治疗　psychological and behavioral treatment

5.1.9 肌肉放松训练　muscle relaxation training

5.1.10 睡眠限制　sleep restriction

5.1.10.1 睡眠压缩　sleep compression

5.1.10.2 睡眠削减疗法　abridged treatment

5.1.11 刺激控制　stimulus control

5.1.12 光照疗法　light therapy

5.1.13 日间小憩　daytime napping

5.1.14 计划性小睡　scheduled naps

5.1.15 预防性午睡　prophylactic naps

5.1.16 睡眠日记　sleep diary

5.1.17 优化排班　optimizing shift scheduling

## 5.2 昼夜节律干预　circadian intervention

5.2.1 时相转换，时相移位　phase shift, circadian phase shifts

5.2.1.1 固定明 - 暗时间表　fixed light-dark schedule

5.2.1.2 24 小时时相导引方案　entrained 24-hour protocol

5.2.1.3 时相转换方案　phase-shifting protocol

5.2.1.4 时间隔离方案　time-isolation protocol

5.2.2 强迫去同步化方案　forced desynchrony protocol

5.2.3 恒定常规方案　constant routine protocol

5.2.4 长夜方案　long nights protocol

## 5.3 气道正压通气治疗　positive airway pressure therapy

5.3.1 气道正压通气　positive airway pressure（PAP）

5.3.2 无创正压通气　noninvasive positive pressure ventilation，noninvasive positive airway pressure（NPPV）

5.3.3 持续气道正压通气　continuous positive airway pressure（CPAP）

5.3.4 双水平正压通气　bilevel positive airway pressure（BiPAP）

5.3.5 自动持续正压通气　auto continuous airway pressure，auto-CPAP，automatic positive airway pressure，automated positive airway pressure，autoadjusting positive airway pressure

5.3.6 智能气道正压通气　smart positive airway pressure（smart CPAP）

5.3.7 自动双水平气道正压通气　auto bi-level positive airway pressure，（auto BiPAP）

5.3.8 双相气道正压通气　biphase positive airway pressure，（BiPAP）

5.3.9 压力支持通气　pressure-support ventilation（PSV）

5.3.10 吸气相气道正压通气　inspiratory positive airway pressure（IPAP）

5.3.11 呼气相气道正压通气　expiratory positive airway pressure（EPAP）

5.3.12 经鼻呼气相气道正压通气　nasal expiratory positive pressure（nEPAP）

5.3.13 气道正压通气治疗压力滴定　positive airway pressure titration

5.3.13.1 人工压力滴定　manual titration

5.3.13.2 自动压力滴定　autotitrating positive airway pressure titration

5.3.13.4 平均容量保证压力支持通气　average volume-assured pressure support（AVAPS）

5.3.13.5 适应性伺服通气　adaptive servo ventilation（ASV）

5.3.13.6 斯特林阻抗模型　Starling resistance model，Starling 阻抗模型（斯大林阻力模型）

5.3.14 呼气末压力释放系统　expiratory pressure relief system

5.3.15 面罩　mask

5.3.15.1 鼻罩　nasal mask

5.3.15.2 口鼻罩　oronasal mask

5.3.15.3 鼻枕　nasal pillows

5.3.15.4 全脸面罩　full face mask

5.3.15.5 口含罩　mouth piece

5.3.16 加温湿化器　heated humidifier

5.3.16.1 湿化　humidification

5.3.16.2 加温湿化　heated humidity（HH）

5.3.17 延时升压　ramp

5.3.18 备用呼吸频率　backup respiratory rate

5.3.19 吸气时间　inspiratory time

5.3.20 吸气压力上升时间　inspiratory pressure rise time

5.3.21 呼吸机同步性　synchrony

5.3.22 压力切换　pressure cycling

5.3.23 吸气触发　inspiratory triggering

5.3.24 漏气补偿　leakage compensation

5.3.24.1 漏气　leak

5.3.24.2 故意漏气　intentional leak

5.3.24.3 非故意漏气　unintentional leak

5.3.25 依从性　compliance

5.3.26 耐受性　adherence

5.3.27 夜间氧疗　nocturnal oxygen therapy

5.3.27.1 经鼻高速气流治疗　high flow nasal therapy

5.4 口腔矫治器　oral appliance therapy (OPT)

5.4.1 口腔矫治器

5.4.1.1 可调式口腔矫治器　adjustable oral appliance

5.4.1.2 不可调式口腔矫治器　non-adjustable oral appliance

5.4.1.3 个性化口腔矫治器　customlized oral appliance

5.4.1.4 非个性化口腔矫治器　non-customlized oral appliance

5.4.1.5 一体式口腔矫治器　monobloc device, one-piece oral appliance

5.4.1.6 分体式口腔矫治器　duobloc splint, two-piece oral appliance

5.4.1.7 软腭作用器　soft palatal lifter

5.4.1.8 下颌前移器　mandibular advancement splint, mandibular repositioning appliances（MAS）

5.4.1.8.1 改良型肌激动器　modified activator

5.4.1.8.2 双（𬌗）板矫治器　twinblock

5.4.1.8.3 定位器式矫治器　positioner

5.4.1.9 下颌定位　mandibular reposition

5.4.1.9.1 下颌前伸度　degree of mandibular advancement

5.4.1.9.2 最大下颌前伸度　maximum mandibular protrusion

5.4.1.9.3 最适治疗位　optimal therapeutic position

5.4.1.9.4 （𬌗）蜡　wax bite

5.4.1.10 口腔压力疗法　oral pressure therapy

5.4.1.10.1 舌牵引器　tongue-repositioning devices, tougue-stabilizing device

5.4.1.11 正畸扩弓　orthodontic expansion

5.4.1.11.1 上颌扩弓　maxillary expansion

5.4.1.11.2 腭中缝扩张　midpalatal suture separation

5.4.1.11.3 快速扩弓　rapid maxillary expansion（RME）

5.4.1.12 上颌前方牵引　maxillary protraction

5.4.1.13 简单功能矫治器　simple functional appliance

5.4.1.14 前庭盾　vestibular shield

5.4.1.15 肌功能治疗　myofunctional therapy

5.5 外科治疗　surgical treatments

5.5.1 硬组织手术

5.5.1.1 舌骨悬吊术　hyoid suspension, tongue suspension

5.5.1.2 颏舌肌前徙术　genioglossus advancement

5.5.1.3 上颌前部截骨术　anterior maxillary osteotomy

5.5.1.4 勒福Ⅰ型截骨术　Le Fort Ⅰ osteotomy, horizontal maxillary osteotomy，"上颌水平截骨术"

5.5.1.5 勒福Ⅱ型截骨术　Le Fort Ⅱ osteotomy, pyramidical maxillary osteotomy，"上颌锥形截骨术"

5.5.1.6 勒福Ⅲ型截骨术　Le Fort Ⅲ osteotomy, transverse maxillary osteotomy，"上颌横行截骨术"

5.5.1.7 下颌升支矢状劈开截骨术　sagittal split ramus osteotomy（SSRO）

5.5.1.8 双颌切开前移术　mandibular maxillary osteotomy and advancement（MMOA）

5.5.1.9 颏成形术　genioplasty

5.5.1.10 牵引成骨术　distraction osteogenesis（DO）

5.5.1.11 多级手术　multilevel surgery

5.5.2 软组织手术　Soft tissue surgery

5.5.2.1 神经刺激治疗呼吸暂停　stimulation therapy for apnea reduction

5.5.2.1.1 舌下神经电刺激　sublingual nerve stimulation，hypoglossal nerve stimulation

5.5.2.2 腺样体扁桃体切除术　adenotonsillectomy

5.5.2.2.1 腺样体切除术　adenoidectomy

5.5.2.2.2 扁桃体切除术　tonsillectomy，lingual tonsillectomy

5.5.2.3 咽成形术　pharyngoplasty，pharyngeal surgery

5.5.2.4 悬雍垂腭咽成形术 uvulopalatopharyngoplasty，uvulopalatal flap technique（UPPP），UPF technique

5.5.2.4.1 悬雍垂软腭皮瓣技术

5.5.2.4.2 悬雍垂软腭翻瓣术　uvulopalatal flap （UPF）

5.5.2.4.3 Z- 腭咽成型术　Z-palatoplasty

5.5.2.5 软腭前移咽成型术　transpalatal advancement pharyngoplasty

5.5.2.6 腭咽肌扩张术　expansion sphincter pharyngoplasty

5.5.2.7 鼻科手术　nasal surgery

5.5.2.7.1 下鼻甲外移固定术　lateral displacement and fixation of the inferior turbinate

5.5.2.7.2 中鼻甲内移固定术　medial displacement and fixation of the middle turbinate

5.5.2.7.3 鼻腔扩容术　nasal cavity ventilation expansion surgery

5.5.2.7.4 鼻甲减容术　turbinate reduction

5.5.2.7.5 鼻瓣区手术　nasal valve surgery

5.5.2.7.6 鼻中隔成形术　septoplasty，septorhinoplasty

5.5.2.7.7 三线减张（法）鼻中隔矫正术　septoplasty with three high-tension lines resection

5.5.2.7.8 中鼻道双侧鼻窦对称开放术　symmetrical bilateral ethmoidectomy and maxillary sinus surgery，双侧对称性筛窦、上颌窦手术

5.5.2.7.9 鼻窦手术　sinus surgery

5.5.2.8 下咽部手术扩张　surgical expansion for hypopharynx

5.5.2.8.1 舌根减容术　tongue base reduction

5.5.2.8.2 舌截除术　glossectomy

5.5.2.8.3 会厌整形术　epiglottoplasty

5.5.2.9 射频消融　radiofrequency ablation，somnoplasty

5.5.2.9.1 等离子低温射频消融　coblation ablation

5.5.2.10 二氧化碳激光切除术　$CO_2$ laser excision，laser-assisted uvuloplasty

5.5.2.11 手术减重　surgical weight loss，bariatric surgery

5.5.2.12 胃旁路术　rouxen-Y gastric bypass（RYGB）

5.5.2.13 胆胰分流与十二指肠切换　biliopancreatic diversion with duodenal switch（BPDDS）

5.5.2.14 腹腔镜可调胃束带　laparoscopic adjustable gastric banding（LAGB）

5.5.2.15 垂直袖状胃切除术　vertical sleeve gastrectomy（VSG）

5.5.2.16 气管切开术　tracheostomy

5.6 药物治疗

5.6.1 催眠药物治疗　hypnotic medication

5.6.2 中枢兴奋类药物　central nervous system stimulants

5.6.2.1 刺激剂　stimulants

5.6.2.2 促醒药　wake-promoting medications

5.7 睡眠环境与睡眠卫生

5.7.1 睡眠环境　circumstances for sleep，sleep environment

5.7.1.1 噪声　noise

5.7.1.1.1 白噪声　white noise

5.7.1.1.2 背景音　ambient sounds

5.7.1.2 光照　light

5.7.1.3 温度　temperature

5.7.1.3.1 睡眠核心温度　core temperature on sleep

5.7.1.3.2 皮肤温度　skin temperature

5.7.1.3.3 温度调节　thermoregulation

5.7.1.4 湿度　humidity

5.7.1.4.1 相对湿度　relative humidity

5.7.1.4.2 热湿舒适性　thermal and moisture comfort

5.7.1.5 色彩感知　color feeling

5.7.1.6 寝室　bed room

5.7.1.7 安全性　security

5.7.1.8 寝具　mattress

5.7.1.9 床伴　bed partners

5.7.1.10 震动　vibration

5.7.1.11 第一晚效应　first night effect（FNE），又称首夜效应

5.7.1.12 海拔　altitude

5.7.1.13 季节变换　seasonal variation

5.7.1.14 磁场　magnetic field

5.7.2 睡眠卫生　sleep hygiene

5.7.2.1 室内整洁度　indoor cleanliness

5.7.2.1.1 有序空间　ordered space

5.7.2.2 室内环境质量　indoor environmental quality

5.7.2.2.1 室内空气清新度　indoor air freshness

5.7.2.3 作息规律　work and rest routine compliance

5.7.3 环境相关的睡眠障碍　environmental sleep disorders

（孙伟、张继辉，韩芳）

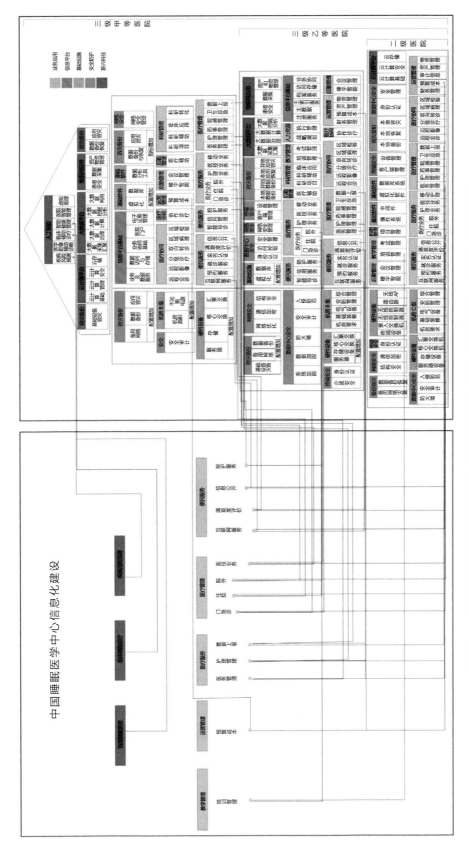

彩图 9-1 《全国医院信息化建设标准与规范》指标体系图及睡眠医学中心信息化建设体系图

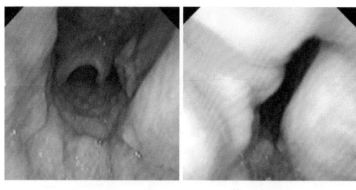

图 13-3　电子喉镜视角下一例 OSA 患者 Müller 实验，提示存在腭咽部位气道明显塌陷

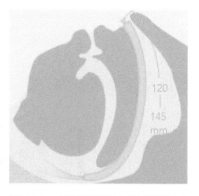

图 13-4　佩戴鼻咽通气道后睡眠时腭咽以上气道处于开放状态

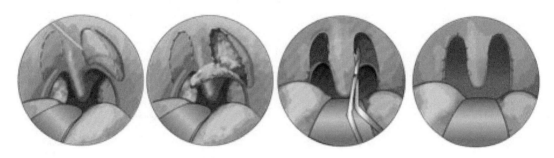

图 13-5　保留悬雍垂的改良腭咽成型术简易操作原理

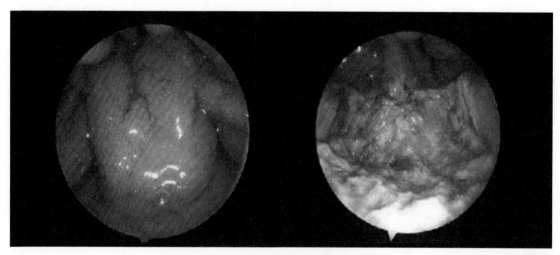

图 13-6　腺样体肥大患儿鼻咽部狭窄（左），腺样体切除术后鼻咽部气道通畅（右），因此病情可显著缓解